S. Knak

Praxisleitfaden Kieferorthopädie

Praxisleitfaden Kieferorthopädie

Herausgeberin: Sabine Knak

Mitarbeiter: Christoph Knak, Ingo Springer

URBAN & FISCHER
München • Jena

Zuschriften und Kritik an:
Elsevier GmbH, Urban & Fischer Verlag, Programmbereich Zahnmedizin,
Karlstraße 45, 80333 München

Wichtiger Hinweis für den Benutzer

Die Erkenntnisse in der Medizin unterliegen laufendem Wandel durch Forschung und klinische Erfahrungen. Herausgeber und Autoren dieses Werkes haben große Sorgfalt darauf verwendet, dass die in diesem Werk gemachten therapeutischen Angaben (insbesondere hinsichtlich Indikation, Dosierung und unerwünschten Wirkungen) dem derzeitigen Wissensstand entsprechen. Das entbindet den Nutzer dieses Werkes aber nicht von der Verpflichtung, seine Verordnung in eigener Verantwortung zu treffen.
Wie allgemein üblich wurden Warenzeichen bzw. Namen (z.B. bei Pharmapräparaten) nicht besonders gekennzeichnet.

Der Verlag hat sich bemüht, sämtliche Rechteinhaber von Abbildungen zu ermitteln. Sollte dem Verlag gegenüber dennoch der Nachweis der Rechtsinhaberschaft geführt werden, wird das branchenübliche Honorar gezahlt.

Bibliografische Information Der Deutschen Bibliothek

Die Deutsche Bibliothek verzeichnet diese Publikation in der Deutschen Nationalbibliografie; detaillierte bibliografische Daten sind im Internet über http://dnb.ddb.de abrufbar.

04 05 06 07 08 5 4 3 2 1

Lektorat: Hans Reuter
Herstellung: Johannes Kressirer, München
Satz: abc.Mediaservice GmbH, Buchloe · www.abc-media.de
Druck und Bindung: Appl, Wemding
Abbildungen – soweit nicht in der Legende [in eckigen Klammern] genannt:
Dr. Sabine und Dr. Christoph Knak, Kiel
Umschlagillustration und -gestaltung: Christian Weiß, München

Printed in Germany
ISBN 3-437-05530-5

Aktuelle Informationen finden Sie im Internet unter
http://www.elsevier.com und http://www.urbanfischer.de

Vorwort

Das Fachgebiet der Kieferorthopädie ist noch recht jung. Erste umfangreiche kieferorthopädische Behandlungen wurden bereits von „Einzelkämpfern" durchgeführt, wie 1620 von Fabricius aus Padua, Pierre Fauchard (1728), „der Vater der Kieferorthopädie", J. Hunter (1750), Joachim Lefoulon (1841), Edward Angle als „Vater der neuzeitlichen Kieferorthopädie" (1887) mit Behandlungsmethoden, wie z. B. das „Edgewise-Bracketsystem", die teilweise noch heute Verwendung finden. Auf den Erkenntnissen von Angle basierend wurde später das heute in Europa weit verbreitete „Straight-Wire-System" von Roth, Andrews und Ricketts entwickelt. Burstone, Alexander, Begg und andere haben die Kieferorthopädie entscheidend weiterentwickelt. 1955 schließlich wurde das fachzahnärztliche Gebiet der „Kieferorthopädie" eingeführt und als Studienfach in Deutschland anerkannt.
Dieses junge Fachgebiet hat in Australien und in den USA mit herausnehmbaren und festsitzenden Apparaturen sowie in Europa mit anfangs überwiegend herausnehmbaren Geräten unterschiedliche Entwicklungen genommen, die sich nunmehr sinnvoll ergänzen. Die letzten 10–15 Jahre haben viele neue kieferorthopädische Erkenntnisse gebracht, so dass durch Langzeitbeobachtungen mittlerweile einige Erfahrungen bezüglich der unterschiedlichen Behandlungsmethoden gesammelt werden konnten (siehe Literatur, Kap. 5).
Bisher fehlte ein kurz gefasster Leitfaden für alle Behandler unter Einbeziehung der Anamnese, des erhobenen ausführlichen Befundes und der Diagnose mit einer darauf gegründeten und chronologisch geplanten Therapie. Nicht nur die gute technische Ausführung, sondern auch der genau durchdachte Behandlungsplan sichern den Erfolg, sparen Zeit und Geld und sind für die Compliance der Patienten unerlässlich. Ohne Letztere ist das Behandlungsziel nicht erreichbar. Auch ist es wichtig, dass jeder Fall sehr individuell zu behandeln ist mit der für ihn passenden Behandlungsmethode.
Auch soll dieses Buch neugierig machen auf die umfangreicheren Werke der Fachbücher und Literatur, die es nicht ersetzen kann.
Dieser Leitfaden mag dem erfahrenen Kieferorthopäden eine immer griffbereite Gedächtnisstütze und dem angehenden Kieferorthopäden eine übersichtliche Einstiegshilfe sein. Dem Kieferchirurgen soll es die Möglichkeiten und Grenzen der KFO aufzeigen und dem aktiv tätigen Zahnarzt hilfreich sein sowie auch auf Gefahren hinweisen.
Für Kinder und in den letzten Jahren auch zunehmend für Erwachsene hat die Korrektur von Zahnfehlstellungen, die häufig sowohl funktionelle als auch insbesondere ästhetische Probleme mit sich bringen, eine große Bedeutung bekommen. Die kieferorthopädische Behandlung ist häufig mit entscheidend für eine körperliche Gesundheit und gesellschaftliche Akzeptanz.
Die Autorin ist offen für kritische Hinweise, damit dieses Buch stetig ergänzt und verbessert werden kann.

Dr. Sabine Knak
Kiel, im August 2003

Anschriften der Verfasser

Dr. Sabine Knak
Klinik für Kieferorthopädie
Direktor: Prof. Dr. H. Fischer-Brandies
Universitätsklinikum S-H, Campus Kiel
Arnold-Heller-Str. 16
24105 Kiel
E-Mail: kfo@knak.de
Homepage: http://www.knak.de

Dr. Christoph Knak
Klinik für Zahnerhaltungskunde und Parodontologie
Direktor: Prof. Dr. Dr. H.-K. Albers
Universitätsklinikum S-H, Campus Kiel
Arnold-Heller-Str.16
24105 Kiel
E-Mail: kfo@knak.de
Homepage: http://www.knak.de

Dr. Dr. Ingo Springer
Klinik für Mund-, Kiefer- und Gesichtschirurgie
Direktor: Prof. Dr. Dr. F. Härle
Universitätsklinikum S-H, Campus Kiel
Arnold-Heller-Str.16
24105 Kiel
E-Mail: springer@mkg.uni-kiel.de

Abkürzungsverzeichnis

=	gleiche Breite von Dia- und Epiphyse (☞ 1.5.2 Handröntgenanalyse)
Δ	Durchschnitt, durchschnittlich
A	A-Punkt (☞ 1.5.1 FRS-Analyse)
ANB-Winkel	Winkel zwischen den Strecken A–N und N–B (☞ 1.5.1 FRS-Analyse)
AP–	Incisivus inferius apicale (☞ 1.5.1 FRS-Analyse)
AP–	Incisivus superius apicale (☞ 1.5.1 FRS-Analyse)
Ar	Articulare (☞ 1.5.1 FRS-Analyse)
B	B-Punkt (☞ 1.5.1 FRS-Analyse)
Ba	Basion (☞ 1.5.1 FRS-Analyse)
cap	Diaphyse durch die Epiphyse umkapselt (☞ 1.5.2 Handröntgenanalyse)
Cr	Chrom
CT	Corpustangentenpunkt (☞ 1.5.1 FRS-Analyse)
ctg	Columella-Tangentenpunkt (☞ 1.5.1 FRS-Analyse)
DP	distale Phalanx (☞ 1.5.2 Handröntgenanalyse)
E-Modul	Elastizitätsmodul
FR-1 bis FR-4	Funktionsregler nach Fränkel
FRS	Fernröntgenseitenbild
g	glabella (☞ 1.5.1 FRS-Analyse)
Gn	Gnathion (☞ 1.5.1 FRS-Analyse)
GNA	Gaumennahtapparatur
Go	Gonion (☞ 1.5.1 FRS-Analyse)
HGH	hintere Gesichtshöhe
H-Linie	Frankfurter Horizontale
Ii–	Incisivus inferius (☞ 1.5.1 FRS-Analyse)
Is–	Incisivus superius (☞ 1.5.1 FRS-Analyse)
KPF	Kieferprofilfeld
li	labrale inferius (☞ 1.5.1 FRS-Analyse)
ls	labrale superius (☞ 1.5.1 FRS-Analyse)
M	Molar
Me	Menton (☞ 1.5.1 FRS-Analyse)
ML-Ebene	Mandibularebene (☞ 1.5.1 FRS-Analyse)
MLV	dentale Mittellinienverschiebung
MP	mediale Phalanx (☞ 1.5.2 Handröntgenanalyse)
n	Hautnasion (☞ 1.5.1 FRS-Analyse)
N	Nasion (☞ 1.5.1 FRS-Analyse)
N	Newton
NL-Ebene	Spina-Ebene oder Nasal-Ebene (☞ 1.5.1 FRS-Analyse)
NL–ML-Winkel	Winkel zwischen Spa–Pm (NL- bzw. Nasalebene) und Me–Go (Mandibularebene) (☞ 1.5.1 FRS-Analyse)
no	nosion (☞ 1.5.1 FRS-Analyse)
NSL-Ebene	Nasion-Sella-Ebene (☞ 1.5.1 FRS-Analyse)
OK	Oberkiefer
Or	Orbitale (☞ 1.5.1 FRS-Analyse)
or	Weichteil-Orbitale, Simonscher Augenpunkt (☞ 1.5.1 FRS-Analyse)
OR-B	Osamu-Retainer (Bite Raising)
OR-CL2	Osamu-Retainer, am Ende einer Klasse-II-Behandlung eingesetzt
OR-CL3	Osamu-Retainer, am Ende einer Klasse-III-Behandlung
OR-F	Osamu-Retainer (Face Bow)
OR-J	Osamu-Retainer (Jumping)

OR-SU	Osamu-Retainer (Set up)
PB	Prämolarenbreite
PFR	Post Functional Retainer
Pisi	Os pisiforme (☞ 1.5.2 Handröntgenanalyse)
Pm	Pterygomaxillare (☞ 1.5.1 FRS-Analyse)
pn	pronasale (☞ 1.5.1 FRS-Analyse)
Pn-Senkrechte	Nasion-Senkrechte (☞ 1.5.1 FRS-Analyse)
Po	Porion (☞ 1.5.1 FRS-Analyse)
Pog	Pogonion (☞ 1.5.1 FRS-Analyse)
pog	Weichteilpogonion (☞ 1.5.1 FRS-Analyse)
Po-Senkrechte	Orbita-Senkrechte (☞ 1.5.1 FRS-Analyse)
PP	proximale Phalanx (☞ 1.5.2 Handröntgenanalyse)
Pt	Pterygoid (☞ 1.5.1 FRS-Analyse)
QH	Quadhelix
Ru	Epi- und Diaphyse am Radius verschmolzen (☞ 1.5.2 Handröntgenanalyse)
Res	Widerstandszentrum
RT	Ramustangentenpunkt (☞ 1.5.1 FRS-Analyse)
S	Sella (☞ 1.5.1 FRS-Analyse)
S	Sesamoid (☞ 1.5.2 Handröntgenanalyse)
SD	Standardabweichung
si	sulcus labialis inferior (☞ 1.5.1 FRS-Analyse)
SI	Summenindex
SKD	Schneidekantendistanz
sm	supramentale Weichteile (☞ 1.5.1 FRS-Analyse)
sn	subnasale (☞ 1.5.1 FRS-Analyse)
SNA-Winkel	Winkel zwischen den Strecken S–N und N–A (☞ 1.5.1 FRS-Analyse)
SNB-Winkel	Winkel zwischen den Strecken S–N und N–B (☞ 1.5.1 FRS-Analyse)
SN-Ebene	vordere Schädelbasisebene (☞ 1.5.1 FRS-Analyse)
SN–ML-Winkel	Winkel zwischen N–S (Schädelbasisebene) und Me–Go (Mandibularebene) (☞ 1.5.1 FRS-Analyse)
SN–NL-Winkel	Winkel zwischen N–S (Schädelbasisebene) und Spa–Pm (NL- bzw. Nasalebene) (☞ 1.5.1 FRS-Analyse)
Spa	Spina nasalis anterior (☞ 1.5.1 FRS-Analyse)
Spp	Spina nasalis posterior (☞ 1.5.1 FRS-Analyse)
ss	sulcus labialis superior (☞ 1.5.1 FRS-Analyse)
sto	stomion (☞ 1.5.1 FRS-Analyse)
Ti	Titanium
TMA	Beta-Titanlegierung
u = c	Epi- und Diaphyse verschmolzen (☞ 1.5.2 Handröntgenanalyse)
UK	Unterkiefer
VGH	vordere Gesichtshöhe
VSDP	Vorschubdoppelplatte
Y-Achse	SN–SGn

1 Anamnese und Befund

1

1.1 Anamnese

Familienanamnese

Vorgeschichte des Patienten: familiäres Vorkommen von Krankheiten, insbesondere für die Kieferorthopädie relevante Syndrome und Gebissanomalien.
In einem Anamnesebogen werden für die Kieferorthopädie relevante Erbkrankheiten abgefragt, z. B. die Stoffwechselerkrankungen Diabetes mellitus oder Akromegalie bzw. Akromikrie oder Syndrome wie Trisomie 21, Pierre-Robin-Syndrom und Goldenhar-Syndrom, die häufig mit Nichtanlagen, überzähligen Zahnanlagen, Zahnverlagerungen, Makro- bzw. Mikrogenie oder Lippen-Kiefer-Gaumenspalten einhergehen.

Eigenanamnese

Krankengeschichte des Patienten: Liegt eine angeborene, durch einen Unfall (Trauma) oder durch eine kieferorthopädische Fehlbehandlung erworbene Gebissanomalie oder Störungen in der Zahnentwicklung, die speziell die Durchbruchszeiten, Spät- oder Nichtanlagen sowie Entwicklungsstörungen der Zähne betreffen, vor?
In einem Anamnesebogen werden die angeborenen und die nach der Geburt erworbenen und für die Kieferorthopädie relevanten Leitsymptome abgefragt.

Anamnesebogen
Bei Ihnen bzw. Ihrem Kind soll eine kieferorthopädische Behandlung durchgeführt werden. Zunächst benötigen wir für die Anmeldung Ihre persönlichen Daten:

Patient

Vorname: .... Name:... geb.:...

Straße: .... PLZ/Ort: ....

Tel.-Nr.: .... Vers.-Nr.:....................... Krankenkasse:..

Hauptversicherter

Vorname: .... Name:... geb.:...

Straße: .... PLZ/Ort: ....

Tel.-Nr.: .... Vers.-Nr.:....................... Krankenkasse:..

Für die Erstellung einer genauen Behandlungsplanung benötigen wir die Beantwortung der folgenden Fragen.
Erfolgte bereits eine kieferorthopädische Behandlung oder Beratung? Wenn ja, wann und wo?

....

Kommen Sie von selbst oder hat Sie Ihr Zahnarzt zu uns geschickt?

....

Wer ist Ihr Zahnarzt? Wann war Ihr letzter Zahnarztbesuch?

....

Besteht eine Allgemeinerkrankung, z.B. Rheuma, Diabetes, Herzleiden, Schilddrüsenerkrankung, Rachitis, AIDS/HIV, Hepatitis, Tuberkulose (Tbc), Allergien (z.B. Heuschnupfen, Penicillinallergie oder Nickelallergie), Asthma, Blutgerinnungsstörung oder Epilepsie? (Zutreffendes bitte unterstreichen)

....

Bestehen Syndrome, angeborene Fehlbildungen oder Spalten? (Zutreffendes bitte unterstreichen)

....

Gab es frühere Verletzungen, Unfälle oder Operationen im Kopf- und Gesichtsbereich?

....

Gab es in den letzten Jahren Krankenhausaufenthalte? Wenn ja, wann und wo?

....

Wurden in letzter Zeit Röntgenbilder angefertigt?

....

Besteht eine Schwangerschaft? ❍ Nein ❍ Ja
Besteht eine Mund- oder Nasenatmung? ❍ Mundatmung ❍ Nasenatmung

Wurde bereits eine Hals-Nasen-Ohren-Untersuchung durchgeführt? ❍ Nein ❍ Ja
Bestehen Polypen oder eine chronische Mandelentzündung?

....

Bestehen Angewohnheiten, z.B. Daumenlutschen, Fingerlutschen, Lippenpressen, Zungenbeißen, Nägelkauen oder Schnuller? (Zutreffendes bitte unterstreichen)

....

Hat die Lutschangewohnheit länger als bis zum 3. Lebensjahr angedauert? ❍ Nein ❍ Ja
Besteht eine Zungenfehlhaltung? ❍ Nein ❍ Ja
Wurde bereits eine logopädische Behandlung durchgeführt? ❍ Nein ❍ Ja

....

Bestehen so genannte Parafunktionen, z.B. Zähneknirschen?

....

Bestehen Kiefergelenksprobleme, z.B. Schmerzen oder Knacken? ❍ Nein ❍ Ja

....

Wurden bleibende Zähne entfernt? Wenn ja, warum? ❍ Nein ❍ Ja

....

Besteht eine Überempfindlichkeit der Zähne? ❍ Nein ❍ Ja

....

Wird ein Blasinstrument gespielt? Wenn ja, welches? ❍ Nein ❍ Ja

....

Wird ein Kampfsport ausgeübt? ❍ Nein ❍ Ja

....

Werden regelmäßig Medikamente eingenommen? Wenn ja, welche? ❍ Nein ❍ Ja

....

Vielen Dank für Ihre Beantwortung der Fragen!

Erklärung des Patienten

Ich bestätige hiermit die Richtigkeit meiner Anworten und verpflichte mich, Veränderungen meiner Angaben dem behandelnden Zahnarzt und Kieferorthopäden mitzuteilen. Ich verpflichte mich, einen Wechsel der Krankenkasse oder eine Änderung des Arbeitsverhältnisses umgehend dem Behandler mitzuteilen, damit dieser einen neuen Antrag auf Kostenübernahme an die Krankenkasse stellen kann.

Ich erkläre mich damit einverstanden, dass meine Angaben elektronisch gespeichert werden. Die Datenverarbeitung erfolgt im Rahmen der gesetzlichen Zulässigkeit nach dem Datenschutzgesetz.

......................., den ....

(Unterschrift des Patienten oder Erziehungsberechtigten)

1.2 Anomalien

Neuromuskuläres System

Anomalien des neuromuskulären Systems können Größe, Lage, Tonus, Kontraktilität und neuromuskuläre Koordination der fazialen, oralen und Zungenmuskulatur betreffen, z. B.:

- Makroglossie: vergrößerte Zunge
- Mikroglossie: abnorm kleine Zunge
- inkompetenter Lippenschluss: Die Lippen lassen sich nur unter Muskelanspannung schließen, kein entspannter Lippenschluss.

Dyskinesie

Neuromuskuläre Fehlfunktion im oralen Bereich, d. h. Störung im normalen Bewegungsablauf, bei der es in Folge eines abartigen Muskeltonus zu skelettalen Verformungen (Dysgnathie) kommen kann.

Zahnsystem

Anomalien können Größe, Form, Zahl, Mineralisation, Durchbruchsrichtung, Keimlage und Reihenfolge des Durchbruchs beim Zahnwechsel betreffen, z. B.:

- Aplasie: fehlende Zahnanlage
- Gemination: Zahnkeimpaarung
- Dentinogenesis imperfecta, Amelogenesis imperfecta: Verkalkungsstörung des Zahnschmelzes bzw. Strukturanomalie des Dentins
- Hyperdontie: Zahnüberzahl

- Hypodontie: mäßig reduzierte Zahnzahl
- Mesiodens: überzähliger Zahn in der Sutura palatina und incisiva (Oberkiefermitte)
- Makrodontie: zur Kieferbasis relativ zu große Zähne
- Mikrodontie: zur Kieferbasis relativ zu kleine Zähne
- Odontom: dysgenetische Fehlbildung einer Zahnanlage, gutartiges fibroepitheliales Gebilde
- Oligo- bzw. Anodontie: deutlich reduzierte Zahnzahl bzw. völlige Zahnlosigkeit
- Retentionen: übernormal langes Verbleiben eines Zahnes im Alveolarsaum, z. B. in Folge einer Ankylose der Wurzel
- Schizodontie: Zwillingsbildung eines Zahnes
- Schmelzdysplasien, z. B. Schmelzhypoplasie
- Synodontie: Verschmelzung einer regulären Zahnanlage mit einer überzähligen Zahnanlage
- Zahnreinklusion bei Milchzähnen: „Versinken" des Zahnes im Knochen
- Zahntransposition: anlagebedingter Positionstausch von Zähnen.

Knochensystem

Anomalien können Größe und Form der Knochen und Kieferbasen sowie Lage und Zahl der Knochen betreffen, z. B.:

- Makrognathie (Megalognathie): angeborene Überentwicklung des Oberkiefers, die jedoch nicht mit einer Prognathie gleichzusetzen ist
- Mikrognathie: angeborene oder erworbene, z. B. durch Zahnverlust, Unterentwicklung des Oberkiefers
- Makrogenie: angeborene Überentwicklung des Unterkiefers, z. B. bei Akromegalie
- Mikrogenie: angeborene oder erworbene, z. B. durch Zahnverlust, Unterentwicklung des Unterkiefers
- Hypoplasie des Ober- und Unterkiefers bei Dysostosis mandibulofacialis (Franceschetti-Syndrom)
- Hypoplasie des Oberkiefers bei Dysostosis craniofacialis (Morbus Crouzon).

Dysgnathien

Gebissanomalien, die die Lage des Unter- zum Oberkiefer und zur Schädelbasis betreffen, z. B.:

- Progenie: mandibuläre Vorlage (☞ 3.4)
- mandibuläre Rücklage.

Weichteile

Weichteilanomalien sind häufig mit von Bedeutung bei der Genese kieferorthopädischer Anomalien, z. B.:

- faziale Spalten: Gesichtsspalten, z. B. Lippen-Kiefer-Gaumenspalten
- Mikrostoma: abnorm kleiner Mund
- Anomalien der Lippen- und Wangenbändchen
- Ankyloglossie: angeborene Verwachsung der Zungen mit dem Mundboden.

Dysplasie

Meist multifaktorielle Störung der Zell-, Gewebs- und Organentwicklung, die zu Missbildungen primär der Knochen, z. B. Gesichtsspalten, oder der Zähne führen.

Missbildungen des 1. oder 2. Kiemenbogens

Z. B. Goldenhar-Syndrom mit Lippen-Kiefer- und Gaumenspalten oder medianer Unterkieferspaltbildung.

Entwicklungsschäden während der Fetalzeit

- Viruserkrankung der Mutter, z. B. Röteln
- ionisierende Strahlen, z. B. Röntgenstrahlen
- Medikamente. Z. B. Tetrazykline: wirken embryotoxisch und führen zu einer dauerhaften Gelbfärbung des Zahnschmelzes
- Mangel an Mineralstoffen, z. B. Calcium oder Fluorid: führen zu einer ungenügenden Mineralisation des Zahnschmelzes (Schmelzdysplasie)
- Drogenkonsum der Mutter während der Schwangerschaft und Stillzeit, z. B. Alkohol, Nikotin und Rauschgift, z. B. Heroin: wirken embryotoxisch und können zur Entwicklungshemmung des peripheren und zentralen Nervensystems sowie zu Fehlbildungen auch im Mund-, Kiefer- und Gesichtsbereiches, z. B. Lippen-Kiefer-Gaumenspalten, führen.

Traumen

Pränatale Traumen können z. B. zur Hypoplasie des Unterkiefers führen.
Bei der **Geburt** können Traumen z. B. bei der Zangengeburt durch eine Kiefergelenkschädigung zu Kiefergelenksankylosen oder mandibuläre Wachstumsstörungen führen. Es kommt später zur Ausbildung eines „Vogelgesichtes". Es kann aber auch zu Asymmetrien im Gesichtsbereich kommen, die nur schwer zu therapieren sind. Eine kombinierte kieferorthopädisch-kieferchirurgische Behandlung ist dann meistens nötig.

Postnatale Traumen

- traumatische Zahnmissbildungen
- Dilazeration (Zerreißung) eines oder mehrerer bleibender Zahnkeime in Folge eines Milchzahntraumas
- Deformierung und Verlagerung eines oder mehrerer Zähne
- Dystopie, z. B. horizontale Verlagerung eines Zahnes
- Kiefergelenksankylosen und Kiefergelenksarthrosen
- primäres okklusales Trauma: mechanische Belastung eines parodontal gesunden Zahnes. Eine wechselnde Belastung des Zahnes in verschiedene Richtungen wird als „Jiggling" bezeichnet
- sekundäres okklusales Trauma: mechanische Belastung eines parodontal vorgeschädigten Zahnes, z. B. in Folge eines Rezidivs einer kieferorthopädisch behandelten elongierten, aufgefächerten Front. Diese Zahnstellungsanomalie ist durch den generalisierten Attachmentverlust infolge einer Parodontose entstanden. Es wird hier auch von einer „Wanderungsparodontose" gesprochen.

Physikalische Einflüsse

Besonders bedeutend sind die bei Lutschangewohnheiten (auch „Lutschhabits" genannt) durch den Daumen-, Finger-, Lippen-, Wangen- oder Zungendruck entstehenden Kräfte.

- Brust-, Flaschenernährung: von besonderer Bedeutung für die Ausdifferenzierung der orofazialen Muskulatur und der Kieferknochen. Insgesamt tritt bei der Brusternährung eine 60-mal stärkere Muskelaktivität auf als bei der Flaschenernährung. Auch befriedigt die Brusternährung den Saugreflex des Säuglings besser. Die periorale Muskulatur wird besser trainiert und eine Rücklage des Unterkiefers kann verringert werden. Die Brusternährung hat also einen positiven Einfluss auf die Gebissentwicklung und begünstigt später eventuell notwendige kieferorthopädische Behandlungen
- Konsistenz der Nahrung: Weiche Nahrung fördert die Entwicklung des Säuglings zum „Temporaliskauer" mit Neigung zur Distal- und Tiefbissentwicklung. Festere Nahrung fördert die Entwicklung zum „Masseterkauer". Die Gebissentwicklung wird hier durch eine starke funktionelle Belastung der Kieferknochen positiv beeinflusst. Dies führt zu einer festeren physiologischen Knochenstruktur
- vorzeitige Milchzahnverluste durch Unfälle

- Mundatmung, z. B. durch Polypen, Septumdeviation oder häufige grippale Infekte: führt zu einer Wachstumshemmung der Maxilla mit Tendenz zum Schmalkiefer und seitlichem Kreuzbiss
- orofaziale Dyskinesie (Untersuchung der Dyskinesien ☞ 1.4.4), z. B. durch Daumen-, Fingerlutschen, Zungenpressen, Lippensaugen, -beißen, Wangensaugen, Nägel- und Bleistiftkauen
  - primäre Dyskinesien, z. B. Zungenfehlhaltung oder Zungenfehlfunktion: können Gebissanomalien zur Folge haben
  - sekundäre Dyskinesien als adaptive Fehlfunktionen, die durch Gebissanomalien, z. B. skelettal offener Biss oder Lippen-Kiefer-Gaumenspalte, verursacht werden.

Systemische Erkrankungen

Können zu einer Akzelleration oder Hemmung des Kieferlängenwachstums führen. Weiter können Zahndurchbruchstörungen oder eine Reduktion der Zahngröße bei den endokrinen Störungen die Folge sein. Beispiele:
- primäre und sekundäre endokrine Störungen, z. B. Akromegalie oder Akromikrie
- Mangelerkrankungen, z. B. Rachitis (Vitamin-D-Mangel) oder Skorbut (Vitamin-C-Mangel).

Chromosomenaberrationen

- Dysostosis mandibulofacialis (Treacher-Collins-Syndrom): beidseitige Fehlbildung des 1. Kiemenbogens und der 1. Kiemenfurche mit Ober- und Unterkieferfortsatz mit Hypoplasie des Ober- und Unterkiefers, Missbildung der Ohrmuscheln, kleine Kieferhöhlen und einem hohen Gaumen. Die Lidachsen verlaufen antimongoloid
- Dysostosis cleidocranialis: erbliche Skeletterkrankung mit teilweise oder völligem Fehlen der Schlüsselbeine, einem zu späten oder unvollständigem Verschluss der Fontanellen mit unterentwickelten Gesichtsschädel und Ausbildung eines Turmschädels. Weiter liegen i. d. R. Zahnretentionen, follikuläre Zysten und eine Hyperdontie vor
- Trisomie 21 (Down-Syndrom): dreifaches Chromosom 21. Fehlentwicklung vieler Gewebe und Organe. Die Patienten wachsen langsamer, altern schneller und sind mehr oder weniger stark geistig behindert. Häufige Merkmale sind Minderwuchs, schräge Augenstellung, tief sitzende Ohren, breite Nasenwurzel und ein meist offener Mund
- Ektodermale Dysplasie: erbliche Erkrankung mit Dysplasie der Haare, Nägel und Zähne in Folge einer Entwicklungsstörung des Ektoderms
- Amelogenesis imperfecta: erbliche Erkrankung mit einer gestörten Bildung des Zahnschmelzes
- Dentinogenesis imperfecta beim Capdepont-Syndrom: gehört zum Formenkreis der ektodermalen Dysplasie. Erbliche Erkrankung mit Dysplasie des Dentins mit Pulpaobliteration und des Zahnschmelzes
- Lippen-Kiefer-Gaumenspalten: erbliche oder in der Frühschwangerschaft erworbene Erkrankung mit einer ein- oder doppelseitigen Hemmungsfehlbildung durch eine gestörte oder ausbleibende Verschmelzung der Gesichtsfortsätze, d. h. des medianen und lateralen Nasenwulstes und der beiden Oberkieferfortsätze. Die Lippen-, Kiefer- und Gaumenspalten entstehen in der 7.–8. Embryonalwoche.

Lokale Erkrankungen

- nasopharyngeale Erkrankung, z. B. chronische Mandelentzündung, häufige grippale Infekte oder Erkältungen
- gestörte Nasenatmung, z. B. bei Polypen, Septumdeviation
- Mittelohrentzündung (Otitis media) bei Säuglingen mit Schädigung der Kiefergelenke
- Gingivitiden und parodontale Erkrankungen
- Tumore
- Zysten
- Karies und vorzeitige Zahnextraktionen.

1

1.3 Klinischer Befund

1.3.1 Allgemeiner Befund

- Bestimmung des chronologischen (biologischen) Alters des Patienten
- Bestimmung des skelettalen Alters (☞ 1.5.2): Es wird zwischen Früh-, Normal- und Spätentwicklung des Knochenskelettes unterschieden
- Bestimmung des dentalen Alters (☞ 1.7): Es wird zwischen Früh-, Normal- und Spätzahner im Vergleich zum biologischen Alters unterschieden.

1.3.2 Schädel- und Gesichtsform

Es wird zwischen normal geformten, Breit- oder Schmalgesichtern unterschieden.
Bei der Bestimmung des Längen-Breiten-Index wird unterschieden:
- normal: mesozephaler Schädel
- Kurzschädel: Brachyzephalie
- Langschädel: Dolichozephalie
- neutraler Wachstumstyp
- brachiozephalem (brachyfazialem) Wachstumstyp
- dolichozephalem (dolichofazialem) Wachstumstyp.

Längen-Breiten-Index des Kopfes
I = größte Kopfbreite × 100 / größte Kopflänge.
- Wert 76–81: mesozephaler Schädel mit neutralem Wachstumsmuster
- Wert < 76: brachyzephaler Schädel mit horizontalem Wachstumsmuster
- Wert > 81: dolichozephaler Schädel mit vertikalem Wachstumsmuster.

1.3.3 Gesamtprofil

■ Proportionale Weichteilanalyse

Extraoral

Die **Gesichtshöhe** lässt sich in drei Abschnitte einteilen, die so genannten Kollmannschen Proportionen. Es werden folgende 4 Messpunkte verwendet:
1. Haaransatz (Trichion)
2. Nasenwurzel (Nasion) oder Glabella
3. Subnasale: Ansatz der Oberlippe am Nasensteg
4. Menton oder Gnathion (unterer Kinnrand).

Stirn: Stirnhöhe beträgt normal ⅓ der gesamten Gesichtshöhe. Auch das Stirnprofil wird festgelegt, z. B. flache, vorgewölbte oder fliehende Stirn.
Nase: Nasengröße und Kontur, z. B. gradlinige Nase, ein konvexer Nasenrücken oder eine Schiefnase.

Lippen
- vertikale Lippenrelation
  - Oberlippenlänge bestimmen, indem Distanz zwischen dem Punkt „subnasale" und Punkt „stomion" (☞ 1.5.1 Fernröntgenseitenbildanalyse) gemessen wird
  - Unterlippenlänge bestimmen, indem Distanz zwischen dem Punkt „stomion" und dem Punkt „Menton" (☞ 1.5.1 Fernröntgenseitenbildanalyse) gemessen wird
  - Oberlippen- und Unterlippenlänge ergeben addiert im Normalfall ⅓ der gesamten Gesichtshöhe

- Lippenmorphologie: zu kurze oder zu lange Ober- oder Unterlippe
- Relation der Oberlippenlänge zu den Frontzähnen
- Lippentreppe nach Korkhaus: beschreibt die Lagebeziehung beider Lippen zueinander
  - positive (progene) Lippentreppe durch das Vorspringen einer der beiden Lippen, z. B. bei einer Progenie, d. h. Vorbiss des Unterkiefers
  - negative (prognathe) Lippentreppe durch das Zurückliegen einer der beiden Lippen, z. B. bei einer Rücklage des Unterkiefers
- Nasolabialwinkel: normal ~ 90–110°, kann vergrößert oder verkleinert sein
- verspannte Unterlippe, z. B. durch Lippensaugen bei ausgeprägter alveolärer Protrusion der Oberkieferfrontzähne.

Kinn
- Relation des Weichteilkinns zum knöchernen Kinn
- Überentwicklung der Kinnhöhe
- Kinnbildung, z. B. vorgewölbte oder negative Kinnbildung
- asymmetrische Kinnposition.

Intraoral

- Lippen-, Wangen- und Zungenbändchen. Lippenbändchen kann z. B. tief ansetzen
- Zungenlänge, -breite, -größe
- Gingiva, z. B. dünn-fragiler Gingivatyp, erbbedingte (idiopathische) Gingivahyperplasie, Gingivitis, hyperplastische Gingiva oder mukogingivale Veränderungen. Die Gingivitis und hyperplastische Gingiva können z. B. durch ein okklusales Trauma oder linguale Rezessionen entstehen
- Gaumen- und Mundschleimhaut, z. B. Schleimhautvorwölbung oder -impression sowie traumatischer Einbiss in die Gaumenschleimhaut.

Profilanalyse nach A.M. Schwarz

Drei Bezugslinien
1. H-Linie = Frankfurter Horizontale
2. Pn-Senkrechte (Nasion-Senkrechte)
3. Po-Senkrechte (Orbita-Senkrechte), Senkrechte auf der H-Linie vom Orbitalpunkt.

Kieferprofilfeld (KPF, ☞ Abb. 1): definiert sich durch die beiden oben genannten Senkrechten, die das Feld einschließen, dient der Beurteilung des Profils.

Durchschnittsgesicht
- Der Punkt „subnasale (sn)" berührt die Nasion-Senkrechte (Pn-Senkrechte)
- Die Oberlippe berührt die Nasion-Senkrechte (Pn-Senkrechte)
- Die Unterlippe steht im vorderen Drittel des KPF hinter der Nasion-Senkrechten (Pn-Senkrechte)
- Der unterste Kinnpunkt befindet sich auf der Orbita-Senkrechten (Po-Senkrechte)
- Der vorderste Kinnpunkt „pogonion" („po" oder „pog") ist ein Weichteilreferenzpunkt (☞ 1.5.1 Fernröntgenseitenbildanalyse) und befindet sich in der Mitte des KPF.

Drei Gesichtstypen
Nach der Lage des Weichteilreferenzpunktes „subnasale" lassen sich drei Gesichtstypen differenzieren:
1. Durchschnittsgesicht: Der Punkt „subnasale" befindet sich auf der Pn-Senkrechten
2. Rückgesicht: Der Punkt „subnasale" befindet sich hinter der Pn-Senkrechten
3. Vorgesicht: Der Punkt „subnasale" befindet sich vor der Pn-Senkrechten.

1

Drei gerade Profilformen

1. Mittelwertgesicht (Profil): Das Profil verläuft durch das Kieferprofilfeld
2. gerades Vorgesicht: Das Profil verläuft parallel vor dem Mittelwertprofil
3. gerades Rückgesicht: Das Profil verläuft parallel hinter dem Mittelwertprofil.

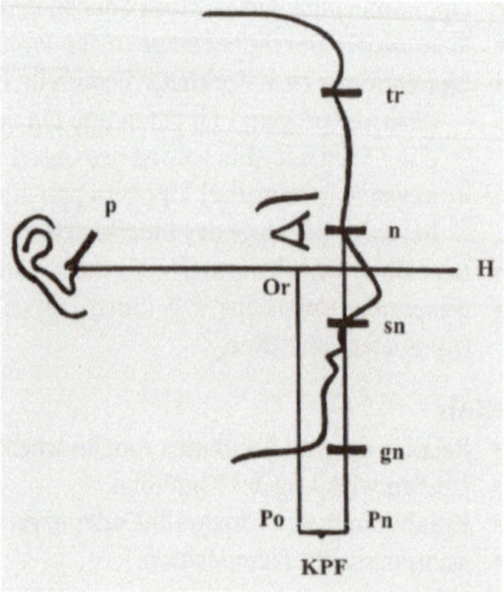

Abb. 1: Profilanalyse und Bestimmung des Kieferprofilfeldes (KPF) nach A.M. Schwarz. Darstellung des Durchschnittsgesichtes

Sechs Formen des Schiefgesichtes

1. schiefes Rückgesicht: Der Unterkiefer liegt noch weiter hinter dem Mittelwertgesicht als der Oberkiefer
2. schiefes Vorgesicht: Der Unterkiefer liegt noch weiter vor dem Mittelwertgesicht als der Oberkiefer
3. Mittelwertgesicht und Profil schief zurück: Der Punkt „subnasale" und die Oberlippe behalten dabei Mittelwertlage. Das Kinn mit dem Weichteilreferenzpunkt „pog" liegt jedoch am hinteren Rand des Kieferprofilfeldes
4. Mittelwertgesicht und Profil schief vor: Der Punkt „subnasale" und die Oberlippe behalten dabei Mittelwertlage. Das Kinn mit dem Weichteilreferenzpunkt „pog" liegt jedoch am vorderen Rand des Kieferprofilfeldes
5. Vorgesicht und Profil schief zurück: Der Punkt „subnasale" und die Oberlippe befinden sich vor der Pn-Senkrechten und das Kieferprofil (Kinn mit dem Weichteilreferenzpunkt „pog") verläuft am Hinterrand des Kieferprofilfeldes (konvexes Profil)
6. Rückgesicht und Profil schief vor: Der Punkt „subnasale" und die Oberlippe befinden sich hinter der Pn-Senkrechten und das Kieferprofil (Kinn mit dem Weichteilreferenzpunkt „pog") verläuft am Vorderrand des Kieferprofilfeldes (konkaves Profil).

! Das Mittelwertgesicht bezieht sich ausschließlich auf die Lage des Punktes „subnasale", der beim Mittelwert immer durch die Pn-Senkrechte verläuft. Das Kinn kann beim Mittelwertgesicht jedoch isoliert nach vorne oder hinten schief sein.

1.3.4 Klinische Gebissuntersuchung

- sagittale Stufe messen: sagittaler frontaler Überbiss (Overjet)
- vertikale Stufe messen: vertikaler frontaler Überbiss (Overbite)
- Schneidekantendistanz (SKD) bei Vorliegen eines frontal offenen Bisses messen
- Bisslage bestimmen (Dentale Analyse ☞ 2.1, Therapie basaler Anomalien ☞ 3.4)
  - Angle-Klasse I: Neutralbiss
  - Angle-Klasse II: Distalbiss. Die Bestimmung der dentalen Klasse II kann entweder ohne Rekonstruktion oder mit Rekonstruktion nach vorzeitigem Milchzahnverlust erfolgen
  - Angle-Klasse III: Mesialbiss
- dentale Mittellinienverschiebung, z. B. in Folge eines vorzeitigen einseitigen Milchzahnverlustes oder gnathische Mittellinienverschiebung, z. B. in Folge einer Zwangsbissführung oder einer Hypotrophie eines der beiden Kiefergelenke (Therapie basaler Anomalien ☞ 3.4, Therapie transversaler Zahnfehlstellungen ☞ 3.3.1)
- Zahnstatus, z. B. Anlagen, Nichtanlagen (Aplasien), Zahnformanomalien oder Zahnbildungsanomalien, vorzeitiger Verlust von Zähnen durch Karies oder Trauma
- Platzverhältnisse: Platzverlust oder Platzüberschuss (Therapie sagittaler Zahnfehlstellungen ☞ 3.3.2)

- Zahnbreitendiskrepanz (Boltondiskrepanz) zwischen Ober- und Unterkiefer (Modellanalyse ☞ 1.6, Boltondiskrepanz ☞ 1.6.5)
- Beurteilung des Größenverhältnisses der apikalen Basis zur Zahngröße, d.h. Boltondiskrepanz (Modellanalyse ☞ 1.6, Boltondiskrepanz ☞ 1.6.5)
- Angewohnheiten (Habits), z.B. Finger- oder Daumenlutschen, Wangen- oder Lippenpressen, Wangen- oder Lippensaugen und Zähneknirschen (Therapie basaler Anomalien ☞ 3.4)
- Schluckmuster, z.B. viszerales (Zungendyskinesie) oder adultes Schlucken (☞ 1.4.4)
- Kariesanfälligkeit des Gebisses
- Zustand der Parodontien
- Zahnzahl, z.B. Überzahl (Polydontie), Unterzahl (Oligodontie), keine Zahnanlagen (Anodontie) und Weisheitszahnanlagen.

1.4 Funktionsanalyse

1.4.1 Beziehung Ruhelage – Schlussbissstellung

Ruhelage bestimmen

Die Ruheschwebelage sollte am aufrecht sitzenden, geradeaus blickenden und völlig entspannten Patienten durchgeführt werden. Bei Veränderung der Kopfhaltung würde sich die Ruheschwebelage verändern.

Es gibt mehrere Methoden zur Bestimmung der Ruhelage:
- phonetische Methode: Der Patient muss irgendwelche Konsonanten oder Wörter sagen, z.B. das Wort „Mississippi“. Der Unterkiefer befindet sich bei der Ausführung in Ruheschwebelage
- Command-Methode: Patient erhält den Befehl, eine bestimmte Funktion durchzuführen, z.B. zu schlucken. Der Unterkiefer kehrt danach spontan in die Ruheschwebelage zurück
- Non-Command-Methode: Der Patient wird abgelenkt, die Muskulatur entspannt sich während der Ablenkung und der Unterkiefer geht spontan in die Ruheschwebelage
- kombinierte Methoden: Hat sich von allen Methoden als am besten geeignet erwiesen. Es wird zusätzlich der „Klappertest“ zur Ermüdung der Muskulatur angewendet. Klappertest:
  - Unterkiefer wird vom Untersucher geführt. Kinn liegt zwischen Daumen und Zeigefinger des Untersuchers, der den Mund des Patienten schnell öffnet und schließt
  - Alternativ beißt der Patient 1 Minute auf Watterollen.

Ruhelage dokumentieren

Zwei Methoden:
1. fernröntgenologische Registrierung
   - Aufnahme in der Schlussbissstellung
   - Aufnahme in der Ruhelage des Unterkiefers
2. kinesiographische Registrierung
   - dreidimensionale Registrierung der Unterkieferruhelage
   - elektronische Aufzeichnung der Unterkieferposition.

Bewegung des Unterkiefers aus der Ruhelage in die Schlussbissstellung

Zwei Phasen:
1. freie Phase: Weg des Unterkiefers aus der Ruhelage bis zur initialen oder vorzeitigen Kontaktposition
2. artikuläre Phase: Weg des Unterkiefers aus der initialen Kontaktposition (Zahnkontakt) in die zentrale oder habituelle Okklusion.

Die Unterkieferbewegung aus der Ruhelage bis zur zentrischen oder habituellen Okklusion sollte im Normalfall ohne Zahnkontakt stattfinden. Es liegt dann ausschließlich die freie Phase vor.

! Bei Auftreten der artikulären Phase liegen immer funktionelle Beeinträchtigungen vor, z. B. ein distaler oder progener Zwangsbiss, ein lateraler Zwangsbiss (Laterookklusion) oder Laterognathie (Transversale Ebene beurteilen ☞ 1.4.1, Basale Analyse ☞ 2.2, Therapie basaler Anomalien ☞ 3.4).

Die Schließbewegung des Unterkiefers kann entweder aus einer Rotationsbewegung, einer Gleitbewegung oder aus einer Kombination aus Rotations- und Gleitbewegung bestehen.

Für die kieferorthopädische Diagnose lassen sich folgende Unterkieferbewegungen aus der Ruhelage differenzieren:

- reine Rotationsbewegung bzw. Scharnierbewegung
- Rotationsbewegung mit anteriorer Gleitkomponente
- Rotationsbewegung mit posteriorer Gleitkomponente.

Sagittale Ebene beurteilen

Analyse der funktionellen Besonderheiten der Klasse-II- und Klasse-III-Anomalien.

Klasse-II-Dysgnathien

- Bei der echten Klasse-II-Anomalie liegt eine reine Rotationsbewegung vor: keine funktionelle Störung
- Bei einer posterioren okklusalen Zwangsposition liegt eine Rotationsbewegung mit posteriorer Gleitkomponente vor: distaler Zwangsbiss und eine funktionell unechte Klasse-II-Anomalie. In der Ruheschwebelage liegt der Unterkiefer weiter ventral
- Bei einer echten Klasse-II-Anomalie liegt eine Rotationsbewegung mit anteriorer Gleitbewegung liegt vor, die funktionell in der Ruheschwebelage noch ausgeprägter als in der habituellen Okklusion erkennbar ist: ausgeprägte funktionelle Störung.

Klasse-III-Dysgnathien

- Klasse-III-Dysgnathien Bei der echten Klasse-III-Anomalie liegt eine reine Rotationsbewegung vor: keine funktionelle Störung
- Bei ausgeprägten Progeniefällen liegt eine Rotationsbewegung mit posteriorer Gleitkomponente vor, die funktionell in der Ruheschwebelage noch ausgeprägter ist, als in der habituellen Okklusion erkennbar: ausgeprägte funktionelle Störung
- Bei einer anterioren okklusalen Zwangsposition liegt eine Rotationsbewegung mit anteriorer Gleitbewegung vor: progener Zwangsbiss und eine funktionell unechte Klasse-III-Anomalie. In der Ruheschwebelage liegt der Unterkiefer weiter dorsal
- Bei der funktionell echten Progenie liegt eine anteriore Gleitbewegung vor: **Pseudozwangsbiss.** Die negative sagittale Stufe wird durch einen Labialstand der oberen Inzisivi und einen Lingualstand der unteren Inzisivi ausgeglichen. Der Pseudozwangsbiss wird daher auch als partielle dentoalveoläre Kompensation bezeichnet. Der Unterkiefer gleitet somit in der habituellen Okklusion weiter nach ventral. Die Progenie, die funktionell in der Ruheschwebelage bisher noch nicht so stark ausgeprägt war, verstärkt sich. Ebenso verschlechtert sich hiermit die Prognose der kieferorthopädischen Behandlung der Progenie.

Vertikale Ebene beurteilen

Beurteilung des interokklusalen Raumes.

Echter Tiefbiss

Beim echten Tiefbiss liegt eine Infraokklusion der Molaren und damit ein großer interokklusaler Raum vor (Therapie basaler Anomalien ☞ 3.4).

Therapie: Bisshebung mittels funktionskieferorthopädischen Geräten, mit denen die Extrusion der Molaren herbeigeführt wird. Gute Prognose.

Pseudotiefbiss (Unechter Tiefbiss)
Beim Pseudotiefbiss liegen eine Supraokklusion der Schneidezähne und damit ein kleiner interokklusaler Raum vor (Therapie basaler Anomalien ☞ 3.4).
Therapie: Es sollte mit festsitzenden Multibandapparaturen unter Anwendung der bioprogressiven Drahtbogentechnik (☞ 3.2.1) eine Intrusion der Schneidezähne herbeigeführt werden.
Bei der Bisshebung mittels funktionskieferorthopädischen Geräten werden die Ruheschwebelage und damit auch die Zahnbewegung durch Extrusion der Molaren beeinträchtigt. Es kann daher zu einem Rezidiv des Pseudotiefbisses kommen.

Transversale Ebene beurteilen

Laterookklusion oder **lateraler Zwangsbiss:** dentale Zwangsbissführung (funktionell unechte Anomalie) mit guter Prognose. In der Ruheschwebelage befindet sich der Unterkiefer im Schädelmedian.
Laterognathie: Sowohl in Okklusion als auch in der Ruheschwebelage befindet sich der Unterkiefer nicht im Schädelmedian. Ein lateraler Kreuzbiss mit Laterognathie ist damit ein echter Kreuzbiss mit schlechter Prognose.

1.4.2 Untersuchung der Kiefergelenke

Auskultation der Kiefergelenke

Symptome:
- initiales Knacken: relative Retroposition des Kondylus zum Diskus
- intermediäres Knacken: strukturelle Veränderungen während der Bewegung aneinander gleitender Gelenkflächen
- terminales Knacken: zu weite Vorbewegung des Kondylus im Vergleich zum Diskus bei maximaler Mundöffnung
- reziprokes Knacken: Inkoordination zwischen Kondylus- und Diskusverschiebung bei Öffnungs- und Schließbewegung
- Reibegeräusche: bei Arthrose eines oder beider Kiefergelenke. Die rauen Knochenoberflächen im Gelenk reiben bei der Mundöffnungsbewegung gegeneinander.

Palpation der Kiefergelenke und der Muskulatur

- Palpation der Kiefergelenke, z.B. seitlich und dorsal bei der Mundöffnung und beim Mundschluss
- Palpation der Kaumuskulatur, z.B. des M. pterygoideus, des M. temporalis und des M. masseter sowie der Kopf-, Gesichts- und Halsmuskulatur
- Druckdolenz des M. pterygoideus lateralis (anfangs meist einseitig, im fortgeschrittenem Stadium meist bilateral), des M. temporalis oder des M. masseter sowie Druckdolenz der Gelenke: Die Druckdolenz der Kaumuskeln weist auf eine Verspannung, Verhärtung oder Hypertrophie der Muskulatur hin. Diese Muskelveränderungen kompensieren oder dekompensieren i.d.R. arthrogene Läsionen. Die Druckdolenz der Kiefergelenke weisen auf eine Kapsulitis, Gelenkerguss oder arthrotische Veränderung hin
- Gelenkunbeweglichkeit (Ankylose) eines oder beider Gelenke infolge einer Arthritis oder eines Gelenktraumas
- Kondyleninkoordination: Inkoordination zwischen rechter und linker Gelenkköpfchenbewegung.

! Bei den meisten funktionellen Störungen im Kindesalter ist der M. pterygoideus lateralis druckschmerzhaft. Die Druckdolenz tritt meistens bilateral auf und ist ein Hinweis auf eine bereits länger bestehende Gelenkstörung.

1

Öffnungs- und Schließbewegung des Unterkiefers

- Messung der maximalen Mundöffnung oder Schneidekantendistanz
- interferenzfreie Registrierung der Unterkieferöffnungs- und -schließbewegung mit einem Kinesiograph. Die C-Deviation beschreibt eine C-förmige seitliche Bewegungsabweichung bei der Mundöffnung und die S-Deviation eine S-förmige.

Eine gestörte Unterkieferbewegung ist meistens die Folge einer asynchronen Muskelkontraktion bzw. Muskeldyskoordination.

1.4.3 Röntgenologische Untersuchung der Kiefergelenke

- Aufnahme in der Schlussbissstellung: posterior-anteriore Aufnahme nach Clementschitsch, ein Tomogramm oder Aufnahme nach Schüller
- Aufnahme bei geöffnetem Mund.

! Am häufigsten treten Kiefergelenkstörungen bei Jugendlichen mit einer Bisslage der Angle-Klasse II_1 und einer Lippendysfunktion, z. B. Lippenbeißen oder Lippensaugen, auf.

1.4.4 Untersuchung der Dyskinesien

Schluckakt

Normales Schlucken:
- Zungenmasse bleibt im Mundinnenraum
- Zahnkontakt
- keine Kontraktion der mimischen Muskulatur.

Atypisches Schlucken durch Zungenpressen:
- Protrusion der Zungenspitze
- fehlender Zahnkontakt
- Kontraktion der Lippenmuskulatur.

Viszerales (infantiles) Schlucken
Physiologisch in den ersten vier Lebensjahren. Die Zunge befindet sich beim Schlucken zwischen den Zahnreihen. Eine Persistenz des viszeralen Schluckens ab dem 4. Lebensjahr wird als orofaziale Dyskinesie (☞ 1.2 Anomalien) bezeichnet. Es liegt dann ein atypisches Schluckmuster vor.

Somatisches (adultes) Schlucken
Etwa ab dem 4. Lebensjahr. Die Zunge befindet sich beim Schlucken am Gaumengewölbe. Es handelt sich um normales Schlucken.

Zungenpressen (frontal, lateral oder zirkulär)

Führt entsprechend zum frontal, lateral oder zirkulär offenen Biss mit Kontakt nur im Molarenbereich.

Primäres Zungenpressen
Verursacht Gebissanomalien:
- horizontales Wachstum mit Zungenpressen: bialveoläre Protrusion
- vertikales Wachstum mit Zungenpressen: Labialkippung der Oberkieferfront und Steilstand der Unterkieferfront.

Sekundäres Zungenpressen
Adaptive Fehlfunktion infolge einer skelettalen oder dentoalveolären Anomalie, z. B. durch einen vorzeitigen Milchzahnverlust mit Lückenbildung oder einen rachitisch und skelettal offenen Biss.

Lippendyskinesien

- Lippensaugen
- Lippenpressen
- Lippeninsuffizienz.

! Die Zungenspitze ist bei den meisten Lippendysfunktionen mit der Unterlippe im Kontakt und wird häufig gegen die Unterlippe gedrückt.

Untersuchungsmethoden der Zungendyskinesien

- Zungendyskinesien: fernröntgenologische Untersuchung. Ermittlung von Zungenlage, Zungengröße und des zur Verfügung stehenden Raumes
- Palatographie: Zungenkontakte mit Gaumen und Zähnen bei der Sprachlautbildung. Palatogramm der „S“-Lautbildung:
  - einwandfreie „S“-Bildung
  - Sigmatismus interdentalis
  - Sigmatismus palatalis
  - Sigmatismus lateralis
  - Sigmatismus bilateralis.

Lippenkonfiguration

- kompetente Lippen: Lippenschluss bei entspannter Muskulatur
- inkompetente Lippen: anatomisch zu kurze Lippen, Lippenschluss bei entspannter Muskulatur nicht möglich
- potentiell inkompetente Lippen: Protrudierte Oberkieferzähne verhindern den Lippenkontakt, Lippen sind normal entwickelt
- aufgerollte Lippen: stark entwickelte Lippen mit schwach entwickelter Muskulatur.

Wangendyskinesien

- Wangensaugen
- Wangenbeißen.

Als Folgen entstehen ein Tiefbiss, ein seitlich offener Biss und ein Schmalkiefer.

Hypervalenz des M. mentalis

Ursachen

- Lippendyskinesie, z. B. Lippensaugen, -pressen
- hereditär.

Symptome

- tiefe Mentolabialfalte
- Hemmung der sagittalen Entwicklung des anterioren Unterkieferalveolarfortsatzes
- gestörter Lippenschluss
- Unterlippe wird nach hinten oben an die Palatinalflächen der Frontzähne gezogen
- Zunge ist nach kaudal verlagert.

Therapie

- Mundvorhofplatte (☞ 3.1.3 Passive Platten)
- logopädische Behandlung.

Mundatmung

Ursache

- unzureichende Nasenatmung, z. B. Polypen oder Septumdeviation
- stark vertikales Wachstumsmuster.

1

Symptome
- hoher Gaumen
- persistierende Keimstellung der Frontzähne
- Schmalkiefer der Maxilla
- seitlicher Kreuzbiss.

Therapie
- Untersuchung beim HNO-Arzt, z. B. auf Polypen
- transversale Erweiterung des Gaumens kieferorthopädisch oder kieferchirurgisch unterstützt (Gaumennahterweiterungsapparatur ☞ 3.2, Therapie transversaler Zahnfehlstellungen ☞ 3.3.1).

1.5 Röntgenbefund

1.5.1 Fernröntgenseitenbildanalyse (FRS)

- Bestimmung des vertikalen, neutralen oder horizontalen Wachstumsmusters (NS–ML-Winkel, ☞ unten)
- Bestimmung der basalen Klasse I, II oder III: Vergleich des Ist-ANB-Winkels mit dem berechneten, individualisierten Soll-ANB-Winkel
- Zusätzlich sollte der WITS-Appraisal nach Jacobsen bestimmt werden.

ANB-Winkel nach der Northwestern-Methode

Sagittale Lagebestimmung der Kieferbasen zueinander im Fernröntgenseitenbild ohne Berücksichtigung der Unterkieferneigung.
Steiner legte den Normwert auf 2° fest, entspricht einer basalen Klasse I.
- Werte > 2°: basale Klasse II
- Werte < 2°: basale Klasse III
- Abweichungen von +/– 2°: im Toleranzbereich.

Berechneter individualisierter ANB-Winkel nach Witt aus Würzburg

Bestimmung der sagittalen Kieferrelation unter Berücksichtigung der Unterkieferneigung zur NSL im Fernröntgenseitenbild. Es wird berücksichtigt, dass grundsätzlich eine Abhängigkeit zwischen dem ML–NSL- und dem ANB-Winkel sowie SNA-Winkel besteht. Witt stellte folgende Formel zur Berechnung des individualisierten ANB-Winkels auf:
Individualisierter ANB-Winkel = ANB-Winkel – 35,16 + 0,4 × SNA-Winkel + 0,2 × ML–NSL-Winkel.
ANB-, SNA- und ML–NSL-Winkel ☞ unten.
Mit dieser Formel erkennt der Behandler, inwieweit bei gleich bleibender basaler Kieferrelation die Größe des ANB-Winkels vom SNA-Winkel und ML–NSL-Winkel beeinflusst wird. In einer Studie wurde eine Tabelle mit errechneten ANB-Winkeln bei verschiedenen SNA-Winkeln, aber konstanter UK-Neigung und neutraler Kieferposition erstellt. Die Werte für den ANB-Winkel werden dann anhand des Ist-SNA-Winkels aus der Tab. 1 abgelesen und dann in die Formel eingesetzt.

Tab. 1: Errechnete ANB-Winkel bei verschiedenen SNA-Winkeln, aber konstanter UK-Neigung und neutraler Kieferrelation

SNA-Winkel	ANB-Winkel	SNA-Winkel	ANB-Winkel	SNA-Winkel	ANB-Winkel
68°	−1,5°	77°	2,1°	86°	5,7°
69°	−1,1°	78°	2,5°	87°	6,1°
70°	−0,7°	79°	2,9°	88°	6,5°
71°	−0,3°	80°	3,3°	89°	6,9°
72°	0,1°	81°	3,7°	90°	7,3°
73°	0,5°	82°	4,1°	91°	7,7°
74°	0,9°	83°	4,5°	92°	8,1°
75°	1,3°	84°	4,8°	93°	8,5°
76°	1,7°	85°	5,3°	94°	8,9°

Beispiel

- vertikales Wachstumsmuster: IML–NSL-Winkel 37,5° (Soll-Wert 32°)
- SNA-Winkel 84° (Soll-Wert 82°)
- ANB-Winkel 2° (Ist-Wert).

Der ML–NSL-Winkel von 37,5° ist also 5,5° zu groß im Vergleich zum Soll-Wert von 32°. Der Soll-ANB-Winkel muss also 0,2 × 5,5° = 1,1° korrigiert werden. Der ANB-Winkel beträgt 4,8° laut Tab. 1 bei einem SNA-Winkel von 84°. Die Werte 4,8° und 1,1° werden summiert. Es ergibt sich ein ANB-Winkel (Soll-Wert) für diesen individualisierten Fall von 5,9°. Der ANB-Winkel (Ist-Wert) beträgt aber hier 2°. Es ist also in diesem Beispiel der ANB-Winkel 3,9° zu klein im Vergleich zu dem errechneten individualisierten ANB-Winkel von 5,9°. Es liegt also trotz positiven Ist-Wertes beim gemessenen ANB-Winkel von 2° eine mesiale Kieferrelation (Progenie) vor.

WITS-Appraisal nach Jacobsen

☞ Abb. 2. Bestimmung der sagittalen Kieferbasenrelation im Fernröntgenseitenbild: Die Punkte A und B werden senkrecht auf die Okklusionsebene projiziert. Es entstehen die Punkte A0 und B0, deren Abstand voneinander in Millimetern gemessen wird. Liegt B0 dorsal von A0, ist das WITS-Appraisal positiv, im umgekehrten Fall negatives.

- ≥ 4 mm: basale Klasse II
- 0–4 mm: basale Klasse I
- ≤ 0 mm: basale Klasse III.

1

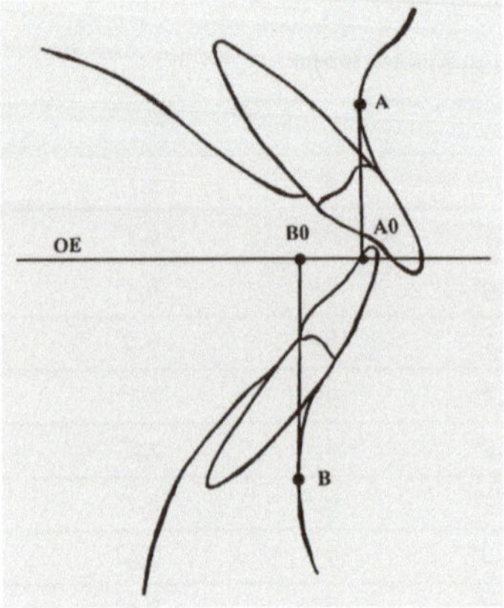

Abb. 2: WITS-Appraisal nach Jacobson
A = an der vorderen Begrenzung des Alveolarfortsatzes im Oberkiefer
B = an der vorderen Begrenzung des Alveolarfortsatzes im Unterkiefer
OE = Okklusionsebene
Ao = A auf die OE projiziert. Bo = B auf die OE projiziert

Fallbeispiel

- SNA/SNB (basal) → Basale Klasse I
- WITS-Appraisal nach Jacobson → Basale Klasse III
- dentoalveolär → Dentale Klasse II.

Der Unterkiefer sollte **nicht** mit funktionskieferorthopädischen Geräten vorverlagert werden, sonst würde der Patient mit ~ 13 Jahren zu Beginn der Pubertät (beim Jungen) zwar die erwünschte dentale Klasse I erhalten, mit ~ 16 Jahren könnte jedoch der Patient am Ende des pubertären Wachstumsschubes aufgrund des progenen Unterkieferwachstums eine nicht erwünschte verstärkte basale Klasse III entwickelt haben.

Die Behandlung sollte deshalb zu Beginn des pubertären Wachstumsschubes in einer dentalen Klasse II bis zu maximal einer halben Prämolarenbreite vorübergehend beendet werden. Nun sollte das Restwachstum abgewartet werden, das dann aufgrund des progenen Wachstums des Unterkiefers zu der gewünschten dentalen Klasse I führen sollte.

Falls das Unterkieferwachstum am Ende der Pubertät weniger ausgeprägt als erwartet stattgefunden hat, kann dann immer noch der Unterkiefer mit einem funktionskieferorthopädischen Gerät in die dentale und basale Klasse I vorverlagert werden.

Klinisches Erkennungsmerkmal der basalen Klasse III ist sehr häufig der Steilstand der Unterkieferfront. Dieser ist kompensatorisch bedingt in Folge des genetisch bedingt verstärkten Unterkieferwachstums.

Signifikanz des WITS-Appraisal

Signifikanz nach Jacobson und des berechneten individualisierten ANB-Winkels.

- WITS-Appraisal nach Jacobson alleine: Trefferquote von ~ 63 %
- individualisierter ANB-Winkel alleine: Trefferquote von ~ 80 %
- WITS-Appraisal nach Jacobson und der individualisierte ANB-Winkel zusammen: bei konkordanter Aussage Trefferquote von ~ 95 %.

Skelettale, kephalometrische Referenzpunkte

☞ Abb. 3 + 4.

- **N = Nasion:** der am weitesten anterior gelegene Punkt der Sutura frontonasalis. Geht die Sutur nach ventral in eine offene V-Form über, wird das Nasion zum Os nasale hin markiert
- **S = Sella:** Mittelpunkt der knöchernen Krypte der Sella turcica (Mittelpunkt des größten Durchmessers)

- **Ar = Articulare:** Schnittpunkt der hinteren Kontur des Processus articularis mandibulae mit dem Os temporale
- **Ba = Basion:** vorderer Rand des Foramen magnum
- **Or = Orbitale:** unterster Punkt des linken Infraorbitalrandes
- **Po = Porion:** höchster Punkt des Porus acusticus externus
- **SPA = Spina nasalis anterior:** am weitesten anterior gelegene Spitze der Spina nasalis anterior
- **SPP = Spina nasalis posterior:** hinterster Punkt des knöchernen Nasenbodens
- **A = A-Punkt:** tiefster Punkt der anterioren Kontur des Oberkiefer-Alveolarfortsatzes in der Mediansagittalebene
- **Pm = Pterygomaxillare**
- **$Is_{\_}$ = Incisivus superius:** Inzisalkantenpunkt des am weitesten labial stehenden oberen I_1
- **$AP_{\_}$ = Incisivus superius apicale:** Apexspitzenpunkt des am weitesten labial stehenden oberen I_1
- **Ii^{-} = Incisivus inferius:** Inzisalkantenpunkt des am weitesten labial stehenden unteren I_1
- **AP^{-} = Incisivus inferius apicale:** Apexspitzenpunkt des am weitesten labial stehenden unteren I_1
- **B = B-Punkt:** tiefster Punkt der anterioren Kontur des Unterkiefer-Alveolarfortsatzes in der Mediansagittalebene
- **Pog = Pogonion:** vorderster Punkt des knöchernen Kinns
- **Gn = Gnathion:** Schnittpunkt der Unterkieferebene (Go–Me) mit der Gesichtsebene (N–Pog) jeweils über das Menton und das Pogonion hinaus
- **Me = Menton:** unterster Punkt der Unterkiefersymphyse
- **Go = Gonion:** Kieferwinkelpunkt, Übergang des Unterkieferkörpers zum Ramus mandibulae (Goniontangentenpunkt: Schnittpunkt der Mandibular- mit der Ramuslinie)
- **CT = Corpustangentenpunkt:** Tangentenpunkt des Unterkieferkörpers (Corpus der Mandibula)
- **RT = Ramustangentenpunkt:** Tangentenpunkt des aufsteigenden Unterkieferastes (Ramus der Mandibula).

Weichteilreferenzpunkte

☞ Abb. 3 + 4.

- **g = glabella:** prominentester Punkt der Stirn
- **n = Hautnasion:** Scheitelpunkt der Weichteilkonvexität zwischen Stirn und Nase
- **or = Weichteil-Orbitale (Simonscher Augenpunkt):** eine Lidspaltenweite unter der Pupille des ungezwungen geöffneten, geradeaus blickenden Auges. Dem unteren knöchernen Orbitarand entsprechender Hautpunkt
- **pn = pronasale** oder **no = nosion:** prominentester Punkt der Nasenspitze
- **ctg = Columella-Tangentenpunkt:** Übergangspunkt vom geraden Teil des Nasenstegs (Columella) in die Konvexität des Nasenstegs
- **ls = labrale superius:** Grenze zwischen Lippenrot und Lippenweiß der Oberlippe
- **li = labrale inferius:** Grenze zwischen Lippenrot und Lippenweiß der Unterlippe
- **sn = subnasale:** der am weitesten dorsal gelegene Punkt des Übergangs vom Nasensteg in die Oberlippe
- **ss = sulcus labialis superior:** Scheitelpunkt der Weichteilkontur zwischen subnasale und labrale superius
- **sto = stomion:** der am weitesten anterior gelegene Berührungspunkt zwischen Ober- und Unterlippe
- **si = sulcus labialis inferior oder sm = supramentale Weichteile:** Scheitelpunkt der Weichteilkontur zwischen labrale inferius und Weichteilpogonion
- **pog = Weichteilpogonion:** der am weitesten ventral gelegene Punkt des Weichteilkinns.

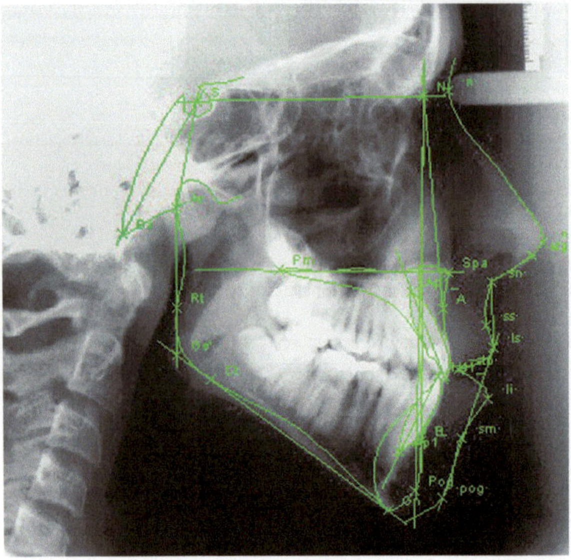

Abb. 3: Fernröntgenseitenbild mit Darstellung der FRS-Analyse nach Hasund. Die Analyse wurde mit dem Programm FR-WIN von der Fa. Konkret erstellt. Erläuterung der kephalometrische Referenzpunkte ☞ Text.

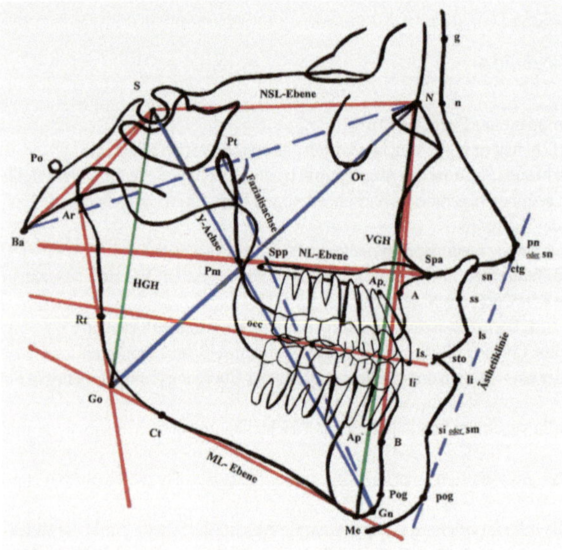

Abb. 4: Durchzeichnung des Fernröntgenseitenbildes mit der FRS-Analyse nach Hasund und Rakosi

1

Skelettale Winkel und Strecken

- **SNA-Winkel:** Winkel zwischen den beiden Strecken S–N und N–A. Nach Steiner 82° ideal
- **SNB-Winkel:** Winkel zwischen den beiden Strecken S–N und N–B. Nach Steiner 79° ideal
- **ANB-Winkel:** Winkel zwischen den beiden Strecken A–N und N–B. Nach Steiner 3° ideal
- **WITS-Appraisal:** Strecke auf der Okklusionsebene, die von den beiden Senkrechten, die vom A-Punkt und vom B-Punkt auf die Okklusionsebene projiziert werden, begrenzt wird. Nach Jacobson –1–0 mm ideal
- **Y-Achse:** SN–SGn, Winkel zwischen den beiden Strecken N–S und S–Gn. Nach Brodie 66° ideal
- **SN–NL-Winkel:** Winkel zwischen den beiden Strecken N–S (Schädelbasisebene) und Spa–Pm (NL-Ebene bzw. Nasalebene). Es ist zu beachten, dass sich der Schnittpunkt dieser beiden Strecken in der gedachten Verlängerung außerhalb des Fernröntgenbildes befindet. Nach Hasund 7° ideal
- **SN–ML-Winkel:** Winkel zwischen den beiden Strecken N–S (Schädelbasisebene) und Me–Go (Mandibularebene). Es ist zu beachten, dass sich der Schnittpunkt dieser beiden Strecken in der gedachten Verlängerung außerhalb des Fernröntgenbildes befindet. Nach Hasund 30° ideal
- **NL–ML-Winkel:** Winkel zwischen den beiden Strecken Spa–Pm (NL- bzw. Nasalebene) und Me–Go (Mandibularebene). Nach Hasund 27° ideal
- **Sattelwinkel:** N–S–Ar, Winkel zwischen den beiden Strecken N–S und Ar–S. 117° ideal
- **Artikularwinkel:** S–Ar–Go, Winkel zwischen den beiden Strecken S–Ar und Go–Ar. 117° ideal
- **Gonionwinkel:** Ar–Go–Me, Winkel zwischen den beiden Strecken Ar–Go und Me–Go. Nach Björk 124° ideal
- **Summenwinkel:** Sattelwinkel + Artikularwinkel + Gonionwinkel. Nach Björk 396° ideal
- **unterer Gonionwinkel:** Winkel zwischen den beiden Strecken N–Go und Me–Go. 74° ideal
- **Fazialwinkel:** Winkel zwischen den beiden Strecken Ba–N und Gn–Pt. 90° ideal
- **HGH/VGH (Jarabak-Ratio):** hintere zur vorderen Gesichtshöhe. 64 % ideal.

Dentale Winkel und Strecken

- **Interinzisalwinkel:** Ii–Is, Winkel zwischen den beiden Schneidezahnachsen (Strecke $Ap_{\_}$ –$Is_{\_}$ im Oberkiefer und Strecke Ap^{-} –Ii^{-} im Unterkiefer). 132° ideal
- **Strecke OK 1–NA:** Position der oberen Schneidezähne zur Strecke N–A. 2,8 mm ideal
- **Winkel OK 1–NA:** Winkel zwischen der oberen Schneidezahnachse und der Strecke N–A. 24° ideal
- **Strecke UK 1–NA:**Position der unteren Schneidezähne zur Strecke N–A. 1,8 mm ideal
- **Winkel UK1–NA:** Winkel zwischen der unteren Schneidezahnachse und der Strecke N–A. 15° ideal.

Befund bei Abweichungen

- vergrößerte Winkel beim **prognathen Gesichtstyp:** SNA-Winkel, SNB-Winkel, Winkel OK 1–NA
- vergrößerte Strecke bei einer **protrudierten oberen und unteren Front:** Strecke OK 1–NA, Strecke UK 1–NA
- verkleinerte Strecke bei einer **retrudierten oberen und unteren Front:** Strecke OK 1–NA, Strecke UK 1–NA
- verkleinerte Winkel beim **retrognathen Gesichtstyp:** SNA-Winkel, SNB-Winkel, Winkel OK 1–NA
- vergrößerter Winkel beim **Rückbiss** (basale, skelettale Klasse II): ANB-Winkel
- verkleinerter Winkel bei einem **Vorbiss** (basale, skelettale Klasse III): ANB-Winkel.

Vergößerte Winkel bei vertikalem Wachstumsmuster

- SN–NL-Winkel, SN–ML-Winkel, NL–ML-Winkel
- Sattelwinkel (N–S–Ar), Artikularwinkel (S–Ar–Go), Gonionwinkel (Ar–Go–Me), unterer Gonionwinkel (N–Go–Me)
- Summenwinkel (Sattelwinkel, Artikularwinkel, Gonionwinkel).

Verkleinerte Winkel bei horizontalem Wachstumsmuster
- SN–NL-Winkel, SN–ML-Winkel, NL–ML-Winkel
- Sattelwinkel (N–S–Ar), Artikularwinkel (S–Ar–Go), Gonionwinkel (Ar–Go–Me), unterer Gonionwinkel (N–Go–Me)
- Summenwinkel (Sattelwinkel, Artikularwinkel, Gonionwinkel).

WITS-Appraisal
☞ Abb. 2
- bei basaler, skelettaler Klasse II: > +2 mm
- bei basaler, skelettaler Klasse III (Progenie): < –1 mm.

Jarabak-Ratio
Verhältnis der hinteren zur vorderen Gesichtshöhe.
- bei vertikalem Wachstum verkleinert: ≤ 64 %
- beim horizontalen Wachstum vergrößert: ≥ 64 %.

1.5.2 Handröntgenanalyse

Bestimmung des zu erwartenden Wachstumspotentiales.

Indikationen
- Progenie: große oder kleine negative sagittale Stufe am Ende der Pubertät
- Rückbiss: große oder kleine positive sagittale Stufe am Ende der Pubertät.

Sowohl bei der Progenie als auch beim Rückbiss muss an Hand einer Handröntgenaufnahme abgeklärt werden, ob noch ein Restwachstum vorliegt oder nicht. Wenn kein Restwachstum mehr vorliegt, muss entschieden werden, ob die positive oder negative sagittale Stufe dentoalveolär kompensiert werden kann oder ob eine Dysgnathie-Operation notwendig wird.

Größtes Wachstumspotential bei Mädchen und Jungen
- Mädchen zwischen 11 und 13 Jahren
- Jungen zwischen 13 und 15 Jahren.

! Die **Epiphyse** bildet das Gelenkende der Röhrenknochen. Die **Diaphyse** ist das Mittelstück des Röhrenknochens. Die **Epiphysenfuge** befindet sich zwischen Epi- und Diaphyse beim noch wachsenden jugendlichen Patienten. In diesem Bereich ist noch Knorpel. Die Epipysenfugen sind die Wachstumszonen für das Längenwachstum der Knochen.

Merkmale von Wachstumsperioden

1. **PP_2 =:** tritt deutlich vor der maximalen Wachstumsintensität auf, relativ geringe Wachstumsintensität (☞ Abb. 6)
2. **MP_3 =:** Zeitpunkt des maximalen Wachstums steht unmittelbar bevor oder ist gerade eingetroffen
3. **Pisi:** sichtbare Verknöcherung des Os pisiforme, ist mit Erkennungsmerkmal für das MP_3 cap Stadium
4. **S:** Sesamoid wird sichtbar. Bei 0,5 % der Bevölkerung nicht ausgebildet. Mit Erkennungsmerkmal für das MP_3 cap Stadium
5. **MP_3 cap:** tritt zusammen mit oder bis zu einem Jahr nach dem Zeitpunkt des maximalen Wachstums auf. Der Zeitraum zwischen S und MP_3 cap ist i. d. R. die Periode der maximalen Wachstumsgeschwindigkeit (☞ Abb. 7)
6. **DP_3 u:** Zeitpunkt des maximalen Wachstums ist deutlich überschritten. Geringe bis sehr geringe Wachstumsintensität. Das noch zu erwartende Restwachstum ist minimal (☞ Abb. 8)
7. **PP_3 u:** s. DP_3 u (☞ Abb. 9)
8. **MP_3 u:** s. DP_3 u
9. **R u:** Entwicklung des Radius abgeschlossen. Das Wachstum kann als abgeschlossen angesehen werden. Noch geringes Restwachstum besonders im UK, der hinter dem Längenwachstum und dem restlichen Gesichtsschädel zurückbleibt (☞ Abb. 10).

1

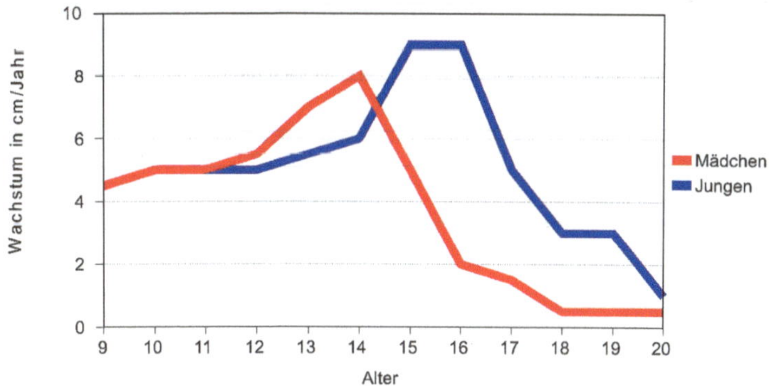

Abb. 5: Wachstumskurven nach Grave und Bown

Tab. 2: Wachstumsperioden nach Grave und Bown

Wachstumsstadien	1	2	3	4	5	6	7	8	9
	PP_2 =	MP_3 =	Pisi	S	MP_3 cap	DP_3 u	DP_3 u	MP_3 u	R u
Alter Jungen	10,5	11,2	12,6	13,5	14,0	15,4	16,0	16,0	17,3
Alter Mädchen	9,6	9,7	10,6	11,3	12,4	13,1	14,1	14,3	16,5

=	gleiche Breite von Dia- und Epiphyse
cap	Diaphyse durch die Epiphyse umkapselt
DP	distale Phalanx
DP_3u	distale Phalanx des Mittelfingers mit Verschmelzung von Epi- und Diaphyse
MP	mediale Phalanx
MP_3 =	mediale Phalanx des Mittelfingers mit gleicher Breite von Dia- und Epiphyse
MP_3 cap	mediale Phalanx des Mittelfingers mit Umkapselung der Diaphyse durch die Epiphyse
MP_3 u	mediale Phalanx des Mittelfingers mit Verschmelzung der Epi- und Diaphyse
Pisi	Os pisiforme
PP	proximale Phalanx
PP_2 =	proximale Phalanx des Zeigefingers mit gleicher Breite von Dia- und Epiphyse
PP_3 u	proximale Phalanx des Mittelfingers mit Verschmelzung von Epi- und Diaphyse
R	Radius
R u	Epi- und Diaphyse am Radius verschmolzen
S	Sesamoid
u = c	Epi- und Diaphyse verschmolzen

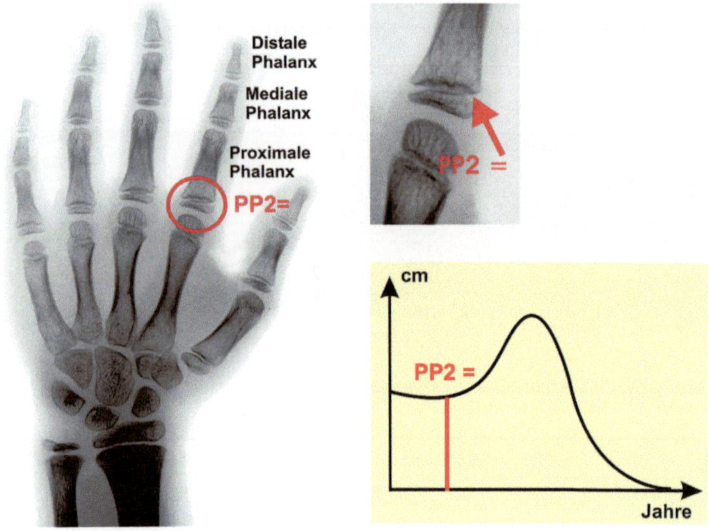

Abb. 6 a–c: Handröntgenaufnahme mit einem Wachstumsstadium PP$_2$ = Wachstumsstadium

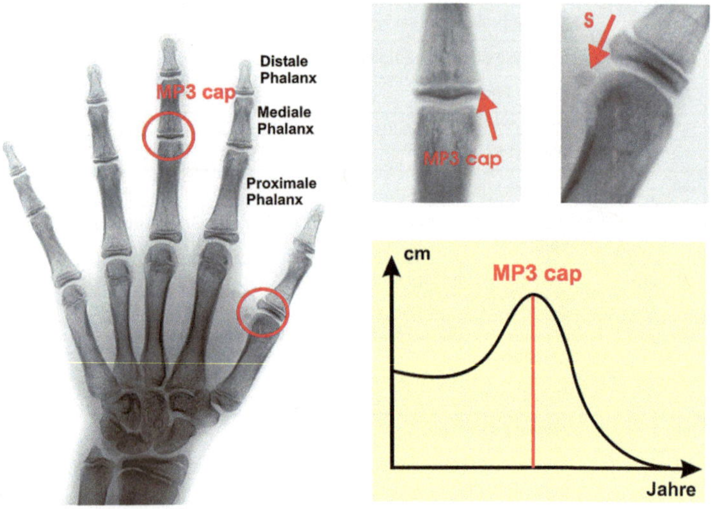

Abb. 7 a–c: Handröntgenaufnahme mit einem Wachstumsstadium MP$_3$ cap mit bereits sichtbarem Sesamoid (S) am proximalen Daumengelenk

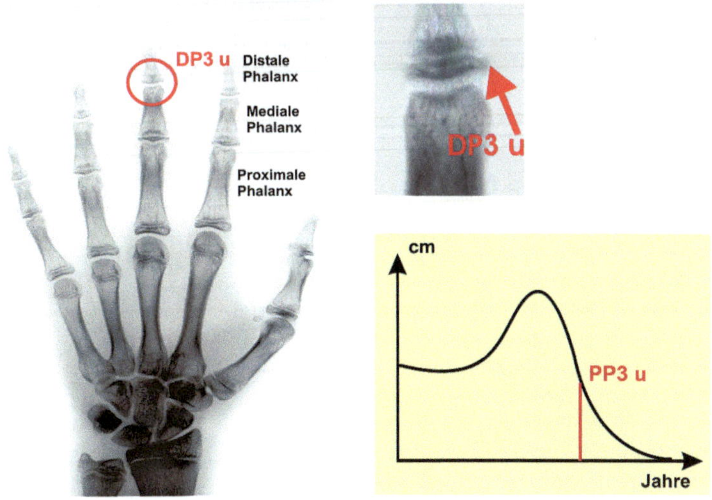

Abb. 8 a–c: Handröntgenaufnahme mit einem Wachstumsstadium DP_3 u

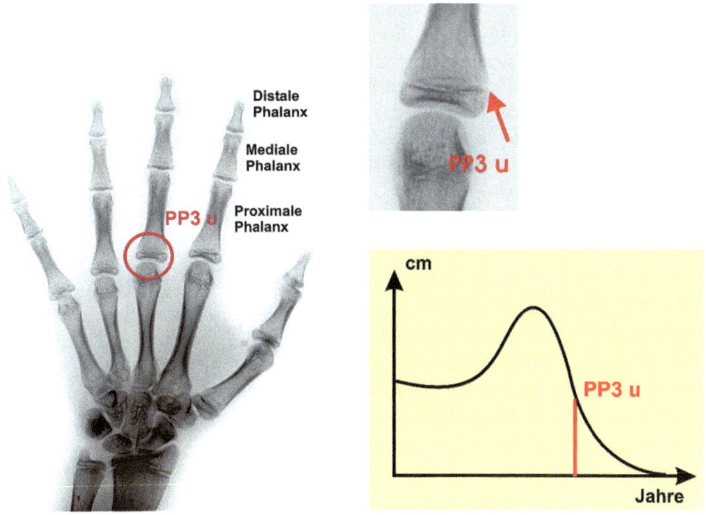

Abb. 9 a–c: Handröntgenaufnahme mit einem Wachstumsstadium PP_3 u

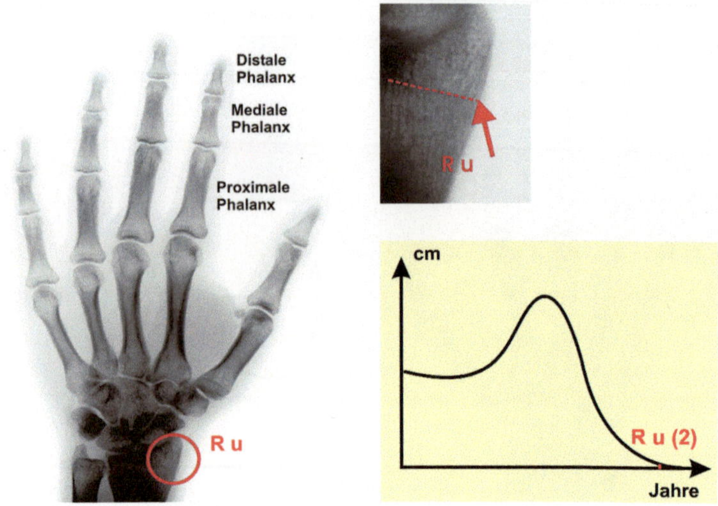

Abb. 10 a–c: Handröntgenaufnahme mit einem Wachstumsstadium R u

Bestimmung der tendenziell zu erwartenden Körpergröße

Aus dem chronologischen Alter, Skelettalter und Körpergröße lassen sich prospektiv Endgrößen mit Abweichungen von ± 5 cm voraussagen. Bei gleichem Skelettalter wird ein älteres Kind nicht mehr ganz so viel wachsen wie ein jüngeres Kind (☞ Tab. 3).

- Frühentwicklung: Kinder, deren Skelettalter den Lebensjahren um 1 Jahr und mehr voraus ist
- Spätentwicklung: Kinder, deren Lebensjahre dem Skelettalter um 1 Jahr und mehr voraus ist
- chronologische Entwicklung: Kinder, deren Skelettalter und Lebensjahre um weniger als 1 Jahr auseinander liegen.

Formel zur Berechnung der zu erwartenden Körpergröße (☞ Tab. 3):
tatsächliche Körpergröße (cm) × 100 / prozentuale Erwachsenengröße.

Das durchschnittliche Knochenalter bzw. das Wachstumsstadium, das von einem Jungen oder Mädchen bei einem bestimmten chronologischen Alter erreicht sein sollte, lässt sich aus dem Schema „Wachstumsperioden nach Grave und Bown“ entnehmen (☞ Tab. 2). Anhand der Tab. 2 kann ermittelt werden, ob es sich um ein „frühwachsendes“, „chronologisch wachsendes“ oder „spätwachsendes“ Kind handelt.

Unter Verwendung dieser drei Entwicklungsstadien (früh, chronologisch, spät) wird anschließend die prozentuale Körpergröße mit Standardabweichung bestimmt (☞ Tab. 3).

Alternativ kann auch an der Halswirbelsäule noch vorhandenes Wachstumspotential an Hand des Entwicklungsstadiums der einzelnen Wirbelkörper ermittelt werden. Die Halswirbelsäule wird auf der Fernröntgenaufnahme in der Regel mit abgebildet.

Ebenso kann zusätzlich der Orthopäde eine Aufnahme von der Tibia anfertigen. Die Auswertung der Tibia und der Hand ermöglicht eine noch genauere Wachstumsanalyse.

In den letzten Jahren wird sogar in einigen Kliniken zusätzlich eine Skelettszintigraphie erstellt, die bislang die genaueste Methode der Wachstumsanalyse ist. Diese Methode ist jedoch zeitaufwendig und kostspielig.

Tab. 3: Bestimmung der prozentualen Erwachsenengröße

	Mädchen				Jungen			
Lebensalter	Ø	früh	spät	% SD	Ø	früh	spät	% SD
6	70,3	73,4	67,8	1,6	65,2	67,8	63,8	1,6
7	74,0	76,0	71,5	1,6	69,0	70,5	66,8	1,6
8	77,5	79,5	74,5	1,9	72,0	73,5	69,8	1,7
9	80,7	83,5	77,7	2,0	75,0	76,5	73,2	1,7
10	84,4	87,9	81,0	2,4	78,0	79,7	76,4	1,8
11	88,4	92,9	84,9	2,9	81,1	83,4	79,5	1,9
12	92,9	96,6	88,2	3,3	84,2	87,2	82,2	2,2
13	96,5	98,2	91,1	2,2	87,3	91,3	84,6	3,0
14	98,3	99,1	95,2	1,2	91,5	95,8	87,6	4,0
15	99,1	99,5	97,8	0,7	96,1	98,3	91,6	3,7
16	99,6	99,9	98,9	0,4	98,3	99,4	95,7	2,7
17	100,0	100,0	99,6	0,3	99,3	99,9	98,2	1,4
18	100,0	100,0	100,0	0,1	99,8	100,0	99,2	0,6

Ø = durchschnittliches Wachstum % SD = Standardabweichung in Prozent

1

1.6 Modellanalyse

1.6.1 Dreidimensionale Gebissanalyse

Die drei Raumebenen am Modell sind:
- Tuberebene zur Bestimmung sagittaler Abweichungen
- Okklusionsebene zur Bestimmung vertikaler Abweichungen
- Raphe-Median-Ebene zur Bestimmung sagittaler und transversaler Abweichungen.

Die Beurteilung der Zahnstellung im Ober- und Unterkiefer wird ausschließlich mit diesen drei Ebenen durchgeführt.

Sagittale Ebene

Ober- und Unterkiefer
- Labial- oder Palatinalstand von Frontzähnen
- Lücken- oder Engstand im Seitenzahnbereich.

Okklusion
Sagittale Schneidezahnstufe in mm (+/ –) oder Overjet messen.

Transversale Ebene

Ober- und Unterkiefer
- Lücken oder Engstand der Frontzähne
- Bukkal- oder Palatinalstand von Seitenzähnen
- dentoalveoläre Mittellinienverschiebung.

Okklusion
Seitlicher Kreuzbiss mit einem transversalen Platzmangel, Scherbiss und Nonokklusion oder eine gnathische Mittellinienverschiebung möglich.

Vertikale Ebene

Ober- und Unterkiefer
- Supra- oder Infraposition von Einzelzähnen
- Speekurve (nur Unterkiefer)
- seitlich oder frontal offener Biss.

Okklusion
Vertikale Schneidezahnüberbiss in mm (+/–), Overbite oder Schneidekantendistanz (SKD) bei frontal offenen Bissen messen.

1.6.2 Messpunkte nach Pont und Korkhaus

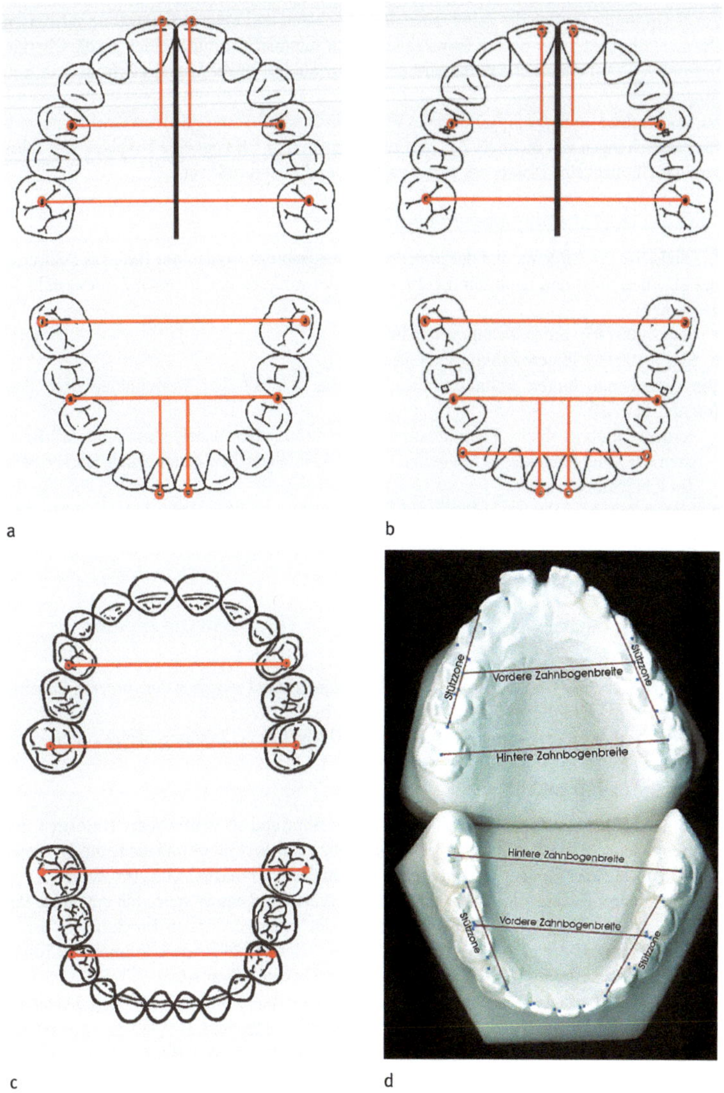

Abb. 11 a–d: Messpunkte bei der Modellanalyse
a) Messpunkte nach Pont und Korkhaus
b) Messpunkte nach Schwarz, Kantorowicz und Schmuth jeweils mit vorderer und hinterer Zahnbogenbreite sowie der vorderen Zahnbogenlänge (-höhe)
c) Messpunkte nach Pont und Korkhaus im Wechselgebiss
d) vordere und hintere Zahnbogenbreiten und seitliche Stützzonen

1

Transversale Ebene

Tonn-Index (Zahnbreitenindex)

Zur Bestimmung werden die Zahnbreiten der vier oberen und unteren Frontzähne vermessen. Die vier Zahnbreiten der oberen Frontzähne werden summiert: Summenindex für die Oberkieferfront SI_{OK}. Auf die gleiche Weise wird der Summenindex für die Unterkieferfront berechnet SI_{UK}.
Summenindex $SI = SI_{OK} / SI_{UK}$. Normales Verhältnis ist ~ 4 : 3.
Bei Abweichungen von mehr als 2–3 mm zwischen OK und UK liegt eine Dysplasie der Zahngröße vor. Es liegt eine Diskrepanz zwischen Zahn- und Kiefergröße vor.

Pont-Index (Zahnbogenbreitenindex)

Die Sollwerte der vorderen und der hinteren Zahnbogenbreite werden mit Hilfe des Sollwertes des SI_{OK} berechnet und dann mit den Ist-Werten der vorderen und hinteren Zahnbogenbreite verglichen.

- $SI_{OK} \times 100 / 85$: vordere Zahnbogenbreite
- $SI_{OK} \times 100 / 65$: hintere Zahnbogenbreite.

Die vordere und hintere Zahnbogenbreite ergeben sich aus den Messpunkten nach Pont (☞ Abb. 11 a–d):

- vordere Zahnbogenbreite: Zentralfissur der 1. Prämolaren bzw. distale Fossa des 1. Milchmolaren (OK) und Kontaktpunkt zwischen 1. und 2. Prämolaren bzw. distobukkale Höckerspitze des 1. Milchmolaren (UK)
- hintere Zahnbogenbreite: Zentralfissur der 6er (OK) und mittlere bukkale Höckerspitze der 6er (UK).

Sagittale Ebene

Zahnbogenlängen (-höhen) Bestimmung im Ober- und Unterkiefer nach Korkhaus

Die Zahnbogenlänge (-höhe) definiert sich durch den Abstand zwischen der vorderen Zahnbogenbreite und den mittleren Inzisivi (☞ Abb. 11 a+b).

! Je größer die vordere Zahnbogenbreite ist, desto kleiner ist die Zahnbogenlänge (-höhe).

Stützzonenvermessung nach Berendonk

Die Stützzone beginnt distal der seitlichen Schneidezähne und endet mesial der 1. Molaren. Zur Stützzone gehören damit die bleibenden Eckzähne bzw. Milcheckzähne und die 1. und 2. Prämolaren im bleibenden Gebiss bzw. die 1. und 2. Milchmolaren im Wechselgebiss (☞ Abb. 11).
Bei der Stützzonenlänge im Milchgebiss ist ein so genannter **Leeway space** mit enthalten. Der Leeway space definiert sich durch die unterschiedlichen mesiodistalen Durchmesser der 2. Milchmolaren und der nachfolgenden 2. Prämolaren. Der nachfolgende 2. Prämolar ist insgesamt schmaler als der 1. Milchmolar. Die Differenz ergibt den Leeway space.
Im Unterkiefer beträgt der Leeway space im Mittel 1,7 mm, im Oberkiefer 0,9 mm. Bei einem kleineren gemessenen Istwert als der Sollwert der nach Berendonk (☞ Tab. 4) vermessenen Stützzonenlänge im Milchgebiss (1.–6. Lebensjahr) bzw. frühen Wechselgebiss (6.–9. Lebensjahr) ergibt sich ein Platzmangel für die bleibenden Prämolaren und Eckzähne. Der Platzmangel kommt in der Stützzone genau dann zustande, wenn der Leeway space infolge eines vorzeitigen Verlustes des 2. Milchmolaren verloren geht.
Bei der Stützzonenvermessung nach Berendonk (☞ Tab. 4) muss bei einem bestimmten SI_{OK} eine entsprechende Mindestlänge (Soll-Wert) der Stützzone für alle vier Quadranten vorliegen. Hierzu dient die Tabelle nach Berendonk. Hier werden die Sollwerte für die Stützzonen bei entsprechenden gemessenen SI_{OK} aufgeführt.

Tab. 4: Sollwerte nach Berendonk für die Stützzone im Wechselgebiss

SI_{OK}	28,0	28,5	29,0	29,5	30,0	30,5	31,0	31,5	32,0	32,5	33,0	33,5	34,0	34,5	35,0	35,5	36
Stützzone (OK)	20,7	20,9	21,2	21,5	21,8	22,0	22,2	22,4	22,7	22,9	23,1	23,3	23,5	23,6	23,8	23,9	24
Stützzone (UK)	20,0	20,3	20,6	20,9	21,2	21,5	21,8	22,0	22,3	22,5	22,7	22,9	23,0	23,2	23,3	23,5	23,6

Tab. 5: Wahrscheinlichkeitstabellen für den Ober- und Unterkiefer

si	19,5	20,0	20,5	21,0	21,5	22,0	22,5	23,0	23,5	24,0	24,5	25,0	25,5	26,0	26,5	27,0	27,5	28,0	28,5	29,0
95 %	21,6	21,8	22,1	22,4	22,7	22,9	23,2	23,5	23,8	24,0	24,3	24,6	24,9	25,1	25,4	25,7	26,0	26,2	26,5	26,7
85 %	21,0	21,3	21,5	21,8	22,1	22,4	22,6	22,9	23,2	23,5	23,7	24,0	24,3	24,6	24,8	25,1	25,4	25,7	25,9	26,2
75 %	20,0	20,9	21,2	21,5	21,8	22,0	22,3	22,6	22,9	23,1	23,4	23,7	24,0	24,2	24,5	24,8	25,0	25,3	25,6	25,9
65 %	20,4	20,6	20,9	21,2	21,5	21,8	22,0	22,3	22,6	22,8	23,1	23,4	23,7	24,0	24,2	24,5	24,8	25,1	25,3	25,0
50 %	20,0	20,3	20,6	20,8	21,1	21,4	21,7	21,9	22,2	22,5	22,8	23,0	23,3	23,6	23,9	24,1	24,4	24,7	25,0	25,3
35 %	19,0	19,9	20,2	20,5	20,8	21,0	21,3	21,6	21,9	22,1	22,4	22,7	23,0	23,2	23,5	23,8	24,1	24,3	24,6	24,9
25 %	19,4	19,7	19,9	20,2	20,5	20,8	21,0	21,3	21,6	21,9	22,1	22,4	22,7	23,0	23,2	23,5	23,8	24,1	24,3	24,6
15 %	19,0	19,3	19,6	19,9	20,2	20,4	20,7	21,0	21,3	21,5	21,8	22,1	22,4	22,6	22,9	23,2	23,4	23,7	24,0	24,3
5 %	18,5	18,8	19,0	19,3	19,6	19,9	20,1	20,4	20,7	21,0	21,2	21,5	21,8	22,1	22,3	22,6	22,9	23,2	23,4	23,7

1

Stützzonenvermessung nach Moyers

Der gemessene SI_{UK} und der Istwert der Stützzonenlänge in allen vier Quadranten wird zur Berechnung des entsprechenden Soll-Wertes für die Stützzonenlänge herangezogen. Der Soll-Wert wird in Wahrscheinlichkeitstabellen für den Ober- und Unterkiefer bei dem entsprechenden SI auf dem 75-%-Niveau abgelesen. Der Platzmangel oder Platzüberschuss ergibt sich aus der Differenz zwischen dem gemessenen Istwert der Stützzonenlänge und dem Soll-Wert auf dem 75-%-Niveau (☞ Tab. 5+6).

Tab. 6: Auswertungsschema der Stützzonenanalyse nach Moyers

	SI (mm)	SI (mm)	SI (mm)	SI (mm)
Länge der Stützzone				
Platzbedarf bei 75 %				
Differenz (Ist/Soll)				
Ergebnis	Platzmangel Platzüber-schuss	Platzmangel Platzüber-schuss	Platzmangel Platzüber-schuss	Platzmangel Platzüber-schuss

1.6.3 Sagittale Asymmetrien

Ursachen

- Zahnverlust
- Zahndrehungen
- Zahnaußen- oder Innenstand.

Vermessung mittels der Raphemedianebene, der Tuberebene, der vorderen und hinteren Zahnbogenbreite.

1.6.4 Transversale Asymmetrien

Dentale Mittellinienverschiebung (MLV): **Vermessung** mittels der Raphemedianebene.

1.6.5 Boltondiskrepanz

Voraussetzung für die Bestimmung sind bleibende Zähne im Seitenzahnbereich. Der Boltonindex steht für die Beziehung der Zahnbreiten zwischen Frontzähnen im Ober- und Unterkiefer sowie zwischen den Prämolaren und Molaren im OK und UK.
Solange sich das Zahnbreitenverhältnis zwischen OK und UK innerhalb der Anhaltsintervalle für die Standardabweichung befindet, liegen keine dysplastischen Größenrelationen zwischen OK und UK vor. Zahnbreitenmissverhältnisse im Frontsegment können im Seitenzahnsegment ausgeglichen, aber auch verstärkt werden.

Berechnung: Frontzähne

Formel: Summe (UK) 33–43 × 100 / Summe (OK) 13–23.
Anhalt **Standardabweichung:** 75,6–**77,2**–78,9.
Bei einem Verhältnis von 77,2 liegt keine Boltondiskrepanz vor. Bei Werten größer oder kleiner 77,2 liegt eine Boltondiskrepanz vor:

- berechneter Ist-Wert < 77,2: UK-Frontzähne zu klein im Verhältnis zu den OK-Frontzähnen
- berechneter Ist-Wert > 77,2: UK-Frontzähne zu groß im Verhältnis zu den OK-Frontzähnen

- Summe (OK) 13–23 < 77,2: OK-Front relativ zu breit zur UK-Front
- Summe (UK) 33–43 > 77,2: UK-Front relativ zu breit zur OK-Front.

! Bei SI_{OK} unter 29 mm liegen häufig zu kleine Zähne und eine zu große apikale Basis vor.

Beispiel

- UK-Frontzahnbreitenmessung und Addition der Werte von den Zähnen 33–43: 6,5 + 6 + 5,5 + 5,5 + 6 + 6,5 = 36 mm
- OK-Frontzahnbreitenmessung und Addition der Werte von den Zähnen 13–23 : 8 + 7 + 9 + 9 + 6 + 8 = 47 mm
- Formel: 36 mm (Summe-UK) × 100 / 47 mm (Summe-OK) = 76,0.

Der Ist-Wert mit 76,0 ist kleiner als der Soll-Wert mit 77,2: Die UK-Frontzähne sind zu klein im Verhältnis zu den OK-Frontzähnen.
Berechnung des OK-Sollwertes: 36 mm (Summe-UK) / 0,772 = 46,63 mm.

Berechnung: Seitenzähne

Formel: Summe (UK) 36–46 / Summe (OK) 16–26 × 100.
Anhalt **Standardabweichung:** 89,4–**91,3**–93,2.
Bei einem Verhältnis von 91,3 liegt keine Boltondiskrepanz vor. Bei Werten größer oder kleiner 91,3 liegt eine Boltondiskrepanz vor.

- Summe (OK) 16–26 > 91,3: OK-Zähne relativ zu breit zu den UK-Zähnen
- Summe (UK) 36–46 > 91,3: UK-Zähne relativ zu breit zu den OK-Zähnen.

1.7 Schädel- und Gebissentwicklung

Die unterschiedlichen Wachstumsformen

Suturales Wachstum
Findet an den Suturen (Nähten) des Schädels statt. Im Suturabereich ist ein Spalt zwischen den Knochenplatten des Schädels. Dieser Spalt ermöglicht ein Schädelwachstum durch Druck- und Zugbelastung, d.h. es ist ein passives Wachstum. Das Wachstum erfolgt über die Zunahme der Hirnmasse. Es kann daher z.B. bei vorzeitiger Verknöcherung der Suturen bei der Skeletterkrankung Dysostosis cleidocranialis zur Ausbildung eines Turmschädels kommen.

Enchondrales (epiphysäres) Wachstum
Das Längenwachstum erfolgt in der Epiphysenfuge. Der gebildete Knorpel wird an den Epiphysen in Knochen umgewandelt. Das Mittelstück mit dem fertig gebildeten Knochen ist die Diaphyse.

Appositionelles Wachstum
Das Knochenwachstum erfolgt durch Knochenanbau (Apposition) auf der Außenseite und durch Knochenabbau (Resorption) auf der Innenseite. Das appositionelle Wachstum wird vom Periost (äußere Knochenhaut) bzw. Endost (innere Knochenhaut) aus gesteuert. Das appositionelle Wachstum wird auch als kortikale Drift bezeichnet. Durch Knochenanbau auf der einen Seite und durch Knochenabbau auf der anderen Seite am aufsteigenden Ast der Mandibula verlängert sich der horizontale Unterkieferast. Der Knochenanbau erfolgt hierbei an der hinteren Seite und der Knochenabbau an der Vorderseite des aufsteigenden Astes der Mandibula.

Schädelwachstum

Es wird zwischen dem Wachstum des Hirnschädels (Neurokranium) und des Gesichtsschädels (Viszerokranium) unterschieden. Zur Geburt ist das Verhältnis von Hirn- zu Gesichtsschädel 8 : 1. Beim Erwachsenen beträgt das Verhältnis dann 1 : 1. Dies liegt daran, dass der Hirnschädel ein suturales Wachstum hat und passiv über die Ausdehnung der Hirnmasse wächst. Im Alter von 4 Jahren hat er schon fast seine vollständige Größe erreicht und wächst kaum noch. Die Suturen (Nähte) der Schädelkalotte verknöchern bzw. verschießen sich zwischen dem 25. und 35. Lebensjahr. Der Gesichtsschädel wächst dagegen länger. Es besteht hier eine Kombination aus enchondralem und suturalem Wachstum sowie der kortikalen Drift. Die Geschwindigkeit des Gesichtsschädelwachstums entspricht dem übrigen Körperwachstum.

Oberkieferwachstum

Das Wachstum erfolgt transversal über die Sutura palatina mediana. Die Sutur zwischen Prämaxilla und Maxilla schließt sich schon im 1.–2. Lebensjahr.
Das vertikale Wachstum findet über die Alveolarfortsätze statt. Der Zahndurchbruch fördert das Vertikalwachstum der Alveolarfortsätze und es kommt zur physiologischen Bisshebung. Die Seitenzähne wachsen dabei nach unten und außen, d. h. durch eine Zahnkippung nach bukkal. Die Bukkalkippung der Seitenzähne wird durch den Wangendruck und die Wangenmuskulatur in Grenzen gehalten.

! Eine rezidivfreie Erweiterung des Oberkiefers ist im Rahmen einer kieferorthopädischen Behandlung nur über eine Gaumennahterweiterung möglich und nicht über eine Bukkalkippung der Zähne.

Unterkieferwachstum

Das Unterkieferwachstum erfolgt U-förmig: Die dorsalen Enden des Unterkiefers verlängern sich durch appositionelles Wachstum nach dorsal, auch kortikale Drift genannt. Der Mittelteil im Bereich der Symphyse ist bereits zur Geburt verschmolzen, so dass Wachstum nur an den beiden symmetrischen Unterkieferästen erfolgen kann. Eine Größen- und Breitenzunahme des Unterkiefers ist daher nur über das kondyläre Wachstum möglich.

! Eine transversale Erweiterung des unteren Zahnbogens kann nur über eine Bukkalkippung bzw. Aufrichtung der nach lingual gekippten Seitenzähne erfolgen. Eine Dehnung im Seitenzahnbereich des Unterkiefers ist sehr rezidivgefährdet und kann nur in sehr begrenztem Umfang von maximal 4 mm erfolgen. Die interkanine Distanz von Eckzahn bis Eckzahn ist jedoch nicht veränderbar. Eine versuchte Dehnung in diesem Bereich führt mit absoluter Sicherheit zu einem Rezidiv.

! Grundsätzlich führt eine transversale Dehnung auch zu einem sagittalen Platzgewinn. Bei einer transversalen Dehnung von 4 mm wird ein sagittaler Platzgewinn von 1 mm erreicht.

Durchbruchszeiten der Milchzähne

- mittlere Schneidezähne: 6.–10. Lebensmonat
- seitliche Schneidezähne: 10.–14. Lebensmonat
- 1. Milchmolaren: 14.–18. Lebensmonat
- Eckzähne: 18.–24. Lebensmonat
- 2. Milchmolaren: 24.–30. Lebensmonat.

Die oben aufgeführten Durchbruchszeiten gelten für den Normalzahner. Zum Normalzahner gehören auch die Säuglinge, die ihre ersten Milchzähne bereits zur Geburt haben oder erst zum 1. abgeschlossenem Lebensjahr bekommen. Ein Spätzahner liegt erst vor, wenn die ersten Milchzähne erst im 2. Lebensjahr durchbrechen.

Embryonale Progenie

In der Regel hat der Säugling zur Geburt eine „Neugeborenenrücklage". Im Gegensatz zu dieser liegt während der 8. embryonalen Woche zunächst eine „embryonale Progenie" vor. Die embryonale Progenie bildet sich in der Phase der Bildung des primären und sekundären Gaumens aus. Die Zunge muss sich bei der Vereinigung der Gaumenfortsätze nach kaudal bewegen und bekommt erst durch eine Vorverlagerung der Mandibula genügend Platz.
Die 8. embryonale Woche ist auch die entscheidende Woche bei der Entstehung der Lippen-Kiefer-Gaumenspalten, deren Ursachen sehr vielfältig sein können.

Durchbruchszeiten der bleibenden Zähne

- mittlere und seitliche untere Schneidezähne, kurz danach die oberen Schneidezähne zusammen mit den 1. Molaren, auch Sechsjahresmolaren genannt: zwischen 6. und 7. Lebensjahr
- untere Eckzähne, obere 1. Prämolaren, kurz danach die unteren 1. Prämolaren, anschießend alle 2. Prämolaren und die oberen Eckzähne: zwischen dem 10. und 13. Lebensjahr
- ab dem 12.–14. Lebensjahr: die 2. Molaren, auch Zwölfjahresmolaren genannt
- Weisheitszähne: zwischen dem 16. und 40. Lebensjahr oder später.

Mineralisationszeiten der bleibenden Zähne

- bei der Geburt die Spitzen der Sechsjahresmolaren (1. Molaren)
- ab dem 1. Lebensjahr die Spitzen der Schneidezähne
- ab dem 2. Lebensjahr die Spitzen der Prämolaren
- ab dem 4. Lebensjahr die vollständigen Molarenkronen und Schneidezähne sowie die Spitzen der 2. Molaren
- ab dem 4. Lebensjahr die Spitzen der Zwölfjahresmolaren (2. Molaren)
- ab frühestens dem 5.–8. Lebensjahr bis spätestens zum 14. Lebensjahr die Spitzen der Weisheitszähne.

Zahnbildungsstörungen

Es gibt häufig Zahnbildungsstörungen von der Hypoplasie bis zur Aplasie. Am häufigsten kommen die Aplasien bei den Weisheitszähnen mit 20–25 % und mit ~ 6–9 % bei den übrigen Zähnen vor. Bei den übrigen Zähnen sind die oberen seitlichen Schneidezähne und die 2. Prämolaren im Ober- und Unterkiefer am häufigsten betroffen. Multiple Aplasien treten meist im Zusammenhang mit bestimmten Syndromen auf, z. B. Down- oder Pierre-Robin- Syndrom. Auch beim Auftreten von Lippen-Kiefer-Gaumenspalten kommt es häufig zu Aplasien der oberen seitlichen Schneidezähne oder auch der Eckzähne im Spaltbereich.

2 Diagnose

Diagnostische Unterlagen: klinischer Befund, Modellanalyse, Röntgenbilderanalyse und Funktionsdiagnostik. Aus den Einzelbefunden kann eine Hauptdiagnose ermittelt werden. Auf keinen Fall sollte jedoch eine voreilige Diagnose mit unvollständigen diagnostischen Unterlagen gestellt werden. Häufig ergeben sich Diagnosekombinationen.

Die Diagnosestellung kann in zwei Gruppen eingeteilt werden:

1. dentale Analyse: Die Diagnostik bezieht sich auf Zahnfehlstellungen, die sich nur auf den Einzelkiefer und die Okklusion beschränken. Die dentoalveolären Zahnfehlstellungen werden in den drei Dimensionen sagittal, transversal und vertikal analysiert
2. basale bzw. skelettale Analyse: Die Diagnostik bezieht sich auf die Zahnfehlstellungen bzw. Dysgnathieformen, die sich auf die Lage der beiden Kiefer zueinander bzw. auf die Bisslage und die Lage der beiden Kiefer zur vorderen Schädelbasis beziehen.

2.1 Dentale Analyse

Transversale Zahnfehlstellungen

Therapie ☞ 3.3.1.

- oberer oder unterer Schmal- oder Breitkiefer
- frontaler (transversaler) Platzmangel:
  - primärer Engstand: Engstand im Milchgebiss
  - sekundärer Engstand: Engstand in Folge eines vorzeitigen Milchzahnverlustes
  - tertiärer Engstand: Adoleszentenengstand
- frontaler Lückenstand
- Rotationen der Inzisivi
- dentoalveoläre Mittellinienverschiebung (MLV) im Ober- oder Unterkiefer nach rechts oder links
- Palatinal- oder Vestibulärstand von einzelnen Seitenzähnen bzw. der gesamten linken und/oder rechten Seitenzahnreihe
- Bukkalkippung oder Lingualkippung (Wilsonkurve) der gesamten Seitenzähne oder von Einzelzähnen.

Sagittale Zahnfehlstellungen

Therapie ☞ 3.3.2.

- sagittaler Platzmangel oder Platzverlust
- sagittaler Platzüberschuss
- alveoläre oder bialveoläre Protrusion (Labialkippung) der Inzisivi (Therapie ☞ 3.3.1)
- Anteinklination (Labialkippung) oder Retroinklination (Palatinal- oder Lingualkippung) der Inzisivi
- vergrößerte normale (1–2 mm) oder verkleinerte sagittale Stufe, positive oder negative sagittale Stufe (Therapie ☞ 3.4)
- dentale Angle-Klasse I (Neutralokklusion), dentale Angle-Klasse II (Distalokklusion) und dentale Angle-Klasse III (Mesialokklusion) im Seitenzahnbereich (Therapie ☞ 3.4).

Die Beurteilung der Seitenzahnokklusion erfolgt anhand zweier Kriterien: der Verzahnung der 1. Molaren und der Milch- oder der bleibenden Eckzähne.

1. Der mesiobukkale Höcker des oberen 1. Molaren verzahnt mit der bukkalen Querfissur des unteren 1. Molaren
2. Der obere Eckzahn verzahnt mit seiner Spitze zwischen dem unteren Eckzahn und dem unteren 1. Prämolaren.

Bestimmung der dentalen Angle-Klassen
Richtet sich nach Verzahnung der 1. Molaren und der Eckzähne.

- dentale Angle-Klasse I: Der mesiobukkale Höcker des 1. oberen Molaren verzahnt mit der bukkalen Querfissur des unteren 1. Molaren. Die Spitze des oberen Eckzahnes verzahnt zwischen dem unteren 1. Prämolaren und dem unteren Eckzahn
- dentale Angle-Klasse II (Distalverzahnung) ¼, ½, ¾, 1, 1¼, 1½ PB
- dentale Angle-Klasse III (Mesialverzahnung) ¼, ½, ¾, 1, 1¼, 1½ PB.

Behandlungsziel
Einstellen einer gesicherten Neutralokklusion = Angle-Klasse I.
Ausnahmen:

- bei Nichtanlagen von einem oder beiden seitlichen Schneidezähnen oder von einem oder zwei Prämolaren: Einstellen einer dentalen Klasse II 1 PB auf einer Seite oder beidseits
- Extraktion auf einer Seite oder beidseits von ein oder zwei Prämolaren bei ausgeprägtem Platzmangel im Oberkiefer: Einstellen einer dentalen Klasse II 1 PB.

2

Vertikale Zahnfehlstellungen

- Infraokklusion oder Infraposition (Verkürzung) von Einzelzähnen oder der gesamten Stützzone (Speekurve) sowie Reinklusion von Milchzähnen. Die Reinklusion bedeutet „Versinken" eines vorher bereits in Okklusion gewesenen Milchmolaren und kommt nur bei Milchmolaren vor (Therapie ☞ 3.3.3). Die Reinklusion wird häufig durch eine Wachstumshemmung des Alveolarfortsatzes oder durch eine Ankylose der Milchmolarenwurzel verursacht
- Supraokklusion oder Supraposition bzw. Elongation (Verlängerung) von Einzelzähnen oder Zahngruppen (Therapie ☞ 3.3.3)
- vergrößerte oder verkleinerte vertikale Stufe (vertikaler Überbiss, Therapie ☞ 3.4)
- Schneidekantendistanz (SKD) bei frontal offenen Bissen (Therapie ☞ 3.4).

2.2 Basale Analyse

Basale Klassen

- basale bzw. skelettale Klasse I: Neutralbiss
- basale Klasse II: Rückbiss
- basale Klasse III: Progenie oder Anomalien des progenen Formenkreises (Therapie ☞ 3.4):
  - echte Progenie: ein zu großer Unterkiefer (Makrogenie) im Verhältnis zum normal großen Oberkiefer
  - unechte Progenie oder Pseudoprogenie: ein zu kleiner Oberkiefer (Mikrognathie) im Verhältnis zum normal großen Unterkiefer
  - progener Zwangsbiss (funktionell unechte Progenie): z. B. durch elongierte Milcheckzähne, die zu Vorkontakten führen
  - pseudoprogener Zwangsbiss (funktionell echte Progenie): eine dentoalveoläre Kompensation der Frontzähne mit protrudierter Oberkieferfront und Steilstand der Unterkieferfront.

Tiefbiss
Therapie ☞ 3.4. Als Tiefbiss (☞ auch 1.4.1) wird im Allgemeinen eine Überlappung der Frontzähne (Overbite) > 3 mm bezeichnet.

- echter Tiefbiss: Seitenzähne befinden sich in Infraposition
- unechter Tiefbiss: Frontzähne sind elongiert.

2

Deckbisskonfiguration
Therapie ☞ 3.4. Geht immer mit einem Tiefbiss einher. Die retroinklinierten (steil stehenden) oberen Frontzähne überlappen und „verdecken" die unteren Frontzähne.

Offener Biss
Therapie ☞ 3.4. Frontal, seitlich oder zirkulär offen. Fontaler vertikaler Überbiss ≤ 0 mm. Es wird die Schneidekantendistanz (SKD) gemessen.

Lateraler Zwangsbiss bzw. Laterognathie
Therapie ☞ 3.4. Gnathische oder mandibuläre Mittellinienverschiebung (MLV). Diese entsteht infolge eines elongierten Eckzahnes oder eines zu schmalen Oberkiefers mit seitlichem Kreuzbiss im rechten oder linken Seitenzahnbereich (lateraler Zwangsbiss oder Laterookklusion) oder in Folge eines Kiefergelenktraumas mit Laterognathie.

Frontaler Kopf- oder Kreuzbiss
Therapie ☞ 3.4. Beim Kopfbiss, auch Kantenbiss genannt, „beißen" entweder in der Front die Schneidekanten oder im Seitenzahngebiet die Höckerspitzen „aufeinander". Es kommt zur Abrasion der Zähne. Der frontale Kreuzbiss wird als „umgekehrter" Frontzahnüberbiss bezeichnet. Die Ursachen können dentoalveolär oder gnathisch bedingt sein.

Uni- oder bilateraler seitlicher Kopfbiss oder Kreuzbiss
Therapie ☞ 3.4. Beim Kopfbiss „beißen" im Seitenzahngebiet die Höckerspitzen „aufeinander". Beim Kreuzbiss okkludieren die Seitenzähne „umgekehrt". Ursachen können dentoalveolär oder gnathisch bedingt sein.

Nonokklusion eines einzelnen Zahnes
Therapie ☞ 3.4. Aufhebung der Okklusion. Die Seitenzähne „beißen" bei einem sehr breiten Oberkiefer und einem sehr schmalen Unterkiefer aneinander „vorbei".

Scherbiss
Therapie ☞ 3.4. Liegt bei einer zirkulären Nonokklusion vor.

Weltweite Einteilung der Anomalien nach Angle

- Klasse I = Neutralbiss
- Klasse II = Rückbiss mit den Unterabteilungen
  - Klasse I,1 = Rückbiss mit Anteinklination der OK-Front
  - Klasse II, 2 = Rückbiss mit Retroinklination der OK-Front (Deckbiss)
- Klasse III = Vorbiss (Progenie).

Behandlungsziel: basale (skelettale) Klasse I.

Rekonstruktion nach Grünberg

Die Verzahnung bzw. Okklusion wird rekonstruiert bei mesial aufgewanderten 1. Molaren oder distal abgewanderten Seitenzähnen in eine Lücke in Folge eines vorzeitigen Milchzahnverlustes. Es besteht z.B. eine dentale Klasse II ¼ PB infolge eines in die Lücke aufgewanderten oberen 1. Molaren, während basal und dental im Eckzahnbereich und im Molarenbereich auf der gegenüberliegenden Seite eine Klasse I besteht. Es wird die Verzahnung im Bereich des aufgewanderten 1. Molaren „gedanklich rekonstruiert" und es ergibt sich eine dentale Angle-Klasse I.
Ebenso wird die Rekonstruktion bei der noch zu erwartenden physiologischen Mesialwanderung der unteren und auch oberen 1. Molaren (Wanderungsgesetze nach Baume) durchgeführt.

Wanderungsgesetze nach Baume

1. physiologische Mesialwanderungstendenz insbesondere der unteren 1. Molaren und im geringen Ausmaß auch der oberen 1. Molaren
2. geringfügige Distalwanderung der oberen und unteren 1. Prämolaren, so dass genug Platz für den Durchbruch der Eckzähne besteht.

Konsequenzen für die kieferorthopädische Therapie

Zu Punkt 1:

- Die Wanderungsgesetze sollten insbesondere bedacht werden, wenn z. B. Platzmangel bereits im Milchgebiss im Seitenzahnbereich vorliegt. Die 1. Molaren müssen dann mittels eines Lückenhalters (☞ 3.4) gehalten werden
- Hingegen bei einer Extraktion nicht erhaltungswürdiger 1. Molaren im Oberkiefer im Rahmen einer Extraktiontherapie (☞ 3.5.1) kann das Wanderungsgesetz nach Baume kieferorthopädisch genutzt werden. Es ist demnach von Vorteil, die 1. Molaren vor dem Durchbruch der 2. Molaren zu entfernen. Hier können dann die 2. Molaren schneller und weiter mesial aufgrund der physiologischen Mesialwanderungstendenz durchbrechen. Es verbleiben dann nur noch Restlücken, die mit wenig Aufwand kieferorthopädisch geschlossen werden können (☞ 3.5.1)
- Ebenso kann bei ausreichenden Platzverhältnissen und einer dentalen Klasse II der 1. untere Molar nach dem Zahnwechsel in der Stützzone nach mesial aufwandern. Auf diese Weise wird die physiologische Mesialwanderungstendenz des unteren 1. Molaren zur Klasse-I-Einstellung genutzt. Der obere 1. Molar sollte hingegen in seiner Position gehalten werden.

Zu Punkt 2: Bei einer Extraktion der Molaren im Rahmen einer Extraktionstherapie (☞ 3.5) im Unterkiefer sollten jedoch mittels Lückenhaltern mit einer verlängerten Kunststoffbasis im Lückenbereich oder einer festsitzenden Multibandapparatur die 1. und 2. Prämolaren an einer Distalwanderungstendenz gehindert werden (☞ 3.5.1).

2

3 Therapie

Dieses Kapitel gliedert sich in zwei große Abschnitte. Im **ersten Abschnitt** werden ausführlich in der heutigen Praxis gängige, herausnehmbare und festsitzende Apparaturen und deren Indikationsbereich aufgeführt. Im **zweiten Abschnitt** werden die Therapiemöglichkeiten der verschiedenen Diagnosen aus der dentalen und basalen Analyse erläutert.

Beginn einer kieferorthopädischen Behandlung

Kieferorthopädische Behandlungen werden i. d. R. bei Jungen und Mädchen im Alter zwischen dem 9. und 11. Lebensjahr, also zu Beginn des späten Wechselgebisses, begonnen, da hier noch der pubertäre Wachstumsschub des Patienten bevorsteht. Das Wachstum des Patienten ist neben der Mitarbeit des Patienten entscheidend für den Behandlungserfolg, insbesondere bei der Funktionskieferorthopädie im Rahmen von Klasse-II-Dysgnathien und Klasse-III-Dysgnathien. Erwachsene Patienten können daher aufgrund des abgeschlossenen Wachstums bei Vorliegen einer ausgeprägten basalen Klasse II oder III nur noch kombiniert kieferchirurgisch-kieferorthopädisch behandelt werden.

3

Entscheidende Kriterien für den optimalen Zeitpunkt des Beginns einer kieferorthopädischen Behandlung sind der Entwicklungszustand des Gebisses (☞ unten) und die Schwere und Art der vorliegenden Dysgnathie.

Bei schweren Anomalien, z. B. eine extreme mandibuläre Rücklage ab einer ~ 10 mm großen sagittalen Stufe mit Traumagefahr der oberen Frontzähne oder eine sehr ausgeprägte Progenie mit frontalem Kreuzbiss sollte schon im Rahmen einer **Frühbehandlung,** auch **Interzeptivbehandlung** genannt, zwischen dem 4. und 8. Lebensjahr, also schon im Milchgebiss bzw. im frühen Wechselgebiss, begonnen werden.

Bei Lippen-Kiefer-Gaumenspalten wird die Behandlung im Säuglingsalter direkt nach der Geburt begonnen.

Zeitabschnitte der postnatalen Gebissentwicklung bei Normalzahnern

Milchgebissperiode (1.–6. Lebensjahr)

Die Milchgebissperiode wird in folgende zwei Phasen unterteilt:

- **Entwicklungsphase:** 1.–3. Lebensjahr, Milchzahndurchbruch und Wurzelbildung, erste physiologische Bisshebung
- **Nutzungsphase:** 3.–6. Lebensjahr, Kaufunktion und Abrasion der Milchzähne.

Wechselgebissperiode

Wird in zwei Phasen unterteilt, wobei bei Mädchen die bleibenden Zähne im Allgemeinen 3–6 Monate früher durchbrechen als bei Jungen:

- **frühes Wechselgebiss:** erste Phase des Zahnwechsels zwischen dem 6. und 9. Lebensjahr, beginnt mit dem Durchbruch der Sechsjahresmolaren und endet mit dem Durchbruch der oberen seitlichen Schneidezähne. Es sind also am Ende des frühen Wechselgebisses die bleibenden 1. Molaren und die bleibenden 1. und 2. Schneidezähne vollständig durchgebrochen. Zweite physiologische Bisshebung
- **Pause:** ~ 1,5 Jahre
- **spätes Wechselgebiss:** zweite Phase des Zahnwechsels zwischen dem 10. und 13. Lebensjahr, beginnt mit dem Zahnwechsel in der Stützzone (Durchbruch der Prämolaren und Eckzähne) und endet mit dem Durchbruch der Zwölfjahresmolaren (2. Molaren). Dritte physiologische Bisshebung.

Bleibendes Gebiss: jugendliches Gebiss, Erwachsenengebiss

Ab dem 14. Lebensjahr liegt das jugendliche permanente Gebiss vor, da der Zahnwechsel abgeschlossen ist. Die Weisheitszähne brechen jedoch frühestens mit ~ 17 Jahren bis ~ zum 40. Lebensjahr, in seltenen Fällen noch viel später oder bei Verlagerung gar nicht durch.

Therapiemöglichkeiten dentaler und basaler Anomalien

Grundsätzlich kann auf zwei Ebenen kieferorthopädisch behandelt werden. Entweder können Zahnfehlstellungen auf der **dentoalveolären Ebene** oder auf der **skelettalen bzw. basalen Ebene** korrigiert werden. Es kann auch gleichzeitig auf dentoalveolärer und basaler Ebene kieferorthopädisch therapiert werden. Der zweite Teil des Kapitels 3 gibt einen Überblick zuerst über die dentalen und dann die basalen Anomalien sowie deren Therapiemöglichkeiten.

3.1 Herausnehmbare Apparaturen

3.1.1 Funktionskieferorthopädische Geräte

Werden ausschließlich zur Funktionskieferorthopädie verwendet und haben eine **funktionelle Wirkung**, d.h. sie wirken durch körpereigene Kräfte und sind selbst passiv. Es werden das Wachstum sowie physiologische Kräfte und Bewegungen im orofazialem Bereich des Patienten ausgenutzt. Die Mitarbeit des Patienten ist Voraussetzung für den Erfolg der kieferorthopädischen Behandlung. Ziel der funktionskieferorthopädischen Behandlung ist es, die skelettale (basale) Klasse I herzustellen.

Voraussetzung für eine erfolgreiche Wirkung des Aktivators ist es, dass er locker und passiv im Mund liegt. Erst durch die Funktion des Kauorgans entfaltet er seine Wirkung. Auf die Muskulatur wird ein funktioneller Reiz ausgeübt. Dieser funktionelle Reiz führt zu einer Veränderung der Gewebestruktur des Knochens und der Muskulatur. Es handelt sich bei den muskulären und skelettalen Veränderungen um eine funktionelle Anpassung als Folge des funktionellen Reizes. Kurz gesagt: Die Funktion bestimmt die Form.

In seltenen Fällen fällt der Aktivator trotz genügender Tragezeit am Tage nachts heraus. Hier wird der Aktivator mit einem **Headgear**, auch **Teuscher Aktivator** genannt, (☞ Abb. 12 a+b) und einem High-Pull-Zug (☞ 3.1.7) kombiniert, so dass das Gerät nachts nicht mehr herausfällt.

Die extraoralen Kräfte des Teuscher Aktivators können auch für die Therapie erwünscht sein, wenn dieser bei einer Klasse II_1 mit prognathem Oberkiefer und mandibulärer Rücklage bimaxillär wirken soll. Es wird neben der Vorverlagerung des Unterkiefers das Oberkieferwachstum gehemmt. Ebenso bremst der Teuscher Aktivator das vertikale Wachstum.

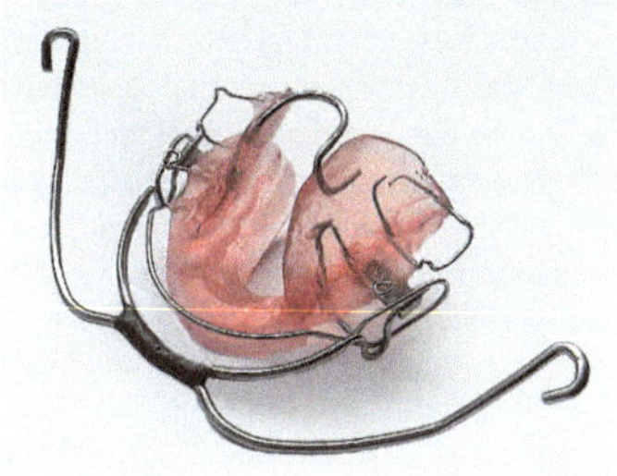

a

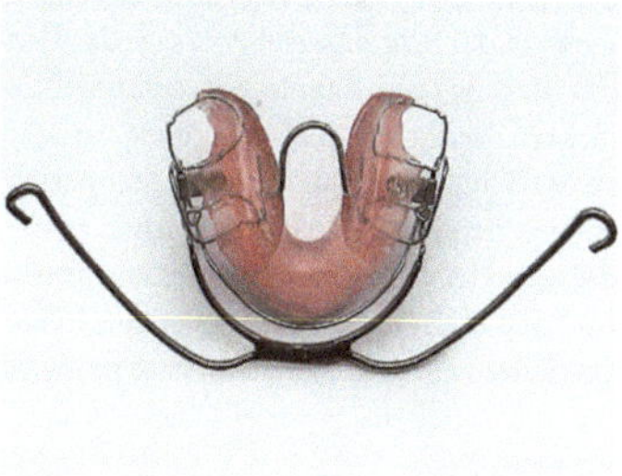

b

Abb. 12 a+b: Bionator in Kombination mit einem Headgear
Auch Teuscher Aktivator genannt (1979 von Teuscher entwickelt)

Grundsätzlich sollte beim Konstruktionsbiss für Aktivatoren und Bionatoren die Sperrung nicht über die Ruheschwebelage hinausgehen, da der Patient den Mund sonst nach dem Einsetzen des Gerätes nicht mehr entspannt schließen kann: Das Gerät „klafft". Der entspannte Mundschluss oder ein ausreichender Lippenschluss wäre nicht mehr gegeben und es käme unweigerlich zu einer Hyperaktivität der perioralen Muskulatur.
Grundsätzlich sollten in **Kontrollsitzungen** herausnehmbare Geräte wie Platten oder bimaxilläre Geräte, z. B. Aktivatoren, alle 4–6 Wochen auf Ihre Passform überprüft werden.

Einschleifen

Regelmäßiges und gezieltes Einschleifen oder Freischleifen von Kunststoff ist bei allen Geräten während des Zahnwechsels und der Zahnbewegung zwingend notwendig. Brechen bleibende Zähne durch oder stört ein lockerer Milchzahn die Passung des Gerätes, muss der Kunststoff in diesem Bereich frei geschliffen werden. Ebenso werden die Drahtelemente aktiviert oder wieder neu angelegt.

3

- **Retrusion der Front gewünscht:** Labialbogen sollte eng anliegen und der Kunststoff auf der palatinalen bzw. lingualen Seite weg geschliffen werden
- **Protrusion der Front gewünscht:** Labialbogen sollte ~1 mm abstehen und in das Gerät eingebaute Blattfedern (☞ Abb. 15 b, c, e) auf der palatinalen Seite der oberen Front oder zusätzlich ein Hochlabialbogen für eine Verbesserung des Gerätehaltes im Mund eingebaut werden.

Gewöhnung an das Tragen

I. d. R. haben sich die Patienten nach einer Woche an das **funktionskieferorthopädische** bzw. **bimaxilläre Gerät** gewöhnt. In der ersten Woche sollten die Patienten und Eltern unbedingt darüber aufgeklärt werden, dass das Gerät nachts noch ab und zu aus dem Mund herausfallen kann. Der Patient muss sich erst durch viel Tragen des Gerätes auch am Tage an das Gerät gewöhnen. Eine Tragezeit nur nachts reicht für das Umtrainieren der orofazialen Muskulatur in der neu eingestellten Bisslage nicht aus.
An das Tragen einer **Platte** gewöhnen sich i. d. R. die Patienten viel schneller, da diese aufgrund der Halteelemente aus Draht einen guten Halt auf dem Zahnbogen hat und nicht locker im Mund liegt. Hier muss darauf geachtet werden, dass die Drahtelemente gut anliegen und nicht überaktiviert werden, da das Gerät sonst nicht mehr genau zum Zahnbogen passt.

Schrauben

Die Schrauben sollten bei jeder Kontrollsitzung genau überprüft werden, da die Patienten häufig mehr an der Schraube stellen als sie das Gerät auch getragen haben. Das Ergebnis ist dann, dass das Gerät aus dem Zahnbogen „aussteigt" und nicht mehr passt. Der Patient wird auf diese Weise mehrere Wochen in der Behandlung zurückgeworfen. Er muss dann wieder bei „Null" anfangen, an der Schraube zu stellen. Bei weiter bestehenden Kooperationsschwierigkeiten sollte der Patient gegebenenfalls nur alle 2 Wochen an der Schraube stellen, da dann die Wahrscheinlichkeit, dass das Gerät bei der nächsten Kontrollsitzung noch passt, viel größer ist. Falls auch dies nicht funktioniert, sollte der Behandler eine Behandlungspause einlegen. Häufig sind die jungen Patienten nach ein paar Monaten Pause motivierter.

Prognose

Die Prognose einer Behandlung mit einem bimaxillären Gerät ist gut, solange das Wachstum bei den Patienten genutzt werden kann und eine Wiederaufnahme von Habits unterbleibt, d. h. das Ergebnis bleibt dann weitgehend stabil und es kommt meist nicht zum Rezidiv.

Übersicht: herausnehmbare funktionskieferorthopädische Geräte

Tab. 7: Herausnehmbare funktionskieferorthopädische Geräte mit Indikationen und Konstruktionsbissen in der Übersicht

Gerät	Indikationen	Konstruktionsbiss
Aktivator nach Andresen und Häupl	Tiefbiss und/oder basale Klasse II (Rückbiss), horizontales Wachstum	Biss im Vorschub (Klasse I) und frontal geringer Sperrung, beim Deckbiss mit Steilstand der oberen Front im Kopfbiss
Aktivator nach Scheer	geringer Tiefbiss und geringe basale Klasse II (Rückbiss)	Biss im Vorschub (Klasse I) ohne Sperrung
Aktivator nach Ergenzinger	Tiefbiss und oder ausgeprägte basale Klasse II (Rückbiss), horizontales Wachstum	Biss im Vorschub (Klasse I) und frontal geringer Sperrung, beim Deckbiss mit Steilstand der oberen Front im Kopfbiss
Aktivator nach Antonie	Tiefbiss mit ausgeprägter Speekurve und basale Klasse II_2 (Rückbiss und Deckbiss), horizontales Wachstum	Biss im Vorschub (Klasse I) frontal ohne Sperrung
Bionator Typ I (Grundgerät für die Klasse-II-Behandlung)	basale Klasse II (Rückbiss), vertikales und horizontales Wachstum	Biss im Vorschub (Klasse I) mit geringer Sperrung im Seitenzahnbereich
Bionator Typ II (Abschirmgerät)	basale Klasse II (Rückbiss) bei gleichzeitig vorliegender Zungendyskinesie, vertikales Wachstum	Biss im Vorschub (Klasse I) mit geringer Sperrung im Seitenzahnbereich
Bionator Typ III (Umkehrgerät)	basale Klasse III (Progenie), vertikales und horizontales Wachstum	Biss ohne maximal möglichen Rückschub mit geringer Sperrung im Seitenzahnbereich. Ausnahme: progener Zwangsbiss mit frontalem Kreuzbiss
Geteilter Aktivator	basale Klasse II (Rückbiss) mit gnathischer Mittellinienverschiebung	Biss im Vorschub (Klasse I) mit eingestellter Mittellinie und geringer Sperrung im Front- und Seitenzahnbereich
U-Bügel-Aktivator nach Karwetzky	• Typ I: basale Klasse II (Rückbiss) • Typ II: basale Klasse III (Progenie) • Typ III: gnathische Mittellinienabweichung (Zwangsbiss) und basale Klasse II (Rückbiss)	• Typ I: Biss im Vorschub (Klasse I) und geringer Sperrung im Front- und Seitenzahnbereich • Typ II: Biss ohne maximal möglichen Rückschub mit geringer Sperrung im Front- und Seitenzahnbereich • Typ III: Biss mit eingestellter Mittellinie und Vorschub in Klasse I
Aktivator nach Sevinc	Basale Klasse II (Rückbiss) und seitlich offener Biss	Biss im Vorschub (Klasse I) mit geringer Sperrung im Seitenzahnbereich

3

3

Gerät	Indikationen	Konstruktionsbiss
Funktionsregler nach Fränkel (FR-1)	Basale Klasse I (Neutralbiss) mit unterentwickelter apikaler Basis (Schmalkiefer) und basale Klasse II_1	Biss in Klasse I mit geringer Sperrung im Seitenzahnbereich
Funktionsregler nach Fränkel (FR-2)	• basale Klasse I (Neutralbiss) mit unterentwickelter apikaler Basis (Schmalkiefer) • basale Klasse II_1 (protrudierte Oberkieferfront) • basale Klasse II_2 (Deckbiss)	Biss im Vorschub (Klasse I) und geringer Sperrung im Seitenzahnbereich
Funktionsregler nach Fränkel (FR-3)	basale Klasse III (Progenie), horizontales und vertikales Wachstum	Biss ohne maximal möglichen Rückschub mit geringer Sperrung im Seitenzahnbereich. Ausnahme: progener Zwangsbiss mit frontalem Kreuzbiss
Funktionsregler nach Fränkel (FR-4)	frontal offener Biss, vertikales Wachstum, unterentwickelte apikale Basis (Schmalkiefer)	Biss in Klasse I mit geringer Sperrung im Seitenzahnbereich

■ Einstückaktivatoren

Aktivator nach Andresen und Häupl

Labortechnische Arbeitsschritte ☞ 6.2.10+6.2.11. Erstmals 1927 von Andresen entwickelt. Andresen begründete zusammen mit Häupl das so genannte Norwegische System der Funktionskieferorthopädie.

Indikationen
- dentale und basale Klasse II und Tiefbiss (große sagittale und vertikale Stufe) bei horizontalem Wachstumsmuster
- dentale und basale Klasse II ohne Tiefbiss mit vertikalem Wachstumsmuster.

Aussehen (☞ Abb. 13–15)
- Labialbogen im Oberkiefer und Unterkiefer
- Haltedorne zwischen dem 2. Milchmolaren und dem 1. Molaren im Ober- und Unterkiefer
- Omegaschlaufe am Gaumen
- Frontzähne sind im Kunststoff gefasst („Kunststoffkäppchen“)
- Blattfedern oder geschlossene Protrusionsfedern **nur** bei Steilstand der Oberkieferfront.

Konstruktionsbiss
Der Wachsbiss wird im Vorschub in die basale und dentale Klasse I mit ~ 1–2 mm Sperrung in der Front und nur beim Deckbiss (Klasse II_2) im Kopfbiss aufgrund der steil stehenden oberen Front genommen. Die Sperrung sollte jedoch nicht über die Ruheschwebelage hinausgehen, da der Tragekomfort des Gerätes eingeschränkt wird. Die UK-Frontzähne sind aufgrund dieser Sperrung im Konstruktionsbiss im fertigen Aktivator in ausreichend Kunststoff (sog. Kunststoffkäppchen) gefasst. Die Kunststoffkäppchen führen auch zur Reduzierung der Protrusion der unteren Front.

Wirkungen

Klassischer Aktivator. Bei einem Tiefbiss wird er zur Bisserhöhung 100 % seitlich frei geschliffen, bei knappem Overbite nicht. Bei nicht so ausgeprägtem Tiefbiss und tendenziell neutralem Wachstum werden zunächst nur die 1. Molaren zur gesteuerten Bisserhöhung frei geschliffen. Der Aktivator bewirkt eine Vorverlagerung des Unterkiefers in die basale und dentale Klasse I und – wenn der Aktivator seitlich frei geschliffen ist – eine Bisserhöhung. Die Haltedorne bewirken einen Erhalt des Leeway space während des Zahnwechsels und verhindern ein Aufwandern der 1. Molaren.

Nebenwirkungen des Aktivators

- **Protrusion** der Unterkieferfrontzähne in Folge des unwillkürlichen Dorsalgleitens der unteren Frontzähne entlang des lingual am Gerät befindlichen Kunststoffs bedingt durch den nach dorsal gerichteten Muskelzug. Bevor der Patient den Aktivator bekommt, sollte er **mehrmals täglich** den Unterkiefer aktiv vorverlagern sowie Mundöffnung- und Schließbewegungen durchführen, um die Muskulatur für die gewünschte vorverlagerte Unterkieferposition umzutrainieren. Durch diese **aktive Muskeladaption**, die am Tage durch die Funktionsbewegungen stattfindet, kommt der Unterkiefer später beim Tragen des Aktivators besser und schneller nach vorne. Nachts kann bei der passiven Muskeladaption während der totalen Muskelerschlaffung der Einbiss des Unterkiefers in das Gerät mit vertikalen Gummizügen intermaxillär gesichert werden. Die Gummizüge werden sowohl am Aktivator an einen Metallhaken im Kunststoff im Bereich (regio) der seitlichen Schneidezähne als auch an den auf die beiden unteren Eckzähne geklebten Brackets mit Häkchen eingehängt. Nur so kann eine zügige Vorverlagerung des Unterkiefers ohne eine gleichzeitige übermäßige Hemmung des Oberkieferwachstums erreicht werden
- **Retrusion** der Oberkieferfront und Wachstumshemmung des Oberkiefers.

Tragezeit

Mindestens den halben Tag und die ganze Nacht, damit die gewünschte Wirkung eintritt.

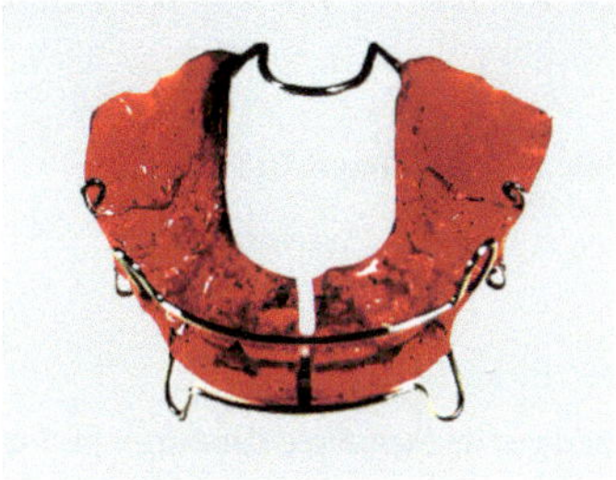

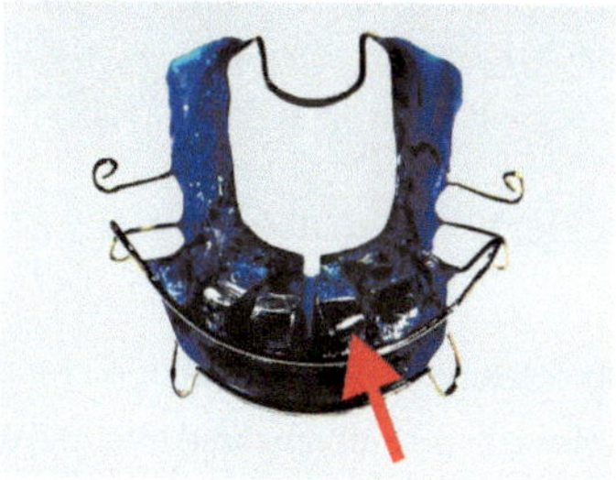

a b

Abb. 13: Aktivator nach Andresen und Häupl
a) seitlich nicht frei geschliffen
b) mit Blattfedern (siehe Pfeil) für die steil stehende Oberkieferfront, z. B. beim Deckbiss, der 100 % seitlich frei geschliffen ist

3

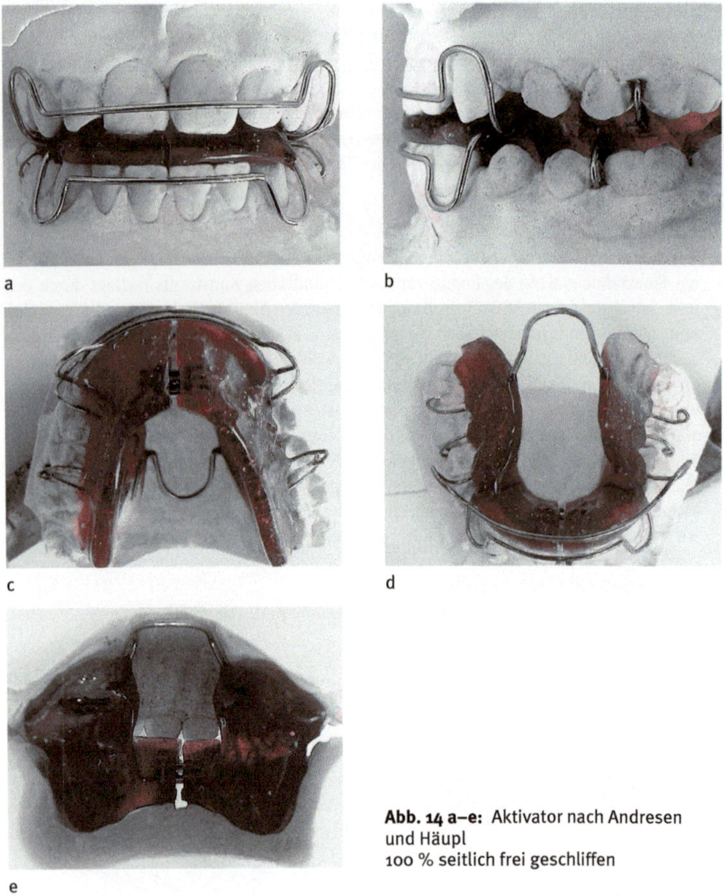

Abb. 14 a–e: Aktivator nach Andresen und Häupl
100 % seitlich frei geschliffen

Aktivator mit Hochlabialbogen (nach Ergenzinger)

Labortechnische Arbeitsschritte ☞ 6.2.12. Von Ergenzinger im ehemaligen Hamburger Institut der Kieferorthopäden, welches bis Anfang der 90er Jahre unter der Leitung von Peter Holm stand, in den 70er Jahren entwickelt. Dieser Aktivator ist eine Variante des Aktivators nach Andresen und Häupl. Erstmals wurde der Hochlabialbogen 1917 von Lourie eingeführt.

Indikationen

Vorwiegend Patienten mit einer großen sagittalen Stufe bei gleichzeitig sehr ausgeprägtem Tiefbiss mit horizontalem Wachstumsmuster. Aber auch bei Patienten, die als erstes Gerät einen Aktivator im Rahmen der Gesamtbehandlung erhalten, ist dieses Gerät zum Eingewöhnen gut geeignet. Das Gerät kann nachts wegen des zusätzlichen Hochlabialbogens neben dem normalen Labialbogen im Oberkiefer nicht so schnell aus dem Mund des Patienten herausfallen.
Bei vorliegendem Steilstand der oberen Front, z. B. beim Deckbiss, können zur Protrusion der Front maschinell gefertigte Blattfedern (☞ Abb. 13 b, 15 c+e) verwendet werden. Diese Blattfedern sind Metallplättchen, die im Kunststoff eingebaut sind und durch Abbiegen aktiviert werden. Sie befinden sich auf der palatinalen Seite der oberen Frontzähne.

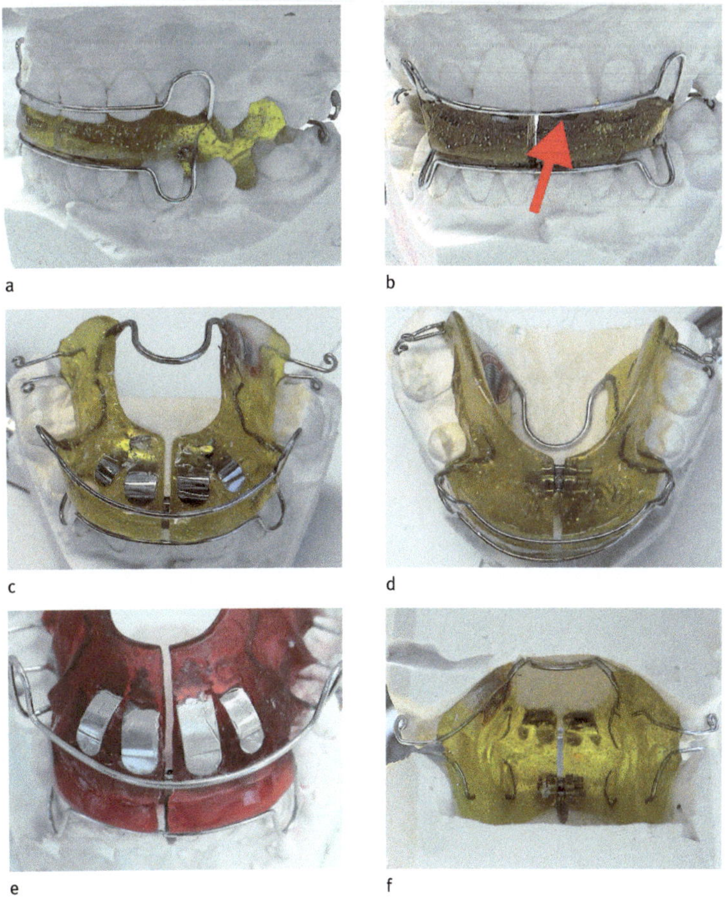

Abb. 15 a–f: Aktivator nach Andresen und Häupl
Mit Blattfedern für die steil stehende Oberkieferfront und 100 % seitlich frei geschliffen

Aussehen (☞ **Abb. 16**)

- doppelter Labialbogen im Oberkiefer, wobei der eine Labialbogen den Zähnen anliegt und der zusätzliche Labialbogen sehr weit nach gingival reicht (Hochlabialbogen)
- einfacher Labialbogen im Unterkiefer
- Haltedorne zwischen dem 2. Milchmolaren und dem 1. Molaren im Ober- und Unterkiefer
- Omegaschlaufe am Gaumen
- frontal sind die Zähne im Kunststoff gefasst („Kunststoffkäppchen").

Vorteil: Der Patient kann aufgrund des zusätzlichen Hochlabialbogens das Gerät im Schlaf – besonders, wenn er mit offenem Mund schläft – nicht so schnell verlieren.

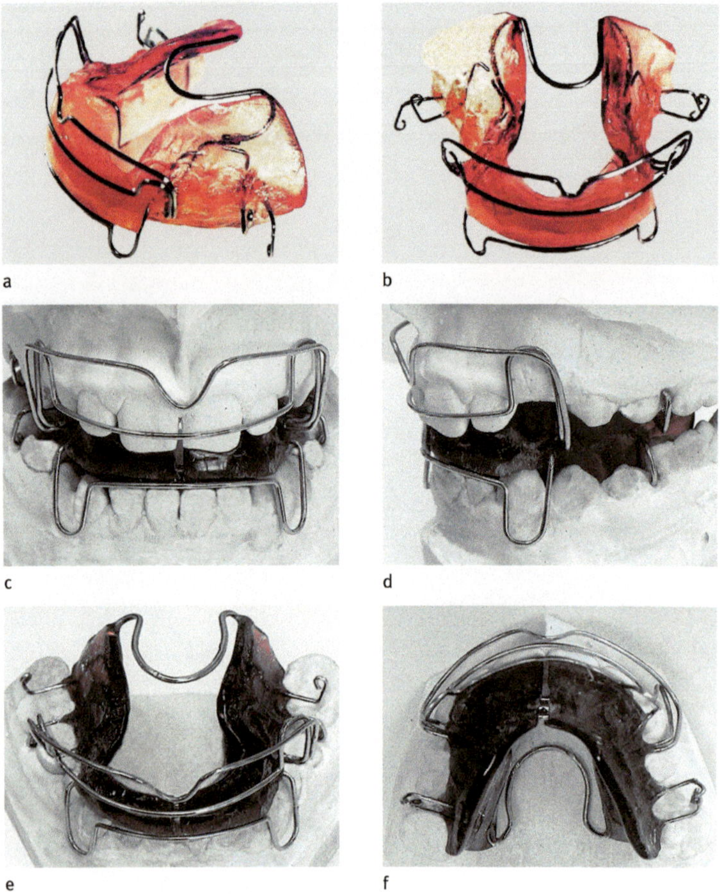

Abb. 16 a–f: Aktivator mit Hochlabialbogen nach Ergenzinger

Konstruktionsbiss

Der Wachsbiss wird im Vorschub in die basale und dentale Klasse I mit ~ 1–2 mm Sperrung in der Front genommen. Die Sperrung sollte jedoch nicht über die Ruheschwebelage hinausgehen, da der Tragekomfort des Gerätes eingeschränkt wird. Die unteren Frontzähne sind aufgrund dieser Sperrung im Konstruktionsbiss im fertigen Aktivator in ausreichend Kunststoff (sog. Kunststoffkäppchen) zur Reduzierung der Protrusion gefasst.

Wirkungen

Der Unterkiefer wird in die basale und dentale Klasse I vorverlagert. Bei einem seitlich freigeschliffenem Aktivator wird zusätzlich eine Bisserhöhung erzielt. Die Haltedorne bewirken einen Erhalt des Leeway space während des Zahnwechsels und verhindern ein Aufwandern der 1. Molaren.

Bei großen sagittalen Stufen mit einer dentalen Klasse II von 1 PB sollte aufgrund des bestehenden dorsalen Muskelzuges bei mandibulärer Rücklage der Unterkiefer in mehreren Schritten mit jeweils maximal einer ½ PB vorverlagert werden. Nur so kann der Patient das Gerät mit weniger Nebenwirkungen auf die obere und untere Front tragen. Ebenso wird der Oberkiefer nicht so stark im Wachstum gebremst. Der Tragekomfort und die Akzeptanz des Aktivators sind bei einer Vorverlagerung in mehreren Schritten ebenfalls besser.

Tragezeit
Mindestens den halben Tag und die ganze Nacht, damit die gewünschte Wirkung eintritt.

■ Skelettierte Aktivatoren

Haben weniger Kunststoffanteile als der klassische Aktivator nach Andresen und Häupl.
Vorteile: besserer Tragekomfort und damit bessere Akzeptanz durch den Patienten. Die Geräte werden damit zuverlässiger auch am Tage getragen und nicht nur in der Nacht.

Aktivator nach Scheer

3

Labortechnische Arbeitsschritte ☞ 6.2.13. Von Scheer im ehemaligen Hamburger Institut der Kieferorthopäden, welches bis Anfang der 90er Jahre unter der Leitung von Peter Holm stand, in den 70er Jahren entwickelt. Dieser Aktivator stellt eine Variante des elastisch-offenen Aktivators nach Klammt dar. Er gehört ebenso wie der Gebissformer nach Bimler, der erstmals 1950 von Bimler entwickelt wurde, oder wie der Kinetor nach Stockfisch zu den elastischen, skelettierten und frontal offenen Geräten.

Indikationen
- kleine sagittale Stufen mit Vorliegen einer geringen basalen Klasse II
- Tiefbiss und horizontales Wachstum sowie neutrales Wachstum.

Aussehen (☞ Abb. 17)
- Labialbogen im Oberkiefer und Unterkiefer
- Haltedorne zwischen dem 2. Milchmolaren und dem 1. Molaren im Ober- und Unterkiefer
- Lingualbogen (maschinell vorgefertigt in verschiedenen Größen) im Unterkiefer
- Ein palatinal und ein lingual an den beiden Fronten verlaufender Bogen stützen jeweils vertikal bzw. okklusal ab, da hier kein Kunststoff vorhanden ist.

Konstruktionsbiss
Der Wachsbiss wird im Vorschub in die basale und dentale Klasse I ohne Sperrung in der Front genommen. Die Abstützung der unteren Frontzähne erfolgt an den Palatinalflächen der Oberkieferfrontzähne. Die palatinal und lingual an den beiden Fronten verlaufenden Bögen verbessern die okklusale Abstützung des Gerätes.

Wirkungen
Vorverlagerung des Unterkiefers in die basale Klasse I und gleichzeitig eine Bisserhöhung. Die Haltedorne bewirken einen Erhalt des Leeway space während des Zahnwechsels und verhindern ein Aufwandern der 1. Molaren.

Tragezeit
Mindestens den halben Tag und die ganze Nacht, damit die gewünschte Wirkung eintritt.

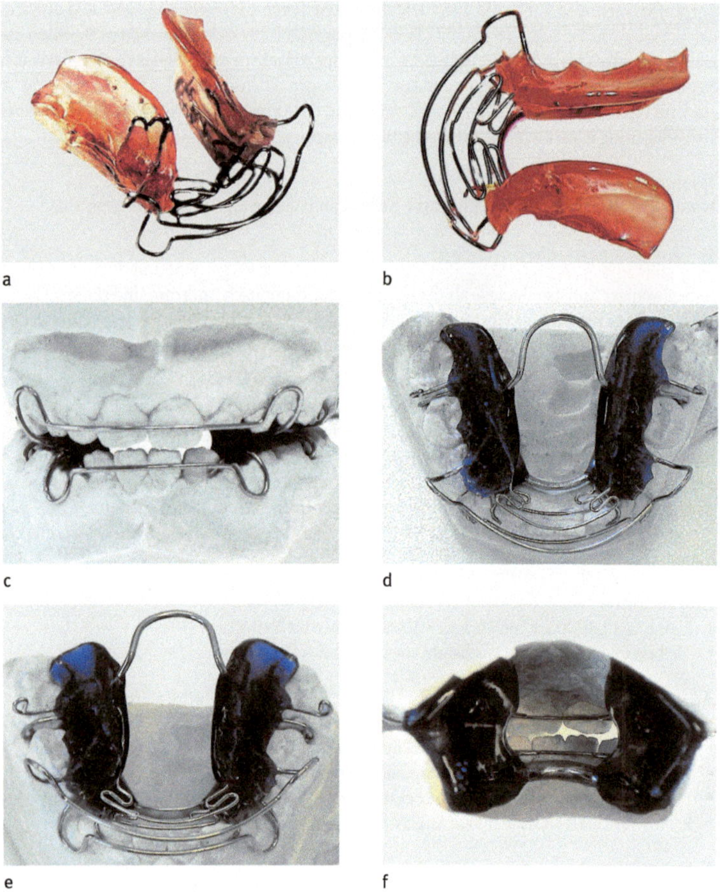

Abb. 17 a–f: Aktivator nach Scheer

Aktivator nach Antonie

Labortechnische Arbeitsschritte ☞ 6.2.14. Von Antonie im ehemaligen Hamburger Institut der Kieferorthopäden in den 70er Jahren entwickelt. Weitere Variante des elastisch-offenen Aktivators nach Klammt.

Indikationen

Kleine sagittale Stufen und elongierte untere Front.

Aussehen (☞ Abb. 18)

- Labialbogen mit Bukkinatorschlaufen im Seitenzahnbereich im Ober- und Unterkiefer
- Haltedorne zwischen dem 2. Milchmolaren und dem 1. Molaren im Ober- und Unterkiefer
- Omegaschlaufe am Gaumen
- zwei Protrusionsbögen im Oberkiefer, die jeweils rechts und links von palatinal zwei Frontzähnen zugleich anliegen
- vier Blattfedern, die sich auf den Inzisalkanten der unteren Frontzähne befinden.

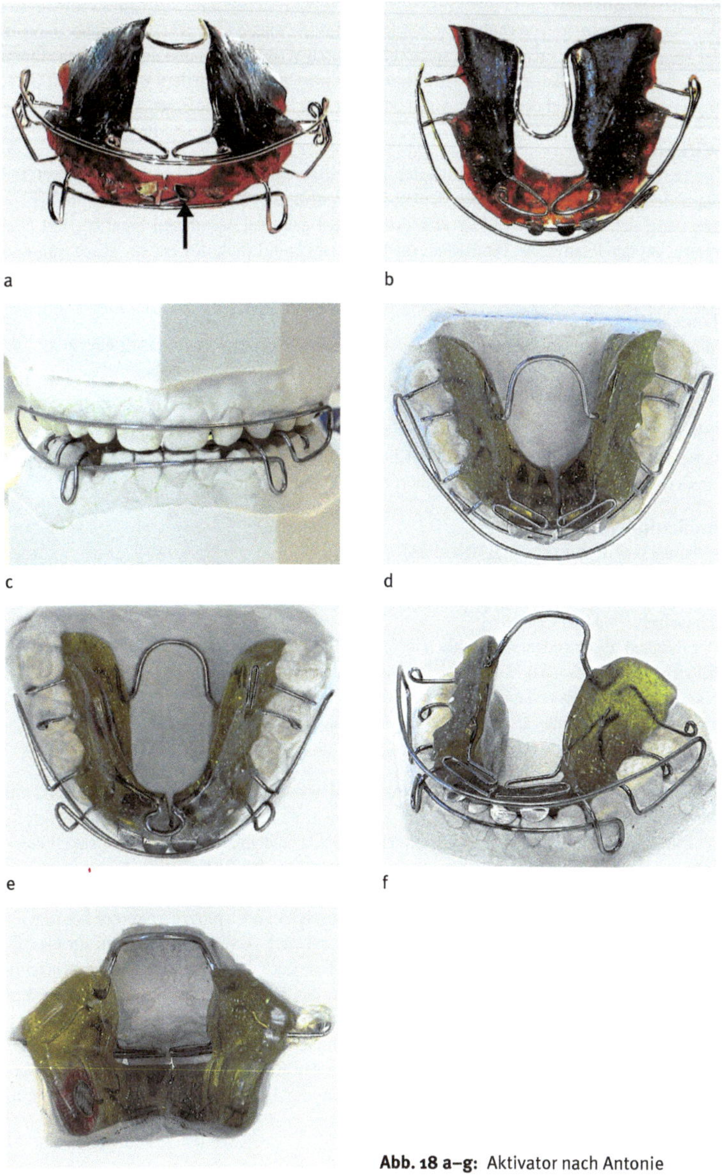
a b c d e f g

Abb. 18 a–g: Aktivator nach Antonie

Konstruktionsbiss

Der Wachsbiss wird im Vorschub in die basale und dentale Klasse I mit sehr geringer Sperrung in der Front genommen. Es soll gerade so viel Platz zwischen den oberen und unteren Frontzähnen verbleiben, dass die Blattfedern in den Sperrbereich passen. Die Blattfedern werden so am Gerät angebracht, dass sie auf den Inzisalkanten der unteren Schneidezähne liegen.

Wirkung

Der Unterkiefer wird mit diesem Aktivator in die basale und dentale Klasse I vorverlagert. Die Blattfedern bewirken eine Intrusion der UK-Front und damit eine Nivellierung des Zahnbogens bzw. Ausgleich der Speekurve. Der Protrusionsbogen palatinal der oberen Front bewirkt eine Protrusion der Frontzähne. Die Haltedorne bewirken einen Erhalt des Leeway space während des Zahnwechsels und verhindern ein Aufwandern der 1. Molaren.

Tragezeit

Mindestens den halben Tag und die ganze Nacht, damit die gewünschte Wirkung eintritt.

Bionator Typ I: Grundgerät für die Klasse-II-Behandlung

Labortechnische Arbeitsschritte ☞ 6.2.16. Der Bionator wurde 1952 von Balters zusammen mit seinem Techniker Geuer im kieferorthopädischem Labor Waldbröl entwickelt. Der Bionator ist ein Gerät mit einem grazilen Kunststoffkörper und Drahtelementen.

Indikationen

- basale und dentale Klasse II (Rückbiss)
- vertikales und horizontales Wachstumsmuster.

Aussehen (☞**Abb. 19 + 20**)

Der Bionator als Grundgerät ist seitlich nicht von Kunststoff frei geschliffen. In der Front befindet sich kein Kunststoff und der Labialbogen, der nach distal in Form von Bukkinatorschlaufen bis zu den 1. Molaren verläuft, liegt nur der Oberkieferfront an. Beide Seiten des Gerätes werden am Gaumen durch einen U-Bügel (auch Omegaschlaufe genannt) verbunden.

Konstruktionsbiss

Der Wachsbiss wird im Vorschub in die dentale und basale Klasse I oder meist im Kopfbiss mit geringer Sperrung im Seitenzahnbereich genommen, so dass eine ausreichende Kunststoffschicht für die Seitenzähne verbleibt. Die Sperrung sollte nicht über die Ruheschwebelage hinaus erfolgen. Das Gerät hat so einen besseren Tragekompfort für den Patienten.
Bei Vorliegen einer Klasse II_1 mit protrudierter Oberkieferfront darf jedoch auf keinen Fall der Konstruktionsbiss im Kopfbiss erfolgen. Die obere Front muss hier noch retrudiert werden können.

! Der Durchbruch der 2. Molaren kann besonders bei stark vertikalem Wachstum zur Bissöffnung (Elongation der 2. Molaren) führen, wenn diese nach dem Durchbruch nicht rechtzeitig im Kunststoff abgestützt werden. Deswegen sollte der Behandler beim Einsetzen des Gerätes genau darauf achten, dass alle Zähne im Seitenzahnbereich mit Kunststoff gefasst sind und den Durchbruch der 2. Molaren regelmäßig kontrollieren. Das Gerät muss dann entsprechend mit Kunststoff erweitert werden. Alternativ kann der Konstruktionsbiss so genommen werden, dass, wenn die 2. Molaren schon vollständig durchgebrochen sind, diese weiterhin in Okklusion bleiben.

Wirkungen

Der Bionator Typ I verlagert den Unterkiefer in die basale und dentale Klasse I vor. Die Bukkinatorschlaufen des Labialbogens, die mit geringem Abstand zum Seitenzahnbereich im Vestibulum verlaufen, bewirken durch das Abhalten der Weichteile eine transversale Nachentwicklung der beiden Zahnbögen.

Tragezeit

Mindestens den halben Tag und die ganze Nacht, damit die gewünschte Wirkung eintritt.

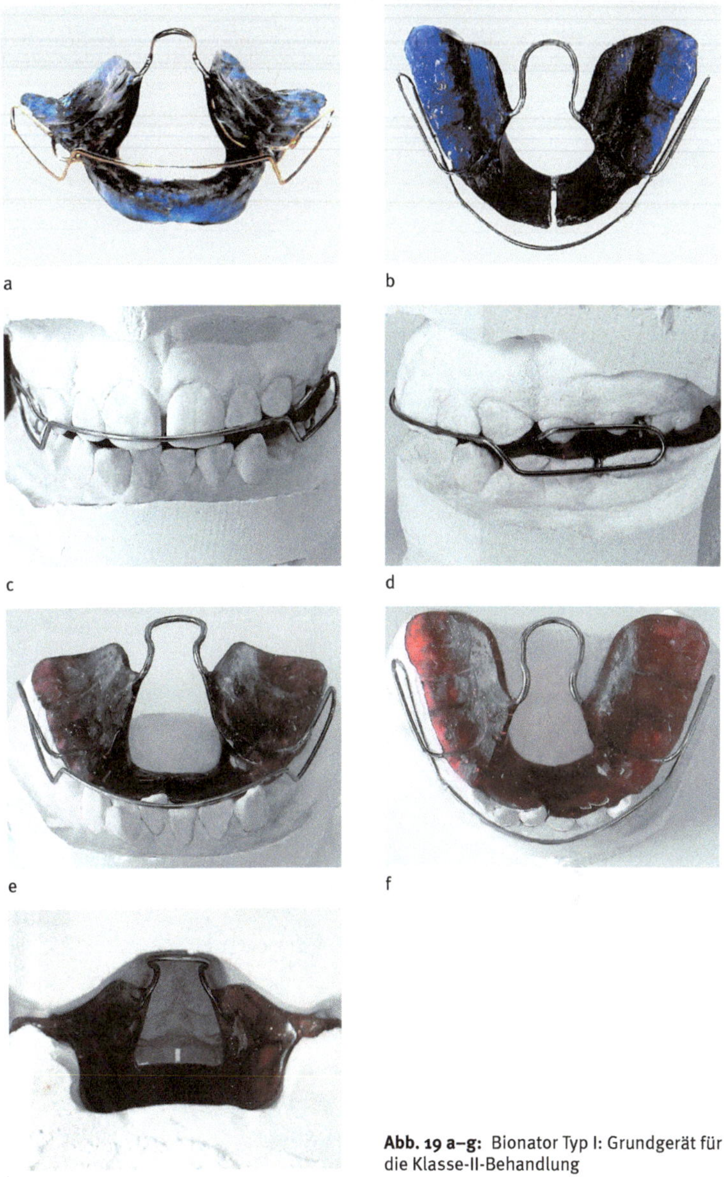

a b c d e f g

Abb. 19 a–g: Bionator Typ I: Grundgerät für die Klasse-II-Behandlung

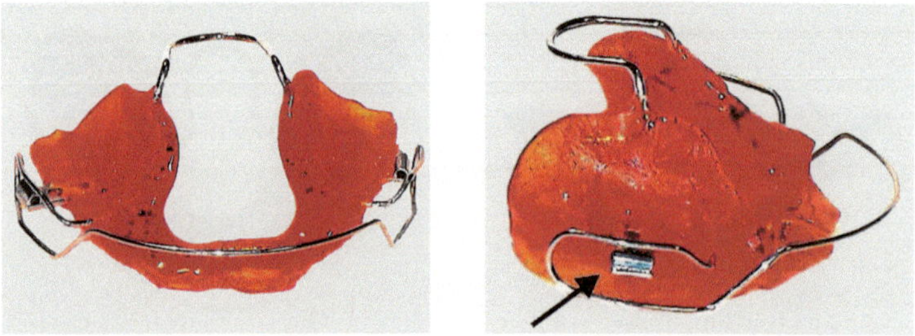

a b

Abb. 20 a+b: Bionator Typ I mit Headgear-Röhrchen zum Einspannen für einen Headgear

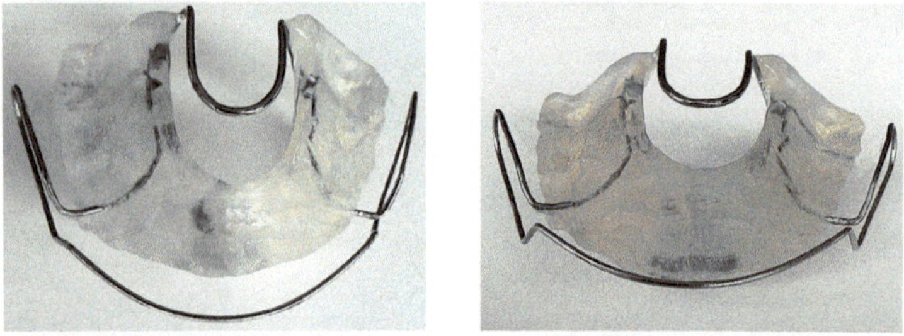

a b

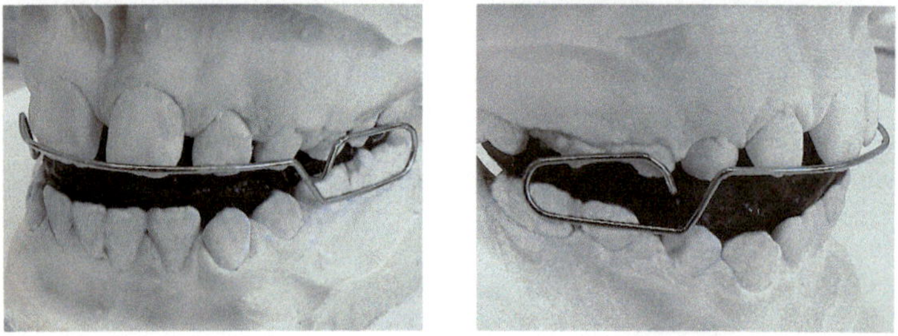

c d

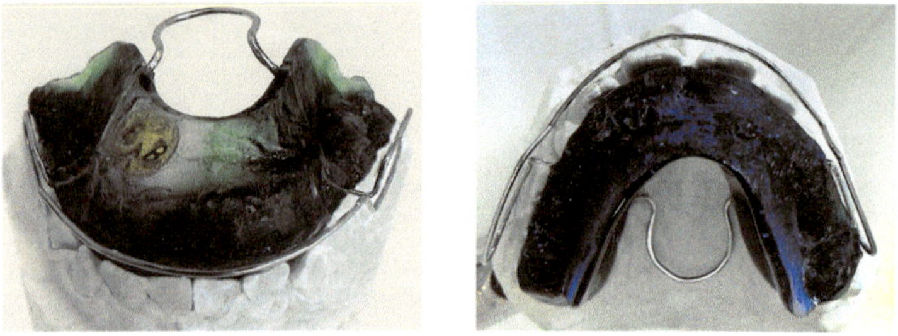

e f

Abb. 21 a–f: Bionator Typ II: Abschirmgerät

Bionator Typ II: Abschirmgerät

Labortechnische Arbeitsschritte ☞ 6.2.17.

Indikationen

- frontal offener Biss in Folge eines viszeralen Schluckmusters oder einer Zungendyskinesie
- frontal offener Biss bei jahrelang bestandenen Lutschhabits
- frontal offener Biss in Folge eines sehr stark vertikalen Wachstums.

Aussehen (☞ Abb. 21)

Das Abschirmgerät ist nicht seitlich von Kunststoff frei geschliffen. Der Labialbogen, der nach distal in Form von Bukkinatorschlaufen bis zu den 1. Molaren verläuft, liegt nur den oberen Frontzähnen an. In der Front befindet sich lingual bzw. palatinal eine Kunststoffabschirmung für die Zunge. Der Kunststoff liegt in diesem Bereich den Zähnen nicht an.

Konstruktionsbiss

Der Wachsbiss wird im Kopfbiss mit geringer Sperrung im Seitenzahnbereich vorgenommen, damit eine ausreichende Kunststoffschicht für die Seitenzähne verbleibt. Die Sperrung sollte nicht über die Ruheschwebelage hinausgehen.

Wirkungen

Verlagert den Unterkiefer in die basale und dentale Klasse I vor. Die Bukkinatorschlaufen des Labialbogens, die mit geringem Abstand zum Seitenzahnbereich im Vestibulum verlaufen, bewirken durch das Abhalten der Weichteile eine transversale Nachentwicklung der beiden Zahnbögen. Durch den Kunststoff lingual bzw. palatinal der beiden Fronten wird die Zunge abgeschirmt. Die Frontzähne haben so die Möglichkeit zu elongieren und ein frontal offener Biss kann sich auf diese Weise schließen.

Tragezeit

Mindestens den halben Tag und die ganze Nacht, damit die gewünschte Wirkung eintritt.

Bionator Typ III: Umkehrgerät

Indikationen

Basale und dentale Klasse-III-Behandlung (Progenie) sowie vertikales und horizontales Wachstumsmuster.

Aussehen (☞ Abb. 22)

Der Bionator als Umkehrgerät ist ein funktionskieferorthopädisches Gerät, das seitlich nicht von Kunststoff freigeschliffen ist. Der Labialbogen, der nach distal in Form von Bukkinatorschlaufen bis zu den 1. Molaren verläuft, liegt den unteren Frontzähnen an. Das Unterkieferwachstum soll mit dem Labialbogen gebremst werden.

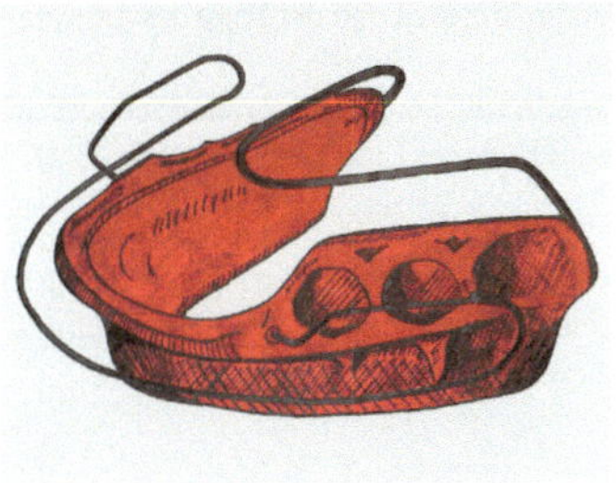

Abb. 22: Bionator Typ III: Umkehrgerät

Konstruktionsbiss
Der Wachsbiss wird im maximal möglichen Rückschub mit geringer Sperrung im Seitenzahnbereich genommen, damit eine ausreichende Kunststoffschicht im Seitenzahnbereich verbleibt. Die Sperrung sollte über die Ruheschwebelage nicht hinausgehen.

Wirkungen
Bremst Unterkieferwachstum, d.h. die nach anterior gerichtete Wachstumsrichtung bei Vorliegen einer echten Progenie wird gebremst. Die Bukkinatorschlaufen des Labialbogens, die mit geringem Abstand zum Seitenzahnbereich im Vestibulum verlaufen, bewirken durch das Abhalten der Weichteile eine transversale Nachentwicklung des oberen Zahnbogens.

Tragezeit
Mindestens den halben Tag und die ganze Nacht, damit die gewünschte Wirkung eintritt.

■ Bimaxillär horizontal geteilte Aktivatoren

Geteilter Aktivator

Labortechnische Arbeitsschritte ☞ 6.2.15. Relativ voluminöse, kunststoffreiche Geräte. Das Sprechen mit dem Gerät ist nur sehr begrenzt möglich. Der Tragekomfort und die Akzeptanz bei Patienten sind hier daher oft gering. Deshalb nur eine sehr eingeschränkte Indikation bei noch sehr jungen und noch motivierten Patienten mit Wechselgebiss, die bisher eine sehr gute Mitarbeit bei herausnehmbaren Geräten gezeigt haben. Von Patienten, die sich bereits in der Pubertät befinden, wird das Gerät wegen der beschriebenen Gründe nicht mehr gut akzeptiert.

Indikationen
Gnathisch verschobene Mittellinie oder Laterognathie sowie dentale und basale Klasse II. Bei horizontalem und vertikalem Wachstum.
Eine gnathisch verschobene Mittellinie kann folgende drei Ursachen haben:

- funktionelle Asymmetrie: mandibuläre Schwenkung des Unterkiefers, eine so genannte Laterognathie, in Folge eines zu schmalen oberen Zahnbogens mit seitlichem Kreuzbiss oder in Folge eines Kiefergelenktraumas
- dentale Asymmetrie: lateraler Zwangsbiss oder Laterognathie z.B. in Folge eines elongierten Eckzahnes im Ober- oder Unterkiefer
- skelettale Asymmetrie: mandibuläre Schwenkung des Unterkiefers z.B. in Folge einer einseitigen Mikrogenie (Mandibulahypoplasie) oder eines ehemaligen Traumas in einem der beiden Kiefergelenke und damit unterschiedlichen Wachstums in beiden Gelenken.

Aussehen (☞ Abb. 23)
Horizontal gesägter und damit auf Höhe der Okklusionsebene geteilter Aktivator. Die Dehnschrauben werden immer auf der Kieferhälfte angebracht, wohin die Mittellinie verschoben ist bzw. der Kiefer transversal nachentwickelt werden muss (☞ Abb. 23 c–d). Die horizontale Sägung geht jeweils bis zur Dehnschraube, so dass der Aktivator nur an den zu bewegenden Seiten horizontal durchgesägt ist. Im nicht gesägten Bereich im Mittelteil und der Front des Aktivators bleibt der obere Teil mit dem unteren Teil verbunden.
Die Dehnschrauben werden diagonal im Aktivator angebracht. Eine Dehnschraube befindet sich auf Höhe des Oberkiefers, die zweite Dehnschraube auf Höhe des Unterkiefers (☞ Abb. 23 d).

Konstruktionsbiss
Der Wachsbiss wird im Vorschub in die basale und dentale Klasse I mit geringer Sperrung im Front- und Seitenzahnbereich genommen, damit eine ausreichende Kunststoffschicht zum Sägen verbleibt. Die Sperrung sollte nicht über die Ruheschwebelage hinausgehen.

Wirkungen
Die Mittellinie wird in beiden Kiefern durch transversale Nachentwicklung der entsprechenden Zahnbogenhälften mit Beseitigung des lateralen Zwangsbisses korrigiert.

Tragezeit
Mindestens den halben Tag und die ganze Nacht, damit die gewünschte Wirkung eintritt.

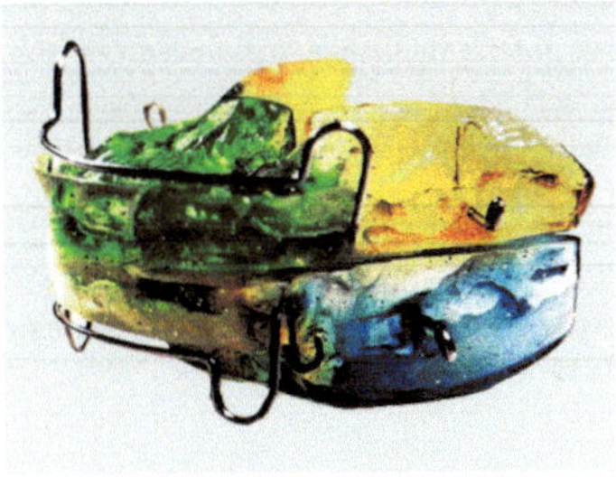

a

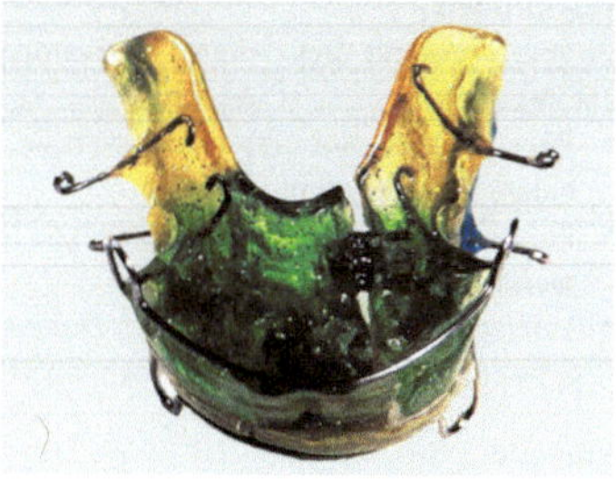

b

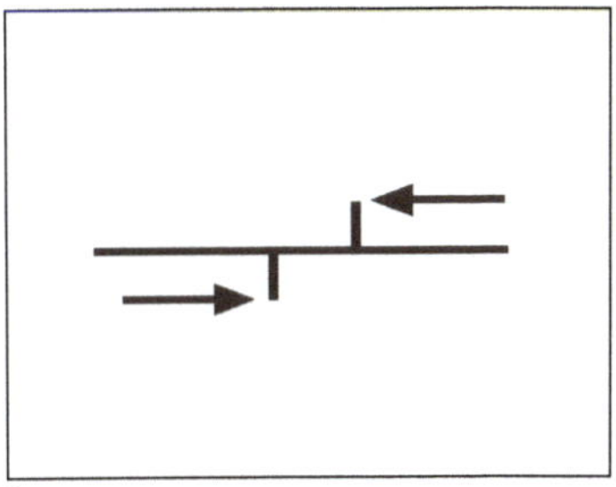

c

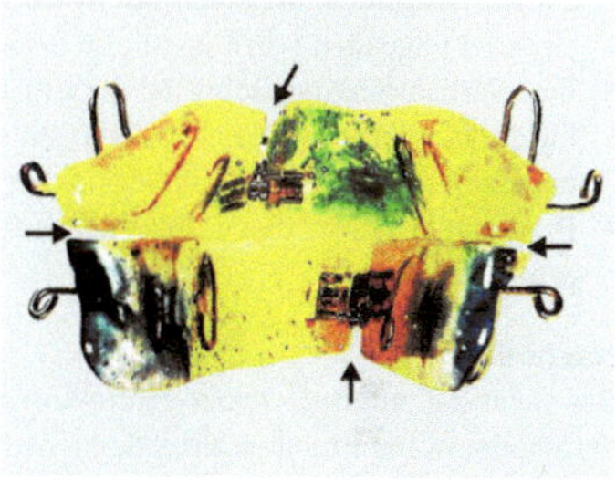

d

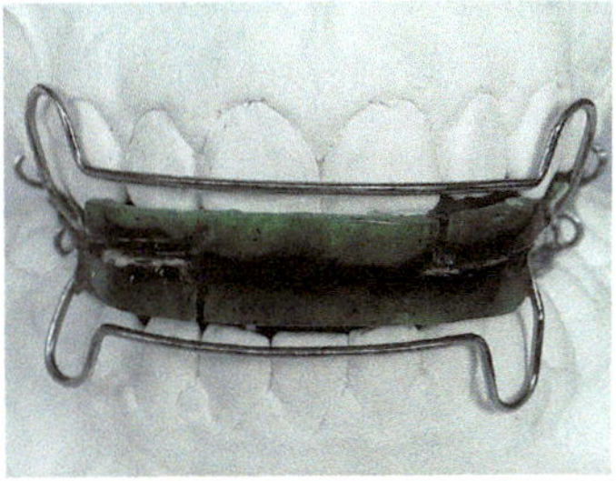

e

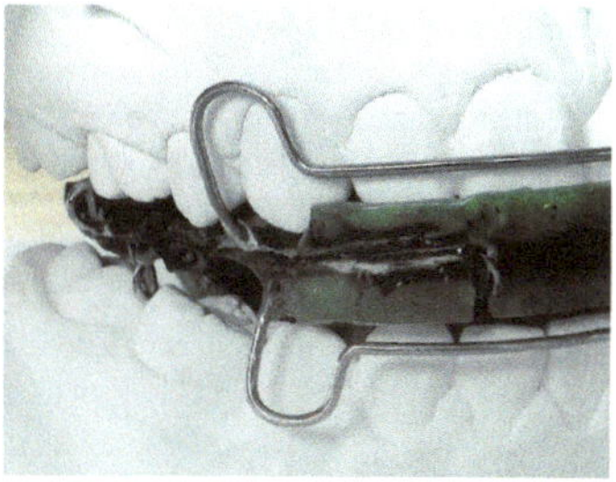

f

Abb. 23 a–f: Horizontal geteilter Aktivator
a–b, d–f) horizontal geteilter Aktivator mit je einer Dehnschraube diagonal versetzt im Ober- und Unterkiefer
c) schematische Darstellung der verschobenen Mittellinie und in welche Richtung sie jeweils korrigiert wird (schwarze Pfeile)

U-Bügel-Aktivator nach Karwetzky

Labortechnische Arbeitsschritte ☞ 6.2.19.

Indikationen

Oberkiefer zu schmal und gleichzeitig eine basale und dentale Klasse I. Geeignet ist dieses Gerät bei Patienten, die schon den pubertären Wachstumsschub hinter sich haben. Es muss hier in kurzer Zeit mit dem noch vorhandenen Restwachstum das Behandlungsziel erreicht werden.
Die Behandlungsphase I, die transversale Nachentwicklung des Oberkiefers, und die Behandlungsphase II, das Einstellen einer basalen und dentalen Klasse I, werden hier zusammengelegt.

Wirkungen

Es gibt insgesamt drei U-Bügel-Aktivatortypen mit unterschiedlichen Wirkungen (☞ Abb. 25–28)

- Rücklagenaktivator (Typ I): transversale Nachentwicklung des Oberkiefers und eine mandibuläre Vorverlagerung
- Progenieaktivator (Typ II): transversale Nachentwicklung des Oberkiefers und Bremsen des mandibuläre Wachstums
- Laterognathieaktivator (Typ III): transversale Nachentwicklung des Oberkiefers und eine Schwenkung des Unterkiefers nach links (Typ III a) oder rechts (Typ III b).

Vorteile

- Es wird durch Einstellen einer basalen und dentalen Klasse I und gleichzeitiges Ausformen der Zahnbögen die Behandlungszeit auf 6–8 Monate verkürzt. Die Behandlung in zwei aufeinander folgenden Schritten nimmt normalerweise 1–2 Jahre in Anspruch
- Eine Nachaktivierung ist bei unwirksam gewordenen Aktivatoren jederzeit möglich
- Ein nachträgliches Aktivieren der U-Bügel verhindert eine Überforderung der Muskulatur und damit gehäuftes Herausfallen des Gerätes
- Die gesamte kieferorthopädische Behandlung kann allein mit dem U-Bügel-Aktivator durchgeführt werden.

Nachteil

Das Gerät hat aufgrund seiner voluminösen Gestaltung aus Kunststoff einen relativ geringen Tragekomfort. Die Patienten akzeptieren häufig im fortgeschrittenen Alter das Gerät nicht mehr und es wird unzureichend getragen. Die Compliance fehlt also häufig.

Aussehen (☞ Abb. 24–30)

- 2 Kunststoffplatten: Der fertig gestreute Kunststoffblock wird entweder horizontal in zwei Platten gesägt oder eine Aluminium-Metallplatte mit ~ 2 mm Schichtstärke wird während des Streuen des Kunststoffes in Höhe der Okklusionsebene angebracht
- 2 U-Bügel (ein rechter und ein linker) in regio der 1. Molaren verbinden die beiden Kunststoffplatten
- Dehnschraube um Oberkiefer
- nur bei seitlich freigeschliffenem Aktivator: Haltedorne im Ober- und Unterkiefer
- Labialbogen im Ober- und Unterkiefer.

Konstruktionsbiss

Der Wachsbiss wird im Vorschub in die basale und dentale Klasse I und eingestellter Mittellinie mit einer geringen Sperrung im Frontzahnbereich genommen. Es soll hierbei eine ausreichende Kunststoffschicht im Seitenzahnbereich verbleiben. Die Sperrung sollte jedoch nicht über die Ruheschwebelage hinausgehen, da sonst der Tragekomfort eingeschränkt wird.

Tragezeit

Mindestens den halben Tag und die ganze Nacht, damit die gewünschte Wirkung eintritt.

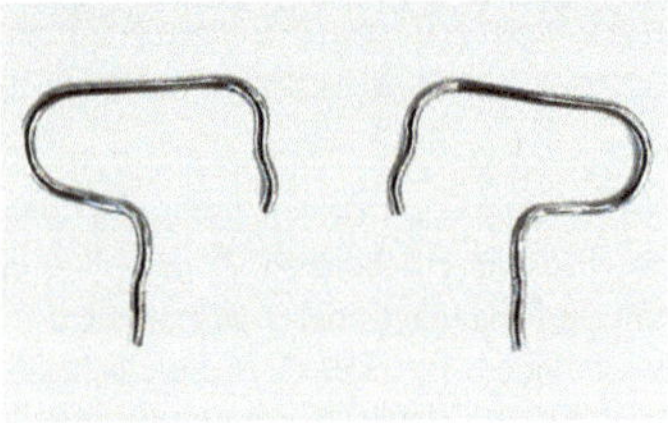

Abb. 24: U-Bügel für die rechte und linke Seite in jeweils passender Form Durch unterschiedliches Anbringen der U-Bügel ergeben sich insgesamt drei U-Bügel-Aktivatortypen

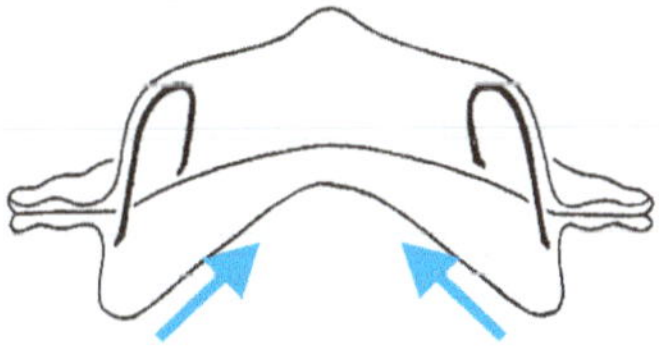

Abb. 25: U-Bügel-Aktivator Typ I: Rücklagenaktivator
Die Aktivierung bzw. Verkleinerung der beiden U-Bügel bewirkt eine Vorverlagerung des Unterkiefers

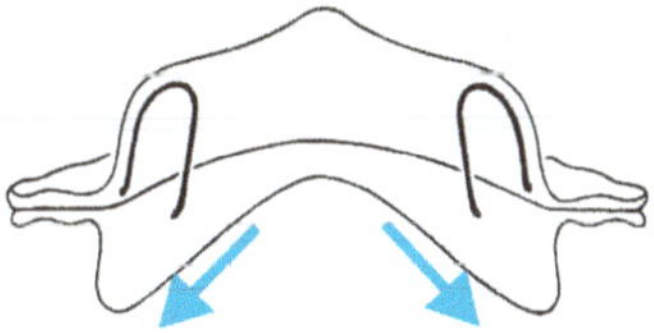

Abb. 26: U-Bügel-Aktivator Typ II: Progenieaktivator
Die Aktivierung bzw. Verkleinerung der beiden U-Bügel bewirkt ein Bremsen des Unterkieferwachstums.

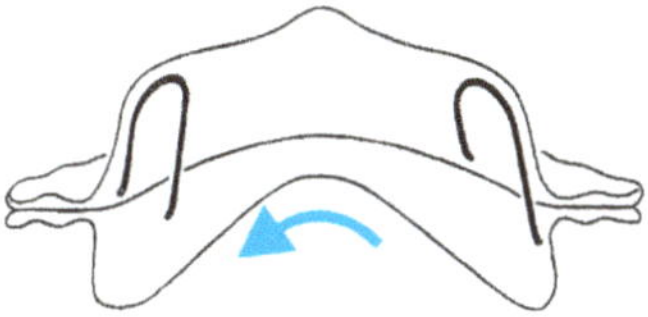

Abb. 27: U-Bügel-Aktivator Typ III a: Schwenkungsaktivator nach links
Eine Aktivierung bzw. Verkleinerung der beiden rechts und links nicht symmetrisch angebrachten U-Bügel bewirkt eine Zurückschwenkung eines gnathisch verschobenen Unterkiefers nach links

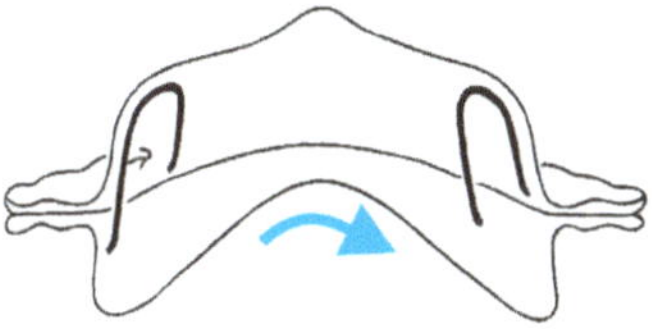

Abb. 28: U-Bügel-Aktivator Typ III b: Schwenkungsaktivator nach rechts
Eine Aktivierung bzw. Verkleinerung der beiden rechts und links nicht symmetrisch angebrachten U-Bügel bewirkt eine Zurückschwenkung eines gnathisch verschobenen Unterkiefers nach rechts.

3

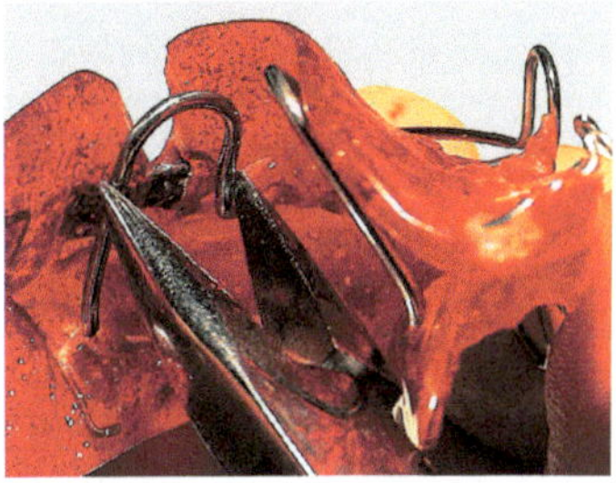

Abb. 29: Aktivierung eines U-Bügel-Aktivators mit Dehnschraube im Oberkiefer zur transversalen Nachentwicklung

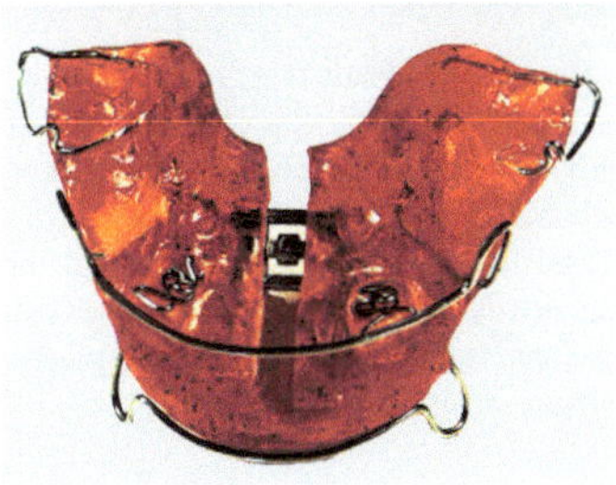

a

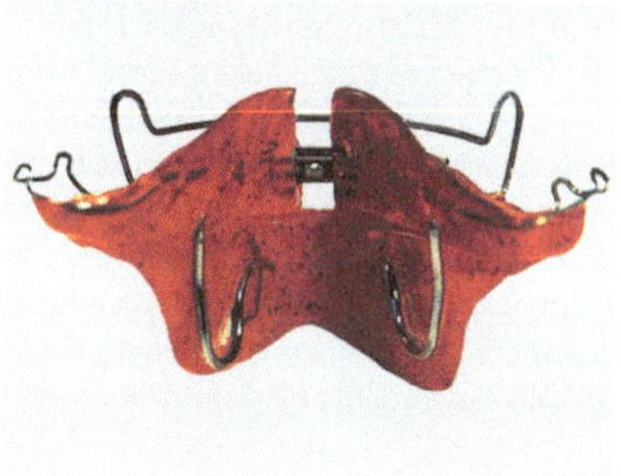

b

Abb. 30 a+b: U-Bügel-Aktivator Typ II: Progeniebehandlung
Mit U-Bügeln und einer Dehnschraube für den Oberkiefer und Protrusionsfedern für die Zähne 12 und 22

Aktivator nach Sevinc

Vielseitig anwendbares bimaxilläres Gerät, das von Sevinc 1982 erstmals erfolgreich eingesetzt wurde. Durch seine wenig voluminöse Gestaltung hat es einen guten Tragekomfort für den Patienten. Große Anteile des Kunststoffs befinden sich im Wangenbereich des Oberkiefers und im lingualen Bereich des Unterkiefers. Der Gaumen ist mit einer Kunststoffplatte abgedeckt. Der Aktivator wird heute noch regelmäßig in dem niederländischen Fachlabor Odontos b.v. (Niuewegein und Doorn, NL) angefertigt.

Indikationen
- basale und dentale Klasse II_1 und II_2
- basale Klasse III (Sevinc-Aktivator als Umkehrgerät)
- Tiefbiss
- seitlich offener Biss
- Nonokklusion
- Laterognathie.

Aussehen (☞ Abb. 31)
Bimaxilläres Gerät, besteht aus vier funktionellen Anteilen:
- Maxilla-Basis-Platte mit einem Labialbogen, der der Oberkieferfront anliegt
- zwei Bukkinatorpelotten im Seitenzahnbereich des Oberkiefers
- Zungenpelotte, die zwischen Zungenspitze und lingual der Unterkieferfront verläuft
- elastischer Führungsbügel (Drahtstärke: 1,2 mm federhart) mit eingebogener Helix und U-Schlaufe, der die Maxilla-Basis-Platte mit der Zungenpelotte verbindet.

Konstruktionsbiss
Der Wachsbiss wird in basaler und dentaler Klasse I und ohne seitliche und frontale Bisssperrung für die Klasse-II-Therapie und beim Umkehrgerät für die Klasse-III-Therapie mit geringer seitlicher Sperrung für die seitlichen Aufbisse im Unterkiefer genommen.

Wirkungen
Die maxilläre Basisplatte enthält zwei Bukkinatorpelotten, die den M. buccinator kontrollieren und dessen Wirkung über den Alveolarfortsatz blockieren können. Die Platte kann verschiedene aktive Elemente, z. B. eine transversale Dehnschraube, eine Fächerdehnschraube oder Protrusionsfedern, enthalten.
Der Führungsbügel und die Zungenpelotte verlagern den Unterkiefer in die gewünschte laterale (bei Laterognathie) und anteriore Lage (bei basaler Klasse II) und damit in Klasse I.
Die Zungenpelotte hat eine vertikale Wirkung auf den vorderen Alveolarfortsatz im Unterkiefer. Bei Deaktivierung der Zungenpelotte wird die Pelotte Richtung Zungenspitze bewegt. Dies führt zu einer Retrusion der unteren Frontzähne durch die gesteigerte Aktivität des M. mentalis und des M. orbicularis oris. Eine Aktivierung der Zungenpelotte würde entsprechend zu einer Protrusion der Frontzähne führen. Auch ein Zusammenziehen der U-Schlaufe am Führungsbügel führt zu einer Retrusion der unteren Front.
Der Freiraum zwischen Bukkinatorpelotte und der Maxilla-Basis-Platte führt zu einer Elongation der Seitenzähne und damit zur Bisshebung und Schließen eines seitlich offenen Bisses. Auch eine Nonokklusion im Seitenzahnbereich kann durch Aktivierung der Bukkinatorpelotten und das Einschleifen der Maxilla-Basis-Platte beseitigt werden.
Beim Umkehrgerät des Sevinc-Aktivators für die Klasse-III-Therapie ist die Zungenpelotte mit Führungsbügel im Oberkiefer, im Unterkiefer befindet sich die Kunststoffplatte in Form von seitlichen Aufbissen für die Überstellung des frontalen Kreuzbisses, ein Labialbogen und gegebenenfalls andere aktive Elemente wie z. B. eine transversale Dehnschraube.

Tragezeit
Mindestens den halben Tag und die ganze Nacht, damit die gewünschte Wirkung eintritt.

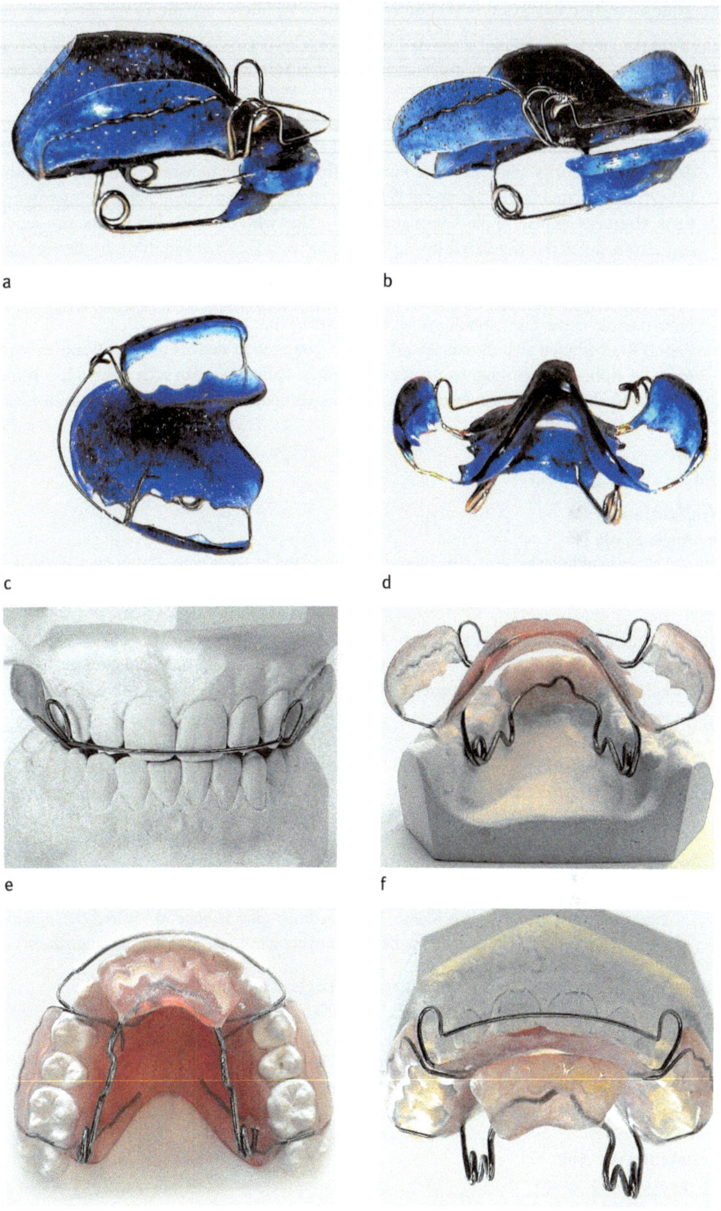

a b c d e f g h

Abb. 31 a–h: Aktivator nach Sevinc

3

■ Vestibulär liegende Aktivatoren

Der Funktionsregler nach Fränkel wurde 1960 von Fränkel entwickelt, indem er große Teile seiner Behandlungsapparatur nach vestibulär, also in den Mundvorhof- und Wangenbereich verlegte.

Die folgenden Merksätze gelten für den FR-1, FR-2, FR-3 und den FR-4.

! Die zwei Lippenschilde können von Zeit zu Zeit aktiviert werden, indem der Draht, an dem die Pelotten befestigt sind, mit einer Kunststofffräse am Retentionsende des Drahtes etwas frei gefräst wird und der Draht mit der Pelotte etwas aus dem Kunststoff herausgezogen wird.

! Beim Abdrucknehmen für die Anfertigung des Gerätes wird die Höhe des Vestibulum genau vermessen, damit der Kunststoff im Vestibulum nicht zu Druckstellen führt. Im Bereich der oberen Frontzähne muss beim FR-1, FR-2 und FR-4 das Vestibulum nicht vermessen werden, da hier keine Kunststoffpelotten sind. Die Kunststoffpelotten befinden sich in der unteren Front und die Höhe des Vestibulums wird dort gemessen.
Beim FR-3 befinden sich die Kunststoffpelotten hingegen in der oberen Front und es wird dort die Höhe des Vestibulums gemessen werden. Dafür befinden sich beim FR-3 keine Kunststoffpelotten in der unteren Front und das Vestibulum wird in diesem Bereich nicht gemessen.

3

Funktionsregler nach Fränkel: FR-1

Indikationen

- Angle-Klasse I
  - Frühbehandlung: bei einem primären Zahnengstand in Folge einer Unterentwicklung der apikalen Basis. Es liegt hier ein Größenmissverhältnis zwischen Zahn- und Kiefergröße vor
  - Spätbehandlung im bleibenden Gebiss bis zum maximal 16. Lebensjahr: bei oberem und unterem Schmalkiefers. Die Voraussetzung ist unbedingt eine genügend entwickelte apikale Basis. Andernfalls sollte zuerst eine Extraktionstherapie erfolgen (☞ Kontraindikation)
- Angle-Klasse II_1
  - Frühbehandlung: bei mandibulärer Rücklage mit alveolärer Protrusion der oberen Frontzähne, bei normalem oder nur geringfügigem Tiefbiss mit einer sagittalen Stufe von maximal 7 mm. Bei einer sagittalen Stufe > 7 mm sollte zuerst mit einer Platte mit einem Reverselabialbogen (☞ 4.1.2) die protrudierte obere Front retrudiert werden
  - Spätbehandlung im bleibenden Gebiss bis maximal zum 16. Lebensjahr: bei mandibulärer Rücklage mit einem skelettal offenen Biss und einem vertikalen Wachstum. Die Voraussetzung ist wie bei der Angle-Klasse II_1 unbedingt eine genügend entwickelte apikale Basis. Andernfalls sollte zuerst eine Extraktionstherapie erfolgen (☞ Kontraindikation).

Kontraindikation bei Spätbehandlung der Angle-Klassen I und II_1

Es liegt eine große Diskrepanz zwischen Zahn- und Kiefergröße vor. In diesem Fall sollte zuerst eine Extraktionstherapie erfolgen, da es sonst aufgrund des Platzmangels bei Einsatz eines FR-1 nicht zu einer Verbreiterung des Zahnbogens durch ein spontanes Aufrichten der bleibenden Zähne kommen kann. In diesem Fall darf also der Fränkel (FR-1) erst nach erfolgter Extraktionstherapie eingesetzt werden.

Aussehen (☞ Abb. 32)

- zwei Bukkalschilde
- zwei untere Lippenschilde
- Lingualschild mit offenen Protrusionsfedern für die Unterkieferfront
- Labialbogen für die Oberkieferfront (anliegend)
- Eckzahnschlaufe, die interdental zwischen dem seitlichen Schneidezahn und dem Eckzahn verläuft
- mehrere Drahtelemente.

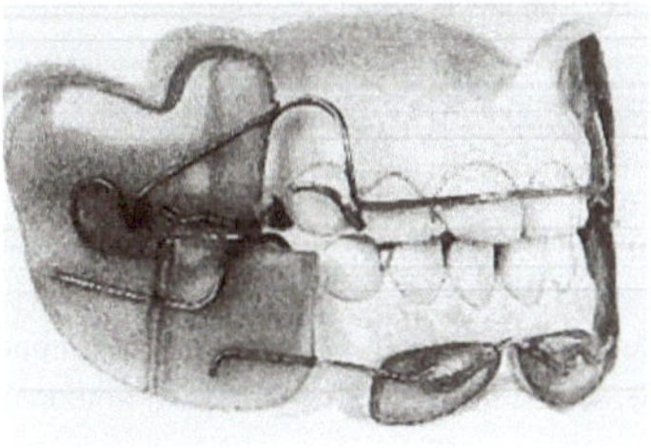

a

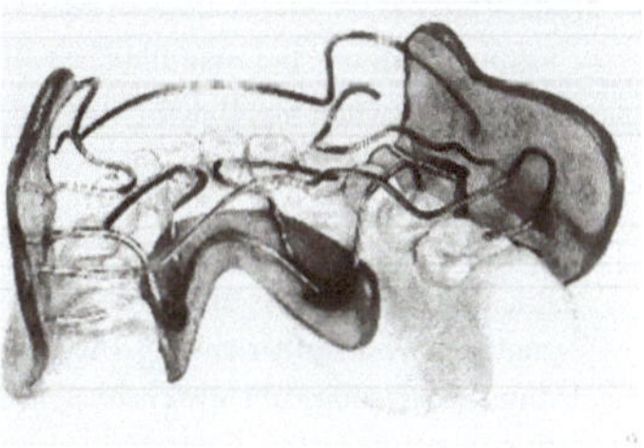

b

Abb. 32 a+b: Funktionsregler nach Fränkel FR-1 für die Klassen I und II_1

Konstruktionsbiss

Der Biss wird in basaler und dentaler Klasse I mit geringer Sperrung im Seitenzahnbereich genommen, damit interokklusal genügend Platz für die okklusalen Drahtauflagen bei den ersten Molaren vorhanden ist. Die Sperrung sollte jedoch nicht über die Ruheschwebelage hinausgehen.

3

Wirkungen

- Bukkalschilde: transversale Nachentwicklung des dentoalveolären Bogens. Es entsteht ein physiotherapeutischer Effekt durch das Umtrainieren der Wangenmuskulatur in Folge des Abhaltens der Weichteile
- Lippenschilde: Aufrichten der Unterlippe und Reduktion der Mentolabialfalte und damit einhergehende Nachentwicklung des anterioren dentoalveolären Zahnbogens mit Aufrichten der Unterkieferfront. Es kommt hier ein physiotherapeutischer Effekt durch das Umtrainieren der Lippenmuskulatur zustande, welche wiederum durch das Abhalten der Weichteile verursacht wird
- Lingualschild: Vorverlagerung des Unterkiefers ohne Abstützung an den Zähnen
- Labialbogen: Retrusion der oberen protrudierten Frontzähne
- Eckzahnschlaufe: Förderung der intermaxillären Abstützung des Gerätes bei der Vorverlagerung des Unterkiefers
- Drahtelemente: Die vestibulären Plattenelemente werden durch die Drähte verbunden und gegenseitig stabilisiert.

Tragezeit

Das Gerät sollte zum Eingewöhnen in den ersten drei Wochen nur 2–3 Stunden am Nachmittag getragen werden. Erst wenn der Patient keine Druckstellen hat und mit dem Gerät zu Recht kommt, kann es auch nachts getragen werden. Es wird dann mindestens einen halben Tag und die ganze Nacht getragen, damit die gewünschte Wirkung erreicht wird.

Funktionsregler nach Fränkel: FR-2

Indikationen

- Angle-Klasse I
  - Frühbehandlung: bei einem Tiefbiss, bei einer Unterentwicklung der apikalen Basis im Unterkiefer sowie bei Vorliegen einer horizontalen Wachstumsrichtung
  - Spätbehandlung im bleibenden Gebiss bis maximal zum 16. Lebensjahr: bei einem Tiefbiss oder bei Vorliegen einer horizontalen Wachstumsrichtung. Die Voraussetzung ist unbedingt eine genügend entwickelte apikale Basis. Andernfalls sollte zuerst eine Extraktionstherapie erfolgen (☞ Kontraindikation)

- Angle-Klasse II_1
  - Frühbehandlung: bei mandibulärer Rücklage mit Tiefbiss und alveolärer Oberkieferprotrusion mit einer sagittalen Stufe von maximal 7 mm sowie bei einer Unterentwicklung der apikalen Basis im Unterkiefer sowie bei Vorliegen einer horizontalen Wachstumsrichtung
  - Spätbehandlung im bleibenden Gebiss bis maximal zum 16. Lebensjahr: bei mandibulärer Rücklage mit Tiefbiss und alveolärer Oberkieferprotrusion sowie bei Vorliegen einer horizontalen Wachstumsrichtung. Die Voraussetzung ist wie bei der Angle-Klasse I (a) unbedingt eine genügend entwickelte apikale Basis. Andernfalls sollte zuerst eine Extraktionstherapie erfolgen (☞ Kontraindikation)
- Angle-Klasse II_2
  - Frühbehandlung: bei mandibulärer Rücklage mit Deckbisskonfiguration, bei einer Unterentwicklung der apikalen Basis im Unterkiefer sowie bei Vorliegen einer horizontalen Wachstumsrichtung
  - Spätbehandlung im bleibendem Gebiss bis maximal zum 16. Lebensjahr: bei mandibulärer Rücklage mit Deckbisskonfiguration, einer Unterentwicklung der apikalen Basis im Unterkiefer sowie einer horizontalen Wachstumsrichtung. Die Voraussetzung ist wie bei der Angle-Klasse I (a) und II_1 (b) unbedingt eine genügend große entwickelte apikale Basis. Andernfalls sollte zuerst eine Extraktionstherapie erfolgen (☞ Kontraindikation).

3

Kontraindikation bei Spätbehandlung

Es liegt eine große Diskrepanz zwischen Zahn- und Kiefergröße vor. In diesem Fall sollte hier zuerst eine Extraktionstherapie erfolgen, da es sonst aufgrund des Platzmangels bei Einsatz eines FR-1 nicht zu einer Verbreiterung des Zahnbogens durch ein spontanes Aufrichten der bleibenden Zähne kommen kann. In diesem Fall darf also der Fränkel FR-1 erst nach erfolgter Extraktionstherapie eingesetzt werden.

Aussehen (☞ Abb. 33)

- zwei Bukkalschilde
- zwei untere Lippenschilde
- Lingualschild mit offenen Protrusionsfedern für die Unterkieferfront
- palatinaler Protrusionsbogen für die Oberkieferfront, der interdental zwischen dem Eckzahn und dem 1. Prämolaren beidseits beginnt
- Labialbogen für die Oberkieferfront (anliegend)
- Eckzahnschlaufe
- mehrere Drahtelemente.

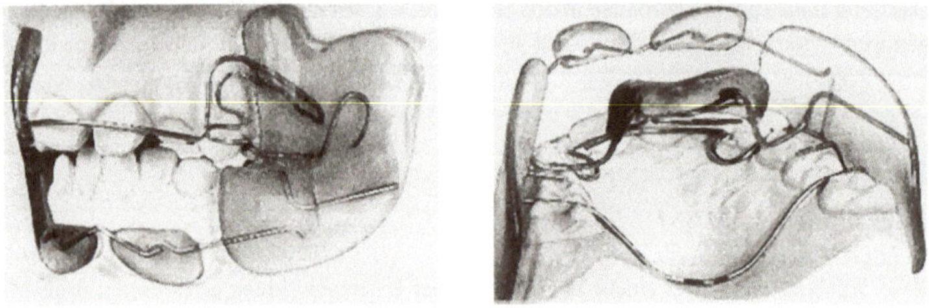

a b

Abb. 33 a+b: Funktionsregler nach Fränkel FR-2 für die Klassen I, II_1 und II_2

Konstruktionsbiss

Der Biss wird in basaler und dentaler Klasse I mit geringer Sperrung im Seitenzahnbereich genommen, damit interokklusal genügend Platz für die okklusalen Drahtauflagen bei den ersten Molaren vorhanden ist. Die Sperrung sollte jedoch nicht über die Ruheschwebelage hinausgehen, da sonst der Tragekomfort des Gerätes eingeschränkt ist.

Wirkungen

- Bukkalschilde: transversale Nachentwicklung des dentoalveolären Bogens. Es entsteht ein physiotherapeutischer Effekt durch das Umtrainieren der Wangenmuskulatur in Folge des Abhaltens der Weichteile
- Lippenschilde: fördern die sagittale Nachentwicklung des dentoalveolären Zahnbogens. Es kommt hier ebenso ein physiotherapeutischer Effekt durch das Umtrainieren der Lippenmuskulatur zustande, welche wiederum durch das Abhalten der Weichteile verursacht wird. Durch die Anspannung der Unterlippe und Aktivierung der Protraktoren kommt es zusätzlich zu einer Vorverlagerung des Unterkiefers
- palatinaler Protrusionsbogen: Protrusion der Oberkieferfront und intermaxilläre Abstützung
- Labialbogen: Retrusion der unteren Frontzähne (anliegend)
- Eckzahnschlaufe: Beseitigung eines Eckzahnaußenstandes
- Drahtelemente: Die vestibulären Plattenelemente werden durch die Drähte verbunden und gegenseitig stabilisiert.

3

Tragezeit

Das Gerät sollte zum Eingewöhnen in den ersten drei Wochen nur 2–3 Stunden am Nachmittag getragen werden. Erst wenn der Patient keine Druckstellen hat und mit dem Gerät zurechtkommt, kann es auch nachts getragen werden. Es wird dann mindestens einen halben Tag und die ganze Nacht getragen, damit die gewünschte Wirkung erreicht wird.

Funktionsregler nach Fränkel: FR-3

Labortechnische Arbeitsschritte ☞ 6.2.20.

Indikationen

- Frühbehandlung: bei einer Unterentwicklung des Oberkiefers (Mikrognathie) oder übermäßige Längenentwicklung des Unterkiefers (Makrogenie), d.h. bei Vorliegen einer Progenie bzw. basalen Klasse III mit einem WITS-Appraisal bis maximal –9 mm
- Spätbehandlung im bleibenden Gebiss bis maximal zum 16. Lebensjahr: bei einer Unterentwicklung des Oberkiefers (Mikrognathie) sowie bei einer übermäßigen Längenentwicklung des Unterkiefers (Makrogenie). Die Voraussetzung ist, dass Zahnfehlstellungen zuerst mit Platten oder festsitzenden Multibandapparaturen behandelt werden.

! Das Gerät FR-3 eignet sich i. d. R. gut zur Retention im Anschluss an die Behandlung einer ausgeprägten Progenie mit der Delaire-Maske.

Kontraindikation

Im bleibenden Gebiss noch nicht behandelte ausgeprägte Zahnfehlstellungen. Diese sollten zunächst nur mit Platten oder einer festsitzenden Apparatur beseitigt werden. Erst dann darf im bleibenden Gebiss der FR-3 verwendet werden.

Aussehen (☞ Abb. 34)

- zwei Bukkalschilde
- zwei obere Lippenschilde
- palatinaler Protrusionsbogen für die Oberkieferfront
- Labialbogen für die Unterkieferfront (anliegend)
- mehrere Drahtelemente.

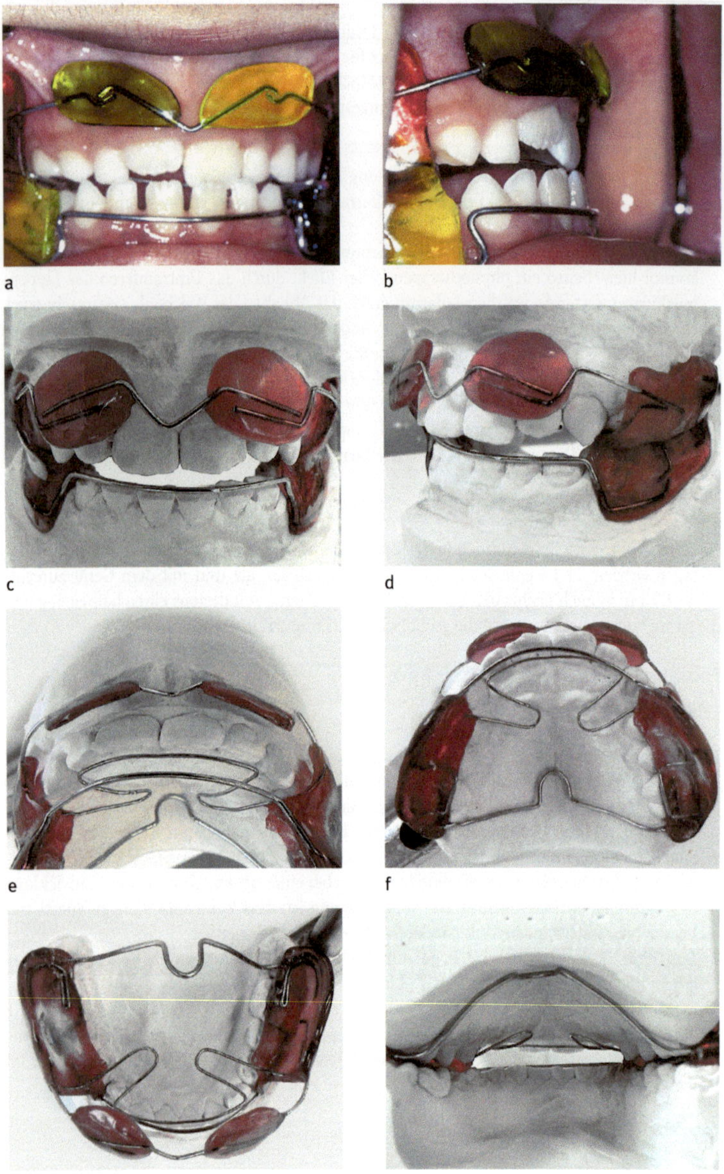

Abb. 34 a–h: Funktionsregler nach Fränkel FR-3

Konstruktionsbiss

Der Biss wird in der bestehenden Bisslage, also nicht wie früher üblich im maximalen Rückschub, mit geringer Sperrung im Seitenzahnbereich genommen, damit interokklusal genügend Platz für die okklusalen Drahtauflagen bei den ersten Molaren vorhanden ist. Die Sperrung sollte jedoch nicht über die Ruheschwebelage hinausgehen, da sonst der Tragekomfort des Gerätes eingeschränkt ist. Eine Ausnahme bildet der progene Zwangsbiss mit frontalem Kreuzbiss. Hier kann der Konstruktionsbiss im maximalen Rückschub (retrale Kontaktposition) genommen werden.

! Beim Konstruktionsbiss im maximalen Rückschub kann es beim Tragen des Funktionsreglers nach Fränkel (FR-3) zu einer Traumatisierung der Kiefergelenke mit den daraus resultierenden Kiefergelenksproblemen kommen.

Wirkungen

- Bukkalschilde: transversale Nachentwicklung des dentoalveolären Bogens. Es entsteht ein physiotherapeutischer Effekt durch das Umtrainieren der Wangenmuskulatur in Folge des Abhaltens der Weichteile
- Lippenschilde: fördern die sagittale Nachentwicklung des dentoalveolären Zahnbogens. Es kommt hier ebenso ein physiotherapeutischer Effekt durch das Umtrainieren der Lippenmuskulatur zustande, welche wiederum durch das Abhalten der Weichteile verursacht wird. Durch die Anspannung der Oberlippe und Aktivierung der Retraktoren kommt es zusätzlich zu einer Dorsalverlagerung des Unterkiefers
- palatinaler Protrusionsbogen: Protrusion der Oberkieferfront
- Labialbogen: Retrusion der unteren Frontzähne (anliegend)
- Drahtelemente: Die vestibulären Plattenelemente werden durch die Drähte verbunden und gegenseitig stabilisiert.

! Patienten, die eine Progenie und gleichzeitig ein horizontales Wachstumsmuster (Tiefbiss) aufweisen, haben eine günstige Prognose bei der Progeniebehandlung.

Tragezeit

Das Gerät sollte zum Eingewöhnen in den ersten drei Wochen nur 2–3 Stunden am Nachmittag getragen werden. Erst wenn der Patient keine Druckstellen hat und mit dem Gerät zu Recht kommt, kann es auch nachts getragen werden. Es wird dann mindestens einen halben Tag und die ganze Nacht getragen, damit die gewünschte Wirkung erreicht wird.

Funktionsregler nach Fränkel: FR-4

Indikationen

- frontal offener Biss
- vertikale Wachstumsrichtung
- bialveoläre (bimaxilläre) Protrusion
- Unterentwicklung der mandibulären apikalen Basis.

Der Fränkel FR-4 ist besonders für Frühbehandlungen im Milchgebiss geeignet.

Aussehen (☞ **Abb. 35**)

- zwei Bukkalschilde
- zwei untere Lippenschilde
- Labialbogen für die Oberkieferfront (anliegend)
- mehrere Drahtelemente: vier okklusale Auflagen und ein Palatinalbogen, der dorsal am harten Gaumen verläuft.

Konstruktionsbiss

Der Biss wird in basaler und dentaler Klasse I mit geringer Sperrung im Seitenzahnbereich genommen, damit interokklusal genügend Platz für die okklusalen Drahtauflagen bei den ersten Molaren vorhanden ist. Die Sperrung sollte jedoch nicht über die Ruheschwebelage hinausgehen, da sonst der Tragekomfort des Gerätes eingeschränkt ist.

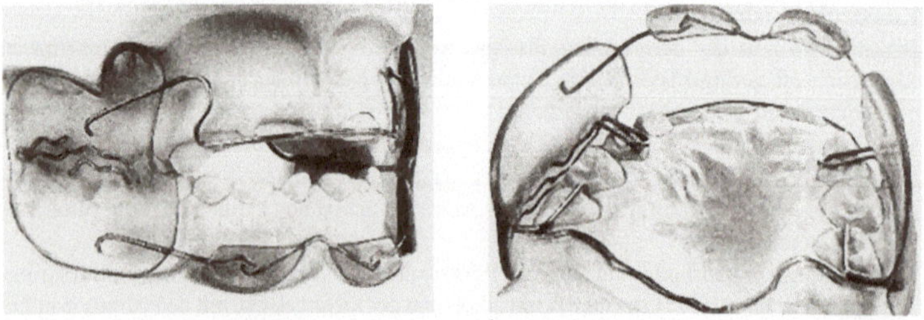

a b

Abb. 35 a+b: Funktionsregler nach Fränkel FR-4 für Frühbehandlungen im Milchgebiss

3

Wirkungen

- Bukkalschilde: transversale Nachentwicklung des dentoalveolären Bogens. Es entsteht ein physiotherapeutischer Effekt durch das Umtrainieren der Wangenmuskulatur in Folge des Abhaltens der Weichteile
- Lippenschilde: fördern die sagittale Nachentwicklung des dentoalveolären Zahnbogens. Es kommt hier ebenso ein physiotherapeutischer Effekt durch das Umtrainieren der Lippenmuskulatur zustande, welche wiederum durch das Abhalten der Weichteile verursacht wird. Durch die Anspannung der Oberlippe und Aktivierung der Retraktoren kommt es zusätzlich zu einer Dorsalverlagerung des Unterkiefers
- Labialbogen: Retrusion der oberen Frontzähne (anliegend)
- Drahtelemente: Die vestibulären Plattenelemente werden durch die Drähte verbunden und gegenseitig stabilisiert.

Tragezeit

Das Gerät sollte zum Eingewöhnen in den ersten drei Wochen nur 2–3 Stunden am Nachmittag getragen werden. Erst wenn der Patient keine Druckstellen hat und mit dem Gerät zurechtkommt, kann es auch nachts getragen werden. Es wird dann mindestens einen halben Tag und die ganze Nacht getragen, damit die gewünschte Wirkung erreicht wird.

3.1.2 Grundtypen aktiver Platten

Labortechnische Arbeitsschritte ☞ 6.2.2. Im Gegensatz zu den funktionskieferorthopädischen Geräten mit einer funktionellen Wirkung besitzen die Platten eine **allodynamische Wirkung**, d. h. sie wirken durch eine Fremdkraft. Diese Fremdkräfte sind die aktiven Elemente an einer Platte, z. B. Schrauben oder Federn, die nun in diesem Kapitel aufgeführt werden.

! Grundsätzlich sollte das Verhältnis von Halteelementen zu aktiven Elementen bei herausnehmbaren aktiven Platten immer mindestens 2 : 1 betragen.

Platte mit Segmentschraube

Indikationen

- Lingual- oder Palatinalstand von Einzelzähnen
- frontaler oder seitlicher Kreuz- oder Kopfbiss
- Nonokklusion im Seitenzahnbereich
- Steilstand der Front.

Wirkungen

Die Zähne werden durch Drehen an der Schraube, welches maximal 1-mal pro Woche erfolgen sollte, nach bukkal bewegt. Im Oberkiefer kann ein frontaler oder seitlicher Kreuz- oder Kopfbiss sowie im Unterkiefer entsprechend eine Nonokklusion im Seitenzahnbereich überstellt werden. In der Front können im Ober- und Unterkiefer Steilstände beseitigt werden.

Tragezeit

Mindestens den halben Tag und die ganze Nacht, damit die gewünschte Wirkung eintritt.

Platte mit Streckschraube

☞ Abb. 36 + 37.

Indikationen

Die Streckschraube wird bei einer Lückeneinengung in Folge eines vorzeitigen Verlustes eines Milchmolaren oder auch eines bleibenden Seitenzahnes verwendet.

3

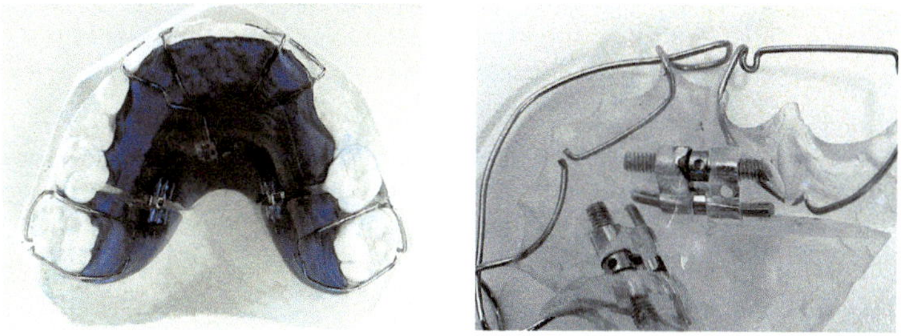

a b

Abb. 36 a+b: Oberkieferplatte mit sagittalen Streckschrauben im Bereich der oberen 1. Molaren zum Distalisieren
a) von unten gesehen
b) Streckschrauben mit einer 360°-Drehung = 0,8 mm bzw. einer ¼-Drehung = 0,2 mm

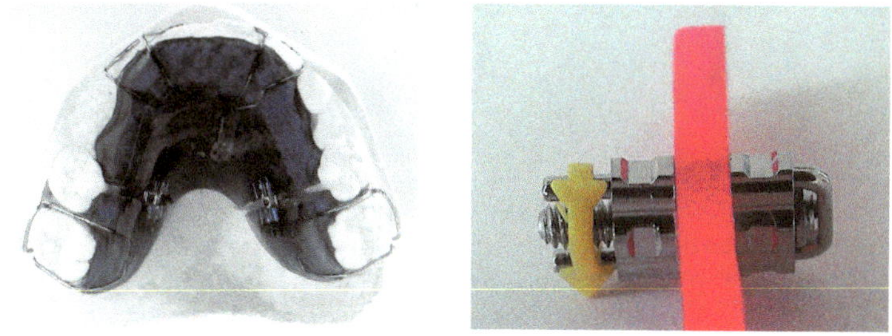

a b

Abb. 37 a+b: Platte mit Streckschraube regio 45
a) von unten gesehen
b) einseitig offene Streckschraube

Wirkungen

Der Zahnbogen wird sagittal nachentwickelt und Engstände werden aufgelöst bzw. verkleinerte Zahnlücken werden zur Einordnung eines noch nicht durchgebrochenen bleibenden Zahnes vergrößert. Die Schraube sollte maximal 1-mal pro Woche eine ¼-Drehung (0,2 mm) gestellt werden. Eine 360°-Drehung beträgt bei der Streckschraube 0,8 mm. Die maximale Dehnung kann je nach Schraubegröße 6,5–11 mm betragen.

Tragezeit

Mindestens den halben Tag und die ganze Nacht, damit die gewünschte Wirkung eintritt.

Platte mit Zugschraube

☞ Abb. 38.

Indikationen

Die Zugschraube kann kleine Zahnlücken oder Restlücken bis maximal 3 mm schließen, die durch den vorzeitigen Verlust oder Aplasie eines bleibenden Zahnes entstanden sind.

3

! Zahnlücken > 3 mm können nicht mehr mit einer Platte mittels Zugschraube geschlossen werden, da es dann zur Kippung der Kronen der Nachbahrzähne in die Lücke führt. In diesem Fall kann nur noch eine festsitzende Apparatur zum Lückenschluss genommen werden.

Wirkungen

Die Zahnlücken werden durch das Stellen der Schraube verkleinert oder geschlossen. Die Schraube sollte maximal 1-mal pro Woche eine ¼-Drehung (0,1 mm) gestellt werden. Eine 360°-Drehung beträgt bei der Zugschraube 0,4 mm. Der Zugweg kann je nach Schraubengröße 3–4,5 mm betragen.

Tragezeit

Mindestens den halben Tag und die ganze Nacht, damit die gewünschte Wirkung eintritt.

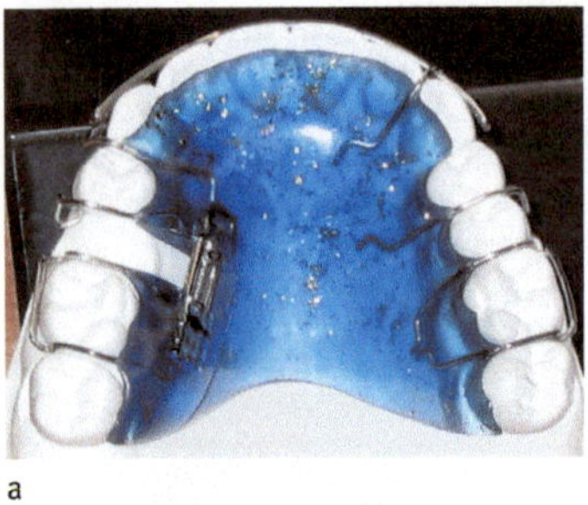

a

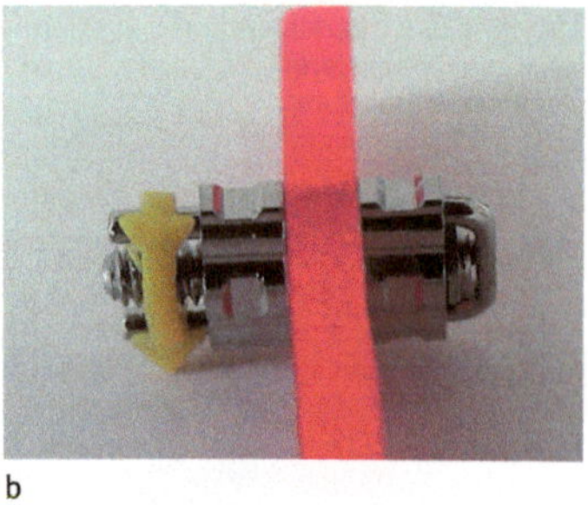

b

Abb. 38 a+b: Oberkieferplatte mit einer Zugschraube regio Zahn 15
a) von unten gesehen
b) einseitig offene Zugschraube mit einem geraden Führungsstift

Platte mit tranversaler Dehnschraube

☞ Abb. 39.

Indikation
Zu schmale Oberkiefer.

Wirkungen
Der obere Zahnbogen wird durch das Stellen der Schraube transversal nachentwickelt. Die Schraube sollte maximal 1-mal pro Woche eine ¼-Drehung (0,2 mm) gestellt werden. Eine 360°-Drehung beträgt bei der Dehnschraube 0,8 mm und die maximale Dehnung kann je nach Schraubengröße 6,5–11 mm betragen.

! Aufgrund der Unveränderbarkeit der interkaninen Distanz – gemessen von Spitze zu Spitze der bleibenden Eckzähne – kann der Unterkiefer im anterioren Bereich nicht transversal nachentwickelt werden. Im Milchgebiss vergrößert sich die interkanine Distanz durch das Unterkieferwachstum noch.

Tragezeit
Mindestens den halben Tag und die ganze Nacht, damit die gewünschte Wirkung eintritt.

3

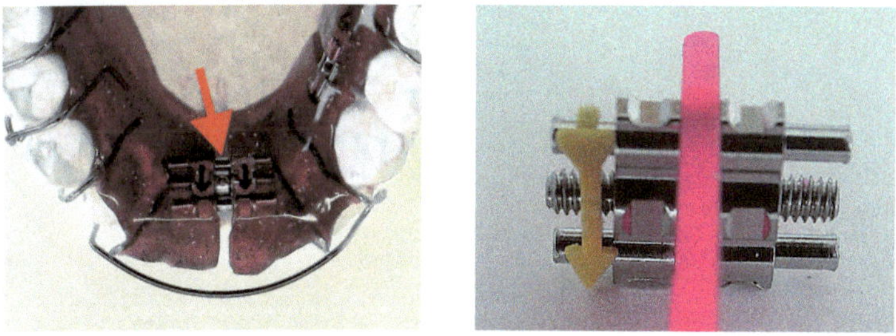

a b

Abb. 39 a+b: Platte mit transversaler Dehnschraube
a) Schraube in der Platte
b) transversale, beidseitig offene Dehnschraube

Platte mit Reverselabialbogen

Indikation
Protrudierte und lückig stehenden Frontzähne.

Aussehen (☞ Abb. 40)
Die Platte hat einen Reverselabialbogen, der an den geschlossenen Schlaufen im Eckzahnbereich aktiviert werden kann. Der Labialbogen liegt den Frontzähnen unter leichtem Druck an. Lingual befindet sich ein Metallbügel, der mit ausreichendem Abstand zu den zu retrudierenden Zähnen verläuft. Bei Oberkieferplatten wird palatinal der Kunststoff von der Platte weggeschliffen. Die Retrusion der Zähne kann ohne Hindernis erfolgen. Im Seitenzahnbereich befinden sich die Halteelemente.

Wirkung
Die Retrusion der protrudierten und lückig stehenden Frontzähne erfolgt durch Aktivierung des Reverselabialbogens.

Tragezeit
Mindestens den halben Tag und die ganze Nacht, damit die gewünschte Wirkung eintritt.

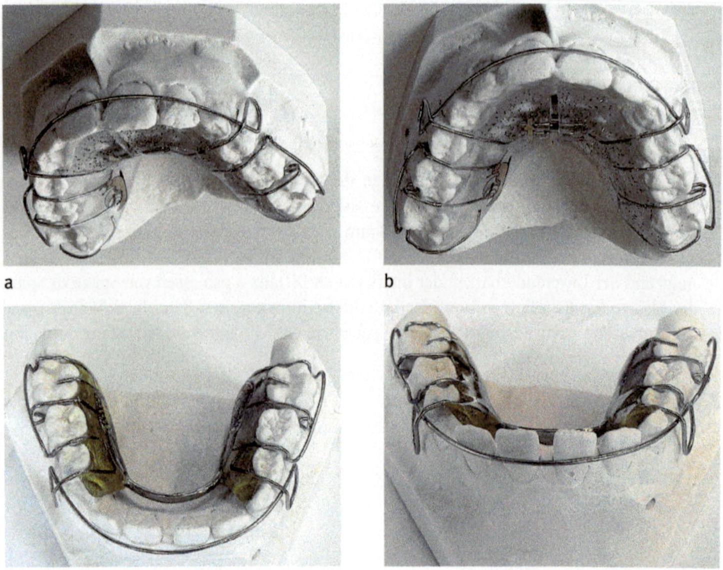

a b c d

Abb. 40 a–d: Platte mit Reverselabialbogen
a+b) Platte für den Oberkiefer mit Reverselabialbogen
c+d) Platte für den Unterkiefer mit Reverselabialbogen

Y-Platte

Indikationen

- Einsatz nur im Oberkiefer
- sagittaler und transversaler Platzmangel im Oberkiefer sowie Steilstand der Front
- Platzmangel im oberen Eckzahnbereich mit häufig dystopem Durchbruch der Eckzähne.

Aussehen (☞ Abb. 41)

- Dehnschrauben beidseits zwischen dem Eckzahn und dem 1. Prämolaren
- Halteelemente: C-Klammern an den vier Frontzähnen, Adamsklammer beidseits an den 1. Prämolaren und 1. Molaren oder alternativ Dreiecksklammern zwischen den 1. und 2. Prämolaren.

Wirkung

Der Zahnbogen wird transversal und sagittal nachentwickelt und damit der Platzmangel beseitigt. Dystop durchbrechende Eckzähne können anschließend eingeordnet werden.

Tragezeit

Mindestens den halben Tag und die ganze Nacht, damit die gewünschte Wirkung eintritt.

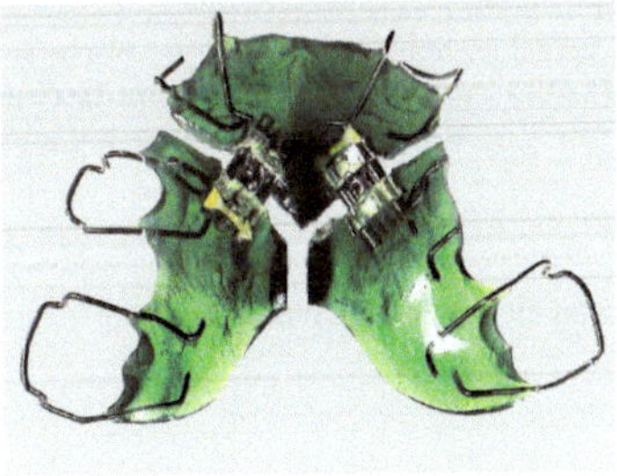

a

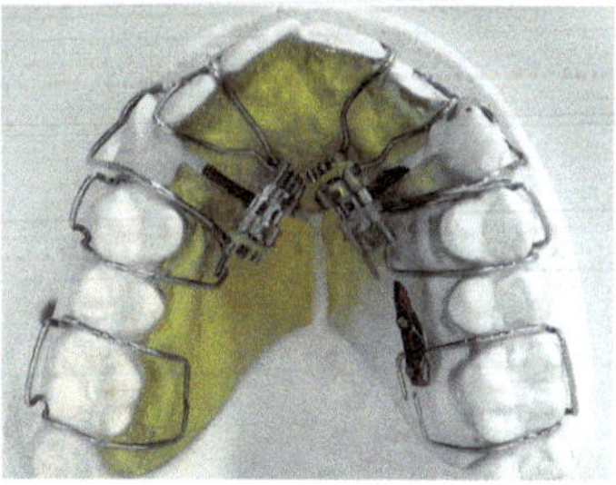

b

Abb. 41 a+b: Y-Platte für den Oberkiefer
Mit zwei Streckschrauben im Eckzahnbereich rechts und links

3

Fächerdehnplatte

Labortechnische Arbeitsschritte ☞ 6.2.4.

Indikationen

- Einsatz nur im Oberkiefer
- anteriorer Schmalkiefer
- posteriorer Schmalkiefer.

Aussehen (☞ **Abb. 42**)

- Die Fächerdehnschraube befindet sich anterior am Gaumen, wenn der Zahnbogen anterior nachentwickelt werden soll. Das Gelenk der Fächerdehnschraube befindet sich posterior in der Gaumenplatte
- Die Fächerdehnschraube befindet sich posterior am Gaumen, wenn der Zahnbogen posterior nachentwickelt werden soll. Das Gelenk der Fächerdehnschraube befindet sich anterior in der Gaumenplatte
- Halteelemente: Adamsklammern beidseits an den 1. Prämolaren und den 1. Molaren sowie meist ein Labialbogen in der Front: Der Labialbogen ist jedoch bei größeren Dehnungen nicht mehr sinnvoll, da er dann die Dehnung „blockiert“.

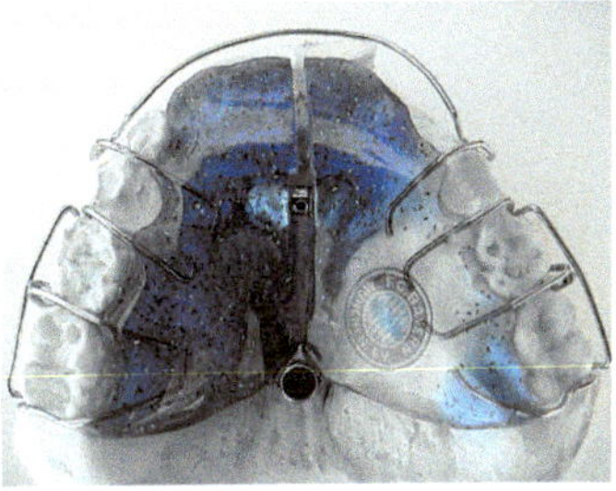

a

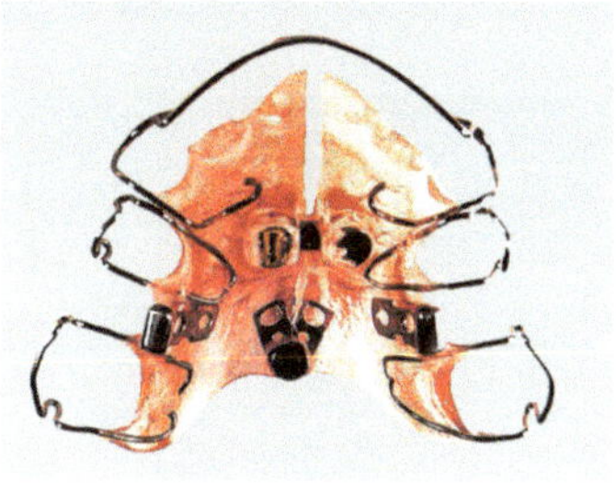

b

Abb. 42 a+b: Fächerdehnplatte für den Oberkiefer mit anteriorer Dehnschraube

Wirkungen

Eine posterior in die Gaumenplatte eingebaute Fächerdehnschraube, die 1-mal pro Woche gestellt werden soll, entwickelt anterior den Zahnbogen transversal nach. Eine anterior in die Gaumenplatte eingebaute Fächerdehnschraube entwickelt entsprechend posterior den Zahnbogen transversal nach.

Tragezeit

Mindestens den halben Tag und die ganze Nacht, damit die gewünschte Wirkung eintritt.

Oberkieferplatte mit seitlichen Aufbissen und Lingualflügel im Gegenkiefer

Indikation

Nur bei einer gnathischen Mittellinienverschiebung bzw. Laterognathie.

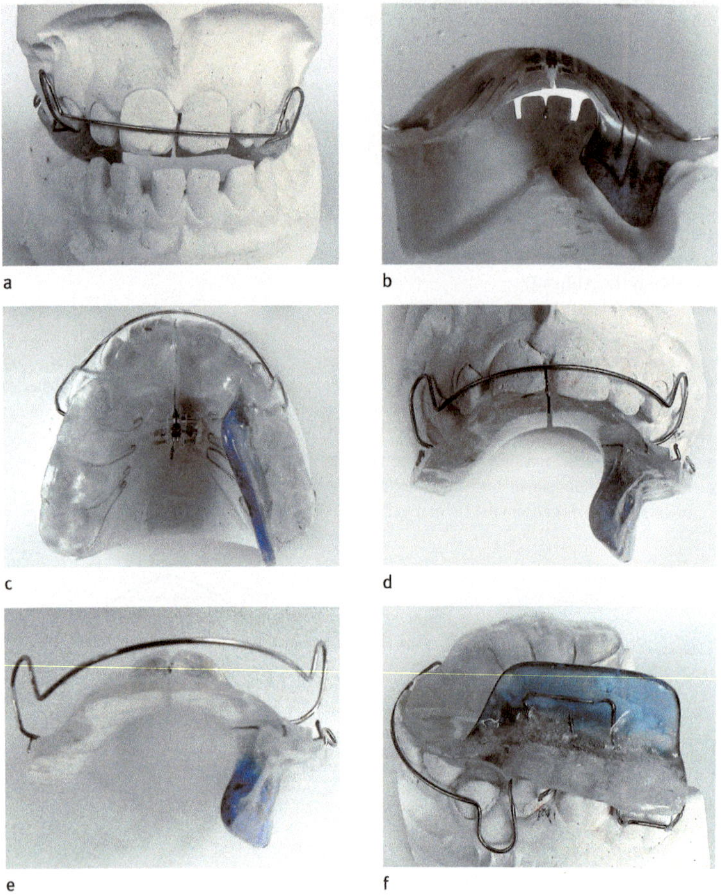

Abb. 43 a–f: Oberkieferplatte mit seitlichen Aufbissen und Lingualflügel im Gegenkiefer (Unterkiefer)

Aussehen (☞ **Abb. 43**)
Der Lingualflügel wird im Unterkiefer auf der Seite angebracht, wohin die Mitte verschoben werden soll. Die Oberkieferplatte enthält eine Dehnschraube und Halteelemente.

Wirkungen
Die gnathische Mittellinienverschiebung wird korrigiert und gleichzeitig der obere Zahnbogen mit der Dehnschraube auf der Seite transversal nachentwickelt, auf der sich nicht der Lingualflügel im Gegenkiefer befindet.

Tragezeit
Mindestens den halben Tag und die ganze Nacht, damit die gewünschte Wirkung eintritt.

Lingualbogenplatte

Labortechnische Arbeitsschritte ☞ 6.2.6.

Indikationen
- zu schmaler Zahnbogen im Seitenzahnbereich des Unterkiefers, d.h. zu geringe posteriore untere Zahnbogenbreite im Verhältnis zur posterioren Zahnbogenbreite des Oberkiefers
- zu breiter Zahnbogen im Seitenzahnbereich des Unterkiefers, d.h. zu große posteriore Zahnbogenbreite im Verhältnis zur posterioren Zahnbogenbreite des Oberkiefers.

3

Aussehen (☞ **Abb. 44**)
Unterkieferplatte mit einem Lingualbogen aus Metall (1,0 mm federhart), der die beiden seitlichen Kunststoffflügel im rechten und linken Seitenzahnbereich miteinander verbindet. Die Kunststoffflügel werden mit Halteelementen aus Draht an den Seitenzähnen fixiert.

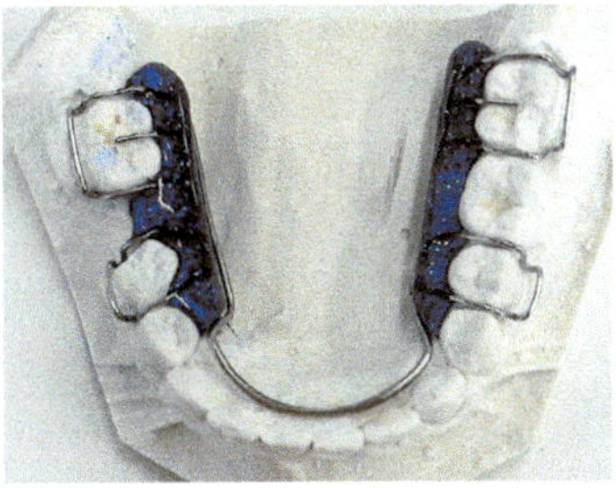
a

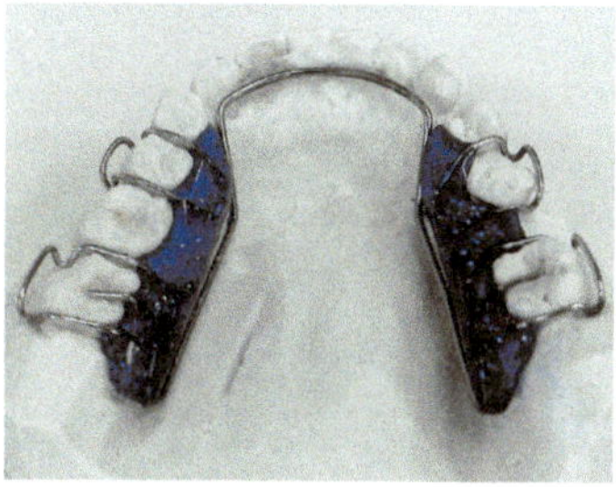
b

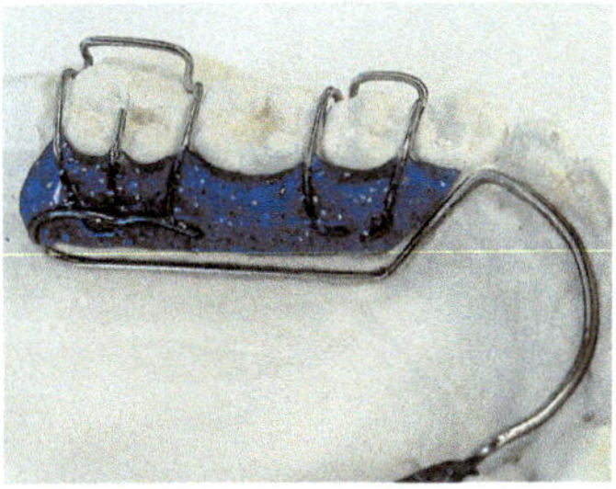
c

Abb. 44 a–c: Lingualbogenplatte

Wirkung

Der Lingualbogen kann entweder auf Kompression oder Expansion aktiviert werden.

Tragezeit

Mindestens den halben Tag und die ganze Nacht, damit die gewünschte Wirkung eintritt.

Vorschubdoppelplatten (VSDP)

Labortechnische Arbeitsschritte ☞ 6.2.8 + 6.2.9.

Indikation

- Bei Vorliegen einer Klasse II und dabei insbesondere bei der Klasse II_1 mit vertikalem Wachstumsmuster.

3

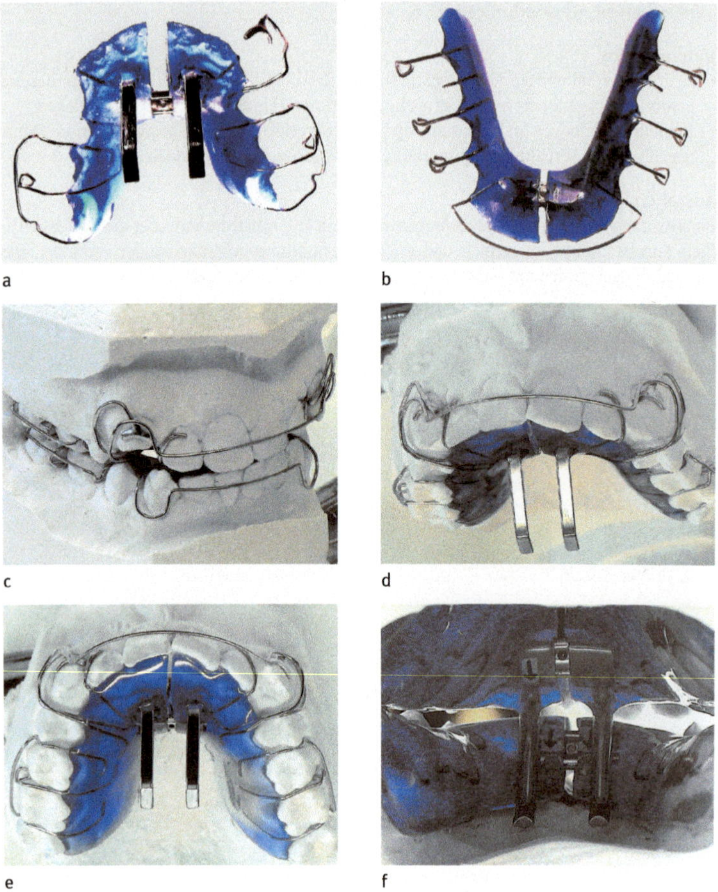

Abb. 45 a–f: Vorschubdoppelplatte nach Sander
Die Unterkieferplatte ist mit einem schrägen Aufbiss, dessen schiefe Ebene optimal 70° beträgt, und die Oberkieferplatte mit Vorschubspornen nach Sander ausgestattet

Kontraindikation
Zur Therapie eines Tiefbisses oder einer Klasse II_2 (Deckbiss) mit horizontalem Wachstumsmuster ist die VSDP nicht geeignet. Hier sollte besser ein Aktivator mit Blattfedern in der oberen Front verwendet werden.

Aussehen (☞ **Abb. 45+46**)
Oberkieferkunststoffplatte mit Halteelementen und Vorschubspornen nach Sander oder nach Müller und einer Unterkieferplatte mit Haltelementen und einer lingualen Abschrägung im Kunststoff für die Vorschubsporne, die nach Sander einen Winkel von 70° haben sollte. Bei der Vorschubplatte mit den Müllerspornen werden die Müllersporne auf Höhe der 1. Prämolaren angebracht.

Konstruktionsbiss
Der Biss wird im Vorschub in die basale und dentale Klasse I genommen. Bei der Klasse II_1 mit protrudierter Oberkieferfront darf der Konstruktionsbiss auf keinen Fall im oder fast im Kopfbiss genommen werden, da die obere Front noch retrudiert werden muss.

3

Wirkungen
- Halten des Unterkiefers in der basalen Klasse I am Ende einer Klasse-II-Therapie mit Multibandapparatur zur Verhinderung eines Klasse-II-Rezidivs
- Vorverlagerung des Unterkiefers aus der bestehenden basalen Klasse II in die basale Klasse I
- Feinkorrekturen von Zahnfehlstellungen können durch Einbau von aktiven Elementen in die Platten durchgeführt werden.

Tragezeit
Mindestens den halben Tag und die ganze Nacht, damit die gewünschte Wirkung eintritt.

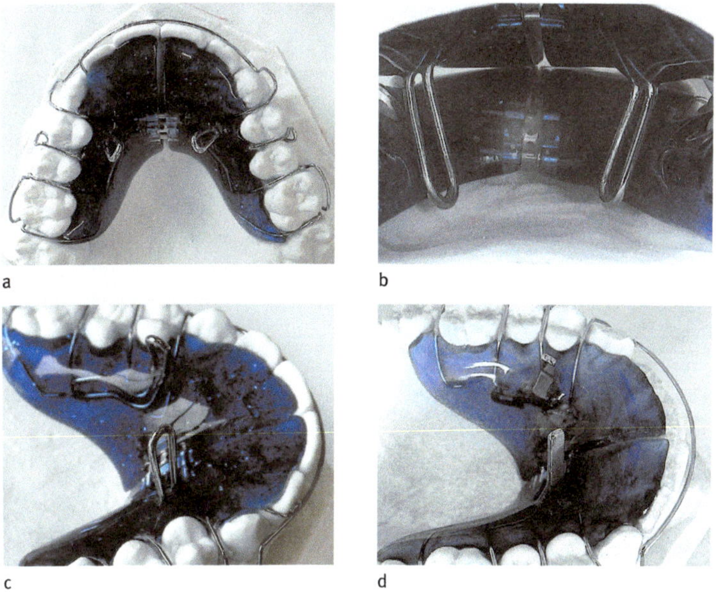

a b c d

Abb. 46 a–d: Vorschubdoppelplatten
a–c) mit manuell gebogenen Müllerspornen auf Höhe der 1. Prämolaren
d) mit maschinell angefertigten Spornen nach Müller

Cetlinplatte

Indikationen

Nur im Oberkiefer, bei Vorliegen einer dentalen Klasse II_2 mit Mesialstand der 1. Molaren bei basaler Klasse I oder III („Dentaler Rückbiss“) mit konkavem Profil (ausgeprägtes Kinn).
Häufig wird die Cetlinplatte in Kombination mit dem Gesichtsbogen (☞ 3.1.7) verwendet, welcher dann zusätzlich nachts getragen wird.

! Ein paar Tage vor dem Einsetzen der Platte sollten die 1. Molaren mit einem Separiergummi separiert werden, damit beim Einsetzen der Platte die Distalfedern in den Interdentalraum passen.

Aussehen (Abb. 47)

- Labialbogen, der mit Kunststoff abgeschirmt ist. Als Alternative zum Labialbogen nur einzelne Kunststoffpelotten labial jedem Frontzahn anliegend
- Distalfedern, die interdental zwischen den 2. Prämolaren und den 1. Molaren verlaufen und dort aktiviert werden und damit mesial den 1. Molaren eng anliegen
- Halteelemente: Adamsklammer an den 1. Prämolaren.

Wirkungen

Die Cetlinplatte kippt mit der Distalfeder, die sich mesial des 1. Molaren im Approximalraum befindet, deren Zahnkrone nach distal. Die Distalfeder hat also eine distalisierende Kraft für die Molaren. Bei einer Kombinationsbehandlung mit dem Gesichtsbogen (Headgear) richtet dieser die Krone wieder auf, indem er die Wurzel „nachholt“. Der Zahn wird auf diese Weise körperlich nach distal bewegt.

Nebenwirkungen

Es kommt zur Protrusion der Frontzähne und Mesialisierung der Prämolaren als Gegenkraft Hier gilt das Newton-Gesetz: Actio = Reactio, d.h. jede Kraft verursacht eine Gegenkraft.

Tragezeit

Mindestens den halben Tag und die ganze Nacht, damit die gewünschte Wirkung eintritt.

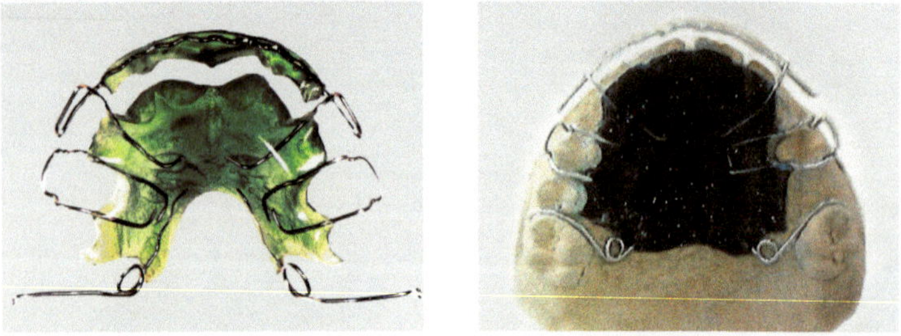

a b

Abb. 47 a+b: Cetlinplatte mit Distalfedern für die oberen 1. Molaren

Coffinplatte

Indikation
Nur im Oberkiefer bei einem Schmalkiefers im anterioren oder posterioren Bereich des Zahnbogens.

Aussehen (☞ Abb. 48)
Oberkieferkunststoffplatte mit Halteelementen, d.h. Adamsklammern an den 1. Prämolaren und den 1. Molaren mit zwei Coffinfedern sowohl anterior als auch posterior in der Mitte des Gaumenbereiches.
Es gibt die Coffinplatte in Form einer Lingualbogenplatte (☞ oben) auch für den Unterkiefer mit dem Unterschied, dass hier ein elastischer Lingualbügel (Drahtstärke 1,0 mm) beidseits bis zu den Molaren verläuft und allein beide Kunststoffseiten zusammenhält.

Wirkungen
- tansversale Nachentwicklung entweder nur im anterioren Bereich oder nur im posterioren Bereich des oberen Zahnbogens
- tansversale Nachentwicklung sowohl des anterioren als auch des posterioren oberen Zahnbogens mit Aktivierung der beiden Coffinfedern .

Die Coffinfeder wird auf Expansion aktiviert. So erfolgt eine geringe und konstante Kraftabgabe auf den Zahnbogen. Sie stellt eine gute Alternative zur Dehnschraube dar.

3

Vorteil
Die Coffinfeder wirkt konstant mit kleiner Kraftabgabe, während die transversale Dehnschraube maximal 1-mal pro Woche gestellt werden kann und mit Nachlassen der Wirkung weitergestellt werden muss. Die Coffinfeder kann dagegen von vornherein auf die gewünschte tranversale Zahnbogenbreite aktiviert werden.

Nachteil
Die Feder kann nicht exakt aktiviert werden. Bei zu starker Aktivierung kann die Kraftabgabe zu groß werden. Die Feder wirkt jedoch konstant weiter und es kann dann zu einer ungewollten Überkorrektur der Zahnfehlstellung kommen. Bei zu starker Aktivierung kann im Oberkiefer eine Nonokklusion im Seitenzahnbereich entstehen.

Tragezeit
Mindestens den halben Tag und die ganze Nacht, damit die gewünschte Wirkung eintritt.

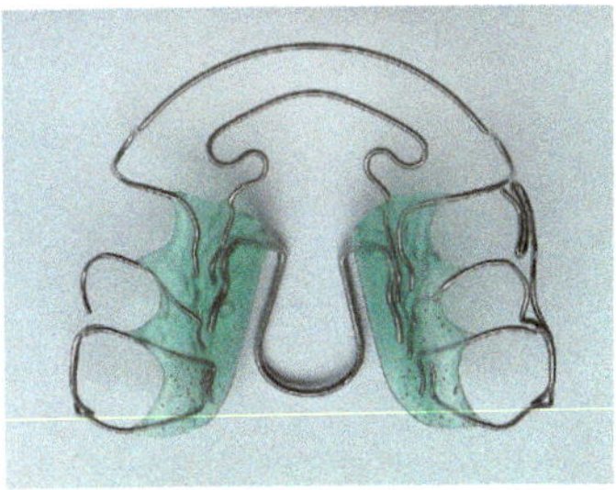

a

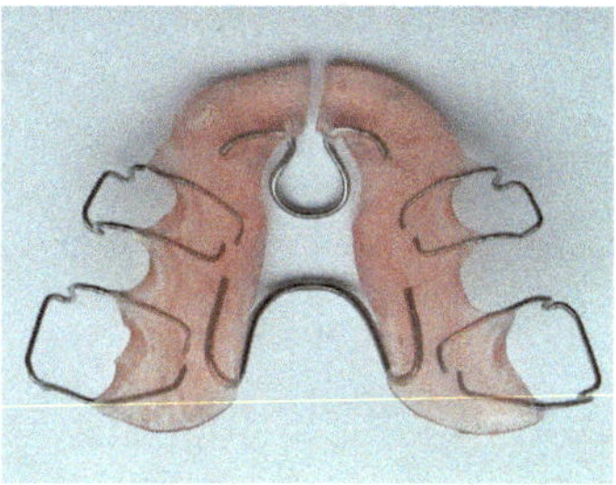

b

Abb. 48 a+b: Coffinplatte
a) mit palatinalem Protrusionsbogen und einer posterioren Coffinfeder
b) mit einer anterioren und einer posterioren Coffinfeder: Der Labialbogen fehlt hier, da er bei der Aktivierung der Coffinfeder eine transversale Dehnung des oberen Zahnbogens blockieren würde.

Platte mit frontalem (palatinalem) Aufbiss

Indikationen

- Tiefbiss und Deckbiss
- Kiefergelenkkompression mit Diskusverlagerung, z. B. in Folge eines distalen Zwangsbisses bzw. Deckbisses.

Aussehen (☞ Abb. 49)

- palatinaler Kunststoffaufbiss, der zusätzlich bei einer basalen Klasse II mit einer geringen Abschrägung nach mesial für eine Unterstützung der Vorverlagerung des Unterkiefers sowie zur Entlastung der Kiefergelenke versehen wird
- Labialbogen (☞ Abb. 49 a–c)
- Halteelemente okklusal oder – bei Kombination mit einer Multibandapparatur – nur distal um die 1. Molaren führend.

Wirkungen

3

Die Unterkieferfrontzähne beißen auf den palatinalen Kunststoffaufbiss. Die Seitenzähne haben damit keinen Kontakt, können elongieren und es kommt zur Bisshebung. Dies geht jedoch schneller bei der Aufbissplatte, die nicht okklusal die Halteelemente hat (☞ Abb. 49 d), sondern distal und bukkal um die Molaren führt. Die Halteelemente werden in Form von Metallarmen von distal des 1. oberen Molaren kommend unter das Schloss des Molarenbandes „gehakt". Die Okklusion bleibt also frei und die Seitenzähne können elongieren.

Tragezeit

Mindestens den halben Tag und die ganze Nacht, damit die gewünschte Wirkung eintritt.

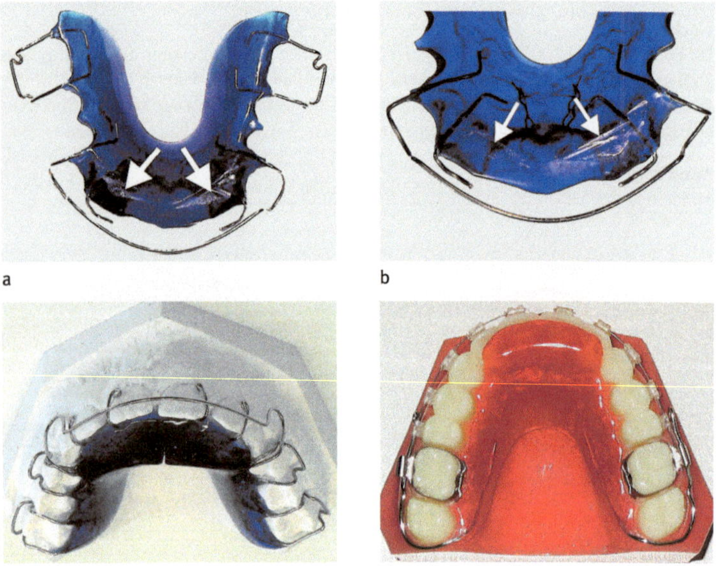

a b c d

Abb. 49 a–d: Platte mit frontalem (palatinalem) Aufbiss
a–c) Oberkieferplatte mit frontalem Aufbiss
d) Aufbissplatte nach M. Korn, die okklusal keine Halteelemente hat, jedoch distal um die 1. Molaren führend Haltearme besitzt

Platte mit seitlichen Aufbissen: frontaler Kreuzbiss

Indikationen

Frontaler Kreuzbiss oder progener Zwangsbiss mit frontalem Kreuzbiss.
Bei einem frontalen Kreuzbiss müssen die Frontzähne mittels der seitlichen Aufbisse gesperrt werden, damit der Kreuzbiss ohne Behinderung durch den umgekehrten frontalen Überbiss überstellt werden kann. Andererseits würde es zu einem so genannten **Jiggling** der zu bewegenden Zähne kommen. Als Jiggling wird eine ungewollte wechselseitige Krafteinwirkung in verschiedene Richtungen der im Kreuzbiss befindlichen Zähne bezeichnet.
Die aus dem Kreuzbiss zu überstellenden Frontzähne würden beim Schlucken oder Kauen in Kontakt kommen und immer wieder in die ursprüngliche Position zurückbewegt werden. Die Protrusionsfeder bewegt den Frontzahn durch Protrusion aus der Kreuzbissposition heraus.

Aussehen (☞ Abb. 50)

- Kunststoffplatte mit Kunststoff auf den Okklusalflächen der Seitenzähne
- Halteelemente
- Labialbogen
- Protrusionsfedern an den im Kreuzbiss befindlichen Frontzähnen.

Konstruktionsbiss

Der Biss wird mit maximal 1–2 mm Sperrung im Frontzahnbereich genommen, so dass der Kreuzbiss gerade so ohne Behinderung durch die Unterkieferfrontzähne überstellt werden kann. Der Tragekomfort der Aufbissplatte bleibt damit für den Patienten ausreichend erhalten.

! Die Kunststoffaufbisse sollten später bei der Anfertigung des Gerätes sehr grazil gestaltet werden, damit die frontale Bisssperrung möglichst gering gehalten wird.

Wirkungen

Die seitlichen Kunststoffaufbisse sollen die Frontzähne so weit aus dem umgekehrten frontalen Überbiss nehmen, dass die im Kreuzbiss befindlichen Frontzähne mit den Protrusionsfedern ohne Hindernis überstellt bzw. protrudiert werden können.

Tragezeit

Das Gerät muss anfangs 24 Stunden pro Tag getragen werden, also auch beim Essen, bis der Kreuzbiss überstellt worden ist. Danach kann die Tragezeit auf nachmittags und nachts reduziert werden. Der Kreuzbiss ist bei konsequentem Tragen des Gerätes meist nach 3–4 Wochen überstellt.

! Die Platte muss anfangs auch beim Essen getragen werden, da es sonst zum Jiggling der zu bewegenden Zähne kommt. Nach Überstellung des frontalen Kreuzbisses reicht es aus, die Platte nur noch den halben Tag und die ganze Nacht zu tragen.

Platte mit seitlichen Aufbissen: vertikale Wachstumsrichtung, Zungendyskinesie mit frontal offenem Biss oder knapper vertikaler Überbiss

Indikationen

- vertikale Wachstumsrichtung
- frontal offener Biss oder knapper frontaler Überbiss.

Bei stark vertikaler Wachstumsrichtung sollen die Seitenzähne intrudiert und die Frontzähne elongiert werden, damit der frontale Überbiss gesichert wird (☞ Abb. 50 c + d).

Aussehen (☞ Abb. 50)

- Kunststoffaufbisse im Seitenzahnbereich mit einer Mindeststärke von 1,5–2 mm
- Halteelemente
- Labialbogen.

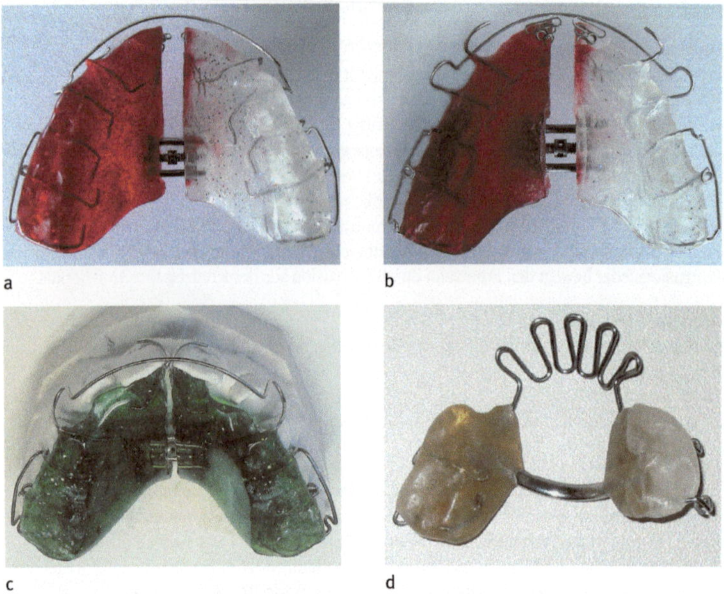

3

Abb. 50 a–d: Platten mit seitlichen Aufbissen
a) Oberkieferplatte mit seitlichen Aufbissen und Protrusionsfedern für die beiden mittleren Schneidezähne zum Überstellen des frontalen Kopf- oder Kreuzbisses. Sicht auf die Gaumenseite
b) Oberkieferplatte mit seitlichen Aufbissen. Sicht auf die Okklusalfläche
c) Oberkieferplatte mit seitlichen Aufbissen
d) grazile Platte mit seitlichen Aufbissen nach M. Korn mit frontaler Abschirmung für die Zunge bei Vorliegen einer Zungendyskinesie und frontal offenem Biss sowie Dreiecksklammern als einzige Halteelemente

Konstruktionsbiss

Der Biss wird mit geringer Sperrung im Frontzahnbereich genommen, damit der Tragekomfort der Aufbissplatte für den Patienten ausreichend erhalten bleibt. Die Sperrung sollte daher nicht über die Ruheschwebelage hinaus erfolgen.

! Die Kunststoffaufbisse werden später bei der Anfertigung des Gerätes sehr grazil gestaltet, damit die frontale Bisssperrung möglichst gering bleibt.

Wirkungen

Die seitlichen Aufbisse intrudieren die Seitenzähne und führen zu einer Elongation der Frontzähne. Als Folge schließt sich der frontal offene Biss. Ein zusätzliches Zungengitter (☞ Abb. 50 d) hält bei Vorliegen einer Zungendyskinesie die Zunge von den Frontzähnen ab und beschleunigt damit das Schließen des frontal offenen Bisses. Ebenso kann die Platte zur Entlastung der Kiefergelenke beim frontal offenen Biss führen, weil durch die Elongation der Frontzähne und manchmal auch – wenn notwendig – der Prämolaren, wie dies bei der grazilen Platte nach M. Korn möglich ist, sowie durch die Intrusion der Seitenzähne eine stabile Okklusion mit gleichmäßiger Belastung der Seitenzähne hergestellt wird. Nach Schließen des Bisses ist bei Latero- und Mediotrusion bzw. Protrusion meist wieder eine Eck- oder Seitenzahnführung bzw. Frontzahnführung möglich.

Tragezeit

Mindestens den halben Tag und die ganze Nacht, damit die gewünschte Wirkung eintritt.

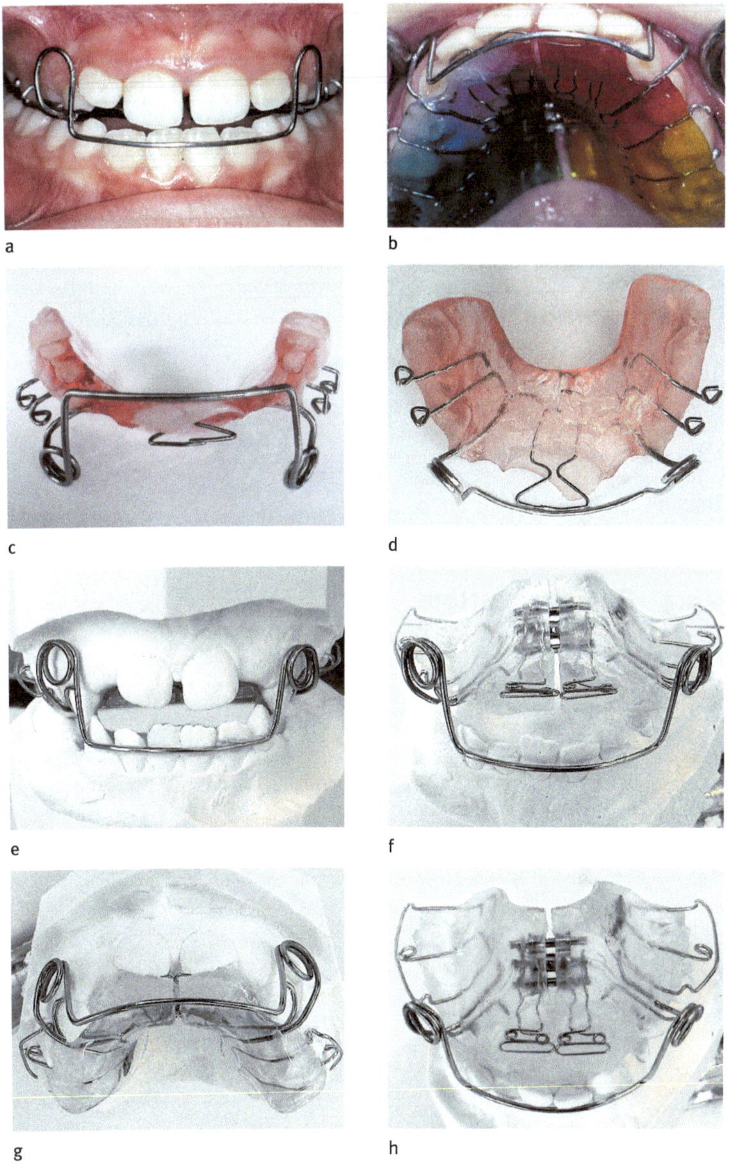

Abb. 51 a–h: Eschler-Platte mit geschlossenen Protrusionsfedern für die Frontzähne 11 und 21, die sich im frontalen Kreuzbiss befinden

Eschler-Platte

Labortechnische Arbeitsschritte ☞ 6.2.7.

Indikation
Wird häufig beim progenen Zwangsbiss oder frontalem Kreuzbiss verwendet.

Aussehen (☞ Abb. 51)
- Oberkieferplatte mit Kunststoffaufbissen im Seitenzahnbereich beidseits
- Protrusionsfedern für die oberen Frontzähne
- Labialbogen für die Unterkieferfrontzähne: Der Labialbogen beginnt jeweils distal von der Eckzahnregion an der Oberkieferplatte, geht zunächst ins Vestibulum des Oberkiefers und führt dann nach einer 180°-Biegung zur Unterkieferfront und liegt dieser dicht an. Der Labialbogen kann im Eckzahnbereich mit und ohne Helix gestaltet werden. Größere Stabilität bietet die Helix.

Wirkungen
- Die Oberkieferfrontzähne werden protrudiert bzw. der frontale Kreuzbiss oder der progene Zwangsbiss beseitigt
- Das Unterkieferwachstum wird durch den unteren Labialbogen gebremst.

Tragezeit
Mindestens den halben Tag und die ganze Nacht, damit die gewünschte Wirkung eintritt.

3.1.3 Passive Platten

Retentionsplatte

Indikation
Wird ausschließlich in der Retentionsphase eingesetzt.

Wirkung
Hält das erreichte kieferorthopädische Behandlungsergebnis und soll Rezidive verhindern.

Tragezeit, ausschleichende Therapie
Der Patient soll anfangs die Retentionsplatte nachmittags und nachts tragen.
Nach ~ 3–6 Monaten soll er sie dann für ~ 1 Jahr nur noch nachts tragen. Anschließend, wenn die Platte weiterhin gut sitzt, soll er sie alle 3 Monate 1 Nacht mehr pro Woche weglassen. Bis zum 20. Lebensjahr sollte die Retentionsplatte wenigstens noch 1 Nacht pro Woche getragen werden.

Lückenhalterplatte

Indikationen
- vorzeitiger Milchzahnverlust im Seitenzahnbereich
- Aplasien von bleibenden Seitenzähnen.

Aussehen (☞ Abb. 52)
Kunststoffplatte mit Halteelementen insbesondere an den Zähnen, die der Lücke benachbart sind.

Wirkung
Die Halteelemente beidseits an den Nachbarzähnen der Zahnlücke bewirken ein Offenhalten der Lücke.

Tragezeit
Mindestens abends und die ganze Nacht, damit die gewünschte Wirkung eintritt.

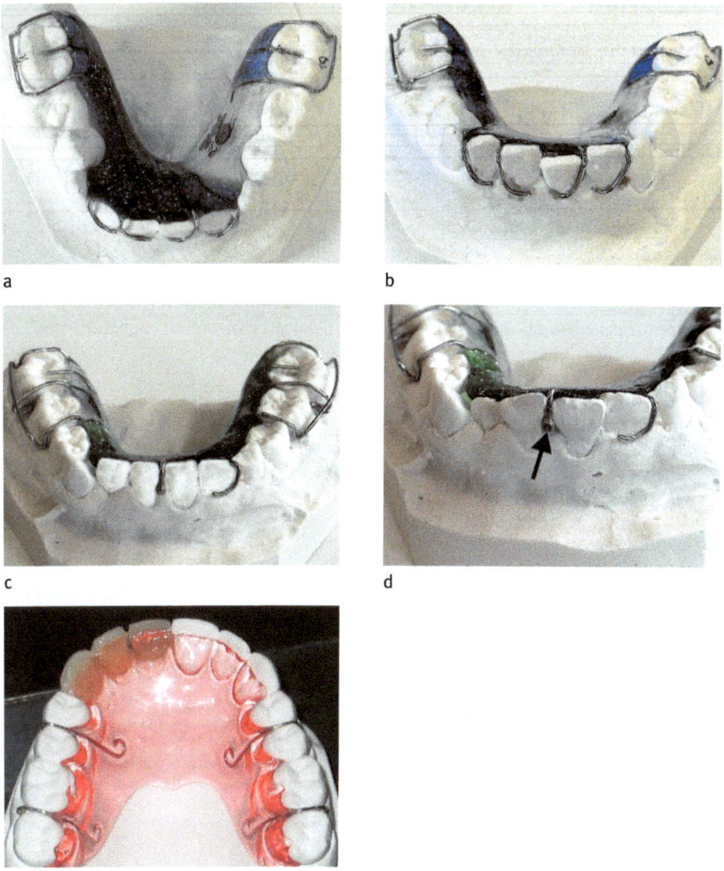

a b c d e

Abb. 52 a–e: Lückenhalterplatten im Unterkiefer
a+b) mit C-Klammern jeweils von distal in der Front
c+d) alternativ mit einem Knopfanker zwischen den mittleren Schneidezähnen und einer C-Klammer an Zahn 32 von distal. Der Zahn 42 ist noch im Durchbruch und damit noch nicht geeignet für eine C-Klammer
e) Lückenhalterplatte im Oberkiefer mit Kunststoffzähnen im Lückenbereich regio Zahn 11, 12 und 13 zur Verbesserung der Ästhetik bis zum prothetischen Zahnersatz nach Abschluss des Wachstums des Patienten ~ ab dem 18. Lebensjahr

Mundvorhofplatte

Die konfektionierte Mundvorhofplatte, die von Schönherr entwickelt und von Hinz im Jahr 1974 modifiziert wurde, wird bei kieferorthopädischen Frühbehandlungen zur Prophylaxe von extremen Dysgnathien und Lutschgewohnheiten eingesetzt.

Indikationen
- bestehendes Lutschhabit, z. B. Daumen- oder Fingerlutschen
- ausgeprägte mandibuläre Rücklage (basale Klasse II)
- unzureichender Lippenschluss, z. B. hypotone periorale Muskulatur oder zu kurze Oberlippe
- Zungendyskinesie oder viszerales (infantiles) Schluckmuster.

Optimales Indikationsalter
Im Kleinkindalter von 4–5 Jahren ist der günstigste Zeitpunkt für eine Mundvorhofplatte, da hier rechtzeitig im Milchgebiss die Habits oder eine extreme Unterkieferrücklage behandelt werden können. Bei Kindern unter 4 Jahren ist der Einsatz nur bedingt möglich, da hier häufig die Compliance des noch sehr jungen Patienten fehlt. Das Interesse an der Mundvorhofplatte verschwindet schnell.
Es gibt konfektionierte oder individuelle, im Labor hergestellte Mundvorhofplatten. Eine okklusale Abstützung erhält das individuell angefertigte Gerät aus hartem Kunststoff durch den Lingualbügel aus dem gebogenen Metalldraht.

3

Aussehen (☞ Abb. 53 + 54)
- zirkuläres, im Vestibulum befindliches und den beiden Zahnbögen anliegendes Wangenschild und Lippenschild aus weichem und elastischem Kunststoff
- Variante: Einbau eines Lingualbügels aus gebogenem Metalldraht (☞ Abb. 54 b).

! Der Lingualbügel an der Mundvorhofplatte ist nur bei einer Zungendyskinesie indiziert.

Wirkungen
- Abgewöhnung des bestehenden Lutschhabits, z. B. Daumenlutschen
- Unterstützung des Unterkieferwachstums, d. h. Frühbehandlung bei ausgeprägter Klasse II
- Unterstützung des Lippenschlusses, d. h. Training der perioralen Muskulatur
- Behandlung der Zungendyskinesie, d. h. Beseitigen des viszeralen Schluckmusters
- Abschirmung der Zunge bei zusätzlichem Vorhandensein eines Lingualbügels an der konfektionierten Mundvorhofplatte (Abb. 54 b).

Tragezeit
Mindestens den halben Tag und die ganze Nacht, damit die gewünschte Wirkung eintritt.

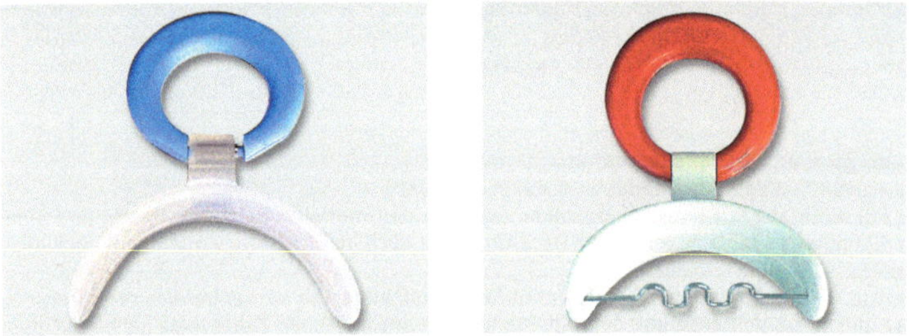

a b

Abb. 53 a+b: Konfektionierte Mundvorhofplatten
a) konfektionierte Mundvorhofplatte nach Hinz
b) konfektionierte Mundvorhofplatte mit Zungengitter nach Hinz (Dr. Hinz Dental-Vertriebsgesellschaft, Herne)

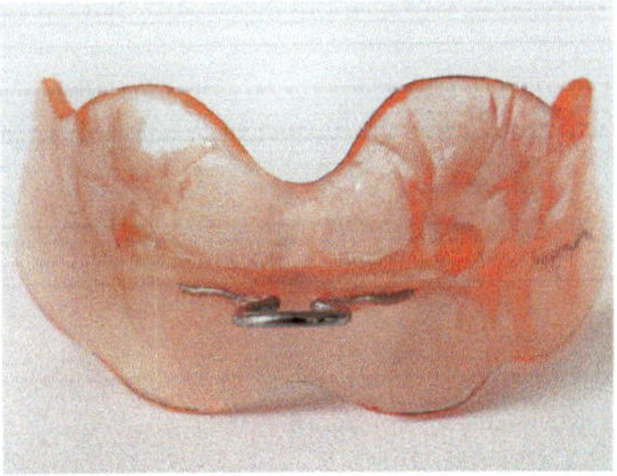

a

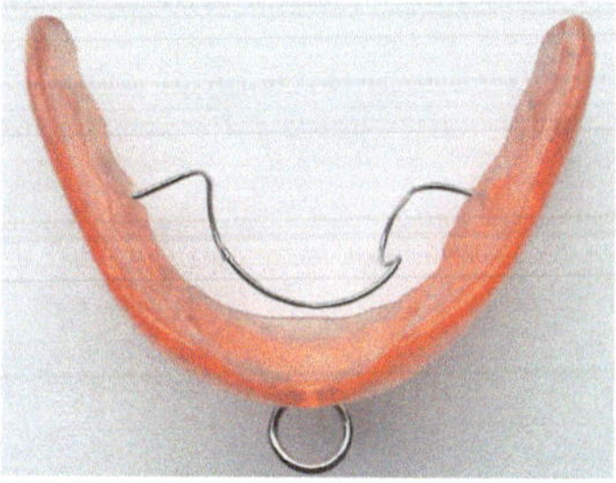

b

Abb. 54 a+b: individuelle im Labor angefertigte Mundvorhofplatte aus hartem Kunststoff und einem Lingualbügel zur okklusalen Abstützung des Gerätes

3

Sportmundschutz

Der Sportmundschutz (☞ Abb. 55) wird insbesondere beim Kampfsport, z.B. Boxen, zum Schutz der Zähne getragen. Der Mundschutz deckt mit seiner dünnen weichen Kunststoffschicht die Zähne ab und schützt diese vor einem Trauma bei gefährlichen Sportarten. Der Sportmundschutz wird i.d.R. nur beim Sport getragen. Er kann auch zusammen mit einer festsitzenden Multibandapparatur getragen werden.

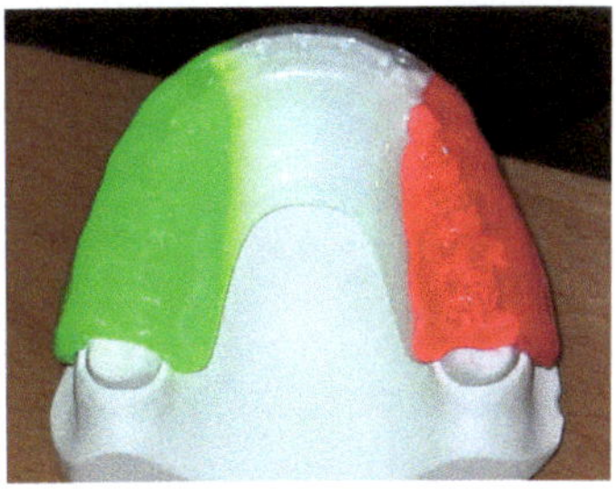

Abb. 55: Sportmundschutz aus einem tiefgezogenen, weichen, elastischen Kunststoff

3.1.4 Bestandteile der Platten

Halteelemente

- Adamsklammer: Drahtstärke: 0,7 mm (hart). ☞ Abb. 57 a+b
- okklusale Auflage: Drahtstärke: 0,7 mm (hart). ☞ Abb. 58 e
- Doppeladamsklammer: Drahtstärke: 0,7 mm (hart). ☞ Abb. 58 c+d
- Dreiecksklammer: Drahtstärke: 0,7 mm (federhart). ☞ Abb. 58 a+b
- Knopfanker: Drahtstärke: 0,6 mm (federhart). ☞ Abb. 56 c+d
- Haltedorne: Drahtstärke:0,8 mm (federhart). ☞ Abb. 60 b
- C-Klammer: Drahtstärke: 0,7 mm (federhart). ☞ Abb. 57 c+d
- Labialbogen
  - Platte: Drahtstärke: 0,7 mm (federhart). ☞ Abb. 56 a+b
  - Aktivator, Bionator: Drahtstärke 0,9 mm (federhart). ☞ Abb. 59 a+b
- Coffinfeder und Transpalatinalbogen beim FR-3: Drahtstärke: 1,2 mm. ☞ Abb. 60 a
- okklusale Auflage beim Funktionsregler nach Fränkel (FR-3): Drahtstärke: 0,8 mm. ☞ Abb. 58 f.

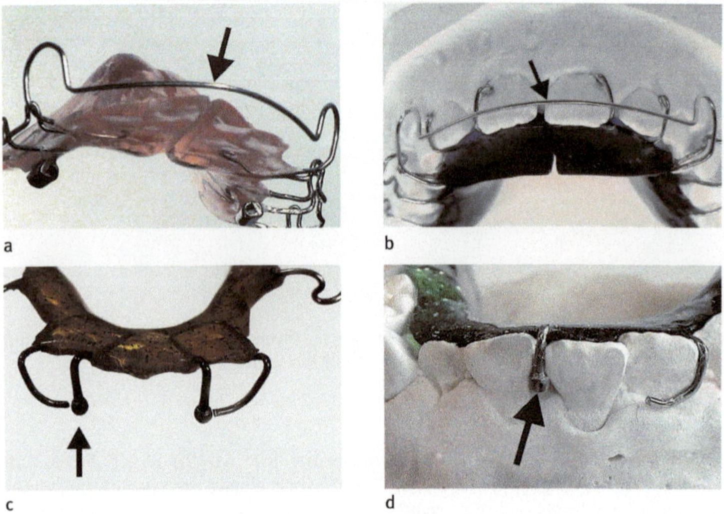

Abb. 56 a–d: Labialbogen (a+b) und Knopfanker (c+d)

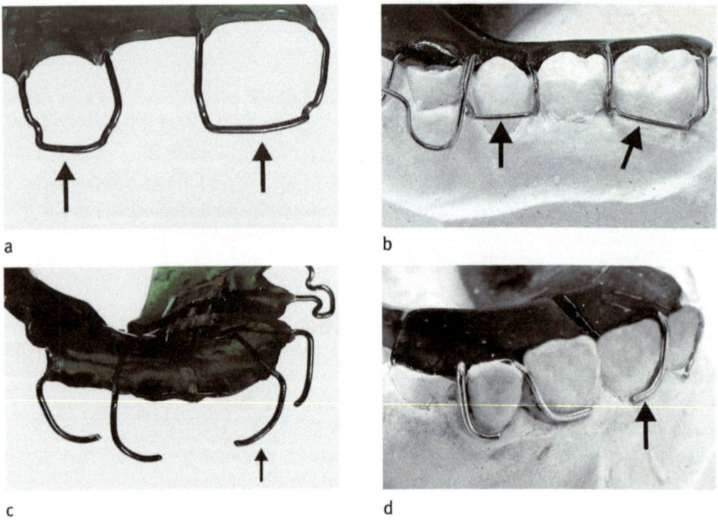

Abb. 57 a–d: Adamsklammern und C-Klammern
a) Adamsklammer für einen Prämolaren
b) Adamsklammer für einen Molaren
c+d) C-Klammern, die von distal kommen und nach mesial geöffnet sind

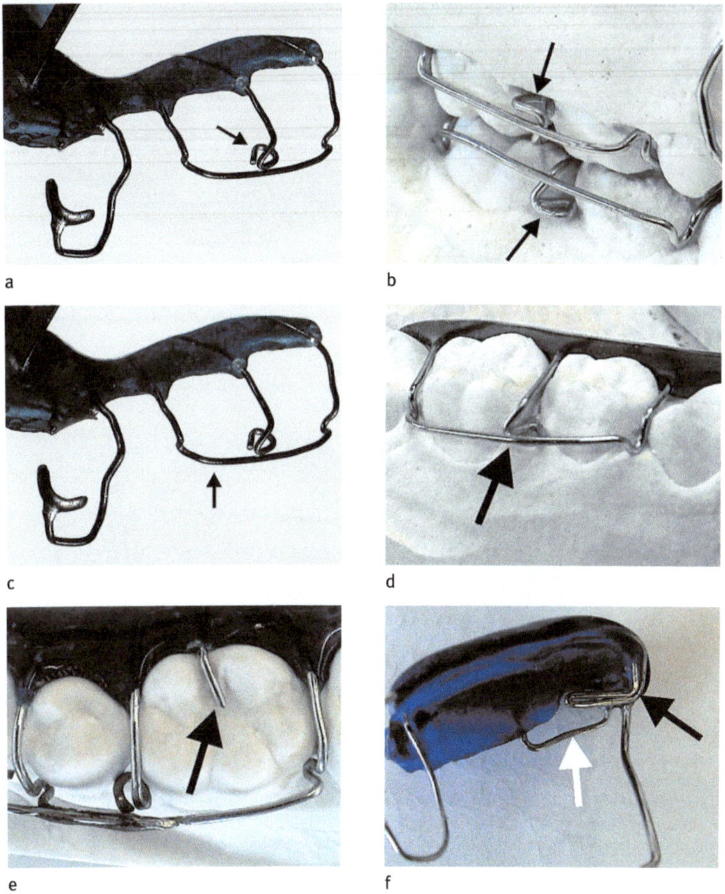

Abb. 58 a-f: Dreiecksklammer, Doppeladamsklammer, okklusale Auflagen
a+b) Dreiecksklammer
c+d) Doppeladamsklammer
e) okklusale Auflage am unteren 1. Molaren, die für die okklusale Abstützung der Unterkieferplatte eingebaut wird. Andernfalls würde die Unterkieferplatte in den Mundboden absinken und zu Druckstellen führen
f) okklusale Auflagen am Funktionsregler nach Fränkel (FR-3) für den Unterkiefer (weißer Pfeil) und für den Oberkiefer (schwarzer Pfeil)

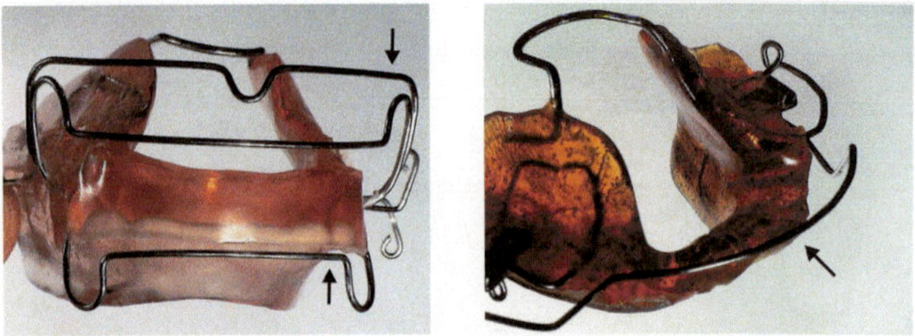

a b

Abb. 59 a+b: Labialbogen
a) am Aktivator
b) am Bionator

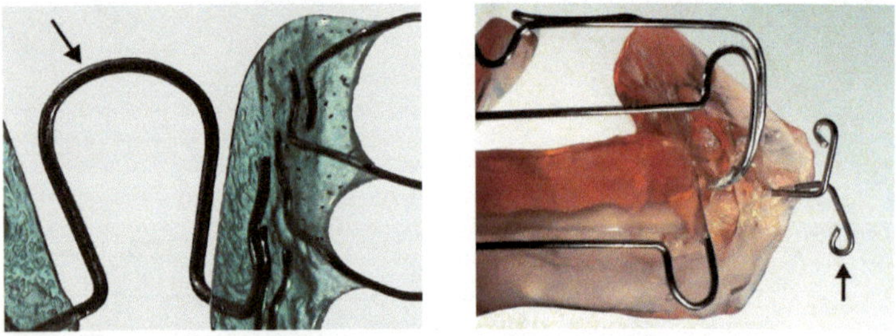

a b

Abb. 60 a+b: Coffinfeder, Haltedorne
a) Coffinfeder an der Platte
b) Haltedorne für die 1. Molaren am Aktivator zur Verhinderung der physiologischen Mesialwanderungstendenz der 1. Molaren beim Zahnwechsel. Der Leeway space bleibt damit erhalten und frontale Engstände können ausgeglichen werden

■ Schrauben

Transversale Dehnschraube

Indikationen
Der Einsatz erfolgt i.d.R. nur im Oberkiefer. Die transversale Dehnschraube wird bei einem zu schmalen Zahnbogen oder seitlichen Kreuzbissen eingesetzt.

Wirkungen
Der Zahnbogen wird transversal nachentwickelt. Die Schraube sollte maximal 1-mal pro Woche eine ¼-Drehung gestellt werden (☞ Abb. 61). Diese ¼-Drehung entspricht einer Strecke von 0,2 mm. Eine 360°-Drehung beträgt insgesamt 0,8 mm. Je nach Schraubgewinde kann eine transversale Dehnung des Zahnbogens von 6,5–11 mm erreicht werden.

! Die Wirkung ist nur dentoalveolär und es besteht damit die Gefahr eines Rezidivs. Die Platte sollte deswegen nach der transversalen Nachentwicklung möglichst mit einer Überkorrektur von 1–2 mm je Seite bis zum Ende der Retentionsphase mindestens nachts getragen werden. In der Retentionsphase kann nach dem Prinzip der „ausschleichenden Therapie“ (☞ 3.1.3) behandelt werden.

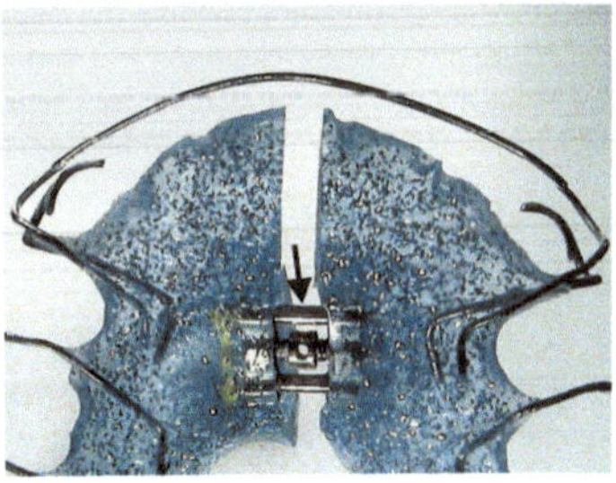

Abb. 61: Transversale (mediane) Dehnschraube

Sagittale Streckschraube

Indikationen

- vorzeitiger Verlust eines Milchmolaren oder bleibenden Zahnes mit Lückeneinengung
- Aplasie eines bleibenden Zahnes mit der Folge einer Lückeneinengung.

3

Wirkungen

Die Zahnlücken werden offen gehalten und beim Stellen der Schraube vergrößert. Die Schraube sollte maximal 1-mal pro Woche ¼-Drehung gestellt werden. Diese ¼-Drehung entspricht einer Strecke von 0,2 mm. Eine 360°-Drehung beträgt insgesamt 0,8 mm. Je nach Schraubgewinde kann eine Dehnung von 6,5–11 mm erreicht werden. Der Zahnbogen wird demnach um diese Strecke sagittal nachentwickelt.

Fächerdehnschraube

Indikationen

- Einsatz nur im Oberkiefer
- anteriorer zu schmaler Oberkiefer (Schmalkiefer)
- posteriorer zu schmaler Oberkiefer (Schmalkiefer).

Wirkungen

Der anteriore oder der posteriore obere Zahnbogen wird transversal nachentwickelt. Die Schraube sollte maximal 1-mal pro Woche eine ¼-Drehung (0,2 mm) gestellt werden (☞ Abb. 62). Eine 360°-Drehung beträgt 0,8 mm. Die Strecke der Dehnung beträgt ~ 7 mm.

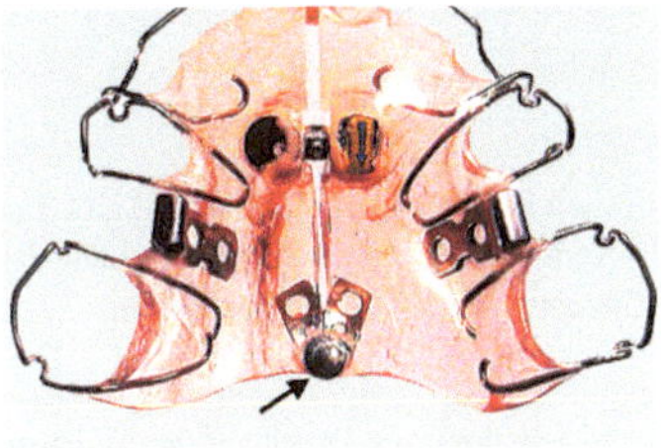

a

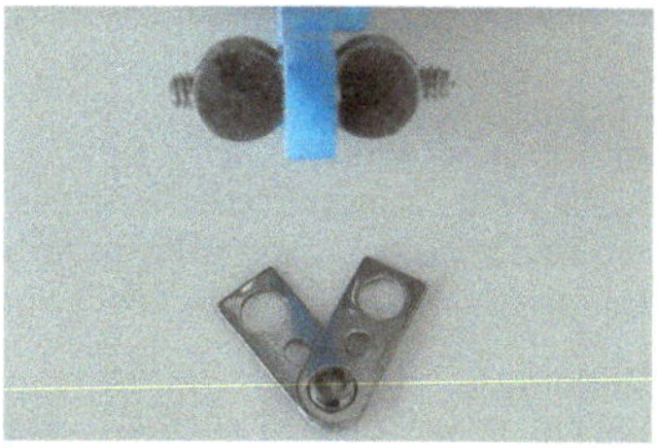

b

Abb. 62 a+b: Platte mit Fächerdehnschraube
a) zur transversalen Nachentwicklung des anterioren Zahnbogens und der hier anterior gelegenen Dehnschraube mit einem posterior gelegenen Gelenk
b) Fächerdehnschraube

! Die Wirkung ist nur dentoalveolär und es besteht damit die Gefahr eines Rezidivs. Die Platte sollte deswegen nach der transversalen Nachentwicklung mit Überkorrektur von 1–2 mm je Seite bis zum Ende der Retentionsphase mindestens nachts getragen werden. In der Retentionsphase kann nach dem Prinzip der „ausschleichenden Therapie" (☞ 3.1.3) behandelt werden.

Beutelspacherschraube

Indikationen

Wird nur im Oberkiefer eingesetzt bei einem Steilstand und Engstand in der oberen Front. Alternative zur transversalen Dehnschraube in Kombination mit Protrusionsfedern dar.

Aussehen

Die Beutelspacherschraube besteht insgesamt aus drei Einzelschrauben:
- Die transversale (mediane) Dehnschraube wird maximal 1-mal pro Woche eine ¼-Drehung (0,175 mm) gestellt. Eine 360°-Drehung beträgt 0,7 mm und die Strecke der Dehnung 3,5 mm
- Zwei zusätzliche Schrauben sind in der sagittalen Ebene ausgerichtet. Bei einer Drehung an den beiden Schraubgewinden schwenkt die Kunststoffbasis nach mesial. Die Frontzähne werden somit protrudiert. Diese beiden Schrauben lassen sich separat jeweils eine ¼-Drehung (~ 0,08 mm) stellen. Eine 360°-Drehung beträgt 0,35 mm und die gesamte Strecke der Protrusion 2,5 mm.

3

Wirkung

Die Frontzähne werden protrudiert und damit die Engstände in der Oberkieferfront beseitigt. Sie stellt eine Alternative zur transversalen Dehnschraube in Kombination mit Protrusionsfedern dar. Die Kräfte sind bei der Beutelspacherschraube genauer dosiert im Vergleich zu den Protrusionsfedern. Der Patient ist jedoch gezwungen, die Platte mit dieser speziellen Schraube, die immerhin aus drei Einzelschrauben besteht, genau nach Vorschrift zu tragen und zu stellen. Andernfalls passt sie sonst sehr schnell nicht mehr bzw. „steigt" aus dem Zahnbogen „aus".

Federbolzenschraube

Labortechnische Arbeitsschritte ☞ 6.2.3.

Indikationen

- Einzelzahnbewegungen
- Steilstand einzelner Frontzähne
- Palatinalstand eines oberen Seitenzahnes
- Lingualstand eines unteren Seitenzahnes.

Aussehen (☞ Abb. 63)

Schraube mit einem Stift, den es in vier unterschiedlichen Längen (4, 6, 8 und 12 mm) gibt. Der Stift wird bei jeder Drehung weiter in das Schraubgewinde geschraubt. Am anderen Ende des Stiftes befindet sich im Schraubgewinde eine Feder mit einem darauf befestigten Bolzen.

Wirkungen

Der Federbolzen übt einen konstanten, elastischen und fein dosierten Druck auf den zu bewegenden Zahn aus. Der Widerstand am Zahn ist „federnd". Der Vorteil der Federbolzenschraube gegenüber der offenen oder geschlossenen Protrusionsfeder (☞ unten) ist, dass die Kraftabgabe gering aber konstant und genau festgelegt ist. Der Stift kann, wenn er durch das regelmäßige Aktivieren bzw. Stellen zu kurz geworden ist und der Federbolzen den zu bewegenden Zahn kaum noch berührt, durch den nächsten längeren Stift ausgetauscht werden. Eine 360°-Drehung am Stift beträgt 0,35 mm. Die Federbolzenschraube wird mit einem Schraubenzieher gestellt.
Nachteil: Die aktivierten Federbolzenschrauben „verbiegen" relativ schnell am Stift, der aus dem Kunststoff der Platte heraussteht.

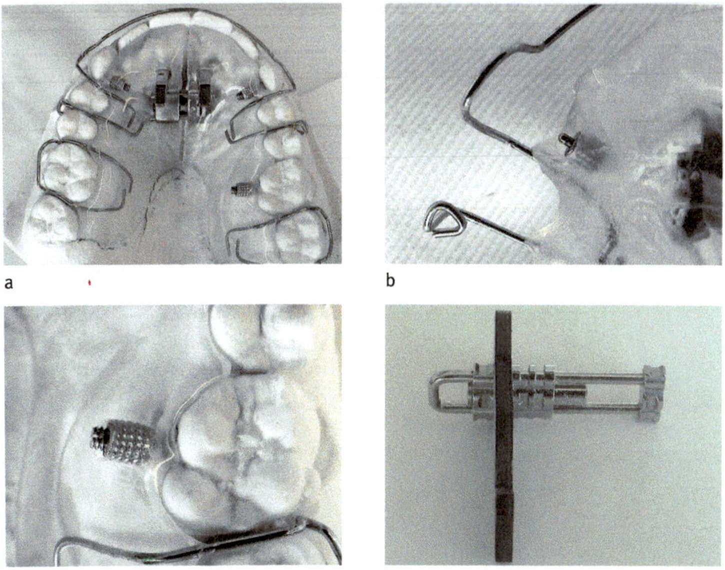

Abb. 63 a–d: Federbolzenschrauben, Hellerschraube
a–c) Oberkieferplatte mit drei Federbolzenschrauben an den beiden Eckzähnen 13 und 23 sowie an dem Zahn 26
d) Hellerschraube

Hellerschraube: kombinierte Zug- und Druckschraube

Indikation

Bei einer Lückenverkleinerung in Folge eines abgewanderten Nachbahrzahnes in eine Zahnlücke.

Wirkungen

- Sagittalbewegung von Zähnen bis maximal 2–3 mm: Mesialisieren oder Distalisieren eines abgewanderten Seitenzahnes in die Zahnlücke in Folge des vorzeitigen Verlustes eines Milchmolaren oder eines bleibenden Zahnes sowie bei Aplasien (Nichtanlagen) von bleibenden Zähnen.
  ! Bei größeren Stecken als 3 mm kommt es zur Zahnkippung
- Die kombinierte Zug- und Druckschraube (☞Abb. 63 d) kann 1-mal pro Woche ¼-Drehung (~ 0,08 mm) gestellt werden. Die max. Dehnung der Schraube beträgt 4,5 mm.

Federn

Protrusionsfeder und Bukkalfeder

Indikationen

- Steilstand der Frontzähne
- Kopf- oder Kreuzbiss in der Front oder im Seitenzahnbereich
- rotierte Front- oder Seitenzähne
- Palatinal- oder Lingualstand von Seitenzähnen.

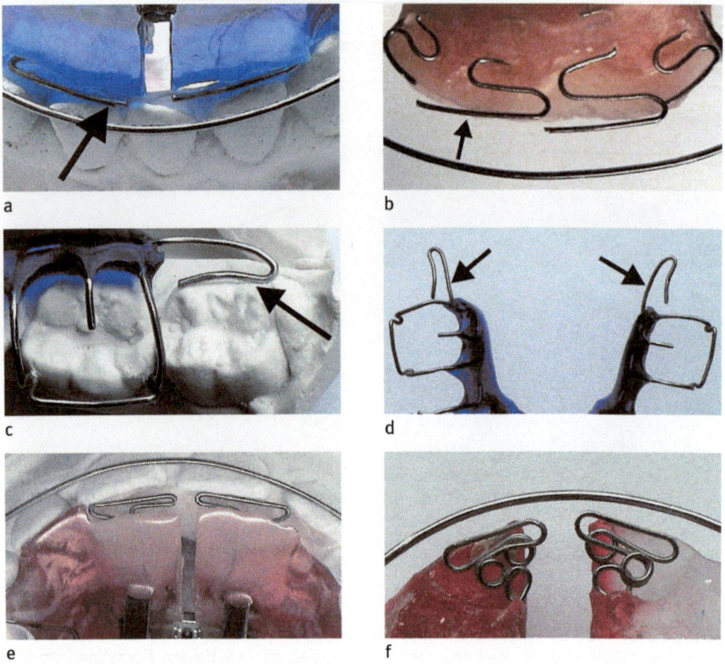

Abb. 64 a–f: Protrusions- und Bukkalfedern
a+b) Platte mit offenen Protrusionsfedern in der unteren Front
c+d) Platte mit offenen Bukkalfedern für 37 und 47
e+f) geschlossene (englische) Protrusionsfedern in der oberen Front

Aussehen

Die offene Protrusionsfeder für die Frontzähne wird meist im Unterkiefer aber auch im Oberkiefer verwendet (☞ Abb. 64 a–d). Sie wird entweder pro Zahn oder für zwei Schneidezähne gleichzeitig (nur im Unterkiefer) verwendet. Die Drahtstärke der offenen Protrusionsfedern beträgt für einen Zahn 0,5 mm (federhart), für zwei Zähne 0,6 mm (federhart).
Die offene Bukkalfeder wird im Ober- und Unterkiefer im Seitenzahnbereich verwendet. Die Drahtstärke der Bukkalfedern für die Prämolaren oder Molaren beträgt 0,7 mm (federhart).
Geschlossene (englische) Protrusionsfedern mit einer Drahtstärke von 0,4 mm (federhart) werden in der Oberkieferfront verwendet (☞ Abb. 64 e+f). Geschlossene Federn im Unterkiefer haben zu wenig Retention im Kunststoff, da die Unterkieferfrontzähne sehr schmal sind. Aufgrund dieses technischen Problems werden geschlossene Federn nie im Unterkiefer verwendet.

Wirkungen

Die Front- oder Seitenzähne werden protrudiert bzw. bei Steilstand aufgerichtet.

Außenfeder

Indikationen

- Nonokklusion (Seitenzähne)
- Bukkalstand der oberen oder unteren Seitenzähne.

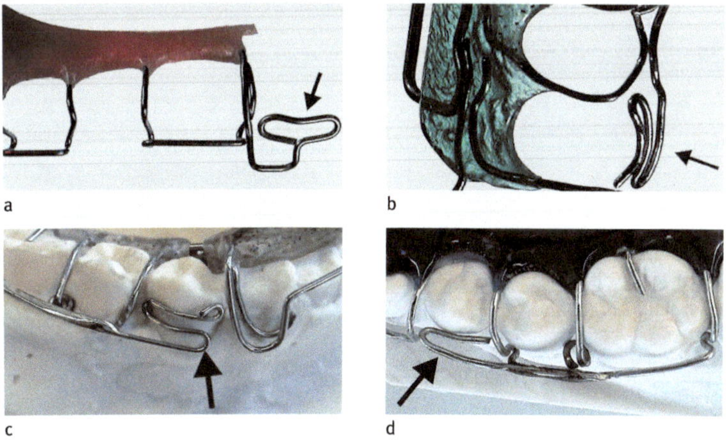

Abb. 65 a–d: Außenfedern
a) Platte mit einer geschlossenen Außenfeder für den Zahn 37
b) Platte mit einer geschlossenen Außenfeder für den Zahn 24
c) Platte mit einer geschlossenen Außenfeder für den Zahn 44
d) Platte mit offener Außenfeder für den Zahn 34

3

Aussehen (☞ Abb. 65)

Es gibt entweder offene oder geschlossene Außenfedern mit der Drahtstärke von 0,7 mm (federhart). Die geschlossenen Außenfedern sind flexibler und lassen sich gleichmäßiger aktivieren als die offenen Außenfedern. Dies gilt ebenso für die geschlossenen Protrusionsfedern.

Wirkungen

Der Zahn wird durch die aktivierte Außenfeder nach lingual im Unterkiefer oder nach palatinal im Oberkiefer bewegt.

Fingerfeder (Interdentalfeder)

Indikationen

- Diastema mediale
- kleine Lücken im Seitenzahnbereich
- mesial aufgewanderte bleibende Eckzähne im späten Wechselgebiss mit noch vorhandenem Leeway space.

Aussehen (☞ Abb. 66)

Die Fingerfedern kommen von distal oder mesial eines Zahnes und verlaufen im Approximalraum. Über eine gebogene Helix werden sie aktiviert. Die Arme der Federn sind frei von Kunststoff, so dass eine ausreichende Aktivierungsmöglichkeit des Federarms besteht. Die Drahtstärke beträgt 0,6 mm (federhart) in der Front und für Prämolaren 0,7 mm (federhart).

Wirkungen

Die Zähne werden entweder nach distal oder mesial bewegt, je nach Lage der Fingerfeder. Restlücken können geschlossen werden.

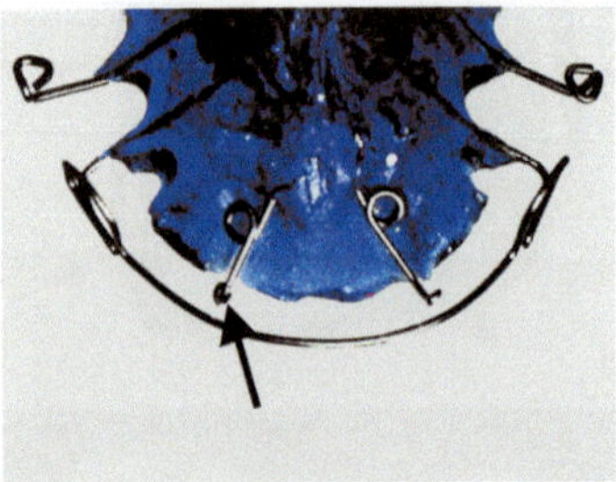

a

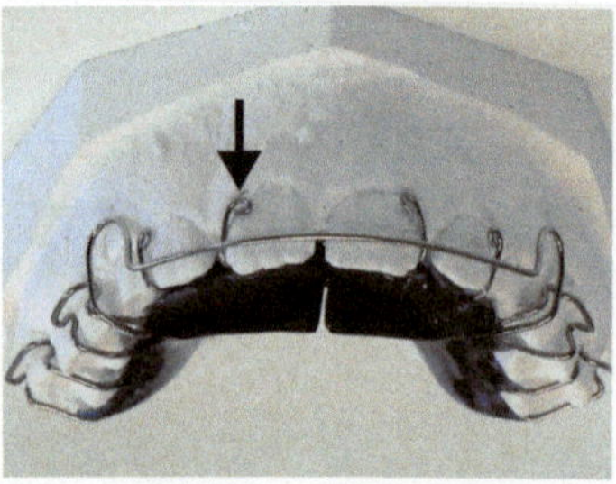

b

Abb. 66 a+b: Platte mit Fingerfeder
a) Ansicht von unten
b) von distal mit Fingerfedern ür die beiden mittleren Schneidezähne mit Diastema mediale

Coffinfeder

Indikationen

- Einsatz nur im Oberkiefer
- Stabilität erhöhen, transversale Verbindung am Gaumen bei Aktivatoren und Bionatoren
- Schmalkiefer (Oberkiefer)
- anteriorer oberer Schmalkiefer, posteriorer oberer Schmalkiefer.

Aussehen (☞ Abb. 48+67)

Die Coffinfeder ist eine transversale Verbindung bei herausnehmbaren Platten und vielen funktionskieferorthopädischen Geräten aus einem dicken Metalldraht (federhart). Die Coffinfeder befindet sich intraoral in ~ 1 mm Abstand zum Gaumen. Die Drahtstärke beträgt:

- bei der Coffinplatte 1,0 mm (federhart)
- bei der anterior gelegenen Coffinfeder 1,0 (federhart)
- bei der posterior gelegenen Coffinfeder 1,1 mm (federhart).
- bei Aktivatoren 1,2 mm (federhart).

Wirkungen

Die **Coffinfeder** wird bei funktionskieferorthopädischen Geräten ausschließlich passiv verwendet. Sie dient nur zur Stabilisierung des Gerätes und zur transversalen Verbindung am Gaumen. Die **Coffinplatte** hat sowohl eine anterior als auch eine posterior am Gaumen gelegene Coffinfeder als transversale Verbindung und kann hier passiv und aktiv eingesetzt werden. Der obere Zahnbogen kann entweder nur anterior oder posterior sowie insgesamt transversal nachentwickelt werden durch entsprechende Aktivierung der beiden Coffinfedern.

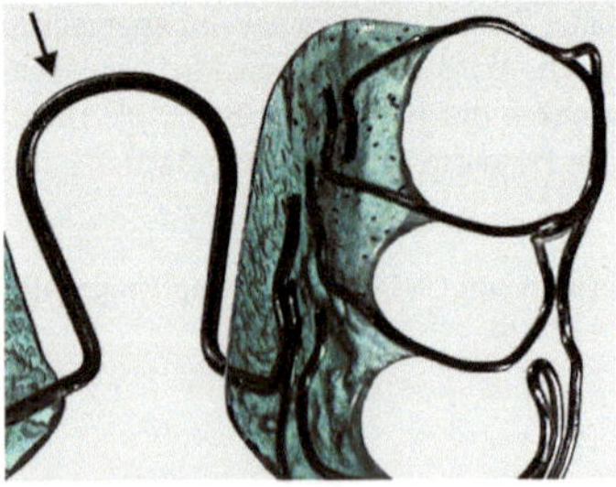

Abb. 67: Oberkieferplatte mit einer posterioren Coffinfeder

Distalfeder

Indikationen

- Einsatz nur im Oberkiefer
- mesial aufgewanderte 1. oder 2. obere Molaren durch vorzeitigen Verlust von Milchmolaren oder bleibenden Zähnen sowie Aplasie von bleibenden Seitenzähnen
- Unterstützung der Headgear-Wirkung bei Einsatz eines Headgears zur Distalisierung der 1. Molaren (☞ 3.1.7)
- Klasse II_1.

Aussehen (☞ Abb. 68)

Die Distalfeder hat einen langen Arm, der in einer Helix kurz vor dem Retentionsarm zur Gaumenmitte hin im Kunststoff endet. Die Helix wird zur Aktivierung der Feder verwendet. Die Distalfeder verläuft intraoral im aktivierten Zustand im Approximalraum mesial des 1. oberen Molaren. Die Drahtstärke beträgt 0,7 mm (federhart).

Wirkungen

Die 1. Molaren werden nach distal bewegt. Die Distalfeder sollte ausschließlich vor dem Durchbruch der 2. Molaren verwendet werden. Als Nebenwirkung kann es zur Protrusion der Front kommen.

! Die Distalfeder für die 1. Molaren darf nur vor dem Durchbruch der 2. Molaren verwendet werden, da sie sonst die 1. Molaren nicht mehr nach distal bewegen kann. Zur Distalisierung der 2. Molaren kann die Platte jedoch auch eingesetzt werden.

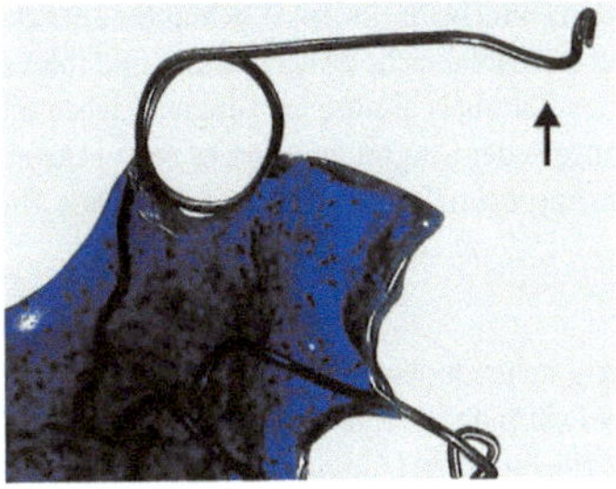

Abb. 68: Distalfeder an einer Cetlinplatte

■ Klammer

Indikation

Beim dystopen, z. B. labialen, Durchbruch eines Eckzahnes.

Aussehen (☞ Abb. 69)

Die J-Klammer hat einen Metallarm, der durch den Approximalraum distal vom Eckzahn verläuft und dann C-förmig von distal nach zervikal entlang der Labialfläche des Eckzahnes verläuft. Der Metallarm endet in einem J-förmigen Plateau, welches dem Eckzahn eng anliegt und je nach Aktivierungsrichtung dessen Durchbruch in die richtige Richtung steuert. Die Drahtstärke beträgt 0,8 mm (federhart). Die J-Klammer ist also ein aktives Element, welches zum Einordnen eines zu weit labial oder mesial durchbrechenden Eckzahnes verwendet wird.

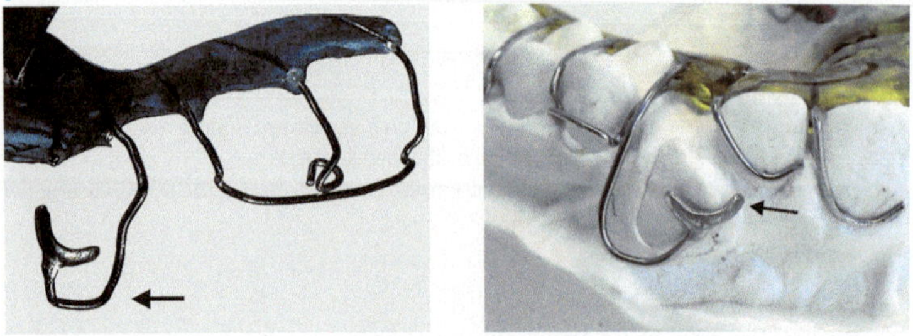

a b

Abb. 69 a+b: J-Klammer
a) J-Klammer
b) Platte mit einer J-Klammer zum Einordnen des Eckzahnes 43

3

Labialbogen

Indikationen
- geringe Drehstände in der Front
- protrudierte und lückig stehende Front.

Aussehen (☞ Abb. 70)
Der Labialbogen verläuft von Eckzahn zu Eckzahn und endet beidseits mit U-Schlaufen am Eckzahn. Die U-Schlaufen beginnen am mesialen Drittel der Labialfläche des Eckzahnes und führen in ~ 1 mm Abstand nach apikal bis zu 2 mm über den Zahnhals hinweg zur Gingiva. Liegen die U-Schlaufen bei zu starker Aktivierung des Labialbogens der Gingiva an, kann es zu Druckstellen kommen. Der Retentionsarm führt durch den Approximalraum distal des Eckzahns. Die Drahtstärke beträgt 0,7 mm (federhart) bei Platten und 0,9 mm (federhart) bei Aktivatoren.

Labialbogentypen
- Reverselabialbogen, z. B. bei protrudiert und lückig stehender Front (☞ Abb. 70 a + b)
- Labialbogen mit Andresenschlingen, z. B. rotierte Eckzähne (☞ Abb. 70 c + d)
- Hochlabialbogen im Oberkiefer zusätzlich zum Labialbogen bei Aktivatoren als Schutz vor zu schnellem Herausfallen des Gerätes aus dem Mund (☞ Abb. 70 e).

Wirkungen
Durch den eng anliegenden und dadurch aktiv wirkenden Labialbogen werden die Frontzähne ausgeformt oder retrudiert. Die Aktivierung erfolgt über die U-Schlaufen, die mit einer Flachzange etwas mehr zusammengedrückt werden können.

U-Bügel

Indikationen
- transversale Metallverbindung bei funktionskieferorthopädischen Geräten (Drahtstärke: 1,2 mm federhart)
- vertikale Verbindung und Aktivierungsmöglichkeit zur Therapie einer basalen Klasse II oder III beim U-Bügel-Aktivator nach Karwetzky (☞ Abb. 71)
- transversale Verbindung anterior und posterior an der Coffinplatte (☞ Abb. 60 a + b).

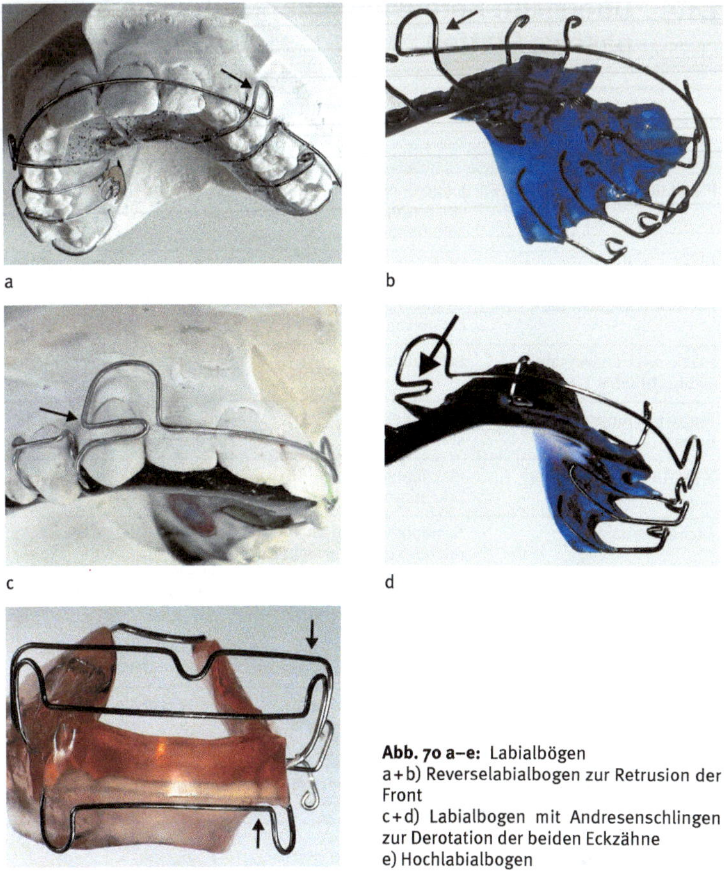

Abb. 70 a–e: Labialbögen
a+b) Reverselabialbogen zur Retrusion der Front
c+d) Labialbogen mit Andresenschlingen zur Derotation der beiden Eckzähne
e) Hochlabialbogen

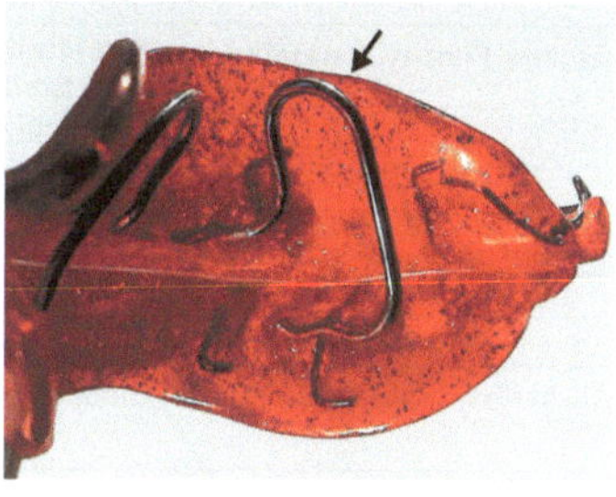

Abb. 71: U-Bügel

3

3.1.5 Übersicht: herausnehmbare aktive und passive Platten

3

Tab. 8: Aktive und passive Platten, deren Indikation und Tragezeit

Gerät	Indikation	Tragezeit
Platte mit Segmentschraube	Lingual- oder Palatinalstand von Einzelzähnen im Seitenzahnbereich	½ Tag und die ganze Nacht
Platte mit Streckschraube	Lückeneinengung	½ Tag und die ganze Nacht
Platte mit Zugschraube	Zahnlücke oder Restlücke bis maximal 3 mm	½ Tag und die ganze Nacht
Platte mit transversaler Dehnschraube	Schmalkiefer	½ Tag und die ganze Nacht
Platte mit Reverselabialbogen	Protrudierte und lückig stehende Front	½ Tag und die ganze Nacht
Y-Platte (nur Oberkiefer)	Platzmangel in der Eckzahnregion	½ Tag und die ganze Nacht
Fächerdehnplatte	Schmalkiefer nur im anterioren oder posterioren Bereich	½ Tag und die ganze Nacht
Oberkieferplatte mit seitlichen Aufbissen und einem Lingualflügel im Gegenkiefer	gnathische Mittellinienabweichung oder Laterognathie	½ Tag und die ganze Nacht
Vorschubdoppelplatten	basale Klasse II (Rückbiss)	½ Tag und die ganze Nacht
Cetlinplatte (nur Oberkiefer)	Klasse II_1, Mesial aufgewanderte obere 1. oder 2. Molaren	½ Tag und die ganze Nacht
Coffinplatte (nur Oberkiefer)	anteriorer oder posteriorer Schmalkiefer	½ Tag und die ganze Nacht
Oberkieferplatte mit frontalem (palatinalem) Aufbiss	Tiefbiss	½ Tag und die ganze Nacht
Platte mit seitlichen Aufbissen	frontaler Kreuzbiss, vertikale Wachstumsrichtung	½ Tag und die ganze Nacht
Eschler-Platte (Oberkiefer)	• basale Klasse III (Progenie) mit frontalem Kopf- oder Kreuzbiss • progener Zwangsbiss mit frontalem Kreuzbiss	½ Tag und die ganze Nacht
Retentionsplatte	Retentionsphase	• ~ 8 Wochen: ½ Tag und die ganze Nacht • danach: nachts
Lückenhalterplatte	Offenhalten eine Zahnlücke	abends und die ganze Nacht
Mundvorhofplatte	Lutschhabit, Klasse II_1 oder Unzureichender Lippenschluss	½ Tag und die ganze Nacht

3.1.6 Gebrauchshinweise für den Patienten mit einem herausnehmbaren Gerät

Geräteaufbewahrung

Herausnehmbare Geräte werden i. d. R. während der Schule, des Sports und der Mahlzeiten in einer Klammerdose aufbewahrt, die entweder beim Behandler, in einer Drogerie oder Apotheke erhältlich ist. Nur so kann das Gerät nicht so schnell verbiegen, zerbrechen oder gar verloren gehen.
Das Einwickeln in ein Papiertaschentuch oder in die Hosentasche stecken ist unbedingt zu vermeiden.
Die übrige Zeit sollte sich das Gerät entsprechend der Anweisung des Behandlers im Mund befinden.
Nach dem Herausnehmen sollte das Gerät vor der Aufbewahrung in der Dose mit Wasser kurz abgespült werden, um eine Geruchsbildung durch Bakterien zu vermeiden.

Gerätereinigung

Die Reinigung des Gerätes erfolgt genau wie bei den Zähnen mit Zahnpasta, Wasser und Zahnbürste. Nur die mechanische Reinigung verhindert eine Belags- und Geruchsbildung.

! Reinigungstabletten allein reichen nicht aus.

3

Mundhygiene

Vor dem Einsetzen das Gerät müssen grundsätzlich die Zähne aus kariesprophylaktischen Gründen geputzt werden.

Technik des Einsetzens und Herausnehmens des Gerätes

Einsetzen

Das Gerät wird zunächst lose auf die Zähne gesetzt und dann im Unterkiefer mit beiden Zeigefingern und im Oberkiefer mit beiden Daumen an der Kunststoffbasis festgedrückt, bis sie mit einem Klickgeräusch einrastet.

Herausnehmen

Das Gerät wird im Oberkiefer zuerst mit den beiden Zeigefingern an den hinteren Drähten gelockert. Die Finger „haken“ sich dazu unter den Drähten „ein“.
Im Unterkiefer wird das Gerät auf die gleiche Weise mit den beiden Daumen zuerst an den hinteren Drähten gelockert.

! Der Patient sollte niemals in der Front zuerst das Gerät lockern, da sonst der Labialbogen verbiegt oder sogar bricht.

Druckstellen, Schmerzen, Drahtbruch oder Verlust des Gerätes

Der Patient sollte bei Schwierigkeiten umgehend den Behandler aufsuchen, der das Problem entweder an dem Gerät behebt oder ggf. einen Abdruck für ein neues Gerät oder für eine Gerätereparatur nimmt. Nur so kann eine unnötige Verlängerung der Gesamt-behandlungszeit vermieden werden.

! Der Behandler ist verpflichtet, den Patienten zu Beginn jeder kieferorthopädischen Behandlung mit einem herausnehmbaren Gerät unbedingt darüber aufzuklären, dass es in der Eingewöhnungsphase zu Druckstellen und Zahnschmerzen kommen kann.

Der Patient muss wissen, dass es zu Zahnlockerungen und Empfindlichkeiten der Zähne in Folge der Zahnbewegungen kommen kann, die aber i. d. R. als normal zu betrachten sind. Der Patient soll auch über die hohen Herstellungskosten der Geräte aufgeklärt werden, die besonders ärgerlich sind, wenn das Gerät in Folge eines Bruchs oder sogar Verlustes wieder neu angefertigt werden muss.

3.1.7 Extraoral abgestützte Apparaturen

Headgear (Gesichtsbogen)

Indikationen

- Mesialstand eines oder beider oberer 1. Molaren in Folge eines vorzeitigen Milchzahnverlustes, d. h. sagittaler Platzmangel
- maximale Verankerung der oberen Molaren bei Extraktionsfällen oder während des Zahnwechsel bei knappen Platzverhältnissen
- prognather Oberkiefer, z. B. bei der Klasse II_1 mit Mesialstand der 1. oberen Molaren
- frontal offener Biss
- Aufrichtung nach mesial gekippter Molaren
- Intrusion oder Extrusion der 1. Molaren.

! Grundsätzlich sollte der Headgear zur Molarendistalisation vor dem Durchbruch der 2. oberen Molaren eingesetzt werden. Das Vorhandensein der 2. Molaren behindert eine Distalisation der 1. Molaren. Die 1. Molaren können dann mit dem Headgear nur in ihrer Position gehalten oder derotiert werden. Alternativ sollte hier das Pendulum nach Hilgers (☞ 4.2) zur Distalisation zuerst der 2. Molaren und danach der 1. Molaren eingesetzt werden.

3

! Bei einer Angle-Klasse II_2 (Deckbiss) oder einer dentalen Klasse II bei basaler Klasse I oder III („Dentaler Rückbiss“) mit konkavem Profil oder ausgeprägtem Kinn sollte keine Vorverlagerung des Unterkiefers wegen der daraus resultierenden Profilverschlechterung erfolgen. In beiden Fällen ist eine Anwendung des Headgears zur Einstellung einer dentalen Angle Klasse I nicht geeignet, da das Oberkieferwachstum nicht gebremst, sondern gefördert werden soll. Es kann hier vorzugsweise zur dentalen Angle-Klasse-I-Einstellung ein Pendulum (☞ 3.2) verwendet werden.

Wirkungen

- Kräfte von 200–300 g je Seite haben eine überwiegend orthodontische Wirkung auf den oberen Zahnbogen. Die Kräfte können mit der Correx-Federwaage genau gemessen werden
- Kräfte ab 500 g je Seite haben eine überwiegend orthopädische Wirkung auf den Oberkiefer
- Kräfte, die oberhalb des Widerstandszentrums des Oberkiefers verlaufen, bewirken eine Wachstumshemmung des Oberkiefers: Das Widerstandszentrum ist die obere Spitze der Fissura pterygomaxillaris
- Kräfte, die unterhalb des Widerstandszentrums des Oberkiefers verlaufen, bewirken eine Rotation des Oberkiefers nach kaudal und dorsal. Der Unterkiefer rotiert zunehmend reziprok im Uhrzeigersinn nach kaudal mit, je vertikaler das Wachstum ist, da hier der Muskelzug des Masseter-Pterigoid-Komplexes nach ventral geht. Bei den horizontalen Wachstumstypen ist der Muskelzug vertikal gerichtet und wirkt so der ungewünschten Unterkieferrotation entgegen, da diese eine Verlängerung des Untergesichtes bewirkt (Öffnung des Fazialwinkels).

Nebenwirkungen

- Distalkippung der Kronen der 1. Molaren, wenn die Kraft nicht durch das Widerstandszentrum des Oberkiefers läuft
- Sklerosierung des Knochens um die Wurzeln der 1. Molaren bei zu großer Kraftapplikation mit der Folge, dass nun eine mehr orthopädische als orthodontische Wirkung erfolgt, da die Beweglichkeit der Zähne nach distal eingeschränkt ist
- Kreuzbisstendenz der 1. Molaren in Folge der Oberkieferrotation und der Kompression der Außenarme durch den Nackenzug und damit auch der Innenarme
- Extrusion oder Intrusion der 1. Molaren
- Unterkieferrotation im Uhrzeigersinn bei schwachen Muskeltypen wie beim dolichofazialen Wachstumstyp mit Verlängerung des Untergesichtes
- Kaudal- oder Kranialneigung der Oberkieferebene.

! Die Innenarme des zervikalen Headgears müssen zur Vermeidung eines ungewollten Kreuzbisses im Molarenbereich auf jeder Seite auf 1–2 mm Expansion eingestellt werden. Beim okzipitalen Headgear müssen zur Vermeidung einer ungewollten Nonokklusion entsprechend die Innenarme auf 1–2 mm Kompression eingestellt werden.

! Eine unerwünschte Unterkieferrotation beim dolichofazialen Wachstumstyp mit i.d.R. schwacher Kaumuskulatur kann durch intermittierendes Tragen des Headgears sowie durch Kauen von Kaugummis, was die Muskulatur stärkt, reduziert werden.

! Grundsätzlich muss der Behandler beim Einbau des Headgears darauf achten, dass der Innenbogen mindestens 4–6 mm Abstand von den oberen Frontzähnen hat und mittig zwischen der Ober- und Unterlippe liegt. Im Laufe der Wochen nähert sich der Innenbogen durch die Distalisation der Seitenzähne den Frontzähnen an und kann dort „scheuern".

Tragezeit

Der Headgear sollte von den jungen Patienten intermittierend 12–14 Stunden pro Tag getragen werden. Er sollte überwiegend nachts getragen werden, da tagsüber mehr Kau- und Schluckfunktion auftritt und nachts mehr Wachstum stattfindet. So können sich Muskeln und Gewebe allmählich der sich ändernden Oberkieferposition anpassen. Ein Muskelrezidiv, welches tagsüber auftritt, ist also erwünscht, da dies den Oberkiefer in der gewünschten Form, Breite und Position aufgrund einer besseren und allmählichen Muskelanpassung verändert und gleichzeitig den Unterkiefer in seiner Position stabilisiert.

3

! Ganztägiges Tragen bewirkt eine Unterkieferrotation, da tagsüber kein Muskelrezidiv auftreten kann und somit insbesondere bei vertikalen Wachstumstypen der Muskelzug zu schwach ist, den Unterkiefer gegen Rotation zu stabilisieren. Diese Unterkieferrotation ist beim vertikalen Wachstumsmuster unerwünscht. Die daraus resultierende Erhöhung des Untergesichtes wirkt sich gerade bei dem dolichofazialen Gesichtstyp ästhetisch ungünstig aus. Ebenso kann eine zu lange andauernde oder zu starke Anwendung des Headgears zu einer unerwünschten Konkavität des Profils führen.

Aussehen (☞ **Abb. 72 a+b**)

- zwei Außenarme
- zwei Innenarme
- Stops (hier U-Schlaufe) am Ende der Innenbogen für das Molarenschloss.

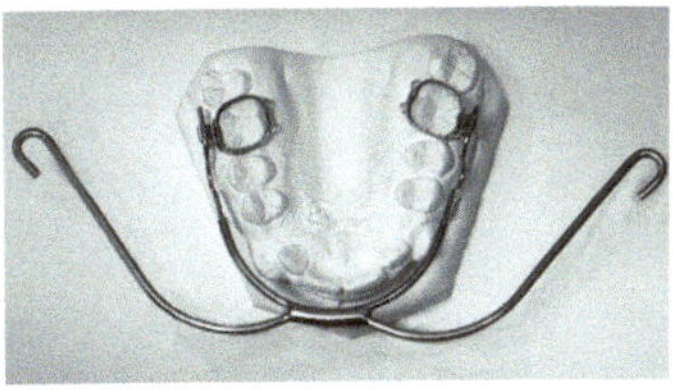

a

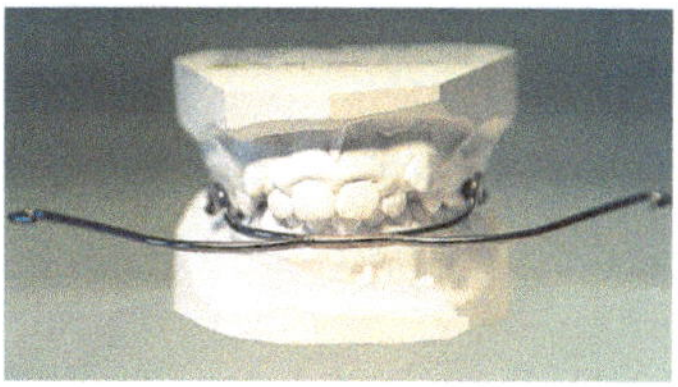

b

Abb. 72 a+b: Headgear mit zwei Innen- und zwei Außenarmen

Headgear mit okzipitalem Zug (High-Pull-Zug)

Indikationen

- vertikales Wachstumsmuster
- frontal und skelettal offener Biss.

Wirkungen

Es kommt zu einer Intrusion und Distalisation der oberen 1. Molaren und Extrusion der Front.

- Außenarme nach kranial: Die Distalisation ist größer als die Intrusion (☞ Abb. 73)
- Außenarme horizontal: Die Distalisation ist etwas größer als die Intrusion (☞ Abb. 74)
- Außenarme nach kaudal: Die Intrusion ist größer als die Distalisation (☞ Abb. 75).

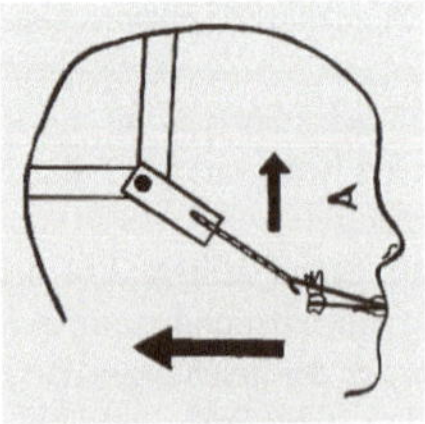

Abb. 73: Headgear mit einem High-Pull-Zug und nach kranial gebogenen Außenarmen

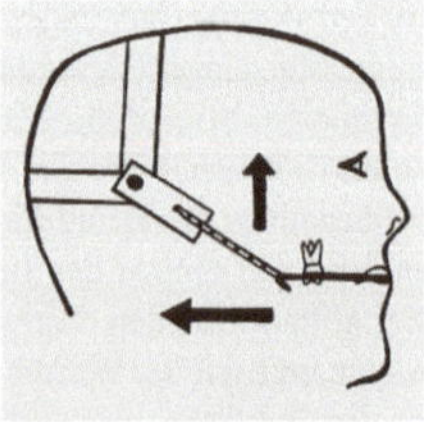

Abb. 74: Headgear mit einem High-Pull-Zug und horizontalen Außenarmen

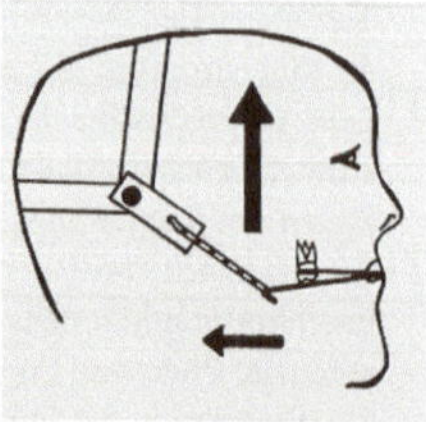

Abb. 75: Headgear mit einem High-Pull-Zug und nach kaudal gebogenen Außenarmen

3

Intrusion ist gleich groß wie Distalisation

Die Kraftrichtung läuft durch das Widerstandszentrum des Oberkiefers (☞ Abb. 76 b) und der Außenarm endet so, dass der okzipitale Zug das Widerstandszentrum schneidet. Es kann hier das Widerstandszentrum ~ 10 mm apikal der distalen Wurzelspitze des 1. Molaren (oberer Rand der Fissura pterygomaxillaris) auf der Wange mittels einer Farbmarkierung festgelegt werden.

- lange Außenarme: Kippung der Krone nach distal und wenig Distalisation
- kurze Außenarme: Kippung der Krone nach mesial und wenig Distalisation.

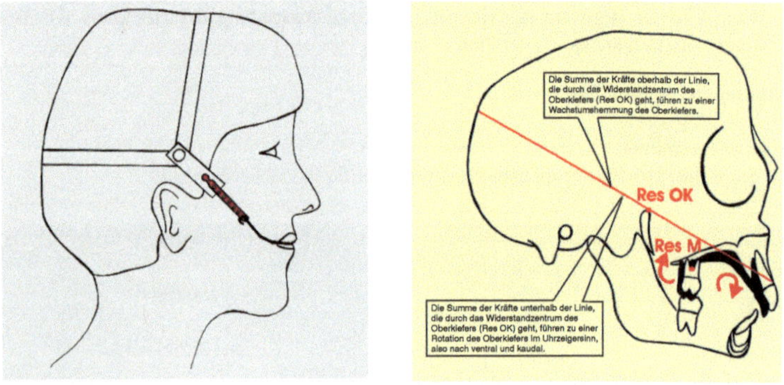

a b

Abb. 76 a+b: Headgear mit okzipitalem Zug (High-Pull-Zug)
a) Headgear mit okzipitalem Zug
b) Darstellung des Widerstandszentrums des Oberkiefers (Res OK) und des oberen 1. Molaren (Res M)

Headgear mit zervikalem Zug

Indikationen

- horizontales Wachstumsmuster
- dentale Klasse I_1
- Aufrichtung nach mesial oder distal gekippter 1. oberer Molaren
- Extrusion der 1. Molaren und Intrusion der Front.

Wirkungen

Es kommt zu einer Extrusion und Distalisation der 1. Molaren.

- Außenarme nach kranial: Die Extrusion ist größer als die Distalisation (☞ Abb. 77)
- Außenarme nach horizontal: Die Distalisation ist etwas größer als die Extrusion (☞ Abb. 78)
- Außenarme nach kaudal: Die Distalisation ist größer als die Extrusion, d. h. es liegt sogar eine Tendenz zur Intrusion der 1. Molaren vor (☞ Abb. 79).

! Die nach kranial angulierten Außenarme des zervikalen Headgears werden meist in der zweiten Phase der dentalen Klasse-II-Behandlung zur Kronenaufrichtung verwendet.

! In der ersten Phase der Klasse-II-Behandlung erfolgte zuvor mit dem zervikalen Headgear und den horizontal eingestellten Außenarmen eine Distalisation der 1. Molaren. Diese Distalisation führte zu einer Distalkippung der Krone (☞ Abb. 78). Diese Distalkippung der Krone ist daran zu erkennen, dass der Innenbogen „auf der Unterlippe liegt". Es ist auch ein Erkennungsmerkmal dafür, dass der Patient den Headgear sehr regelmäßig getragen hat.

! Die Wurzeln haben sich hingegen kaum nach distal bewegt und sind nun nach mesial gekippt. Die Wurzeln werden dann wie in der oben beschriebenen zweiten Phase wieder aufgerichtet.

3

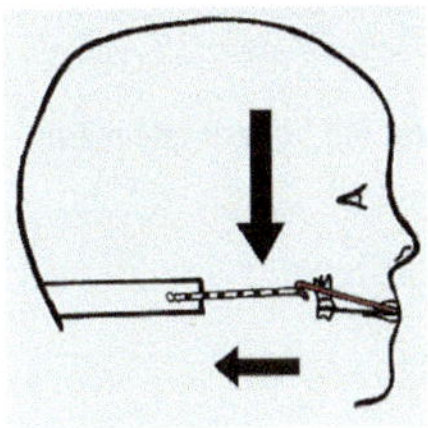

Abb. 77: Headgear mit zervikalem Zug und nach kranial gebogenen Außenarmen

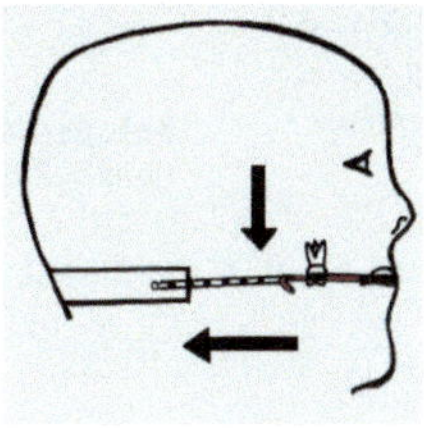

Abb. 78: Headgear mit zervikalem Zug und horizontalen Außenarmen

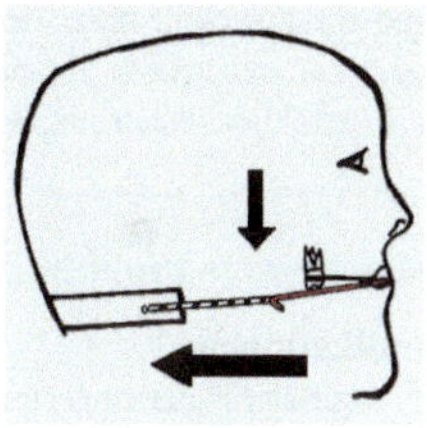

Abb. 79: Headgear mit zervikalem Zug und nach kaudal gebogenen Außenarmen

Extrusion ist gleich groß wie Distalisation

Die Kraftrichtung muss durch das Widerstandszentrum des Oberkiefers laufen und der Außenarm endet so, dass der zervikale Zug das Widerstandszentrum schneidet. Es kann hier das Widerstandszentrum ~ 10 mm apikal der distalen Wurzelspitze des 1. Molaren (oberer Rand der Fissura pterygomaxillaris, ☞ Abb. 76 b) auf der Wange mittels einer Farbmarkierung festgelegt werden.

- lange Außenarme: Kippung der Krone nach distal
- kurze Außenarme: Kippung der Krone nach distal.

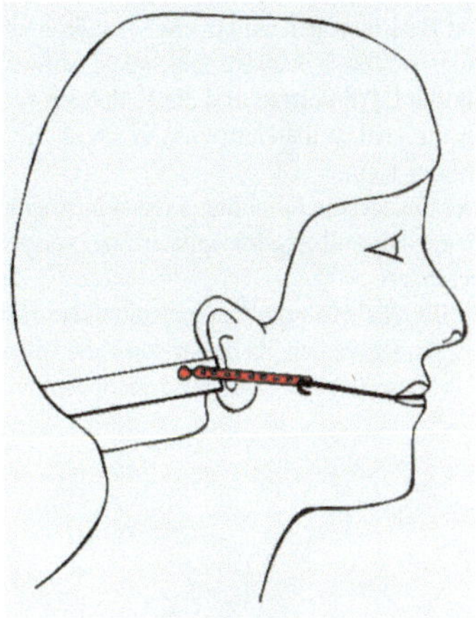

Abb. 80: Headgear mit zervikalem Zug

3

Headgear mit horizontalem Zug (Kombi-Zug)

Indikationen
- vertikales und neutrales Wachstumsmuster
- frontal knapper Überbiss (Overbite).

Wirkungen
Es kommt zu einer Distalisation der 1. Molaren. Die Außenarme verlaufen hier horizontal (☞ Abb. 81). Die Kraftrichtung verläuft hier durch das Widerstandszentrum des Oberkiefers (☞ Abb. 76 b). Es findet eine Translation der 1. oberen Molaren nach distal statt. Dieser Headgear kann über einen längeren Zeitraum mit wenig Nebenwirkungen zur Korrektur einer dentalen Klasse II oder zur maximalen Verankerung wie z.B. bei Extraktionsfällen eingesetzt werden.

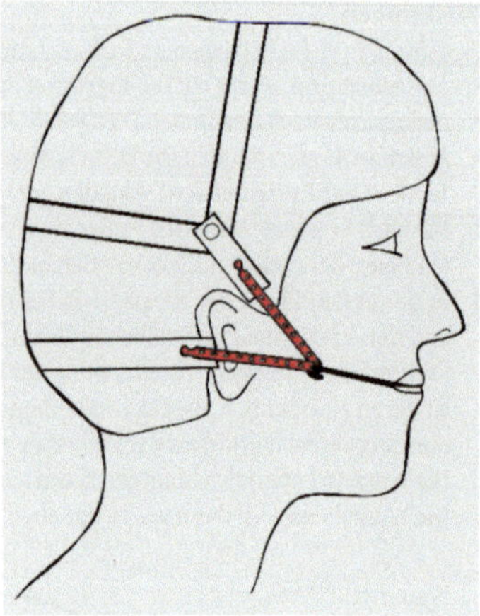

Abb. 81: Headgear mit horizontalem Zug (Kombi-Zug)

Headgear in Kombination mit einer Platte für den Oberkiefer

Indikationen
- sagittaler Platzmangel im Oberkiefer
- Klasse II_1.

Wirkungen
- Distalisation der oberen Seitenzähne
- Bremsen des Oberkieferwachstums.

Aussehen (☞ Abb. 82)
Der Gesichtsbogen wird in zwei Metallröhrchen geschoben, die an der am Gaumen befindlichen Kunststoffbasis beidseits angebracht worden sind. Als Halteelemente werden Adamsklammern für die 1. Prämolaren und die 1. Molaren verwendet. In der Front befinden sich keine Halteelemente, so dass die Platte zusammen mit dem Headgear in sagittaler Ebene nach distal bewegt werden kann.
Der Headgear in Kombination mit einer herausnehmbaren Platte wird immer zusammen mit einem High-Pull-Zug (okzipitaler Zug) verwendet. Die Platte wird so extraoral stabil und sicher verankert.

! Die Platte in Kombination mit einem Headgear sollte auf jeden Fall ohne Labialbogen verwendet werden, da dieser sonst die Distalbewegung der Seitenzähne „blockiert“. Es würde ebenso zu einem Steilstand der oberen Front kommen.

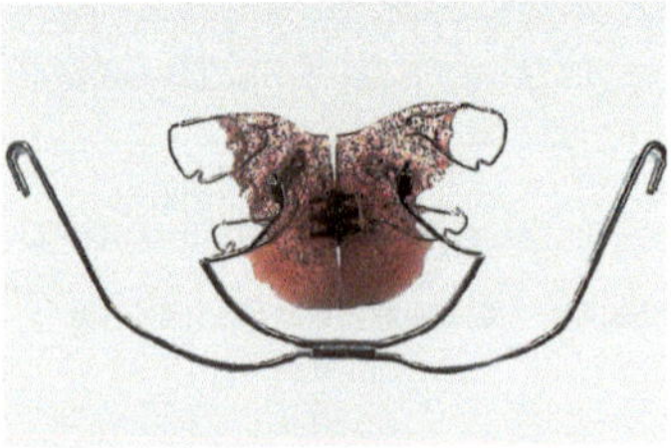

Abb. 82: Platte für den Oberkiefer in Kombination mit einem Headgear

Gesichtsmaske nach Delaire

Labortechnische Arbeitsschritte ☞ 6.2.25.

Indikationen

- Progenie oder basale Klasse III mit Mikrognathie: Der WITS-Appraisal sollte hier mindestens –5 mm im Kleinkindalter von 6–7 Jahren betragen
- Alternative zum Funktionsregler nach Fränkel (FR-3).

! Die Zugrichtung der sowohl an zwei Kobayashis oder Loops der seitlichen oberen Schneidezähne (☞ 4.2.6 + 4.2.7) als auch an der Delaire-Maske eingehängten Gummizüge sollte beim vertikalen Wachstum leicht nach anteriokaudal und beim horizontalen Wachstum leicht nach anteriokranial eingestellt werden.

Aussehen (☞ Abb. 83 + 84)

Die Gesichtsmaske besteht aus einer Kinnkappe und einer Stirnmaske, die durch einen vertikalen Steg miteinander verbunden werden. Auf Mundhöhe befindet sich ein kurzer Querbügel. An diesem Steg werden die elastischen Gummizüge eingehängt, die intraoral auf Höhe der seitlichen Schneidezähne entweder an einer Multibandapparatur – zwei im Bogen eingebogene gering nach distal verlaufenden vertikalen Schlaufen, auch Loops genannt – oder an einer gelöteten Apparatur eingehängt werden. Die orthopädische Kraft sollte im Milchgebiss bis maximal 350 g (3,5 Newton) auf jeder Seite und im frühen Wechselgebiss zwischen anfangs 500 g (5 Newton) bis später maximal 1500 g (15 Newton) betragen. I.d.R. werden Gummizüge, z.B. 3/16 heavy, auf jeder Seite eingehängt.

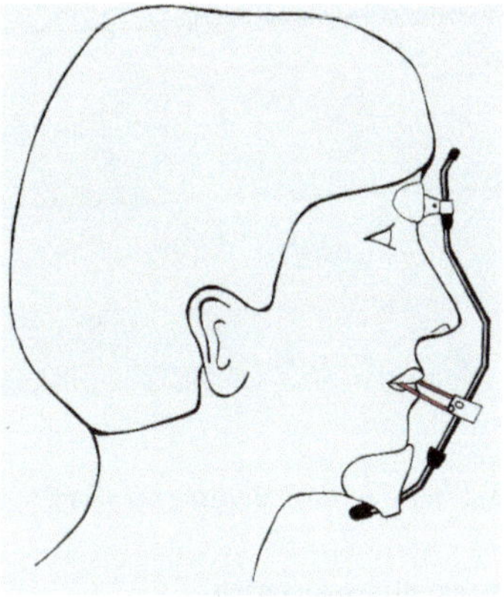

Abb. 83: Gesichtsmaske (nach Delaire)

3

Einhängen der Gummizüge

Die Gummizüge werden distal der seitlichen Schneidezähne in Schlaufen eingehängt, die bei einer Vollmultibandapparatur in einen durchgehenden vierkantigen Stahlbogen mit 0.016 × 0.016 inch (distal umgebogen) eingebogen sind und dann nach extraoral zur Delaire-Maske führen.
Im Wechselgebiss kann die Delaire-Maske aufgrund der Milchzähne nicht an der gesamten oberen Dentition verankert werden. Hier ist nur eine Teilmultibandapparatur, jedoch mit einem durchgehenden vierkantigen Stahlbogen (0.016 × 0.016 inch) vorhanden. Die intraoralen Schlaufen sind in den Bogen nach distal abgeschrägt eingebogen, damit die Gummizüge nicht abrutschen können. Alternativ können zum Einhängen der Gummizüge auch Kobayashis verwendet werden.

Wirkungen

- sagittale Nachentwicklung der Maxilla
- Protrusion der Oberkieferfront
- Mesialisieren der oberen Seitenzähne
- Lingualkippung der Unterkieferfront
- Bremsen des mandibulären Wachstums.

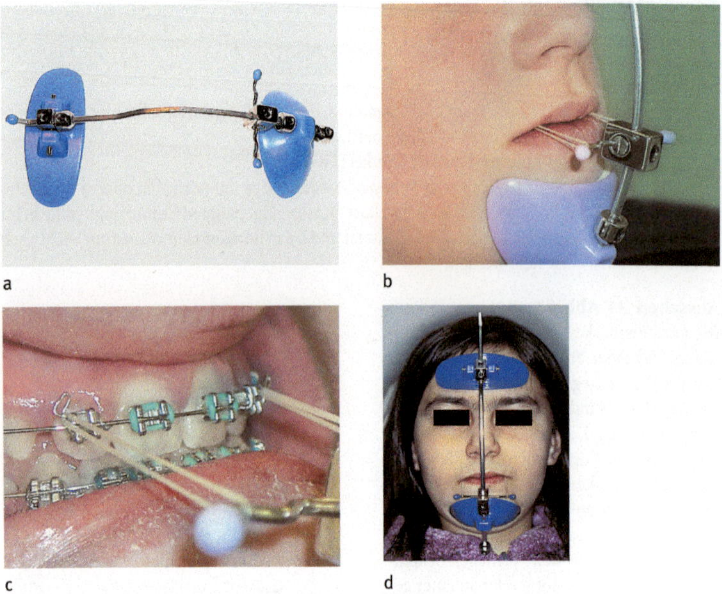

Abb. 84 a–d: Delaire-Maske bei einem 10-jährigen Mädchen mit Progenie

Behandlungskriterien

- Die Behandlung sollte möglichst im frühen Wechselgebiss (6.–9. Lebensjahr) oder im späten Wechselgebiss (9.–11. Lebensjahr) stattfinden. Optimaler Zeitpunkt für einen Behandlungsbeginn ist der Durchbruch der mittleren oberen Schneidezähne
- möglichst große Krafteinwirkung auf Mandibula und Maxilla
- Behandlungsdauer zwischen 3–9 Monate
- Überkorrektur des Behandlungsergebnisses wegen Rezidivgefahr
- Rezidivbehandlung in der interzeptiven Phase (Phase I, Frühbehandlung) häufig nötig.

! Der größte Behandlungserfolg wird bei einem Behandlungsbeginn schon im frühen Wechselgebiss erzielt, da hier eine überwiegend skelettale Wirkung erzielt wird. Je älter der Patient wird, desto mehr dentoalveolär ist die Wirkung mit der Delaire-Maske.

Nachteil der Delaire-Maske gegenüber der Grummons-Maske: Es kann gelegentlich zur Traumatisierung der Kiefergelenke kommen.

Die **Retentionphase** wird nach Einsatz der Delaire-Maske mit dem Fränkel (FR-3) oder mit einer Dehnplatte für den Oberkiefer durchgeführt.

Tragezeit

Mindestens den halben Tag und die ganze Nacht.

Gesichtsmaske nach Delaire kombiniert mit einer Gaumennahtapparatur (GNA)

Labortechnische Arbeitsschritte ☞ 6.2.25. Bei einer **starken Progenie** kann zusätzlich zur Gesichtsmaske eine Gaumennahtapparatur eingebaut werden (☞ Abb. 85). Die GNA wird maximal 2-mal am Tag an der Gaumenschraube gestellt. Es ist hier die exakte Bedienung der GNA zu beachten (☞ 3.2). Die Sutura palatina mediana wird dadurch meist innerhalb von 1–2 Wochen geöffnet. Zusätzlich werden extraorale Gummizüge an der Delaire-Maske eingehängt. Die orthopädische Kraft der Gummizüge sollten hier maximal 300–500 g (3–5 Newton) pro Seite betragen. Es eignen sich hier vorzugsweise 3/16 heavy-Gummizüge.

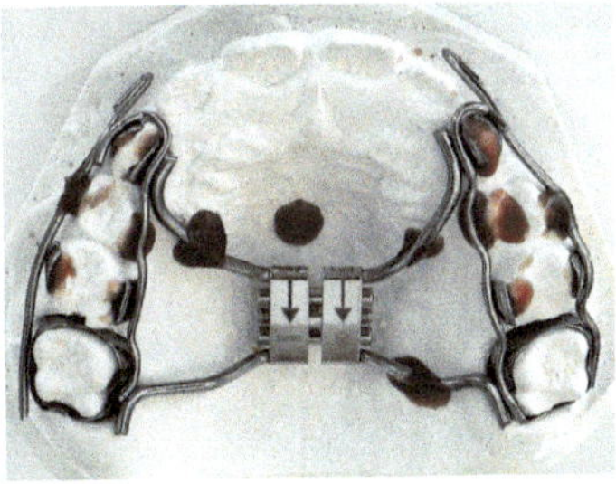
a

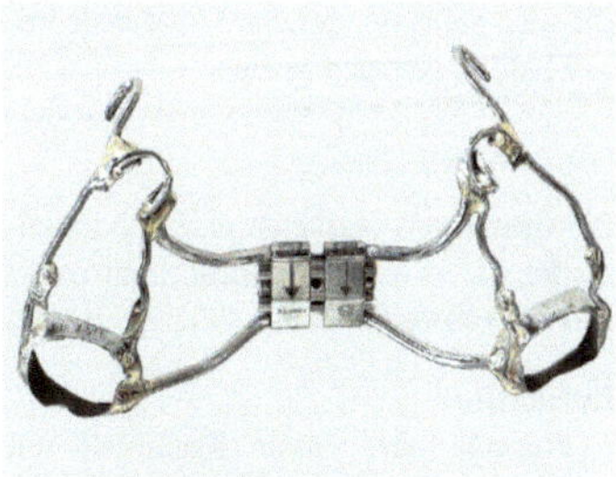
b

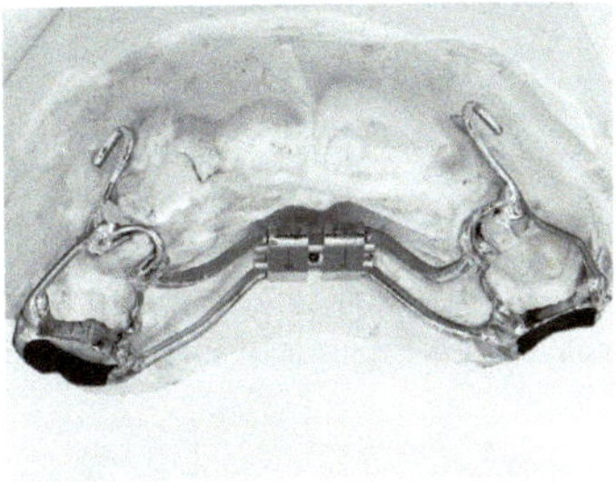
c

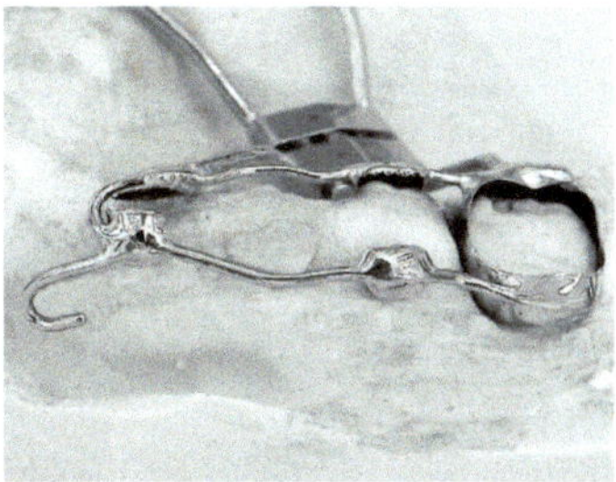
d

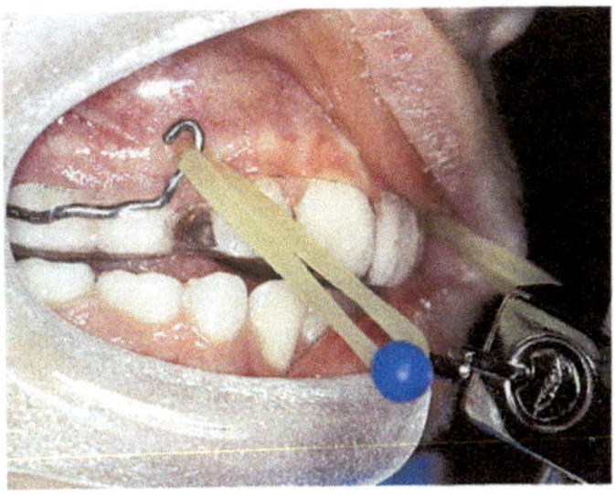
e

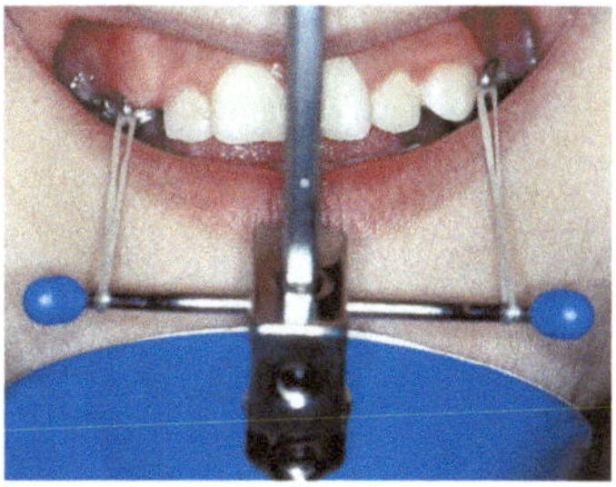
f

Abb. 85 a–f: Gaumennahterweiterungsapparatur (GNA)
a–d) mit gelöteten Häkchen im Bereich der seitlichen Schneidezähne zum Einhängen der Gummizüge, die die GNA im Oberkiefer mit der Delaire-Maske (☞ Abb. 84) verbinden
e+f) 9-jähriger Junge und 10-jähriges Mädchen mit einer Delaire-Maske, die hier an der Gaumennahtapparatur an gelötete Häkchen eingehängt wird

Wirkungen

Der Oberkiefer wird gleichzeitig in der sagittalen und der transversalen Ebene nachentwickelt.

! Normalerweise wird aber bei einer **leichten oder mittelschweren Progenie** der Oberkiefer zuerst mit einer Gaumennahtapparatur in der transversalen Ebene nachentwickelt und dann erst der Oberkiefer mit einem Fränkel (FR-3) oder einer Delaire-Maske in der sagittalen Ebene nachentwickelt. Das Kind kann sich auf diese Weise an eine intraorale Apparatur gewöhnen, bevor es anschließend die ästhetisch sehr beeinträchtigende Delaire-Maske trägt. Die psychische Belastung ist damit für das Kind nicht ganz so groß, als wenn es beide Geräte gleichzeitig bekommt.

Behandlungsdauer der Kombinationstherapie

Die GNA sollte mindestens 3–6 Monate im Mund belassen und die Gesichtsmaske mindestens 3–9 Monate getragen werden.

Grummons-Maske

3

Die Grummons-Maske ist eine Suborbitalmaske, die sich an den Jochbeinen rechts und links abstützt (☞ Abb. 86).

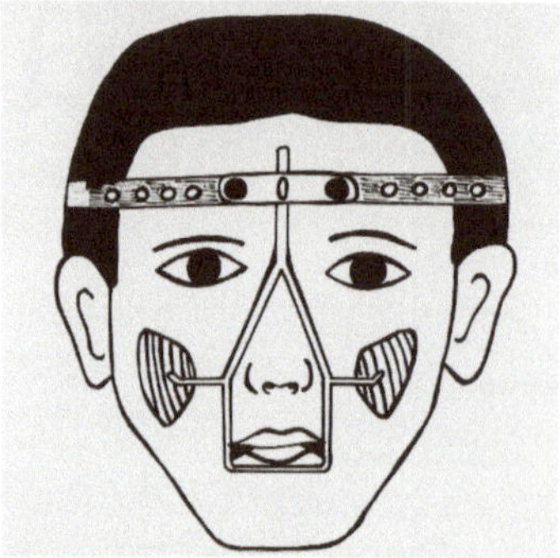

Abb. 86: Grummons-Maske

Indikation

- Progenie oder basale Klasse III mit Mikrognathie: Der WITS-Appraisal sollte hier mindestens –5 mm im Kleinkindalter von 6–7 Jahren betragen
- Alternative zum Funktionsregler nach Fränkel (FR-3).

Vorteil gegenüber der Delaire-Maske

Es kommt zu keiner Schädigung der Kiefergelenke durch Kompression in Folge der Posteriorverlagerung der Kiefergelenksköpfe.

Wirkungen

Die Grummons-Maske stützt sich beidseits an den Jochbögen und an der Stirn ab. Die zwei Gummizüge, die beidseits an einer festsitzenden gelöteten Apparatur oder Multibandapparatur von intraoral nach extraoral verlaufen, bewirken eine Wachstumsrichtung des Oberkiefers nach anterior. Der Gummizug wird entweder nach anterior und leicht kaudal beim vertikalen Wachstumsmuster und leicht nach kranial beim horizontalen Wachstumsmuster eingestellt.

Behandlungskriterien

- Behandlung möglichst im frühen Wechselgebiss (6.–9. Lebensjahr) oder im späten Wechselgebiss (9.–11. Lebensjahr): Der optimale Zeitpunkt für einen Behandlungsbeginn ist der Durchbruch der mittleren oberen Schneidezähne
- möglichst große Krafteinwirkung nur auf die Maxilla
- Behandlungsdauer zwischen 3–9 Monate
- Überkorrektur des Behandlungsergebnisses wegen Rezidivgefahr
- Rezidivbehandlung in der interzeptiven Phase (Phase I, Frühbehandlung) häufig nötig.

! Der größte Behandlungserfolg einer Progenie mit Mikrognathie wird mit der Grummons-Maske bei einem Behandlungsbeginn schon im frühen Wechselgebiss erzielt, da hier eine überwiegend skelettale Wirkung auf den Oberkiefer erzielt wird.

Die **Retentionphase** wird nach Einsatz der Grummons-Maske mit dem Funktionsregler nach Fränkel (FR-3) oder mit einer Dehnplatte für den Oberkiefer durchgeführt.

Kopf-Kinn-Kappe

3

Indikation

Progenie (basale Klasse III) im Milchgebiss.

Wirkung

Bewirkt durch den dorsokranialen Zug ein Bremsen des mandibulären Wachstums.

Nachteil gegenüber der Gesichtsmaske nach Delaire und Grummons-Maske

Es kommt häufig zu einer Kompression der Kiefergelenke und damit zu einer möglichen irreversiblen Schädigung der Gelenke.

Die Kopf-Kinn-Kappe (☞ Abb. 87) wird daher in der Praxis heutzutage aufgrund der Gefahr einer Kiefergelenksschädigung nur noch selten verwendet.

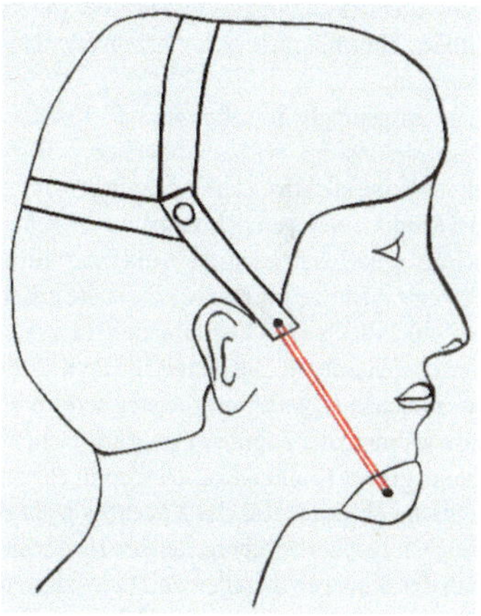

Abb. 87: Kopf-Kinn-Kappe

! Die Kopf-Kinn-Kappe ist besonders effektiv im Milchgebiss. Mit dem Durchbruch der bleibenden mittleren oberen Schneidezähne sollte die Kopf-Kinn-Kappe jedoch aufgrund der möglichen Schädigung der Kiefergelenke durch eine Delaire-Maske oder Grummons-Maske ersetzt werden.

3.2 Festsitzende Apparaturen

Nicht jede Zahnfehlstellung lässt sich mit herausnehmbaren Apparaturen behandeln. Mit herausnehmbaren Apparaturen können nur kippende Zahnbewegungen durchgeführt werden. Festsitzende Apparaturen ermöglichen hingegen nicht nur kippende, sondern auch körperliche Zahnbewegungen. Es lassen sich aufrichtende, d.h. mesiale und distale Bewegungen der Wurzelspitze und torquende Kräfte, d.h. labiale und linguale bzw. palatinale Bewegungen der Wurzelspitze sowie Zahnrotationen durchführen.

Allgemeine Grundsätze bei einer Zahnbewegung

Jede Zahnbewegung verursacht eine Druck- und eine Zugzone im Zahnhalteapparat. Der Druck erzeugt auf der einen Seite des Zahnes Knochenabbau und der Zug erzeugt auf der anderen Seite des Zahnes Knochenanbau (Transformationsgesetz nach Wolff).

Die Schnelligkeit einer Zahnbewegung hängt im Wesentlichen von der Zahnwurzeloberfläche, dem Alter des Zahnhalteapparates, der Okklusion und der Kraftgröße ab.

Große Zähne mit mehreren Wurzeln oder langen Wurzeln lassen sich langsamer als kleine Zähne bewegen.

Eine ausgeprägte Verzahnung, z.B. Tiefbiss oder Kreuzbiss, erschwert ohne Erzeugung einer Bisssperrung im Seitenzahnbereich, z.B. mit seitlichen Aufbissen aus Glasionomerzement, ebenso eine effektive Zahnbewegung.

Bei Kindern bewegen sich aufgrund des zellreichen und faserarmen Alveolarknochens die Zähne schneller als bei Erwachsenen mit faserreichem und zellarmen Knochen.

Für eine effektive Zahnbewegung sollte grundsätzlich zunächst mit kleinen Kräften, die optimal bei ~ 0,2–0,3 N (20–30 g) pro cm^2 Wurzeloberfläche liegen, begonnen werden. Dies liegt unter dem Kapillardruck. Die Blutgefäße im Knochen werden also nicht zugedrückt, so dass die Zellen im Knochen weiterhin mit ausreichend Blut versorgt werden. Der Knochenumbau findet hier also während der Zahnbewegung ausreichend statt.

Bei zu großer Kraftapplikation kommt es zu einem Stillstand der Zahnbewegung, da der physiologische Abbauprozess des Knochens nicht mehr stattfinden kann. Es kommt bis zu mehreren Wochen zu einer vorübergehenden Hyalinisierung. Die Hyalinisierung beinhaltet ein Verschwinden der Bindegewebszellen und Osteoklasten. Andernfalls kann es zu übermäßigen Zahnlockerungen und Wurzelresorbtionen kommen. Erst mehrere Wochen nach Beginn der Zahnbewegung sollte die Kraftgröße allmählich gesteigert werden auf 1–2 N (100–200 g) pro cm^2 Wurzeloberfläche.

Bei Verwendung von festsitzenden Apparaturen wirken immer kontinuierliche Kräfte unterschiedlicher Größe im Vergleich zu herausnehmbaren Apparaturen mit intermittierenden, d.h. unterbrochenen Kräften mittlerer Größe. Bei den kontinuierlichen Kräften gibt es mehr Nebenwirkungen als bei den intermittierenden Kräften. Bei festsitzenden Apparaturen benötigen die Torquebewegungen die größten Kräfte, die Intrusionen und Extrusionen die geringsten.

Indikation einer festsitzenden Apparatur

- ausgeprägte Zahnfehlstellungen in vertikaler und horizontaler Richtung
- Lückenschluss, z.B. bei der Extraktionstherapie infolge eines ausgeprägten Platzmangels oder bei Nichtanlagen
- Klasse II_1 (Distalbiss mit protrudierter Oberkieferfront): Overjet-Reduktion
- Klasse II_2 (Deckbiss mit Steilstand der Oberkieferfront): Torquen bzw. Aufrichten der Oberkieferfront
- multiple Zahnbewegungen, z.B. kippende, aufrichtende, torquende, rotierende, distalisierende und transversale Zahnbewegungen in einem oder beiden Kiefern
- präprothetische Kieferorthopädie bei Erwachsenen
- kombinierte kieferorthopädisch-chirurgische Behandlungen bei Erwachsenen.

Kontraindikationen
- schlechte Mundhygiene
- kariesanfälliges Gebiss oder multiple Karies.

Vorteile der festsitzenden Apparatur
- Unabhängigkeit von der Mitarbeit des Patienten im Hinblick auf die Tragezeiten
- keine Möglichkeit eines möglichen Verlustes der Apparatur
- diffizilere Zahnbewegungen im Vergleich zur herausnehmbaren Apparatur
- körperliche, kippende, rotierende und aufrichtende Zahnbewegungen
- meist exakte Ausformung und Nivellierung der Zahnbögen
- Unmöglichkeit des Herausfallens der Apparatur während des Schlafes.

Nachteile der festsitzenden Apparatur
- ausbleibender Erfolg bei schlechter Mitarbeit des Patienten
- eingeschränkte Reinigungsmöglichkeit der Zähne
- regelmäßiges Erscheinen des Patienten ist zwingende Voraussetzung, da die festsitzende Apparatur eine ununterbrochene Wirkung hat.
- ästhetische Beeinträchtigung durch die nicht herausnehmbare Apparatur
- Parodontitis
- Zahnentkalkungen (☞ Abb. 88) und Karies
- Wurzelresorptionen (☞ Abb. 89)
- Kiefergelenksbeschwerden
- Fraktur von devitalen Zähnen bei Abnahme der festen Apparatur
- Lockerung prothetischer Arbeiten
- Beschädigung von Kunststoff-Füllungen und Verblendungen
- Rezidiv nach Beendigung der Behandlung.

3

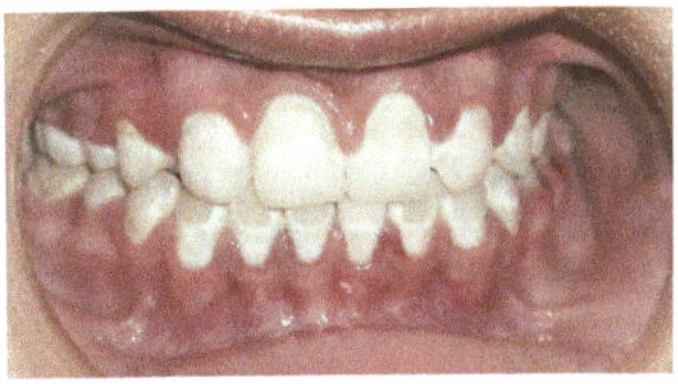

Abb. 88: Zahnentkalkungen nach Entfernung der festsitzenden Apparatur infolge unzureichender Mundhygiene

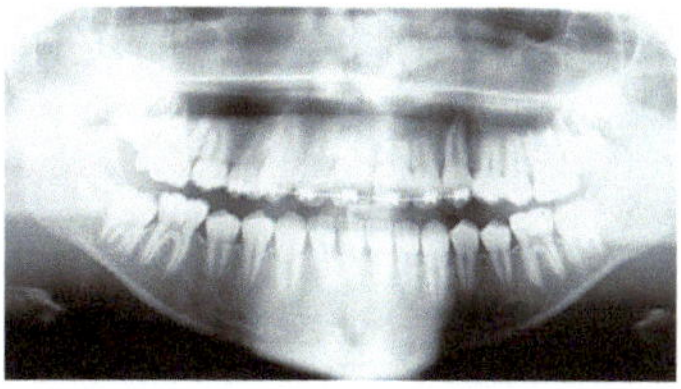

Abb. 89: Panoramaschichtaufnahme einer 14-jährigen Patientin mit apikalen Wurzelresorptionen an den oberen Frontzähnen

Apparatur zur Gaumennahterweiterung (GNA)

Labortechnische Arbeitsschritte ☞ 6.2.25 + 6.2.25. Die Sprengung der Gaumennaht (Sutura palatina media) mit einer Gaumennahtapparatur kann in Einzelfällen sogar bis zum 30. Lebensjahr durchgeführt werden. Die Sutura palatina media beginnt i. d. R. erst mit dem 17. Lebensjahr zu verknöchern und es dauert meist bis zum 25.–30. Lebensjahr an. Pro Tag wird die Gaumennaht mit einer Gaumennahtapparatur 0,5–0,8 mm erweitert. Nach wenigen Tagen sollte eine Frontzahnlücke auftreten, dann war die Gaumennahtsprengung erfolgreich. Voraussetzung ist hier, dass täglich nach Anweisung des Behandlers die Schraube an der Gaumennahtapparatur gestellt worden ist. Wenn die Gaumennaht bereits zu stark verknöchert ist, muss eine chirurgisch unterstützte Gaumennahtsprengung erfolgen.

Indikationen

- frontaler oder seitlicher Kreuzbiss bei vertikalem Wachstumsmuster und gleichzeitig vorliegendem hohen Gaumengewölbe und knappen Überbiss: Eine Bukkalkippung der Seitenzähne wird mit der Gaumennahtapparatur gering gehalten
- Vergrößerung der Bogenlänge (sagittaler Platzgewinn): Bei einer transversalen Nachentwicklung von 4 mm kommt es zu einem sagittalen Platzgewinn von 1 mm.

Aussehen (☞ Abb. 90 a+b)

- zwei Molarenbänder und zwei Prämolarenbänder im bleibenden Gebiss bzw. Bracketbasen an den Milchmolaren im Wechselgebiss
- Hyraxschraube in der Gaumenmitte
- vier gelötete Metallarme führen von den Bändern der Molaren bzw. Bracketbasen der Milchmolaren zu der Hyraxschraube in der Gaumenmitte. Die Hyraxschraube ist damit an vier Zähnen mittels der verbindenden gelöteten Metallarme abgestützt und mit diesen verbunden und befindet sich in einem Abstand von 2–3 mm zum Gaumen.

Bedienung der Hyraxschraube

Die Hyraxschraube ermöglicht meist maximal 38 Drehungen. Die Schraube hat eine Gewindehöhe von 0,64 mm und Hubhöhe von 0,16 mm. 2-mal am Tag (je morgens und abends) muss die Schraube mit einem Sicherheitsschlüssel gestellt werden. Dies macht nicht der Patient selbst, sondern z. B. die Eltern, da der Patient selbst an die Schraube am Gaumen aufgrund ihrer Lage nur schwierig herankommt und auch kaum das Loch in der Schraube zum Stellen erkennen kann. Die Schraube wird jedes Mal eine ¼-Drehung (Strecke für eine ¼-Drehung = 0,2 mm, bei manchen Schrauben sogar 0,25 mm) weitergestellt. Eine 360°-Drehung der Hyraxschraube verursacht damit bei den meisten Schrauben eine Dehnung von 0,8 mm bzw. manchmal 0,9 mm.
Die Drehungen sollten vom Behandler in mindestens 1-wöchigen Abständen kontrolliert werden. Die Hyraxschraube wird so lange gestellt, bis der Kreuzbiss überstellt bzw. mindestens 2 mm pro Seite überkorrigiert worden ist.

Wirkungen

- Öffnung der Sutura palatina mediana durch das Aufdrehen der Hyraxschraube
- transversale Nachentwicklung des Oberkiefers.

! Nach 4–5 Tagen sollte zwischen den beiden mittleren Schneidezähnen eine Frontzahnlücke entstehen. Dies ist ein Indiz für eine erfolgreich durchgeführte Gaumennahtsprengung. Der Patient soll unbedingt darüber vorher aufgeklärt werden, dass dies so sein soll. Die Lücke schließt sich aufgrund des bestehenden Platzmangels nach ein paar Tagen bis Wochen von alleine, da sich allmählich die frontalen Engstände auflösen.

! Die Lücke sollte auf keinen Fall sofort kieferorthopädisch geschlossen werden, da im Suturabereich noch kein Knochen vorhanden ist. Die Verknöcherung dauert ungefähr 3 Monate. Ist keine Lücke vorhanden, sind die Seitenzähne nur nach bukkal gekippt und die Gaumennaht ist nicht gesprengt worden. Die maximal 38 Drehungen, die an der Hyraxschraube durchgeführt werden können, dürfen nicht überschritten werden. Der Patient muss genau über die Zahl der Drehungen aufgeklärt werden und darf unkontrolliert keine weiteren Drehungen vornehmen, wenn er den nächsten Kontrolltermin nicht einhalten kann.

Retention

Die Gaumennahtapparatur sollte nach der Gaumennahtsprengung mindestens 3 Monate zur Retention im Mund des Patienten verbleiben.
Die Versorgung sollte danach möglichst mit einer festsitzenden Apparatur und einem Transpalatinalbogen oder Goshgarian zum Halten der oberen Zahnbogenbreite erfolgen. Es kann jedoch auch mit einer Oberkieferhalteplatte oder einem Fränkel-III-Gerät der Oberkiefer in der transversalen Ebene retiniert werden. Das herausnehmbare Gerät muss dann konsequent den halben Tag und die ganze Nacht getragen werden.

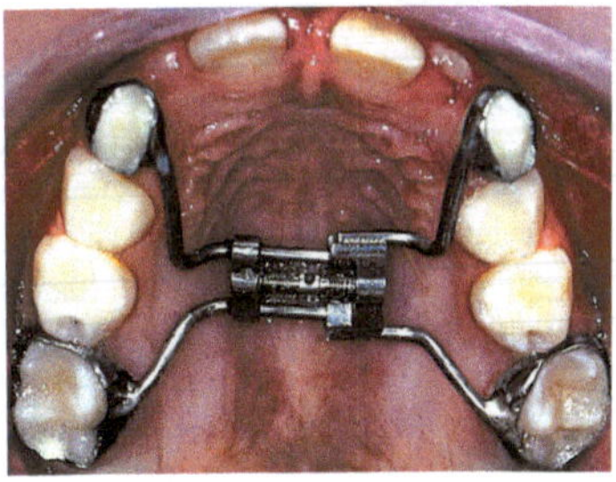

a

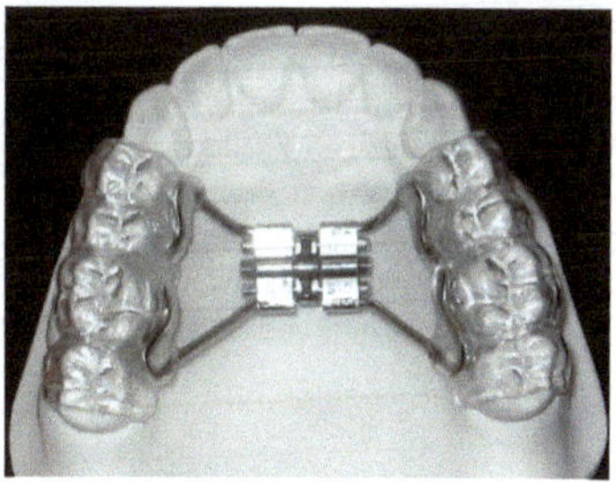

b

Abb. 90 a+b: Gaumennahterweiterungsapparatur (GNA)
a) mit Bändern an den 1. Molaren und den Milcheckzähnen
b) mit seitlichen Kunststoffaufbissen, die zementiert werden

3

! Die GNA hat keine dauerhafte Auswirkung auf das Profil und die Bisshebung. Der A-Punkt bleibt in seiner Lage unverändert. Die geringe Bukkalkippung der Seitenzähne kann jedoch vorübergehend eine Bisshebung verursachen, die aber nach der Entfernung der GNA wieder zurückgeht.

Quadhelix (QH)

Indikationen

Die Quadhelix wird beim Kreuzbiss im Seitenzahnbereich und Tiefbiss bei horizontalem Wachstumsmuster sowie gleichzeitig vorliegendem flachen Gaumengewölbe verwendet.

Kontraindikation

Beim knappen frontalen Überbiss (Overbite) und vertikalem Wachstumsmuster sollte die Quadhelix nicht verwendet werden. Die Quadhelix kippt die Zähne im Seitenzahnbereich nach bukkal und bewegt sie nicht körperlich. Als Folge kann es durch die Bisshebung zur Entstehung eines frontal offenen Bisses kommen.

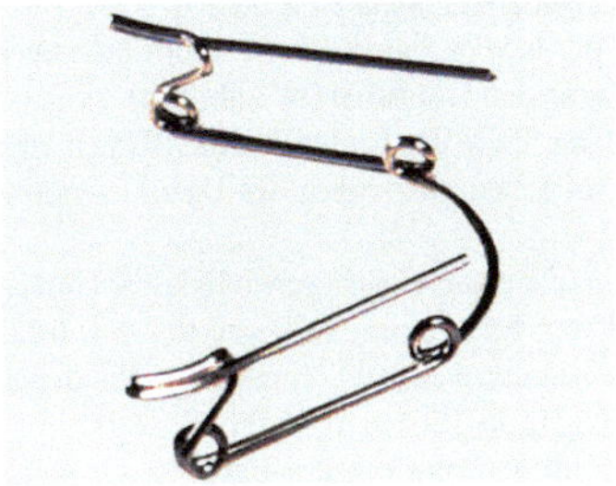

a

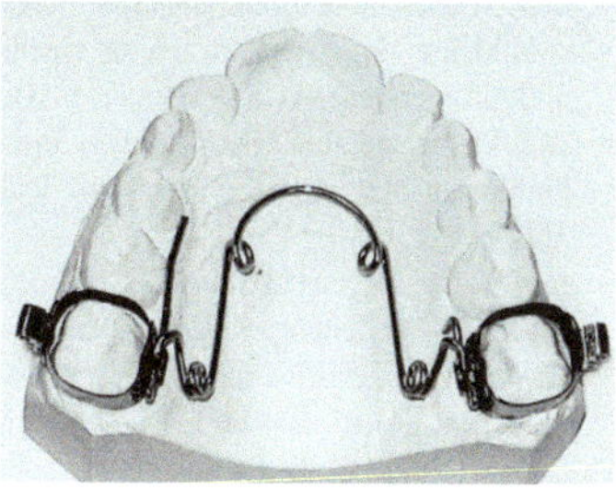

b

Abb. 91 a+b: a) Quadhelix (QH)
b) Quadhelix zum Überstellen der im Kreuzbiss befindlichen Zähne 26 und 36: Der lange Metallarm befindet sich auf der gegenüberliegenden Seite zur dentalen Abstützung bei der Kreuzbissüberstellung

Aussehen (☞ **Abb. 91**)

Der palatinal gelegene lange Metallarm befindet sich zur dentalen Abstützung immer auf der gegenüberliegenden Seite des Kreuzbisses. Der kurze palatinal gelegene Metallarm befindet sich auf der Seite des zu überstellenden Kreuzbisses.

Bei der Quadhelix werden gebogene Schlösser (☞ Abb. 104 b) an den Molarenbändern verwendet. So kann die Quadhelix bequemer im Gaumenbereich eingebaut werden als mit geraden Molarenschlössern (☞ Abb. 104 a), da es sonst beim Einbringen der Quadhelix in die Schlösser Schwierigkeiten aufgrund der Gaumenwölbung geben würde.

Wirkung

Durch das Einstellen der Quadhelix (QH) auf Expansion (Aktivierung) wird der Kreuzbiss überstellt. Dieser Aktivierungsvorgang muss unter Umständen mehrmals in 4–6-wöchigen Abständen wiederholt werden.

Flex Developer

3

Indikationen für den Flex Developer nach Winsauer und Williams

- basale und dentale Klasse II
- Klasse-II-Therapieresistenz
- später Behandlungsbeginn und wenig Restwachstum der Patienten mit Klasse II
- Mesialisieren der unteren Seitenzähne nach Extraktion z. B. der unteren 1. Molaren oder Prämolaren ohne Verankerungsverlust der Frontzähne
- maximale Verankerung der oberen 1. Molaren nach Prämolarenextraktion und anschließendem Lückenschluss
- mesial aufgewanderte obere 1. Molaren
- protrudierte Oberkieferfront
- Steilstand der Unterkieferfront
- gnathische Mittellinienabweichung bzw. Laterognathie
- unilaterale dentale Klasse-II-Verzahnung
- schlechte Mitarbeit des Patienten, z. B. Klasse-II-Gummizüge werden nicht konsequent eingehängt.

Aussehen (☞ **Abb. 92**)

- zwei flexible Plastikstäbchen, die beiderseits mit der Multibandapparatur flexibel verbunden werden und von der unteren Eckzahnregion zu den oberen 1. Molaren verlaufen
- zwei kleine Metallstifte an jeweils einem Ende der beiden Plastikstäbchen zum Befestigen und Aktivieren des Flex Developers im Oberkiefer an den 1. Molaren (☞ Abb. 92 b)
- zwei kleine Metallhäkchen an dem jeweils anderen Ende der beiden Plastikstäbchen zum Einhängen des Flex Developers am Teilbogen im Seitenzahnbereich des Unterkiefers (☞ Abb. 92 b)
- zwei Stahlteilbögen (0.017 × 0.025 inch Stahlbogen) mit einem eingebogenen Haken am mesialen Ende: Die Teilbögen werden beidseits distal vom Eckzahn am Vollbogen (0.016 × 0.022 Stahlbogen), der im Brackethiflsslot des unteren Molaren verläuft, eingehängt. Auf diesen Teilbögen „gleitet" der Flex Developer bei Mundöffnung des Patienten (☞ Abb. 92 c+d).

! Bei horizontalem Wachstumsmuster sollte der Teilbogen zum Eckzahn hin ~ 10–15° abfallend verlaufen, da sonst der Plastikstab des Flex Developers bei der Mündöffnung nicht auf dem Teilbogen „gleiten" kann. Die Mundöffnung ist andernfalls limitiert.

Wirkungen

Der Unterkiefer wird durch die beidseits eingebauten flexiblen Plastikstäbchen in der gewünschten Vorschubposition (basale Klasse I) gehalten. Der Flex Developer sollte je nach Alter und vorhandenem Restwachstum sowie Schweregrad der Dysgnathie mindestens 3–6 Monate im Mund belassen werden. Erst dann hat sich die Muskulatur der veränderten Unterkieferposition funktionell angepasst. Das Knochenwachstum des Unterkiefers wird ebenso in ventraler Richtung frühestens nach 3 Monaten beeinflußt. Neben der skelettalen Korrektur des Distalbisses erfolgt auch eine dentoalveoläre Korrektur der Distalokklusion durch Mesialbewegung der unteren und Distalbewegung der oberen Seitenzähne.

Weitere Wirkungen:

- Distalisieren der 1. oberen Molaren (Headgear-Wirkung)
- Mesialisierung von UK-Molaren, Prämolaren, wenn z. B. die 1. Molaren oder Prämolaren im UK extrahiert wurden oder die 2. Prämolaren nicht angelegt sind
- Retrusion der Oberkieferfront
- Protrusion der Unterkieferfront
- Wachstumsförderung des Unterkiefers (Aktivator-Wirkung)
- gnathische und dentale Mittellinienkorrektur
- unilaterale dentale Klasse-II-Korrektur.

Vorteile gegenüber Klasse-II-Gummizügen

- schnelle und exakte Vorverlagerung des Unterkiefers in die gewünschte Position
- überwiegend skelettale und weniger dentoalveoläre Korrektur der Klasse II
- aktive Mitarbeit des Patienten nicht so wichtig, da die Apparatur für den Patienten nicht herausnehmbar ist
- kürzere Behandlungsdauer.

Nachteile gegenüber Klasse-II-Gummizügen

- höhere Materialkosten
- längere Behandlungssitzung am Patienten
- Scheuerstellen besonders im Bereich der Plastikstabenden (Eckzahnregion und obere Molarenregion)
- geringerer Tragekomfort
- Lückenbildung distal der unteren Eckzähne infolge der Verankerung des Flex Developers an den unteren Eckzähnen
- Expansion des oberen Zahnbogens, da der Flex Developer bukkal an den oberen 1. Molaren verankert ist: Es sollte hier bei ausreichend breitem Oberkiefer vor dem Einsetzen des Flex Developers ein Transpalatinalbogen zur transversalen Verankerung eingesetzt werden.

Vorteile gegenüber dem Herbst-Scharnier und dem Jasper Jumper

- höhere Flexibilität und damit geringere Bruchgefahr des Plastikstabes
- besserer Tragekomfort und größere Akzeptanz beim Patienten
- keine Laborkosten.

Nachteil gegenüber dem Herbst-Scharnier und dem Jasper Jumper

Komplizierter Aufbau der Apparatur und komplizierte Bisseinstellung am Patienten.

Tragezeit

Nach ~ 3–6 Monaten befindet sich i. d. R. der Unterkiefer stabil in der eingestellten Neutralposition und der Flex Developer kann entfernt werden. Mit Vorschubdoppelplatten sollte anschließend das Behandlungsergebnis retiniert werden, da manchmal noch Restwachstum beim Patienten vorhanden ist und es dann zu einer erneuten Rücklage des Unterkiefers kommen würde (Rezidiv).

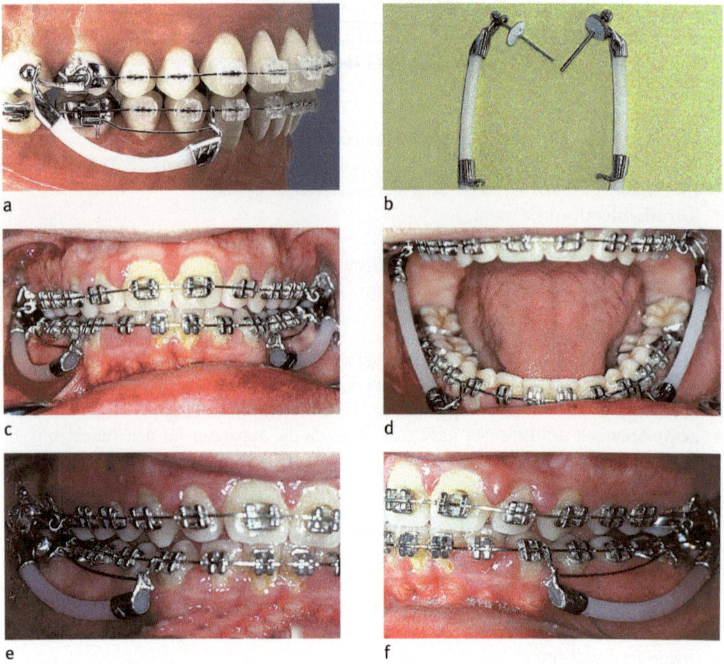

Abb. 92 a–f: Flex Developer: Der Flex Developer wird mit seinem mesialen Ende, das ein Metallhäkchen besitzt, am Führungsteilbogen eingehakt. Das Häkchen wird dann vorsichtig zugebogen, da es relativ schnell durchbrechen kann. Am distalen Ende des Flex Developers befindet sich ein biegsamer Metallstift, der von distal in das Headgear-Schloss (Tube) des oberen Molarenbandes gesteckt und dann umgebogen wird. Der Flex Developer ist so intermaxillär fixiert [Quelle Abb. a: Fa. Adenta, Gilching]

Herbst-Scharnier

Indikationen

- basale (skelettale) und dentale Klasse II
- Laterognathie mit einseitiger basaler und dentaler Klasse II
- skelettale Klasse-II-Therapieresistenz
- geringes Restwachstum bei basaler und dentaler Klasse II
- mangelnde Mitarbeit des Patienten beim Einhängen der Klasse-II-Gummizüge
- Molarendistalisation (Headgearersatz)
- Kiefergelenkdysfunktion (Repositionseffekt).

Aussehen (☞ Abb. 93)

- festsitzende gelötete Apparatur mit bilateralen, teleskopartigen Verbindungsstegen zwischen den oberen 1. Molaren und den unteren Eckzähnen
- acht Metallbänder auf den oberen und unteren 1. Prämolaren und 1. Molaren.
- Alternativ gibt es auch gegossene Apparaturen aus Chrom-Kobalt-Molybdän, die ausschließlich und ohne Verwendung von kieferorthopädischen Metallbändern im Labor angefertigt werden.

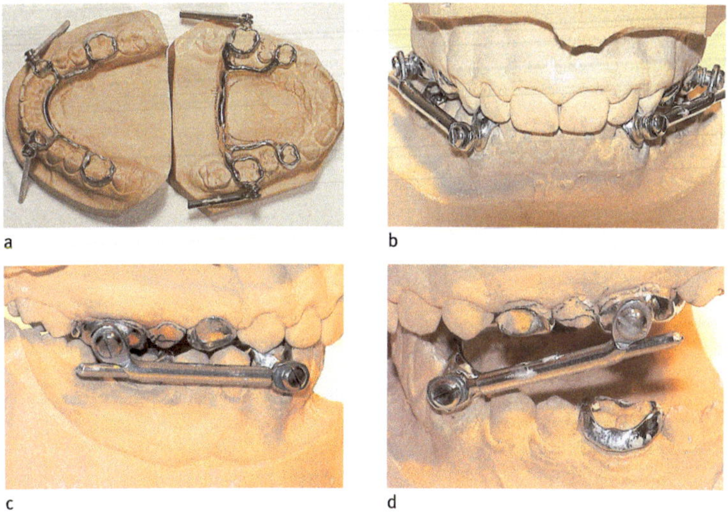

Abb. 93 a–d: Herbst-Scharnier

Wirkungen

Der Unterkiefer wird innerhalb weniger Monate in die gewünschte Position vorverlagert. Es wird durch die skelettale und gleichzeitig dentoalveoläre Korrektur eine gesicherte Neutralokklusion erreicht. Die skelettale Wirkung überwiegt beim Herbst-Scharnier, da es durch die Metallstäbe bedingt eine sehr starre Apparatur ist. Die skelettale Wirkung ist hier mit dem Aktivator-Effekt vergleichbar.

Vorteile gegenüber Klasse-II-Gummizügen

- schnelle und exakte Vorverlagerung des Unterkiefers in die gewünschte Position
- überwiegend skelettale und weniger dentoalveoläre Korrektur der Klasse II
- Behandler ist nicht auf die aktive Mitarbeit angewiesen
- kürzere Behandlungsdauer.

Nachteile gegenüber Klasse-II-Gummizügen

- Gefahr der Überlastung der Ankerzähne und unerwünschter Zahnstellungsänderungen
- Gefahr der Kiefergelenkschädigung
- geringerer Tragekompfort
- Bewegungseinschränkung bei der Mundöffnung
- Entstehung von Vertikalkräften infolge des unflexiblen Metallarmes
- höhere Laborkosten
- längere Behandlungssitzung am Patienten.

Generell ist aufgrund der oben aufgeführten Nachteile beim Herbst-Scharnier eine enge Indikationsstellung sinnvoll.

Tragezeit

Das Herbst-Scharnier wird i. d. R. nur bei Jugendlichen mit geringem Restwachstum oder jungen Erwachsenen bis maximal ~ zum 30. Lebensjahr eingesetzt und sollte deswegen mindestens 8–9 Monate getragen werden.

Die Umbaufähigkeit des Kondylus ist bei jungen Erwachsenen aufgrund des zeitlebens vorhandenen Sekundärknorpels auf dem kranialen Anteil des Kondylus, auch Wachstumsknorpel des Kiefergelenks genannt, laut einiger Studien noch vorhanden.

Retention
Zur Retention der erreichten Neutralokklusion sollten sofort im Anschluss an die Vorverlagerung des Unterkiefers entweder Vorschubdoppelplatten oder ein funktionskieferorthopädisches Gerät verwendet werden. Es kann sonst eine erneute Rücklage des Unterkiefers entstehen. Es besteht also die Gefahr eines Rezidivs.

Jasper Jumper

Indikationen
- basale (skelettale) und dentale Klasse II
- Laterognathie (einseitige basale und dentale Klasse II)
- Klasse-II-Therapieresistenz
- einseitiger Lückenschluss: Der Flex Developer dient hier zur Verankerung der Front, damit die Mittellinie sich nicht zur Seite mit der noch zu schließenden Lücke verschiebt
- ausreichend vorhandenes Restwachstum bei basaler und dentaler Klasse II
- mangelnde Mitarbeit des Patienten beim Einhängen der Klasse-II-Gummizüge
- Molarendistalisation (Headgearersatz)
- vertikale Kräfte durch die eingeschränkte Kieferbeweglichkeit.

3

Aussehen (☞ Abb. 94)
Der Jasper Jumper besteht aus denselben Bestandteilen und ist in seiner Konstruktion ähnlich der des Flex Developers. Der einzige Unterschied liegt im Material der beiden Führungsstäbe. Beim Jasper Jumper werden zwei mit Gummi ummantelte flexible Druckfedern verwendet. Zusätzlich wird eine Kunststoffkugel als anteriorer Stop auf dem Teilbogen bzw. Führungsbogen im Unterkiefer verwendet.

Wirkungen
Es wird eine überwiegend dentoalveoläre Korrektur und weniger eine skelettale Korrektur der Bisslage erreicht. Eine gesicherte Neutralokklusion durch Vorverlagerung des Unterkiefers wird nur bei Vorliegen einer geringen basalen Klasse II und noch genügend vorhandenem Unterkiefer-Restwachstum des Patienten erreicht. Der Jasper Jumper eignet sich überwiegend für dentoalveoläre Korrekturen, weil die mit Gummi ummantelten Druckfedern sehr biegsam und flexibel sind. Der Patient kann ohne Probleme beim Kauen oder Schlucken den Unterkiefer wieder in seine ursprüngliche Bisslage führen. Eine skelettale Wirkung oder auch Aktivator-Effekt ist daher nur wenig vorhanden.

Vorteile gegenüber Klasse-II-Gummizügen
- Behandler ist nicht auf die aktive Mitarbeit angewiesen
- kürzere Behandlungsdauer.

Nachteile gegenüber Klasse-II-Gummizügen
- Bruchgefahr durch Überlastung der Metallfeder
- geringerer Tragekompfort
- Bewegungseinschränkung bei der Mundöffnung
- längere Behandlungssitzung am Patienten
- vertikale Kräfte durch die eingeschränkte Kieferbeweglichkeit.

Tragezeit
I. d. R. in Abhängigkeit vom Restwachstum 3–6 Monate.

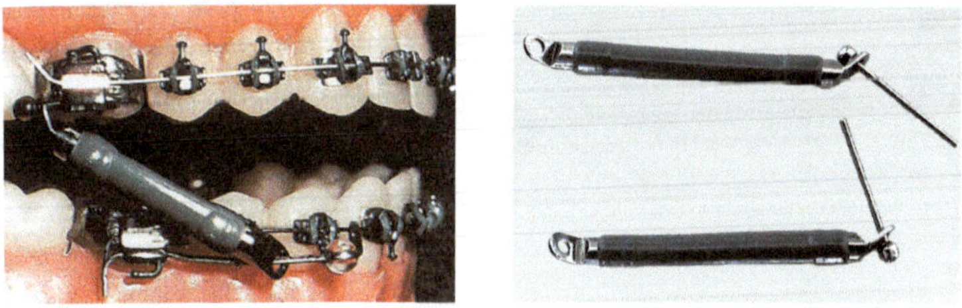

a b

Abb. 94 a+b: Jasper Jumper
a) gleitet bei der Mundöffnung auf dem Führungsteilbogen mit einem mesialen „Stop" (Kunststoffkugel)
b) mit den gleichen Bestandteilen wie der Flex Developer (☞ Abb. 92)

3

Sabbagh Universal Spring

Der von Sabbagh entwickelte Sabbagh Universal Spring stellt eine weitere Alternative zum Herbst-Scharnier, Jasper Jumper oder Flex Developer dar. Der Sabbagh Universal Spring hat wie diese die gleichen Indikationsbereiche (☞ 3.2) und wird insbesondere zur Korrektur von Klasse-II-Dysgnathien eingesetzt. Er ist sehr zierlich gebaut und besteht vollkommen aus Metall.
Vorteile gegenüber den Klasse-Gummizügen, dem Herbst-Scharnier, Flex Developer und Jasper Jumper:

- Einsatz bei Patienten mit Kunststoffallergie
- Einsatz bei Patienten mit Erkrankungen der oberen Atemwege oder Asthma
- relativ guter Tragekomfort aufgrund der zierlichen Gestaltung
- weitgehend horizontale Kräfte durch das gut bewegliche Teleskopelement
- Einsatz bei Jugendlichen mit geringem Restwachstum und sogar jungen Erwachsenen ohne Restwachstum bis maximal zum 30. Lebensjahr möglich, da der Kondylus bis zu diesem Alter häufig noch umbaufähig ist.

Nachteil gegenüber dem Flex Developer und Klasse-II-Gummizügen: Durch die starre Konstruktion der Metallstäbe kommt es im unteren Vestibulum im Eckzahnbereich häufiger zu Scheuerstellen.

Aussehen (☞ **Abb. 95**)
Es handelt sich um einen Teleskopstab aus Metall, in dessen Hohlraum entweder eine offene (Open coil) oder geschlossene Distanzfeder (Closed coil) eingebaut werden kann. Die Kraftabgabe ist bei der geschlossenen Feder größer als bei der offenen Feder.
Der Tragekomfort ist mit der offenen Distanzfeder für den Patienten größer, da der Unterkiefer noch etwas Bewegungsspielraum bei der Vorverlagerung hat. Die offene Distanzfeder hat eine größere dentoalveoläre als skelettale Wirkung im Vergleich zu der geschlossenen Distanzfeder.
Die geschlossene Feder wird daher nur bei fast ausgewachsenen Patienten oder jungen Erwachsenen bis ~ zum 30. Lebensjahr eingesetzt. Die geschlossene Feder (Closed coil) hat den so genannten Herbst-Effekt oder Aktivator-Effekt. Es wird so eine überwiegend skelettale Wirkung erreicht. Der Unterkiefer muss konsequent ~ 8–9 Monate in der vorverlagerten Zielposition verbleiben, da die Umbauprozesse im Kiefergelenk bei Erwachsenen aufgrund der verminderten Osteoblasten- und Fibroblastenanzahl und -aktivität wesentlich länger dauern als beim Jugendlichen mit noch vorhandenem Restwachstum. Auch hier wird wie beim Herbst-Scharnier der Sekundärknorpel oder Wachstumsknorpel auf dem kranialen Anteil des Kondylus für die Umbauprozesse im Kiefergelenk bei der Vorverlagerung des Unterkiefers ausgenutzt. Laut einiger Studien mit dem Herbst-Scharnier bei jungen Erwachsenen ist dies in einigen Fällen bis ~ zum 30. Lebensjahr möglich.

3

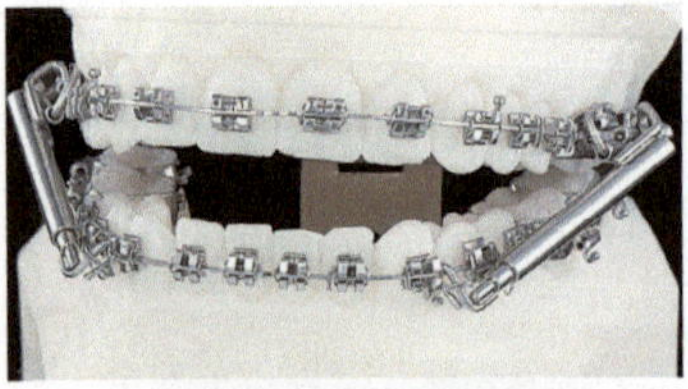
a

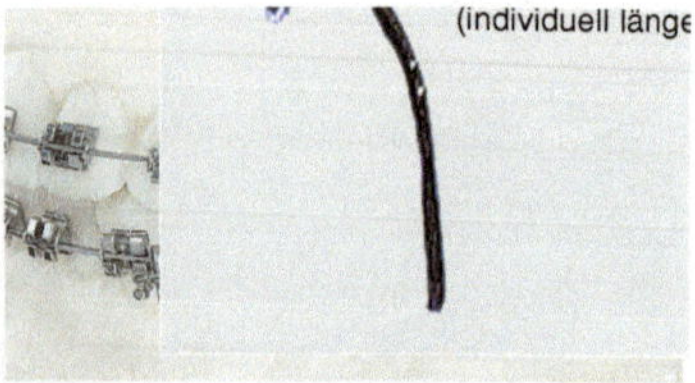

b

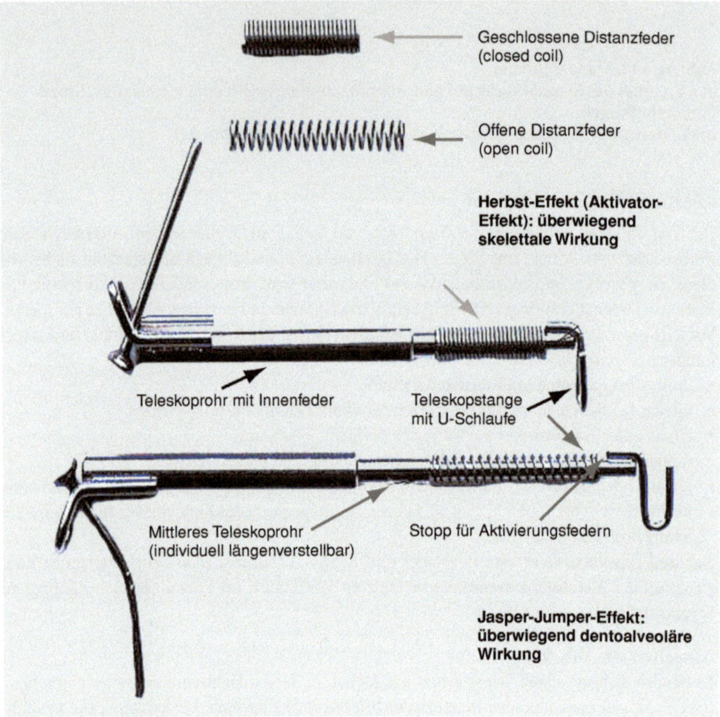

c

Abb. 95 a–c: Sabbagh Universal Spring [Abb. a+b: Fa. Dentaurum]

! Der Sabbagh Universal Spring wird nicht wie beim Flex Developer an einem Hilfsbogen mit seinem Häkchen in die untere Eckzahnregion eingehakt, sondern direkt am Hauptbogen distal vom Eckzahnbracket. Das Häkchen wird mit Hilfe einer Drahtligatur fixiert, die am Eckzahnbracket befestigt wird, über das Häkchen verläuft und dann am 1. Prämolaren befestigt wird. Der Teleskoparm ist so gegen Autorotationen gesichert (☞ Abb. 95 b).

! Bei Verwendung eines Sabbagh Universal Spring mit Herbst-Effekt (Closed coil), müssen grundsätzlich aus Stabilitätsgründen Bänder statt Brackets an den Ankerzähnen, d. h. Eckzähne und 1. Molaren, zementiert werden. Diese sollten miteinander über gelötete Metalldrähte miteinander verbunden werden. Bei Verwendung des Sabbagh Universal Spring mit Open coil reicht eine Multibandapparatur mit Brackets zur Verankerung an den Zähnen aus.

Tragezeit
I. d. R. in Abhängigkeit vom Restwachstum 3–6 Monate. Beim Jugendlichen mit nur noch geringem Restwachstum oder jungen Erwachsenen bis ~ zum 30. Lebensjahr mindestens 8–9 Monate.

Nancebogen

Labortechnische Arbeitsschritte ☞ 6.2.22.

Indikationen
Zur maximalen Verankerung der 1. oberen Molaren, z. B. nach einer Behandlung mit einem Gesichtsbogen oder nach einer Extraktion der oberen 1. Prämolaren in Folge eines ausgeprägten sagittalen Platzmangels mit gleichzeitiger alveolärer Protrusion.

Aussehen (☞ Abb. 96)
- gelöteteter Gaumenbogen aus Metall, der beidseits von den Molarenbändern der 1. Molaren nach mesial zur Gaumenmitte verläuft
- runde Kunststoffbasis am vorderen Teil des Gaumengewölbes (Os inzisivum), der die beiden gelöteten Gaumenbogenenden miteinander verbindet.

3

Wirkung
Die 1. Molaren werden mittels der im Gaumengewölbe befindlichen Kunststoffbasis und dem beidseits endenden Bogen maximal verankert und an einer Mesialwanderung gehindert.

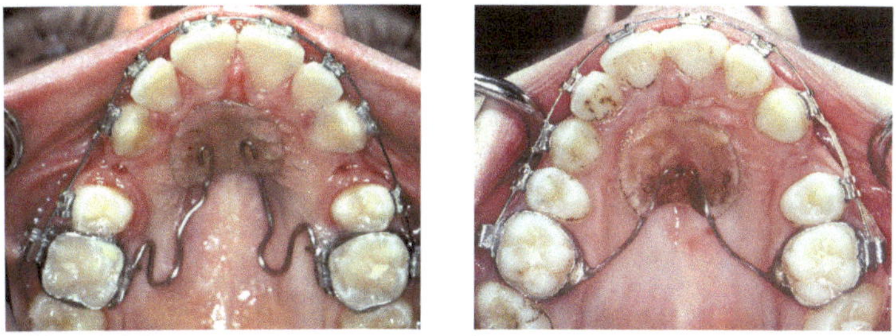

a b

Abb. 96 a+b: Nancebogen im Oberkiefer mit Zustand nach Extraktion der 1. Prämolaren und begonnenem Lückenschluss mit maximaler Verankerung
a) Nancebogen mit Aktivierungsschlaufen
b) ohne Aktivierungsschlaufen beidseits

Lingualbogen

Labortechnische Arbeitsschritte ☞ 6.2.23. Erstmals 1917 von Mershon eingeführt. Dieser besaß zusätzlich angelötete Protrusionsfedern (☞ Abb. 97 a). Heute gibt es den festsitzenden gelöteten Lingualbogen oder den herausnehmbaren von Hand gebogenen Lingualbogen, der lingual in den Schlössern (Tubes) der unteren Molarenbänder mit einer Drahtligatur befestigt wird. Eine weitere Variante des Lingualbogens hat Wilson eingeführt. Der Lingualbogen wird in vertikale Schlösser lingual der Molarenbänder gesteckt, aus denen er wieder zur Aktivierung entfernt werden kann.

Indikationen
- mesial rotierte 1. Molaren
- sagittaler Platzmangel im Wechselgebiss
- transversaler Platzmangel (Schmalkiefer)

- zur Verankerung der Eckzähne mittels zementierten Eckzahnbändern, die an den Lingualbogen im Bereich der Eckzähne angelötet werden (☞ Abb.97 b) an Stelle einer Vollmultibandapparatur im Unterkiefer. An den Eckzahnbändern werden dann Klasse-III-Gummizüge mit folgenden Wirkungen eingehängt:
  - 1. Molaren unter Ausnutzung des Leeway space halten
  - Prämolaren distalisieren
  - Unterkieferfront retrudieren.
  - frontalen Kopf- oder Kreuzbiss verringern bzw. beseitigen.

Aussehen (☞ Abb. 97+98)
Der Lingualbogen verläuft beidseits von den Molarenbändern der 1. Molaren nach anterior zu den Frontzähnen, wo er den Zähnen lingual anliegt. Bei einer Progeniebehandlung mit Klasse-III-Gummizügen wird er zusätzlich noch mit Kunststoff an den einzelnen Frontzähnen befestigt. Diese Befestigung dient als maximale Verankerung.

Wirkungen
3
Die 1. Molaren werden durch den Lingualbogen in der gewünschten Position gehalten, derotiert oder aufgerichtet. Es wird also der Leeway space gehalten. Eine maximale Verankerung ist insbesondere bei Extraktionsfällen mit ausgeprägter alveolärer Protrusion der Front erwünscht. Ebenso kann der Zahnbogen bei Aktivierung des Lingualbogens auf Expansion transversal nachentwickelt werden. Bei Engständen im Wechselgebiss im Stützzonenbereich sollte der Lingualbogen solange belassen werden bis der Zahnwechsel abgeschlossen und die Engstände aufgelöst worden sind.

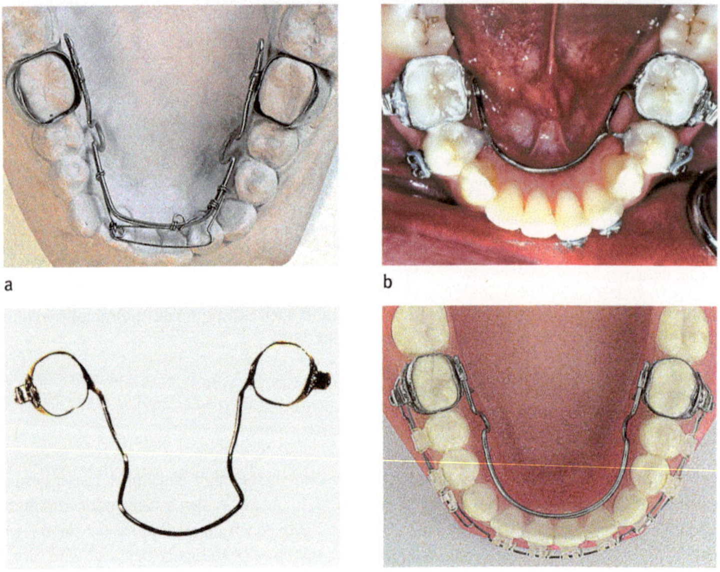
a b c d

Abb. 97 a–d: Lingualbögen
a) Lingualbogen nach Mershon mit Protrusionsfedern für die Front
b) Lingualbogen (gelötet) mit Bändern an den 1. Molaren und an den 1. Prämolaren mit Bracketbasen
c) Lingualbogen (gelötet)
d) Lingualbogen, der lingual in Schlösser (Tubes) an den 1. Molaren gesteckt wird und nicht gelötet ist

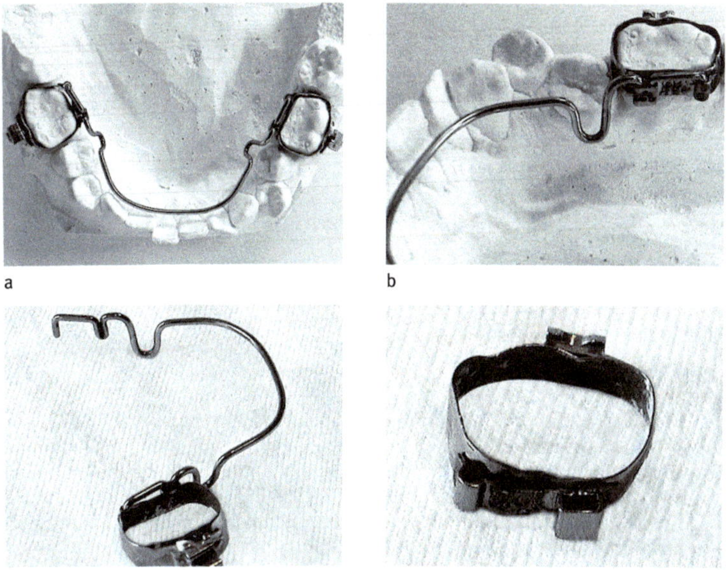

a b c d

Abb. 98 a–d: Lingualbogen nach Wilson

3

Bite Plane

Indikationen

- tiefer Biss mit horizontaler Wachstumsrichtung
- Kiefergelenksbeschwerden mit Diskusverlagerung z. B. in Folge eines distalen Zwangsbisses bzw. Deckbisses.

Aussehen (☞ Abb. 99)

Das Bite Plane besteht aus einem palatinalen Kunststoffaufbiss, der ~ 1 mm apikal der Inzisalkante der Schneidezähne endet und eine ausreichend sagittale Aufbisslänge hat.

Die Verankerung des Bite Plane erfolgt mittels Molarenbändern und gelöteten Palatinalbögen an den 1. oberen Molaren.

Folgende Fehler sollten unbedingt bei der Herstellung eines Bite Plane vermieden werden:

- zu kurze Gestaltung der palatinalen Aufbissfläche in der sagittalen Ebene: Der Patient gleitet beim Zusammenbeißen mit den Unterkieferfrontzähnen nach distal hinter den Aufbiss. Die Folge: Es entsteht ein distaler Zwangsbiss. Der Unterkiefer wird im Wachstum gebremst und eine basale Klasse II verstärkt oder verursacht. Der Tiefbiss bleibt dann bestehen
- zu viel Kunststoff im marginalen Bereich: Das Bite Plane liegt damit auf dem marginalen Bereich und traumatisiert das marginale Parodontium. Deswegen sollte grundsätzlich im marginalen Bereich ~ 0,5–1 mm Spaltbreite frei geschliffen werden.

Wirkungen

Es kommt zu einer Bisshebung, da der Kaudruck im Seitenzahnbereich wegfällt. Die Frontzähne können intrudieren und die Seitenzähne können elongieren. Bei Vorliegen eines distalen Zwangsbisses kommt es dann entsprechend zur einer Dekompression der Kiefergelenke. Das Bite Plane entspricht vom Prinzip her der herausnehmbaren Aufbissplatte nach M. Korn (☞ Abb. 49 d).

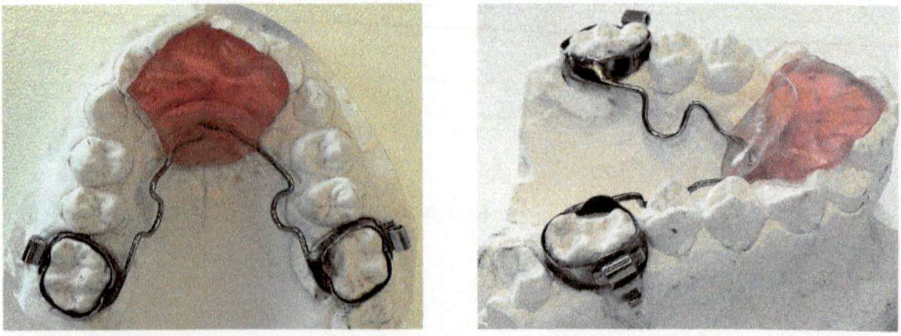

a b

Abb. 99 a+b: Bite-Plane

3

Entfernung

Das Bite Plane wird erst dann entfernt, wenn die 1. oberen und unteren Molaren Kontakt haben. Die Bisshebung kann mehrere Monate dauern, bei Erwachsenen sogar bis zu 1 Jahr. Die Erwachsenen weisen langsamere Zahnbewegungen sowie eine verzögerte Gewebe- und Knochenreaktion im Vergleich zu Jugendlichen und Kindern auf. Die Ursachen hierfür liegen in der Altersinvolution. Diese führt beim Bindegewebe zur Abnahme der Zelldichte, zu einer Verdickung der Faserbündel sowie einer verzögerten Fibroblastenproliferation und einer geringeren Vaskularisierung des Bindegewebes. Ebenso erschweren das Alter des Parodontiums und die Atrophie der Knochen- und Bindegewebe eine kieferorthopädische Erwachsenenbehandlung.

Bite Turbos

Indikation

Beim Tiefbiss mit kleiner sagittaler Stufe und horizontalem Wachstumsmuster.

Aussehen (☞ Abb. 100)

Die Bite Turbos sind kleine Metallbrackets mit palatinaler Aufbissfläche. Sie werden auf die Palatinalflächen ~ 2 mm apikal der Inzisalkante der oberen mittleren Schneidezähne geklebt (☞ Abb. 100 a). Alternativ kann auch ein manuell angefertigter Kunststoffaufbiss verwendet werden, der jedoch bei der Herstellung mehr Zeit in Anspruch nimmt (☞ Abb. 100 b).

Wirkungen

Die unteren Frontzähne beißen auf die glatte und horizontale Fläche der Bite Turbos und die Seitenzähne haben dadurch keinen Kontakt mehr. Die Seitenzähne können somit solange elongieren, bis sie wieder Kontakt haben. Es kommt als Folge zu einer Bisshebung. Bite Turbos bilden eine Alternative zum Bite-Plane.

Vorteile gegenüber dem Bite Plane

- grazilere Gestaltung
- geringere Sprachbeeinträchtigung
- bessere Reinigung der palatinalen Flächen der Frontzähne.

Nachteile gegenüber dem Bite Plane

- geringere mechanische Belastbarkeit. Als Variante gibt es auch die Möglichkeit, die Bite Turbos zur Verbesserung der Belastbarkeit mit Kunststoff zu ummanteln
- Anwendung nur bei kleineren sagittalen Stufen, da die Länge des Bite Turbos in der sagittalen Ebene nur 5 mm beträgt.

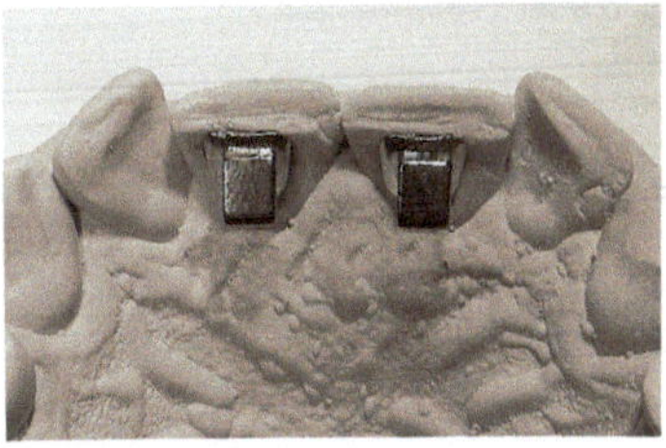

a

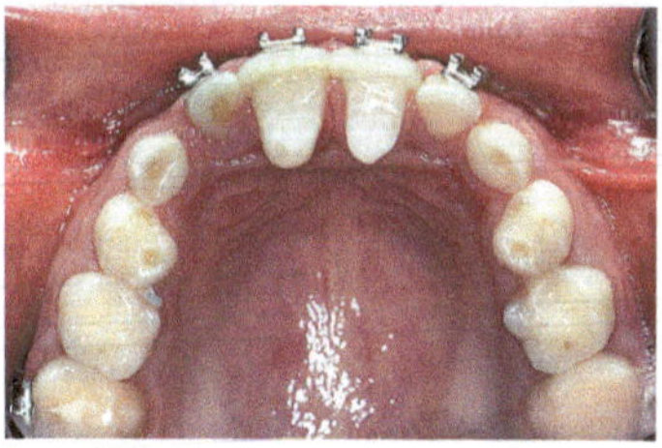

b

Abb. 100 a+b: Bite Turbos
a) auf den Palatinalflächen der oberen mittleren Schneidezähne
b) Kunststoffaufbisse als Alternative auf den Palatinalflächen der Zähne 11 und 21

Lipbumper

3

Der Lipbumper hat einen Fränkel-Effekt, da er über die orofaziale Muskulatur auf den Zahnbogen im Ober- bzw. Unterkiefer wirkt. Durch den Lippendruck wird eine Muskelkraft auf das Molarenröhrchen am 1. Molaren und damit auf den Zahn ausgeübt. Der optimale Zeitpunkt für den Einsatz des Lipbumpers ist gegen Ende des frühen Wechselgebisses und Beginn des späten Wechselgebisses.

Indikationen

- sagittaler Platzmangel
- transversaler Platzmangel (Schmalkiefer).

Wirkungen

- durch Abhalten der Weichteile Kraftübertragung auf die 1. Molaren im Ober- oder Unterkiefer. Der Lipbumper wird an den Molarenbändern in Schlösser geschoben bzw. in diesen Schlössern verankert
- Verankerung, Derotation, Distalisation und Aufrichtung der 1. Molaren bei sagittalem Platzmangel unter Erhalt des Leeway space
- ausgeprägte transversale Nachentwicklung des Zahnbogens im Ober- oder Unterkiefer beim Einstellen des Lipbumpers auf Expansion
- Protrusion der oberen bzw. unteren Front, sobald der Lipbumper im Ober- bzw. Unterkiefer nicht ins Vestibulum, sondern auf Höhe des mittleren Kronendrittels der Oberkieferfront gelegt wird. Es wird auf diese Weise der Lippendruck auf die Frontzähne ausgeschaltet.

! Der Leeway space ist die mesiodistale Längendifferenz zwischen 2. Milchmolaren und den bleibenden nachfolgenden 2. Prämolaren. Der Leeway space beträgt im Unterkiefer ~ 1,7 mm je Seite und im Oberkiefer ~ 0,9 mm je Seite.

Vorteile gegenüber dem Headgear und Funktionsregler nach Fränkel (FR-3)

- kaum sichtbar, da er nur intraoral im Vestibulum im Oberkiefer oder im Unterkiefer liegt
- direkte Kontrolle auf die Molarenrotation.

! Bei größeren Distalisationsstrecken der 1. Molaren sollte tagsüber der Lipbumper und nachts ein Headgear im Wechsel getragen werden. Auch sollte zuerst immer eine Derotation und erst dann eine Distalisation der 1. Molaren erfolgen.

Nachteile gegenüber dem gelöteten Lingualbogen oder Wilsonbogen

- geringerer Tragekomfort durch das Abhalten der Weichteile
- Förderung des Unterkieferwachstums durch das Abhalten der Weichteile, das im Falle einer Progenie nicht erwünscht ist
- Druckstellen am Zahnfleisch oder an der Wangen- oder Lippeninnenseite
- längere Anfertigungsdauer und damit Behandlungszeit am Patienten.

Vorteil gegenüber dem gelöteten Lingualbogen oder Wilsonbogen
Keine oder nur geringe Laborkosten.

Aussehen (☞ Abb. 101)
U-förmiger, ohne oder mit Kunststoff ummantelter labial bzw. bukkal des Zahnbogens verlaufender Metallbügel, der in den Schlössern der Molarenbänder der beiden 1. Molaren befestigt wird.

3

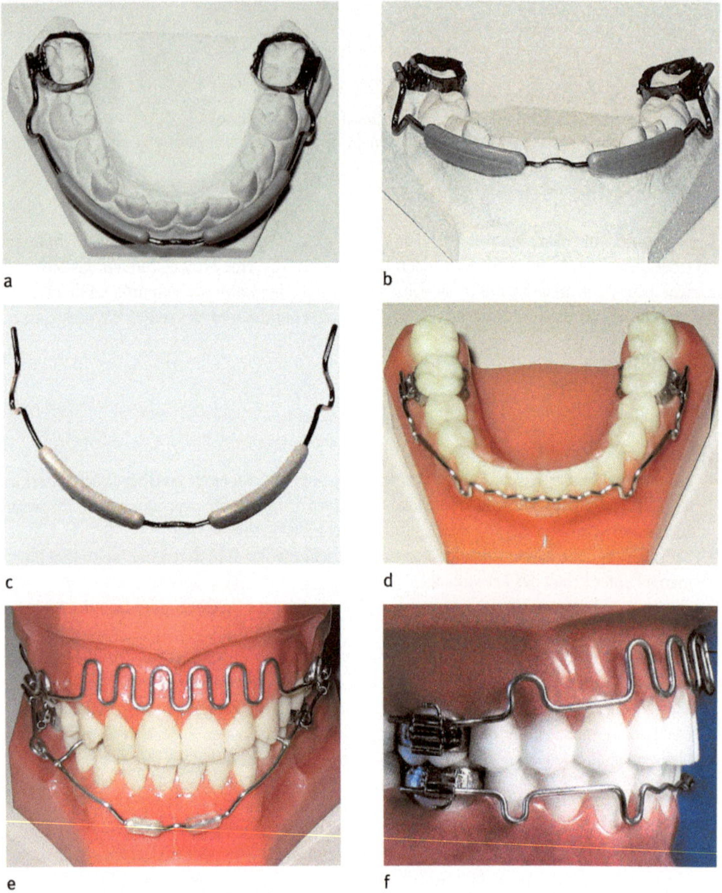

Abb. 101 a–f: Lipbumper
a–d) für den Unterkiefer („Greenfield Lipbumper“. Fa. TP Orthodontics, La Porte, U.S.A)
e) für den Oberkiefer und „Advancer“ nach M. Korn im Unterkiefer, der in die Headgear-Schlösser der Molarenbänder der oberen 1. Molaren gesteckt wird zur Förderung einer mandibulären Vorentwicklung durch Lippentraining mittels der im unteren Vestibulum verlaufenden Metallarme als Aktivatorersatz
f) im Ober- und Unterkiefer nach M. Korn, der jeweils im Headgear- bzw. Lipbumperröhrchen eingehängt wird [Quelle Abb. f: Fa. American Orthodontics, Lemgo]

Bedienung

Vor dem Einsetzen des Lipbumpers sollten die Stopschlaufen vor den 1. Molaren etwas nach bukkal gebogen werden, so dass die Schlaufen nicht die Gingiva traumatisieren können. Der Lipbumper wird auf maximal 1 mm Expansion je Seite eingestellt. Der Lipbumper sollte ~ 3 mm von der Zahnreihe bzw. Gingiva abstehen.

! Bei zu kräftiger Expansion des Lipbumpers kann es zu einer extremen Lockerung oder im Extremfall sogar zur Extraktion der unteren 1. Molaren kommen.

Tragezeit

Sollte 24 Stunden pro Tag getragen werden, damit die gewünschte Wirkung erreicht wird.

Transpalatinalbogen

Es gibt herausnehmbare und festsitzende Transpalatinalbögen. Bei den herausnehmbaren Transpalatinalbögen handelt es sich um den Palatal Bar, auch Goshgarian genannt. Das vorrangige Therapieziel des Transpalatinalbogens ist das Einstellen einer korrekten Position der 1. Molaren im Oberkiefer. Die festsitzenden Transpalatinalbögen sind gelötet.

Im Folgenden werden zwei unterschiedliche Kriterien für die optimale Molarenposition aufgeführt:

- Nach Ricketts sollten die distobukkalen und mesiopalatinalen Höcker des 1. Molaren mit der Eckzahnspitze oder der zweiten Raphe Palati (Gaumenfalte) der gegenüberliegenden Seite eine Linie bilden (☞ Abb. 103 a)
- Nach Cetlin sollten die bukkalen Seiten der 1. Molaren im Oberkiefer parallel zueinander sein.

3

Klinische Kriterien

- Die bukkalen Schlösser der beiden Molarenbänder im I. und II. Quadranten sollten parallel zueinander und zur Raphemedianebene sein
- Die okklusalen Seiten der beiden Molarenbänder im I. und II. Quadranten sollten zueinander parallel sein.

Transpalatinalbogen: Palatal Bar (Goshgarian)

Indikationen

- mesial rotierte 1. obere Molaren
- transversaler Platzmangel (Schmalkiefer)
- seitlicher Kopf- oder Kreuzbiss
- sagittaler Platzmangel
- dentale Angle-Klasse II.

! Eine Kreuzbissüberstellung mit einem Palatal Bar ist nur indiziert bei ausreichendem frontalem Überbiss, d.h. wenn ein Tiefbiss und ein horizontales Wachstumsmuster vorliegen. Durch den Palatal Bar werden nämlich die 1. Molaren nach bukkal gekippt und der Biss geht dabei frontal immer etwas auf.

! Bei Vorliegen eines knappen frontalen Überbisses sollte alternativ eine Gaumennahtsprengung mittels Gaumennahtapparatur (GNA) vorgenommen werden.

Wirkungen

- Derotation der 1. oberen Molaren
- Halten des Leeway space
- maximale Verankerung
- Verhinderung einer Molarenextrusion
- Molarenintrusion durch einen ~ 5 mm vom Gaumen abstehenden Palatal Bar durch den Zungendruck: Die Zunge drückt regelmäßig und automatisch beim Kauen und Schlucken gegen den Gaumenbogen. ~ 2000-mal schluckt jeder Patient pro Tag

- Einstellen einer Angle-Klasse-I-Verzahnung, d. h. es ist eine Korrektur von maximal einer dentalen ¼-Pb Angle-Klasse II möglich
- Gewinn an Zahnbogenlänge bzw. sagittaler Platzgewinn
- Halten oder Verstärken der transversalen Dimension des oberen Zahnbogens.

Zunächst wird das Palatal Bar, den es in verschiedenen konfektionierten Größen gibt, am Modell oder direkt im Mund des Patienten angepasst. Dann erfolgt die Aktivierung des Palatal Bar (Goshgarian) durch Verbiegen der Bogenenden am Palatal Bar in die gewünschte Rotationsrichtung oder durch dessen Expansion zur transversalen Nachentwicklung des Zahnbogens. Nach der Aktivierung des Palatal Bar wird sein aktiviertes Bogenende in das palatinal am Molarenband angelötete gerade Schloss eingeführt (☞ Abb. 102–104).

! Beim Goshgarian (Palatal Bar) werden immer gerade Schlösser palatinal an die Molarenbänder angelötet (☞ Abb. 104 a). Im Gegensatz dazu werden bei der Quadhelix (☞ 4.2) i. d. R. gebogene Schlösser verwendet (☞ Abb. 104 b).

! Bei einer Derotation der 1. oberen Molaren mit dem Palatal Bar wird ~ 2 mm Bogenlänge je Seite gewonnen, d. h. es entsteht ein sagittaler Platzgewinn.

3

! Zum Schutz gegen eine ungewollte Aspiration oder ungewolltes Verschlucken kann der Goshgarian (Palatal Bar) an einen Sicherungsfaden gebunden werden. Dieser Sicherungsfaden bleibt jedoch nur solange, bis das Palatal Bar fest im Oberkiefer eingebaut worden ist.

Vorteile gegenüber dem gelöteten Transpalatinalbogen

- geringere Laborkosten
- kurze Anfertigungsdauer im Labor.

Nachteile gegenüber dem gelöteten Transpalatinalbogen

- keine exakte Passgenauigkeit
- längere Behandlungszeit am Patienten.

Transpalatinalbogen: gelöteter Transpalatinalbogen (festsitzend)

Indikationen

- mesial rotierte 1. obere Molaren
- transversaler Platzmangel (Schmalkiefer)
- seitlicher Kopf- oder Kreuzbiss der 1. oberen Molaren
- sagittaler Platzmangel
- dentale Angle-Klasse II.

! Genau wie beim Palatal Bar ist eine Kreuzbissüberstellung mit einem gelöteten Transpalatinalbogen nur indiziert bei ausreichendem frontalem Überbiss, d. h. wenn ein Tiefbiss und ein horizontales Wachstumsmuster vorliegen. Durch den gelöteten Transpalatinalbogen werden die 1. Molaren immer nach bukkal gekippt und der Biss geht dabei frontal etwas auf.

! Bei Vorliegen eines knappen frontalen Überbisses sollte alternativ eine Gaumennahtsprengung mittels Gaumennahtapparatur (GNA) vorgenommen werden.

Wirkungen

- Derotation der 1. oberen Molaren
- Leeway space halten
- maximale Verankerung
- Molarenextrusion verhindern
- Molarenintrusion durch einen ~ 5 mm vom Gaumen abstehenden Transpalatinalbogen durch den Zungendruck: Die Zunge drückt regelmäßig und automatisch beim Kauen und Schlucken gegen den Gaumenbogen. Jeder schluckt ~ 2000-mal pro Tag
- Angle-Klasse-I-Verzahnung einstellen, d. h. es ist eine Korrektur von maximal einer dentalen ¼-Pb Angle-Klasse II möglich
- an Zahnbogenlänge bzw. sagittalem Platz gewinnen
- transversale Dimension des oberen Zahnbogens halten oder verstärken.

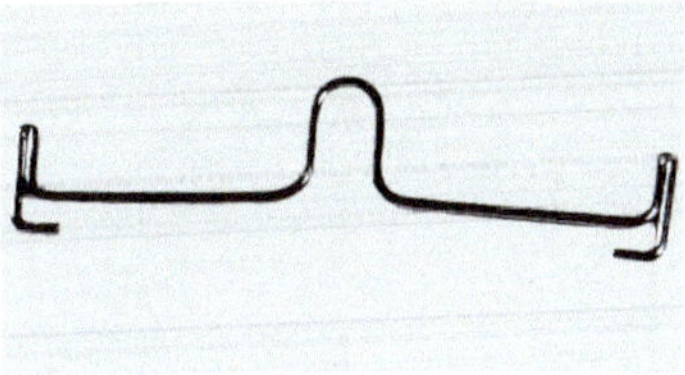

a

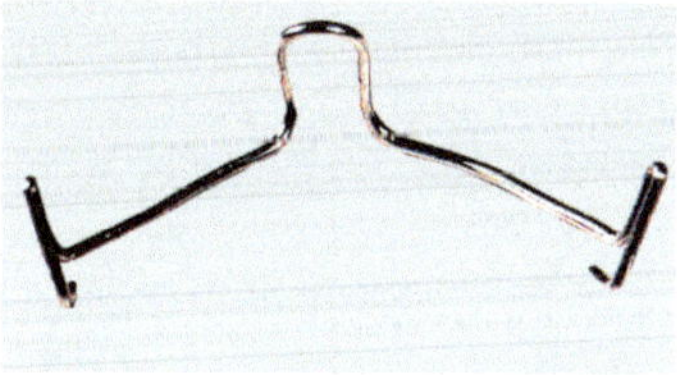

b

Abb. 102 a+b: Palatal Bar (Goshgarian)
a) im nicht gebogenen Zustand
b) im gebogenen Zustand

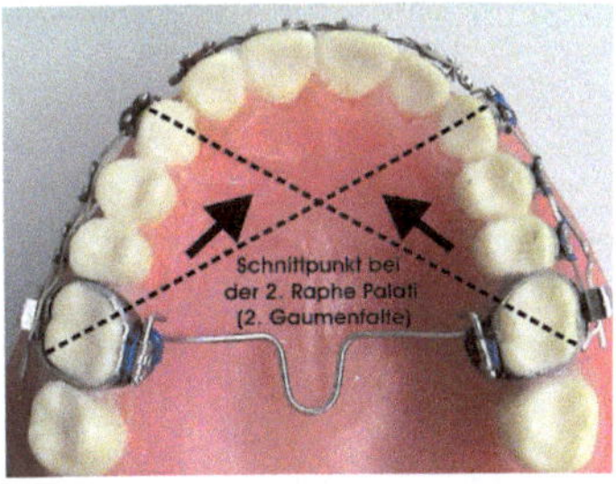

a

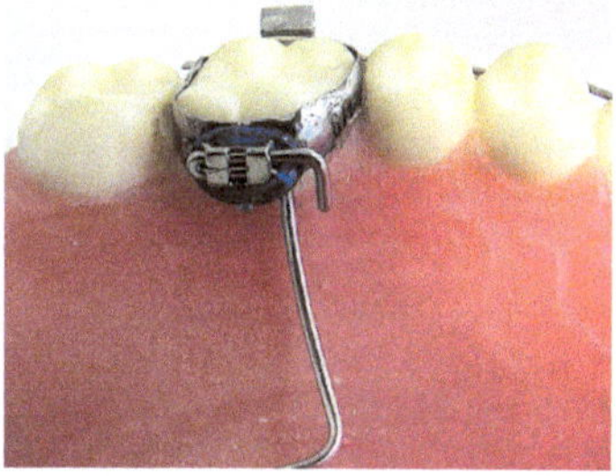

b

Abb. 103 a+b: Palatal Bar (Goshgarian)
a) Darstellung der richtigen Molarenposition nach Derotation der 1. Molaren mittels des Palatal Bar, da sich hier der Schnittpunkt der beiden sich kreuzenden Linien genau auf Höhe der 2. Raphe Palati befindet
b) gerades Schloss mit einem Alastic zur Sicherung des Goshgarian gegen ein ungewolltes Herausgleiten aus dem Schloss

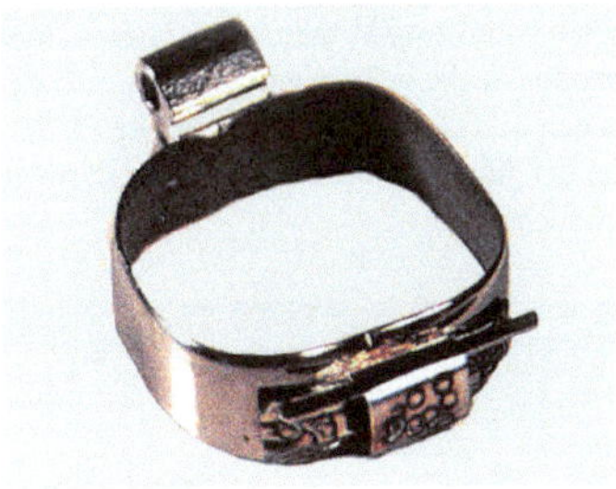

a

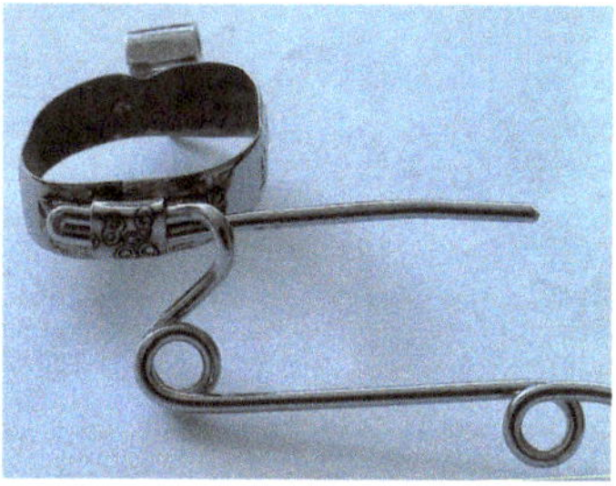

b

Abb. 104 a+b: Molarenband
a) mit angelötetem geraden Schloss für das Palatal Bar (Goshgarian)
b) mit angelötetem gebogenen Schloss und Quadhelix

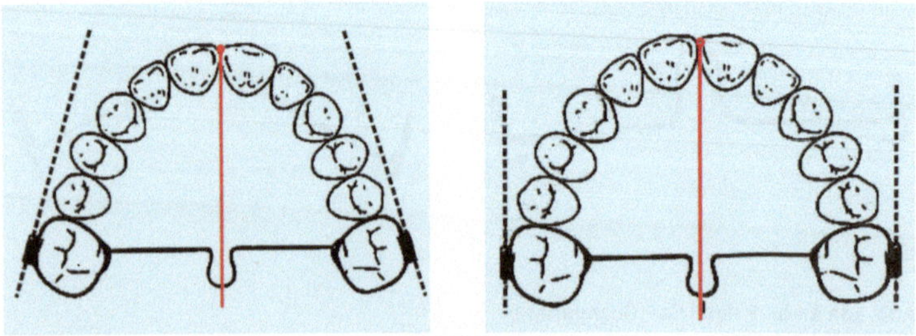

a b

Abb. 105 a+b: Gelöteter Transpalatinalbogen
a) passiver Zustand
b) aktivierter Zustand

3

Aussehen (☞ Abb. 105)

- Molarenbänder für die beiden 1. Molaren
- gelöteter Transpalatinalbogen, der die beiden Molarenbänder miteinander verbindet.

Vorteile gegenüber dem Palatal Bar

- exakte Passgenauigkeit
- kürzere Behandlungszeit am Patienten.

Nachteile des gelöteten Transpalatinalbogen gegenüber dem Palatal Bar

- höhere Laborkosten
- längere Anfertigungsdauer im Labor.

Distaljet

Indikation

Distalisierung der oberen 1. Molaren.

Aussehen (☞ Abb. 106)

Der Distaljet hat zwei Metallbänder für die 1. Prämolaren und zwei Metallbänder für die 1. Molaren. Die vier Bänder sind alle mittels einer Kunststoffbasis, die sich am vorderen Gaumen abstützt, miteinander über Metallbügel verbunden. An den beiden Metallbügeln, die zu den 1. Molarenbändern verlaufen, befinden sich in der Nähe der Kunststoffbasis jeweils spiralförmige Federn aus Stahl, an deren Ende sich Metallstops befinden.

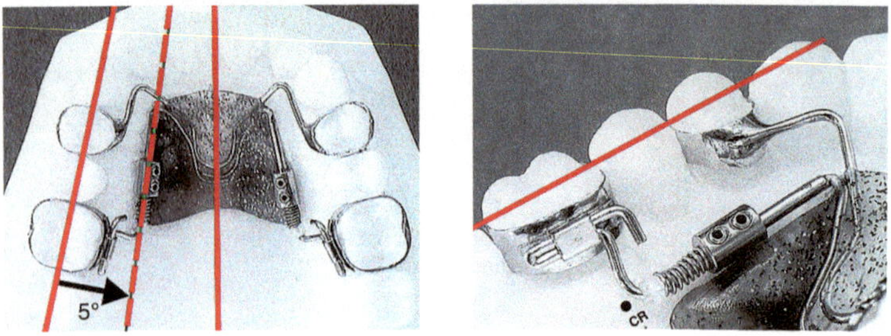

a b

Abb. 106 a+b: Distaljet im Oberkiefer [Fa. American Orthodontics, Lemgo]

Wirkungen

Am Distaljet werden die auf einem Führungssteg festsitzenden Metallstops mit einem Schraubenzieher gelockert und werden dann in Richtung Druckfeder bewegt, die dadurch aktiviert wird. Die Metallstops werden in der gewünschten Position festgeschraubt. Die Kunststoffbasis am Gaumen dient als maximale Verankerung, damit die 1. Prämolaren möglichst wenig nach mesial wandern (actio = reactio).

Pendulum nach Hilgers für den Oberkiefer

Das Pendulum nach Hilgers wurde 1992 erstmals von Hilgers beschrieben.

Indikation

Distalisierung der 1. oder 2. Molaren im Oberkiefer.

Aussehen (☞ Abb. 107 +108)

Das Pendulum hat zentral am Gaumen eine kleine runde Kunststoffbasis, von der vier Metallarme zu den 1. und 2. Prämolaren und den 1. oder 2. Molaren führen und dort das Pendulum mittels Bracketbasen oder Bändern an den Prämolaren und mittels Molarenbändern an den Molaren festgeklebt wird. Der Metallarm, der zu dem zu distalisierenden Molaren führt, enthält meist eine Aktivierungsschlaufe (☞ Abb. 107 b), die i.d.R. aus TMA (Titan-Molybdän-Legierung) ist. Dieser Arm wird nur über ein gerades Goshgarian-Schloss (☞ 3.2) palatinal am Molarenband des zu bewegenden Molaren befestigt. Eine Aktivierung des Metallarmes ohne Vorhandensein einer Aktivierungsschlaufe oder eine zu weit mesial liegende Helix würde zu einer Distalkippung und Extrusion der 1. Molaren führen. Insbesondere durch eine möglichst weit dorsal angebrachte Helix, die dann als Drehmittelpunkt der TMA-Feder dient, kann eine Intrusion und eine körperliche (translatorische) Distalbewegung der Molaren erzielt werden.

Wirkung

Durch Aktivierung der Distalisierungsschlaufe um maximal 45° wird der betreffende Molar distalisiert. Bei zu starker Aktivierung kann es zur Kippung der Molaren nach distal kommen.

Nebenwirkungen

- Protrusion der Frontzähne. Newtonsche Gesetz: Actio = Reactio
- Distalkippung der oder des zu distalisierenden Molaren
- Kreuzbisstendenz der oder des zu distalisierenden Molaren.

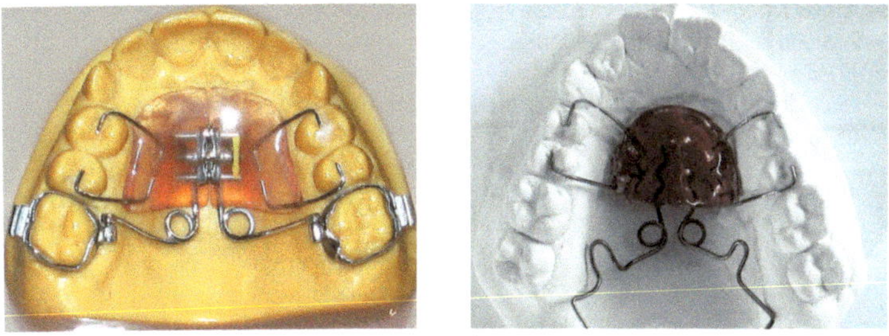

a b

Abb. 107 a+b: Pendulum nach Hilgers
a) Pendulum nach Hilgers
b) mit Darstellung der Aktivierung der Distalfedern von maximal 45° nach distal

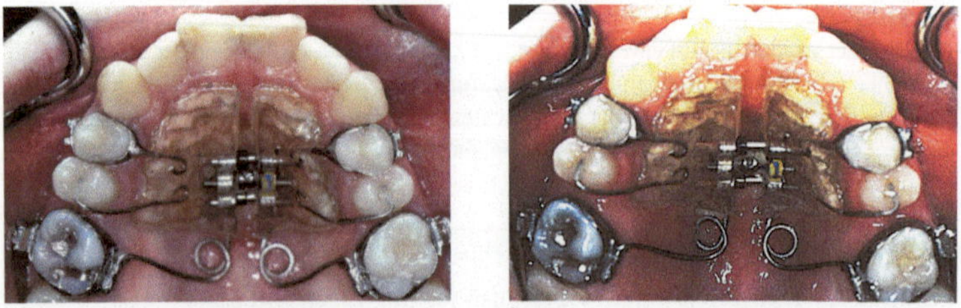

a b

Abb. 108 a+b: Pendulum-Apparatur nach Hilgers
a) mit Distalfedern für die beiden 1. Molaren zu Beginn der Distalisierung
b) mit fortgeschrittener Distalisierung

3

Vorteile gegenüber dem Headgear

- Der Behandler ist nicht auf die aktive Mitarbeit des Patienten angewiesen
- Die Pendulum-Apparatur befindet sich intraoral und ist nicht sichtbar.

! Zur Vermeidung einer Kreuzbisstendenz wird die Distalfeder am Pendulum auf 1–2 mm Expansion aktiviert und zur Vermeidung einer Distalkippung der Molaren erfolgt eine Aktivierung der Distalisierungsschlaufe bis maximal 45° und eine möglichst weit dorsale Anbringung der Helices.

3.2.1 Orthodontischen Drähte

Übersicht Drahtstärken ☞ 6.1.

Eigenschaften

Elastizitätsmodul
Materialkonstante. Entspricht der Steigung im Spannungs-Dehnungs-Diagramm.
Je größer das E-Modul, desto schwerer lässt sich ein Draht elastisch verformen, desto größer sind auch die wirkenden Kräfte.

Festigkeit
Widerstand des Drahtes gegen Verformung, abhängig von folgenden Eigenschaften:

- E-Modul
- Querschnittsfläche (Durchmesser bzw. Breite, Höhe)
- Länge.

Deflektionsvermögen
Gibt an, wie stark ein Draht elastisch verbogen werden kann, ohne dauerhaft (plastisch) deformiert zu werden.

Legierungstypen

Standardstahl (Cr-Ni-Stahl)
Der Standardstahl hat einen hohen E-Modul, eine hohe Festigkeit und ein mittleres Deflektionsvermögen.

Cobalt-Chrom-Nickel (Blue, Yellow, Green oder Red Elgiloy)
Es handelt sich bei Elgiloy um eine auf Cobalt basierende Legierung, die es in vier verschiedenen Härtegraden gibt. Elgiloy hat im Vergleich zum Standardstahl ein höheres E-Modul, eine größere

Bruchfestigkeit, eine 20 % größere Federkraft, eine 17 % größere Korrosionsbeständigkeit und ist bei keiner Temperatur magnetisch. Alle Elgiloy-Bögen können hitzebehandelt und so die Federkraft und Elastizität verbessert werden. Es wird damit eine kontrollierte und konstante Kraftabgabe ermöglicht.

- Blue Elgiloy hat den geringsten Härtegrad. Der Draht ist gut geeignet zum Biegen, Schweißen und Löten. Er wird vorzugsweise für Edgewise-Bögen, Utility, Retainer und Lingualbögen verwendet
- Yellow Elgiloy ist etwas härter und besitzt eine größere Federkraft als Bue Elgiloy
- Green Elgiloy ist besonders gut zum Biegen geeignet, da er gut verformbar ist
- Red Elgiloy hat eine besonders gute Federkraft.

Titan-Molybdän (Beta-Titanlegierung, z. B. TMA)
Das E-Modul ist ~ halb so groß wie der von Stahl, hat eine mittlere Festigkeit und ein hohes Deflektionsvermögen.

Nickel-Titanium (Ni-Ti, z. B. Nitinol, Titanol, Sentalloy)
Das E-Modul von Nickel-Titanium ist ~ 20–25 % des E-Modulwertes von Stahl, hat eine geringe Festigkeit und ein sehr hohes Deflektionsvermögen.

3

Weiter sind die Elastizitätseigenschaften von der Temperatur abhängig (thermoelastisch): Es handelt sich also um eine Formgedächtnis-Legierung (FGL), die sich bei Zimmertemperatur und bei Biegungen bis ~ max. 30° reversibel verformen lässt (Martensitischer Zustand des Kristallgitters) und nach Erwärmung oberhalb der legierungsspezifischen Austenitstarttemperatur (Austenitischer Zustand des Kristallgitters) – entspricht der Mundtemperatur bei ~ 37 °C – wieder ihre ursprüngliche programmierte Gestalt einnimmt. Der Formgedächtnis-Effekt (Memoryeffekt) beruht auf einer reversiblen Strukturumwandlung des Kristallgitters. Bei Auslenkung steigt die Kraft bis zu einem bestimmten Betrag an, bei weiterer Auslenkung bleibt sie weitgehend konstant (Pseudoelastizität).

Es gibt insgesamt zwei Nickel-Titan-Legierungstypen. Zum einem gibt es die aufgehärteten Drähte im martensitischen Zustand bei Zimmer- und Mundtemperatur, z. B. Nitinol. Zum anderen gibt es die pseudoelastischen Drähte, die sich bei Zimmertemperatur im martensitischen Zustand befinden und dann bei Mundtemperatur in den austenitischen Zustand wechseln, z. B. Titanol und Sentalloy, oder die austenitischen Drähte bei Zimmer- und Mundtemperatur, z. B. NiTi und Nitinol SE.

Copper-Ni-Ti
Das Kupfer ist hier die zusätzliche Komponente zum Nickel-Titanium. Copper-Ni-Ti hat im Gegensatz zum traditionellen Nitinolbogen ein höheres Deflektionsvermögen. Bei einer bestimmten Auslenkung kommt es zu einer geringeren und konstanten Kraftabgabe im Vergleich zu den herkömmlichen Nitinolbögen. Copper Ni-Ti entfaltet seine optimale Wirkung bei Temperaturen von 27–40 °C, also im Bereich der Mundtemperatur. Es handelt sich um einen pseudoelastischen Draht mit einem martensitischen Zustand bei Zimmertemperatur und einem austenitischen Zustand bei Mundtemperatur.

Gleitfähigkeit des Bogens im Slot
- Rundbögen gleiten besser als Vierkantbögen und werden häufig in der Führungs- und Kontraktionsphase verwendet (☞ 3.2.3)
- Nitinol- und Copper-Nitinolbögen weisen eine höhere Oberflächenrauhigkeit auf als Stahl. Stahl hat daher bessere Sliding-Eigenschaften: Sie gleiten besser durch das Bracketslot.

! Es sollte immer bedacht werden, dass runde Bögen rollen. Als Teilbogen sollte in der Front bei geringen Drehständen möglichst ein weicher Kantbogen verwendet werden.
Es eignet sich z. B. ein kantiger 0.017 × 0.017 Copper-Nitinolbogen bei Drehständen in der Front. Alternativ muss ein runder Teilbogen sehr sorgfältig an den Enden umgebogen werden.

3.2.2 Grundtypen der heute gängigen Drahtbogentechnik

Kurzer Überblick über die Biegungen 1.–3 . Ordnung bei den Drahtbögen einer festsitzenden Multibandapparatur:

Biegung 1. Ordnung: horizontale Ebene, „Tischebene“
Orovestibuläre Richtung, z. B. **Inset** und **Offset** als Einbiegung bzw. Ausbiegung lokal im Bogenverlauf, **Toe in** und **Toe out** als Einbiegung bzw. Ausbiegung am Bogenende 1–2 mm mesial vom 1. Molaren sowie **Kurvaturen** als Ausbiegungen, z. B. Eckzahnkurvaturen, als auch **Expansion** und **Kompression** als Veränderung des transversalen Bogendurchmessers.

Biegung 2. Ordnung: vertikale Ebene
Mesiodistale Richtung, z. B. **Artistik** als Angulation oder Neigung der Zahnachse, **Step** als vertikale Stufe, **Sweep** als Anti-Speekurve im Bogen, distales Umbiegen, Gable bend als Giebelbiegung, d. h. Knickung des Bogens in der Mitte von Lücken und **Tip back** als Knickung des Bogenendes 1–2 mm vor dem 1. Molaren nach gingival als Verankerungsbiegung, z. B. beim Lückenschluss oder zur Intrusion der Front, sowie **Forward back** als „umgekehrtes Tip back“ als Knickung des Bogenendes nach okkklusal ~ 1–2 mm vor den 1. Molaren, z. B. beim Basalbogen (☞ 3.2.3) zur Extrusion der Front.

3

Biegung 3. Ordnung
Torsionsbiegung entlang der Drahtachse, auch **Torque** genannt, z. B. bukkaler Wurzeltorque, palatinaler oder lingualer Wurzeltorque, Frontzahntorque, Seitenzahntorque, Einzelzahntorque.
Verwendete Zangen
Grundsätzlich können fast alle Biegungen 1.–3. Ordnung mit der Tweedzange (☞ Abb. A73 b) gebogen werden.
- Ein Sweep wird einfach mit zwei je an der Ober- und Unterseite des Bogens entlangziehenden Fingern gebogen, wobei der Bogen an der Frontkurvatur mit einer Tweedzange festgehalten wird
- Ein Gable bend oder Tip back kann alternativ auch mit der Loop-Zange (☞ Abb. A73 a) gebogen werden
- Soll aus einem geraden Stahlbogen (Stangendraht) dieser zu einer Standard-Zahnbogenform gebogen werden, wird dies entweder mit einem Bogenformer oder mit einer De La Rosa-Zange (☞ Abb. A73 f) durchgeführt.

Es gibt jedoch auf fertige maschinell gezogene für die Zahnbögen passende Bogenformen. Es gibt: die Standardform, die runde Form und die Ellipsenform.

Bioprogressive Technik
Die bioprogressive Technik ermöglicht es, dass Teilaufgaben bereits in die Wechselgebissperiode vorverlegt werden können. Es wird hier eine getrennte Beeinflussung von Front- und Seitenzahnbereich möglich.
Der Grundbogen in der Anfangsphase der Behandlung im frühen Wechselgebiss ist hier der Utilitybogen.
Erst später in der Mittelphase der Behandlung, wenn die Seitenzähne durchbrechen, werden die Seitensegmente mit Teilbögen separat ausgeformt.
In der Schlussphase der Behandlung werden durchgehende kantige Idealbögen (0.016 × 0.016 inch oder 0.016 × 0.022 inch) zum Ausformen des Zahnbogens verwendet.

Utility (Stufenbogen)

Beim Utilitybogen werden die Eckzähne bzw. Milcheckzähne, 1. und 2. Prämolaren bzw. Milchmolaren nicht in den Bogen mit einbezogen. Dies wird als Umgehungsbiegung im Stützzonenbereich bezeichnet (☞ Abb. 109). Der Utilitybogen ist ein kantiger Bogen aus Stahl oder aus

Chrom-Cobalt-Nickel, z. B. 0.016 × 0.016 inch oder 0.016 × 0.022 inch Blue Elgiloy oder Yellow Elgiloy oder Stahl (☞ 3.2.1).

Ebenso wird in den Utility ein Tip back, Toe in und ein progressiver Wurzeltorque (☞ 3.2.1) zur Verankerung der 1. Molaren eingebogen.

Auch alle während der Behandlung verwendeten Hauptbögen enthalten ebenfalls die Grundelemente des Utilitybogens, die oben beschrieben worden sind.

! Die gingival gelegene Umgehungsbiegung sollte etwas nach bukkal abgebogen werden, da sonst das Zahnfleisch traumatisiert wird. Zusätzlich sollten Schläuche in diesem Bereich der Umgehungsbiegung über den Bogen gezogen werden, damit es sowohl im Zahnfleisch als auch an der Wageninnenseite nicht zu Scheuerstellen kommt.

Indikationen

- Deckbiss (Angle-Klasse II_2)
- ausgeprägte Speekurve im Unterkiefer
- elongierte Frontzähne
- frontal knapper Überbiss
- frontal gering offener Biss
- Steilstand der Front
- Mesialkippung des 1. unteren Molaren.

3

Wirkungen

- Nivellieren der Front, z. B. Intrusion oder Extrusion der Front
- Torquen der Front, z. B. labialer Wurzeltorque oder lingualer Wurzeltorque
- Protrusion oder Retrusion der Front
- Aufrichtung nach mesial gekippter 1. Molaren
- Halten oder Vergrößern der Zahnbogenlänge
- Expansion des Zahnbogens
- kortikale Verankerung der 1. Molaren durch Distalrotation und vestibulären Wurzeltorque.

! Beim labialen Wurzeltorque muss immer die Dicke der Symphyse berücksichtigt werden.

! Die maximale Intrusionskraft sollte pro Schneidezahn in der Unterkieferfront 0,1 N (= 10 g) betragen und in der Oberkieferfront 0,25 N (= 25 g). Umrechnungsfaktor 1 N = 101,937 g

Aktivierungsmöglichkeiten (☞ Abb. 110 + 111)

- Aktivierung zur Intrusion der Front: ein Tip back in die distalen Enden einbiegen
- Aktivierung zur Extrusion der Front: ein Forward back in die distalen Enden einbiegen
- Aktivierung zur Distalrotation bzw. Derotation der 1. Molaren: ein Toe in an den distalen Enden einbiegen. Diese Aktivierung wird auch „Antirotationsmoment" genannt
- Aktivierung zum Kippen oder Aufrichten der Front: einen frontalen labialen oder lingualen Wurzeltorque einbiegen
- Aktivierung zum Erhalt der Wilson-Kurve und kortikalen Verankerung der 1. Molaren: einen lingualen Kronentorque im Bereich der 1. Molaren einbiegen, da sonst die Kronen nach bukkal kippen würden
- Aktivierung auf Expansion.

Erklärungen Tip back, Toe in und Torque ☞ 3.2.2.

Varianten

- Protrusionsutility
- Retrusionsutility oder Kontraktionsutility.

! Der Retrusionsutility (☞ Abb. 111 a) hat nur ein Loop am vorderen Ende der Umgehungsbiegung im Bereich der Eckzähne, während der Kontraktionsutility (☞ Abb. 111 b) zwei Loops je am vorderen und hinteren Ende der Umgehungsbiegung hat.

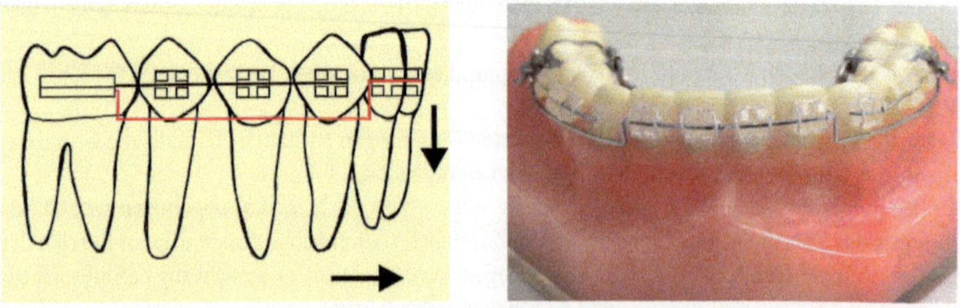

a b

Abb. 109 a+b: Utility, der hier auf Intrusion der unteren Front aktiviert ist

3

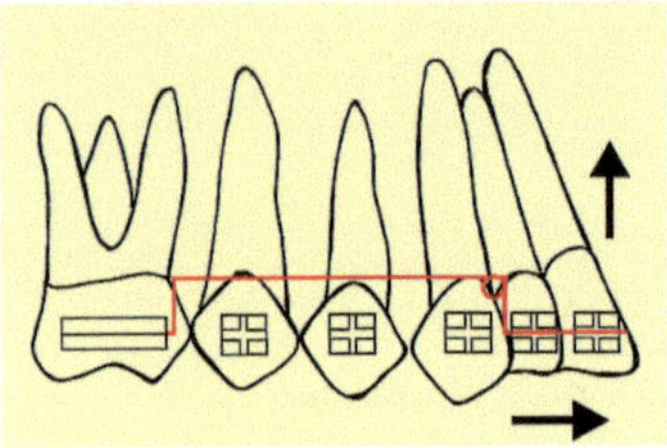

Abb. 110: Protrusionsutility

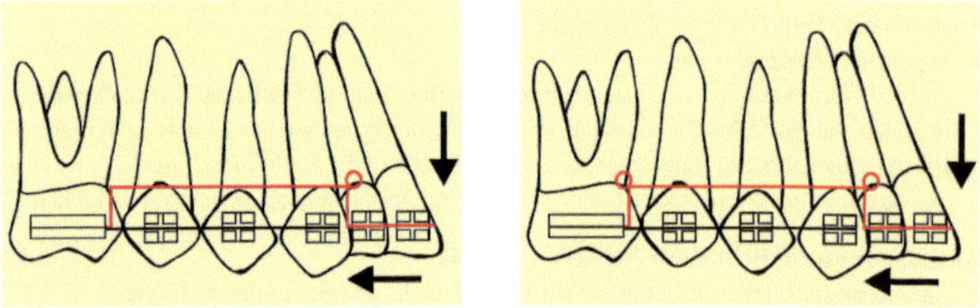

a b

Abb. 111 a+b: Utility
a) Retrusionsutility
b) Kontraktionsutility

Teilbögen

Die Teilbögen werden in der Mittelphase der bioprogressiven Therapie eingesetzt, wenn die bleibenden Prämolaren und Eckzähne durchgebrochen sind. Nach Bebänderung dieser Zähne werden zur Ausformung der Seitensegmente die Teilbögen eingesetzt, die dann vom 1. Molaren bis zum Eckzahn verlaufen.

Straight-Wire-Technik

Dies ist eine von Andrew Anfang der 70er Jahre eingeführte und heute viel verwendete Drahtbogentechnik. Sie beinhaltet die Integration der Biegungen erster, zweiter und dritter Ordnung in die Schlösser und Röhrchen.
Das Straight-Wire-System nach Roth (0.018 inch oder 0.022 inch Bracketslot) oder das Straight-Wire-System nach Andrews (0.018 inch oder 0.022 inch Bracketslot) werden heutzutage am häufigsten in der Praxis verwendet. Beide Systeme haben eine Torque- und Angulationskontrolle über das Bracket.

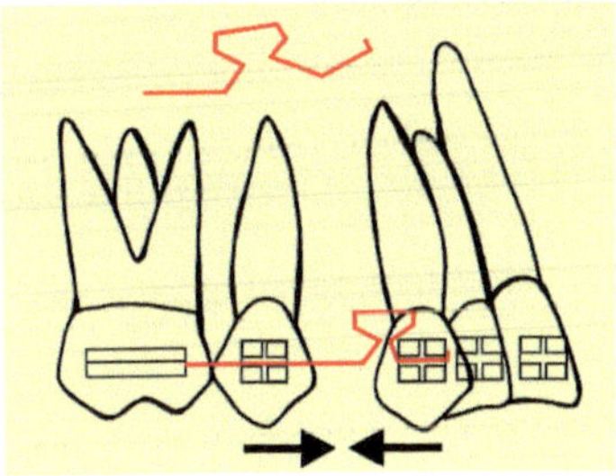

Abb. 112: T-Loop als Retraktionsfeder für den Eckzahn zum Distalisieren und zum Lückenschluss nach Extraktionstherapie (☞ 3.5)

Segmentbogen-Technik nach Burstone

Von Burstone eingeführte Drahtbogentechnik. Sie beinhaltet die Auflösung des vollständigen Bogens in Segmente. Der Bogen kann so in aktive und passive Segmente aufgeteilt werden. Wichtig ist, dass in dem passiven Bogensegment, welches der Verankerung dient, transpalatinale und linguale Bögen eingesetzt werden. Nur so kann beim Erzeugen großer Drehmomente die statische Position der Zähne gesichert werden.

Geeignetes Material für die Segment- und Teilbögen ist TMA, eine Beta-Titanium-Molybdänlegierung. Es werden hier bei Aktivierung des Drahtes konstante Kräfte abgegeben. Das Elastizitätsmodul ist halb so groß wie von Stahl, aber doppelt so groß wie von Nickel-Titan.

3

Vorteile

- Verwendung von Drähten unterschiedlicher Stärke und Qualität innerhalb eines Zahnbogens
- Vergrößerung der Distanz zwischen den Ansatzpunkten der Kraft und damit gleichzeitig Verringerung der einwirkenden Kraftgröße
- Überschaubarkeit der ausgelösten Kräfte und Drehmomente beim Einfügen von aktiven Elementen zwischen Bogensegmenten.

Anwendungsbeispiele

- Lückenschluss: T-Loop als Retraktionsfeder, z. B. für die Eckzähne zum Lückenschluss nach Extraktionstherapie (☞ Abb. 112)
- Tiefbisskorrektur: Basalbogen (Base Arch) zur Intrusion der Frontzähne (Intrusionsmechanik) (☞ Abb. 117–118 a)
- verlagerte Zähne: Extrusionsfeder, z. B. für einen verlagerten und operativ freigelegten Eckzahn (☞ Abb. 157).

Begg-Technik (Tip-Edge-Technik)

Hat der Australier Begg 1956 als die so genannte Light-Wire-Technik publiziert. Heute ist sie in Australien die gängigste Behandlungstechnik.

Diese Behandlungsmethode setzte ursprünglich ein Missverhältnis zwischen Zahn- und Kiefergröße und die daraus resultierende Extraktionstherapie der 1. oder 2. Prämolaren im Ober- und Unterkiefer voraus. Heutzutage wird die Begg-Technik auch ohne Extraktionstherapie angewendet. Das Begg-Bracket besitzt ein vertikales Slot mit einer Verschlusskappe (☞ Abb. 113). Es hat Ähnlichkeit im Aussehen mit dem Single-Edgewise-Bracket. Das Bracketsystem hat weder eine Torque- noch Angulationskontrolle. Zur Behandlung werden daher weitere Halte- und Bewegungselemente, z. B. Aufrichtefedern und Torquehilfsbögen, benötigt. Als Bögen werden nur runde, dünne Stahlbögen verwendet. Das Begg-System erlaubt nur kippende Zahnbewegungen mit anschließender Aufrichtung der Zähne.

Die Begg-Behandlung mit Extraktion von Prämolaren gliedert sich in drei Phasen:

- Behandlung des Tiefbisses durch Bisshebung, Retrusion der Oberkieferfront, Beseitigung des Engstandes, des Kreuzbisses und der Zahnrotationen
- Lückenschluss durch Kippung der Kronen der Nachbahrzähne in die Lücken
- Aufrichtung der Wurzeln der gekippten Nachbahrzähne. Die Angulation wird mit einer Aufrichtefeder und der Torque mit einem Torquehilfsbogen durchgeführt.

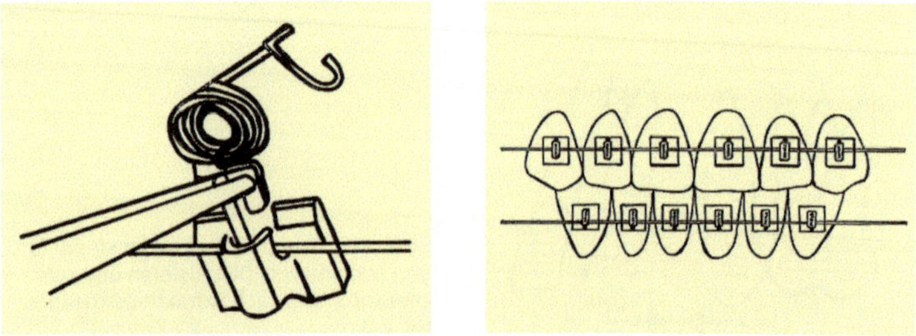

a b

Abb. 113 a+b: Begg-Bracket
a) mit Aufrichtefeder
b) mit rundem Stahlbogen (0.014 inch) unter Anwendung der Light-Wire-Technik

3.2.3 Bögen und Anwendungsbereiche

Im Folgenden werden häufig verwendete Rund- und Vierkantbögen -aufgeführt. Für jede Behandlungsphase werden dabei unterschiedliche Bögen verwendet.
Alle Maßeinheiten sind in inch angegeben: 1 inch = 25,4 mm und 1 mm = 0.4 inch.

- 0.012 Nitinol, 0.014 Nitinol, 0.016 Nitinol, 0.018 Nitinol: Rundbögen, Nivellierungsphase
- 0.017 × 0.017 oder 0.017 × 0.022 Coppernitinol: Vierkantbögen, Nivellierungsphase
- 0.016 × 0.016 oder 0.016 × 0.022 Nitinol: Vierkantbögen, Nivellierungsphase
- 0.016 Stahl: Rundbogen, Führungsphase
- 0.018 Stahl: Rundbogen, Führungsphase
- 0.016 × 0.016 Stahl: Vierkantbogen, Kontraktionsphase und Justierungsphase
- 0.016 × 0.022 Stahl: Vierkantbogen, Kontraktionsphase und Justierungsphase
- 0.017 × 0.025 TMA Vierkantbogen, Nivellierungsphase.

Die 5 Behandlungsphasen nach Hasund

Gleichzeitig werden die jeweils geeigneten Bögen aufgeführt.

1. Nivellierungsphase

- Ausgleich der Zahnpositionen in der vertikalen und horizontalen Dimension
- Korrektur stark rotierter Zähne und damit grobe Korrektur der Zahnbogenform.

Geeignet sind hier grazile Rundbögen aus Nitinol mit während der Behandlung zunehmendem Durchmesser und Kraftabgabe. Die ideale Kraftgröße zu Beginn ist 0,2–0,3 N/cm ^{2} Wurzeloberfläche. Dies liegt unter dem kapillaren Blutdruck und die Blutversorgung des Parodontium wird so bei der Zahnbewegung nicht ganz unterbrochen. Später darf die Kraft auf 1–2 N/cm^2 Wurzeloberfläche ansteigen.
Alternativ können auch weiche Vierkantbögen Copper Ni-Ti verwendet werden, wenn z. B. die Front aus Zeitersparnis gleichzeitig nivelliert und getorquet werden soll, z. B. beim Deckbiss.
Im weiteren Behandlungsablauf wird dann zu vierkantigen Nitinolbögen gewechselt. Beim Deckbiss kann zur Intrusion der Front zusätzlich zum Nivellierungsbogen ein Basalbogen (☞ Abb. 117 + 118) „huckepack" nur an den Frontzähnen einligiert werden. In den Basalbogen zur Intrusion wird immer ein Tip back als Aktivierung ~ 1–2 mm vor den 1. Molaren eingebogen. Es werden hierzu vorzugsweise TMA-Bögen 0.017 × 0.025 verwendet.
Bei operativ freigelegten verlagerten Eckzähnen werden TMA-Bögen 0.017 × 0.025 als Extrusionsfedern in Form von Teilbögen verwendet.

2. Führungsphase

- Eckzähne werden distalisiert mittels Klasse-II-Gummizügen, z.B. nach Prämolarenextraktion
- Schneidezähne werden in ihrer vertikalen und horizontalen Position korrigiert
- Mittellinien werden gegebenenfalls korrigiert
- geschlossene bzw. verengte Lücken werden infolge eines vorzeitigen Milchzahnverlustes oder bei Vorliegen von Aplasien für die Einordnung bleibender Zähne sowie für die prothetische Versorgung der fehlenden Zähne geöffnet bzw. erweitert.

Es werden vierkantige oder runde Stahlbögen verwendet. Zum Öffnen einer Lücke müssen zusätzlich Open Coil Springs (aktivierte offene Stahlfedern) in den Bogen eingebaut werden. Zur Protrusion der Frontzähne werden ebenfalls runde Stahlbögen in Form von Stopbögen verwendet (☞ Abb. 116). Hier werden Stops vor die 1. Molaren eingebogen zur distalen Verankerung des Bogens. Diese führt bei Aktivierung zur Frontprotrusion.

3. Kontraktionsphase

- sagittalen Frontzahnstufe beseitigen
- Lücken schließen, z.B. nach Prämolarenextraktion
- Retrusion des Frontsegmentes.

Es werden hier vierkantige Stahlbögen in Form von Kontraktionsbögen (☞ Abb. 115–116 a+b) verwendet.

3

4. Justierungsphase

- Achsenstellung der Zähne optimieren
- eventuelle Restlücke schließen
- Oberkiefer- und Unterkieferzahnbögen zueinander fein einstellen
- Interkuspidation verbessern.

Es werden hier vierkantige Stahlbögen eingesetzt. Manchmal wird für die Front noch ein zusätzlicher Torque eingebogen, wenn diese zu steil steht, insbesondere nach Einsatz eines Kontraktionsbogens zur Retrusion des Frontalsegmentes, wenn Prämolaren extrahiert wurden mit anschließender Eckzahnretraktion.

5. Retentionsphase

Behandlungsergebnis stabilisieren.

Stopbogen

Indikationen

- frontale Engstände
- frontaler Steilstand.

Wirkungen

- **aktiv:** Expansion und Protrusion der Front
- **passiv:** Halten der Zahnbogenlänge.

Durch Aktivierung der Stopschlaufen jeweils vor den Eckzähnen oder 1. Molaren, die breiter gebogen werden, verlauft der Bogen labial von den Brackets (☞ Abb. 114). Der Bogen wird unter mäßigem Druck in das Bracketslot mit Drahtligaturen einligiert. Die Frontzähne bewegen sich damit nach labial bzw. werden protrudiert und der Frontengstand löst sich auf. Meist werden runde Stahlbögen (0.016–0.018 inch) aufgrund der besseren Sliding-Eigenschaften verwendet. Dies geht jedoch nur bei einer ausreichend großen sagittalen Stufe.
Alternativ können die Stopschlaufen auch vor den 1. Molaren eingebogen werden, wenn gleichzeitig neben einer erwünschten Frontprotrusion die 1. Molaren maximal verankert werden sollen.

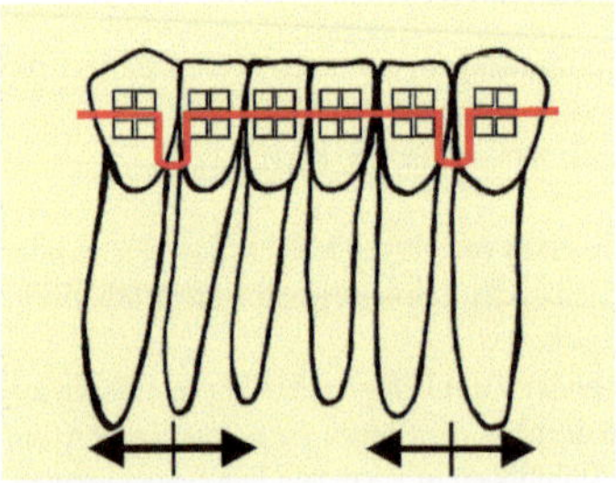

Abb. 114: Stopbogen mit gebogenen U-Schlaufen vor den Eckzähnen

Kontraktionsbogen

Indikation

Restlückenschluss zwischen dem seitlichen Schneidezahn und dem Eckzahn z. B. nach Extraktion von bleibenden Prämolaren.

3

! Bei vertikalen Diskrepanzen in der Front wird vorzugsweise zur gleichzeitigen Intrusion oder Extrusion ein T-Loop oder L-Loop verwendet.

Wirkung

Weitgehend torquefreie Retrusion des Frontalsegmentes bei gleichzeitigem Lückenschluss im Eckzahnbereich. Bei der Aktivierung der Kontraktionsloops (☞ Abb. 115 + 116 a+b) kreuzen sich die Enden der Loops. Zur maximalen Verankerung im Oberkiefer werden gleichzeitig Klasse-I-Gummizüge über die Kontraktionsschlaufen eingehängt.

Sweepbogen

Indikationen

- Steilstand der Unterkieferfront
- ausgeprägte Speekurve.

Der Sweepbogen ist ein „Anti-Spee-Bogen". Die „Anti-Spee-Biegung" beginnt distal der Eckzähne und hat den Nachteil, dass der Bogen durch das Einbiegen des „Sweep" im posterioren Bereich schmaler wird und es damit zur Mesialrotation der Molaren kommt. Dies kann vermieden werden, wenn im posterioren Bereich der Bogen auf Expansion aktiviert wird. Es werden entweder Stahlbögen oder vorgefertigte Reverse-Nitinol-Bögen oder Reverse-Twistflex-Bögen verwendet.

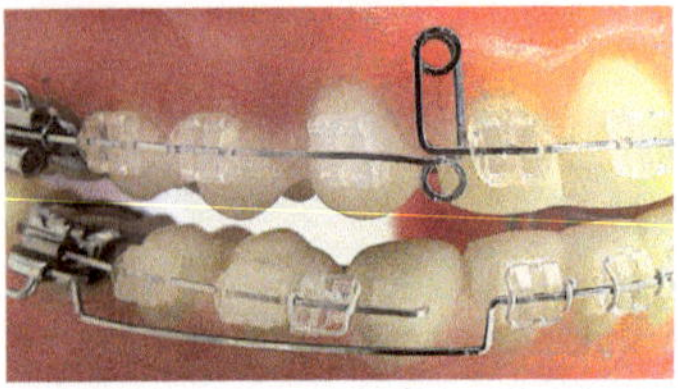

a

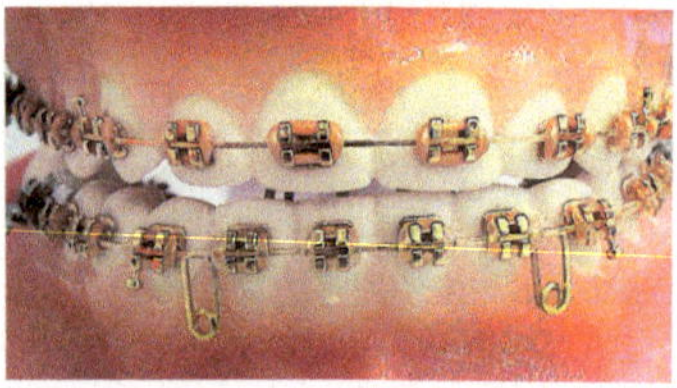

b

Abb. 115 a + b: Kontraktionsbogen mit geschlossenen vertikalen Loops und in nicht aktiviertem Zustand distal der seitlichen Schneidezähne für den Lückenschluss. Es werden mit diesem Loop nicht gleichzeitig vertikale Diskrepanzen in der Front ausgeglichen.

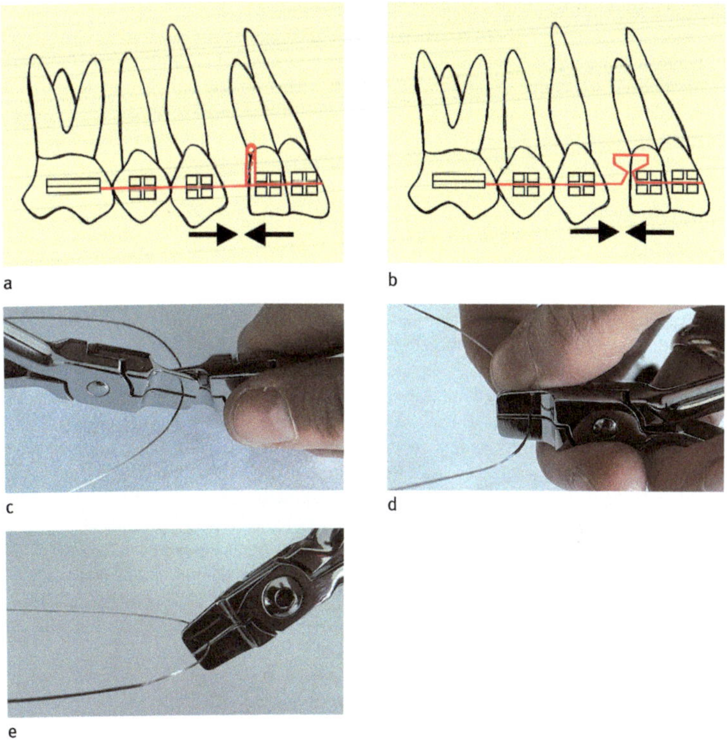

Abb. 116 a–e: Kontraktionsbogen
a) zum Lückenschluss im aktivierten (gestrichelte Linie) und im nicht aktivierten Zustand (durchgezogene Linie) nach Extraktion des Zahnes 14 nach erfolgter Eckzahnretraktion
b) mit T-Loop im aktivierten Zustand
c) Torquebiegung mit zwei Tweedzangen mit je einer Drehung in entgegen gesetzte Richtungen
d) „Halbmondwanderung" mit der Tweedzange zum Ausgleich der frontalen Wölbung („Halbmond")
e) Torquebiegung

3

Wirkungen

- Protrusion der Unterkieferfront
- Abflachung der Speekurve.

! Bei richtig stehender Front, d.h. wenn kein Steilstand der Front vorliegt, ist keine Protrusion der Front erwünscht. Der Bogen sollte dann im Frontzahnbereich rund geschliffen werden.

Nebenwirkung

Eine erwünschte Extrusion der Seitenzähne hat gleichzeitig eine unerwünschte Intrusion der Frontzähne zur Folge.

! Beim frontal offenen Biss oder nur knappem frontalen Überbiss bei vertikalem Wachstumsmuster darf der Sweepbogen daher nicht verwendet werden.

! Ausnahme: **Multiloopbogen (Sato-Technik)**: Hier werden zusätzlich zum Sweep im Seitenzahnbereich mehrere T-Loops eingebogen. In der Front werden zur Vermeidung einer weiteren Bissöffnung vertikale Gummizüge (☞ 3.2.6) eingehängt. Auf diese Weise intrudieren nur die Molaren und führen damit sogar zu einer Bissvertiefung. Die Sato-Technik wird jedoch unbedingt nur bei Patienten mit einem frontal offenen Biss angewendet, die die vertikalen frontalen Gummizüge konsequent 24 Stunden pro Tag einhängen. Andernfalls würde es zu einer unerwünschten Verstärkung des frontal offenen Bisses kommen.

Torquebogen

Indikation

Ausschließlich Steilstand der Front.

Wirkungen

3

Aufrichtung und Protrusion der Front. Die Torquebiegung erfolgt mit zwei Tweedzangen (☞ Abb. 116 c). Die beiden Tweedzangen umfassen dicht nebeneinander den Bogen und die beiden Tweedzangen werden zusammen mit dem Bogen gegeneinander verdreht. Es kommt damit zu einer Verwindungsbiegung und es entsteht ein Torque. Diese Verwindungsbiegung wird beidseits distal der seitlichen Schneidezähne durchgeführt, damit ein gleichmäßig ausgeprägter Torque in der Front von maximal 15° zur Okklusionsebene entsteht (☞ Abb. 116 e).
Jedoch entsteht als Nebenwirkung der beidseitigen Verwindungsbiegung ein palatinaler bzw. lingualer Wurzeltorque im Seitenzahnbereich. Deswegen wird anschließend mit den beiden Tweedzangen die „Halbmondwanderung nach Hasund“ am Torquebogen in der Front durchgeführt (☞ Abb. 116 d). Der Torquebogen verläuft nämlich im Frontbereich nicht mehr parallel zur Tischebene und wird mit dieser „Halbmondwanderung“ wieder gerade gebogen, so dass er wieder vollständig plan zur Tischebene wird. Gleichzeitig verschwindet dadurch der Torque im Seitenzahnbereich.

! Beim Torquebogen wandert die gesamte Dentition nach mesial, wenn die Bogenenden umgebogen werden. Eine Mesialwanderung kann dann entweder durch Einhängen von Klasse-II-Gummizügen verhindert werden oder die Bogenenden werden gar nicht erst umgebogen. Nur so kann ausschließlich die Front protrudiert werden.

Nebenwirkung

Eine erwünschte Protrusion der Frontzähne hat gleichzeitig eine Extrusion der Frontzähne zur Folge, jedoch nur bei umgebogenen Bogenenden distal der Molaren beidseits.

! Beim frontal offenen Biss oder nur knappen frontalen Überbiss und vertikalem Wachstumsmuster darf der Torquebogen daher nicht verwendet werden.

Basalbogen („Huckepack-Bogen“)

Indikationen

- elongierte und steilstehende Front, z. B. Deckbiss
- intrudierte und protrudierte Front, z. B. frontal offener Biss.

Aussehen (☞ Abb. 117 + 118)

Als durchgehender Bogen wird er im Hilfsslot der 1. Molaren befestigt. Zusätzlich wird er an der zu bewegenden Front – und zwar „huckepack“ auf dem im Hauptslot befindlichen Grundbogen – mit Hilfe von Drahtligaturen angebunden. Die Aktivierung erfolgt entweder mit einem Tip back ~ 1–2 mm vor den 1. Molaren zur Intrusion und Protrusion der Front oder mit einem umgekehrten Tip Back, auch „Forward Back“ (☞ 3.2.2) genannt, zur Extrusion und Retrusion der Front. Als Utilitybogen wird er unter Umgehung der Stützzone im Hilfsschloss des 1. Molaren befestigt und dann genauso wie ein durchgehender Bogen aktiviert.

! Die maximale Intrusionskraft sollte pro Schneidezahn in der Oberkieferfront 0,25 N (= 25 g) und in der Unterkieferfront 0,10 N (= 10 g) betragen. Umrechnungsfaktor 1 N = 101,937 g.

Material

- 0.016 × 0.022 inch TMA-Bogen als durchgehender Bogen
- 0.017 × 0.025 inch TMA-Bogen als durchgehender Bogen
- 0.016 × 0.016 inch Stahl oder Blue Elgiloy als Utilitybogen.

Wirkungen

- Extrusion und Retrusion der Front
- Intrusion und Protrusion der Front.

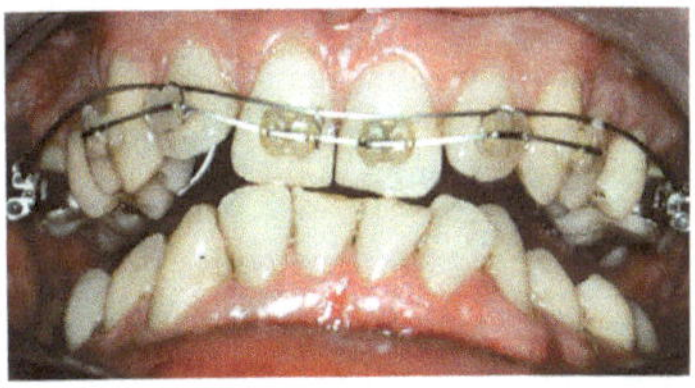
a

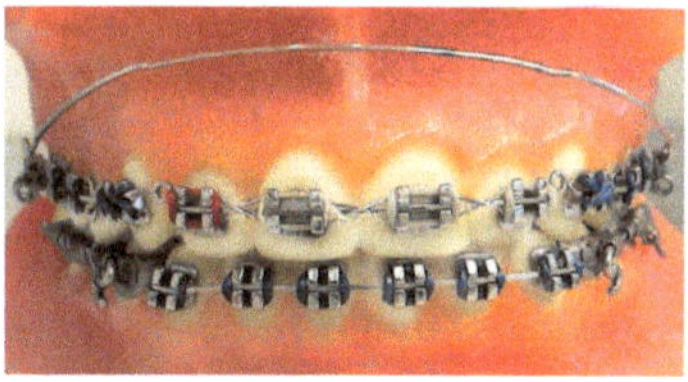
b

Abb. 117 a+b: Intrusionsbogen nach Burstone (Basalbogen), der apikal des Brackets verläuft
a) aktivierter Basalbogen angebunden
b) aktivierter Basalbogen nicht angebunden

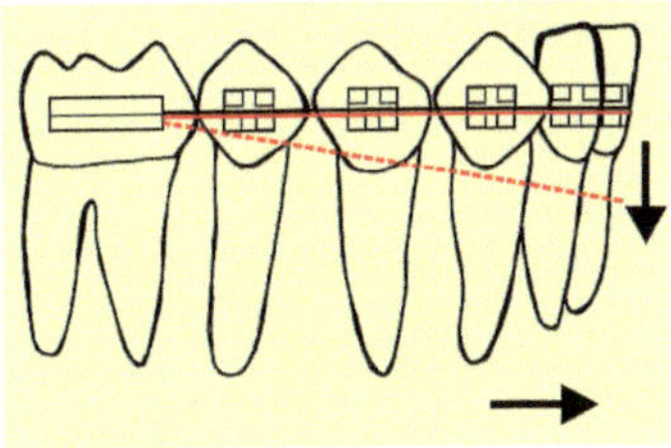
a

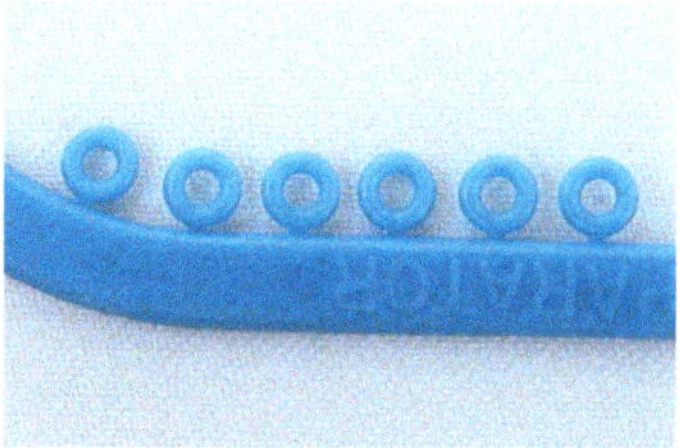
b

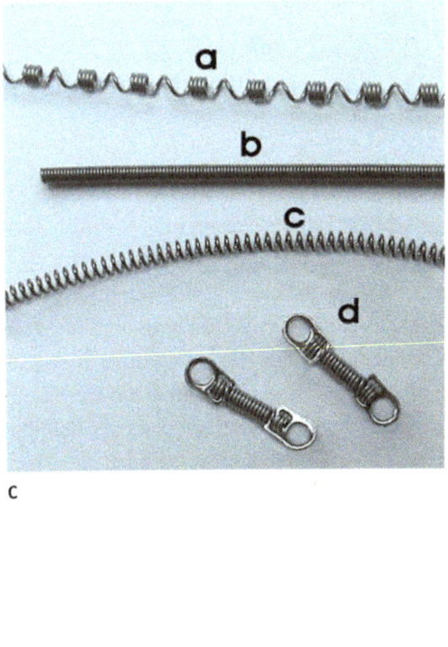

c

Abb. 118 a–c: Intrusionsbogen nach Burstone
a) Darstellung der Aktivierung des Intrusionsbogen (gestrichelte rote Linie) und Intrusionsbogen, angebunden an den Grundbogen und apikal der Brackets verlaufend (durchgezogene rote Linie)
b) Separiergummis (Alastics)
c) Druckfedern und Zugfedern
a: Druckfeder aus Titan (Open Coil),
b: Passive Feder aus Titan (Closed Coil),
c: Druckfeder aus Stahl (Open Coil),
d: Zugfeder aus Titan

3.2.4 Orthodontische Hilfsmittel bei Multibandapparaturen

Separiergummis (Alastics)

Indikationen
Zum Separieren von Zähnen 1–2 Tage vor dem Einsetzen eines orthopädischen Bandes oder bei gekippten und noch im Durchbruch befindlichen Zähnen zur Aufrichtung (☞ Abb. 118 b).
Alternativ kann zum Separieren bei sehr strammen Approximalkontakten, häufig bei Erwachsenen, ein **Messingdraht** verwendet werden. Das eine Ende des Messingdrahtes wird unter dem Kontaktpunkt durchgezogen, das andere Ende verläuft über dem Kontaktpunkt. Beide Enden der nun gebildeten Drahtschlaufe werden mit Hilfe eines Nadelhalters (☞ Abb. A74 b) solange „verzwirbelt" bis der Draht die beiden benachbarten Zähne etwas auseinanderdrückt und damit den Kontaktpunkt schwächer werden lässt.

3

Druckfeder (Open-Coil) und Zugfeder (Closed-Coil)

Indikationen
- Lückeneinengung
- Restlücken

Wirkungen
Die Druckfeder bewirkt eine Lückenöffnung und die Zugfeder einen Lückenschluss. Die Druck- und Zugfedern sind aus Edelstahl oder Titan (☞ Abb. 118 c + 119 b).

Passive Feder

Bestehen aus einer Nickel-Titanium Legierung (Sentalloy).

Indikationen
Als Lückenhalter im Bereich einer Lücke in Folge eines vorzeitig verlorenen gegangenen Milchzahnes oder bleibenden Zahnes oder im Bereich eines noch verlagerten bleibenden Zahnes eingesetzt (☞ Abb. 118 c).

Wirkung
Lücke offen halten, Lückenhalterfunktion.

Powerchain

Indikation
Lücken, z. B. einem Diastema mediale (☞ Abb. 119 a).

Wirkung
Die Gummikette (Powerchain) bewirkt einen Lückenschluss. Bei der Powerchain (☞ Abb. 124) handelt es sich um eine Gummikette, die es in unterschiedlich großen Ringabständen gibt.

! Bei Extraktionsfällen sollte die Powerchain in der Nivellierungsphase mit dünnen und runden Nitinolbögen nie zirkulär eingehängt werden. Andernfalls kommt es zu unkontrollierten Zahnkippungen in die Zahnlücken und zu einem Steilstand der Front. Es sollten also immer zuerst die Eckzähne aufgrund ihrer langen Wurzeln distalisiert werden. Erst dann können die vier Frontzähne „en masse" bzw. zusammen zurückbewegt werden. Es wird hierzu ein kantiger Stahlbogen, z. B. 0.016 × 0.016 inch, mit einer zirkulär eingehängten Powerchain verwendet. Zur maximalen Verankerung der Seitenzahnsegmente sollte auf jeden Fall ein Transpalatinalbogen, Nance-Bogen und Klasse-II-Gummizüge eingesetzt werden. Andernfalls kommt es zur ungewollten Mesialisierung der Seitenzähne. Alternativ zur zirkulären Powerchain kann auch ein Kontraktionsbogen aus Stahl oder TMA zum Lückenschluss verwendet werden.

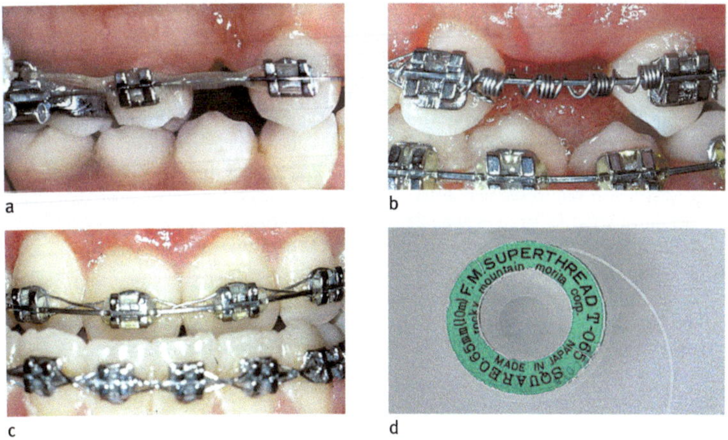

Abb. 119 a–d:
a) Powerchain; b) Druckfeder; c) Verblockungsdraht in der Front;
d) Powerthread (Material)

Powerthread

Indikationen

- verlagerte Zähne
- stark rotierte Einzelzähne.

Wirkungen

- operativ freigelegte Zähne einordnen
- stark rotierte Zähne derotieren
- lingual oder palatinal verlagerte Zähne einordnen.

Aussehen (☞ Abb. 119 d)

Das elastische Gummiband Powerthread, das es in verschiedenen Stärken gibt, wird in Form einer so genannten Achterligatur am zu bewegenden Zahn und Nachbahrzähnen befestigt. Die Nachbahrzähne müssen jedoch zur Verankerung zu einer Einheit mit einem Metalldraht verblockt werden. Nur so bewegt sich gezielt nur der Zahn, der auch mit der Achterligatur bewegt werden soll.

Verblockungsdraht

Indikationen

Grundsätzlich zur Verankerung der passiven Zahnsegmente. Beim Einhängen der intermaxillären Gummizüge (☞ 3.2.5) werden z. B. bei Nicht-Extraktionsfällen die Frontsegmente verblockt (☞ Abb. 119 c).

Bei Klasse-II-Gummizügen wird die obere Front verblockt und bei Klasse-III-Gummizügen wird entsprechend die untere Front verblockt. Die Frontzähne sind damit verankert und es können sich durch den intermaxillären Gummizug keine frontalen Lücken bilden. Genauso wird beim Einhängen von intramaxillären Gummizügen, z. B. Powerthread (Achterligatur) oder Powerchain (Gummikette), das passive Zahnsegment mit Draht verblockt.

3.2.5 Verankerungen

Intramaxilläre bzw. intramandibuläre Verankerung

- minimale Verankerung: Es erfolgt z. B. nach einer Prämolarenextraktion der Lückenschluss von distal nach mesial: Die Lücke wird durch Einhängen einer Powerchain oder durch Verwendung eines Kontraktionsbogens bei einer Multibandapparatur geschlossen
- reziproke Verankerung: Es erfolgt z. B. nach einer Prämolarenextraktion der Lückenschluss gleichermaßen von mesial und distal. Die Lücke wird durch Einhängen einer Powerchain oder durch Verwendung eines Kontraktionsbogens und zusätzliches Einhängen von Klasse-II-Gummizügen bei einer Multibandapparatur geschlossen
- maximale Verankerung: Es erfolgt z. B. nach einer Prämolarenextraktion der Lückenschluss von mesial nach distal. Die Lücken werden durch den Einsatz zusätzlicher festsitzender Apparaturen, z. B. Lipbumper, Nancebogen oder Transpalatinalbogen, und gleichzeitiges Einhängen von Klasse-II-Gummizügen an einer Multibandapparatur sowie einer Powerchain geschlossen.

Intermaxilläre Verankerung

- Klasse-II-Gummizüge (☞ 3.2.6)
- Klasse-III-Gummizüge (☞ 3.2.6)
- vertikale Gummizüge (☞ 3.2.6)
- Criss-Cross-Gummizüge (☞ 3.2.6).

Grundsätzlich sollten bei Klasse-II- und Klasse-III-Gummizügen immer kantige Stahlbögen verwendet werden. Nur so können die Nebenwirkungen an den Ankerzähnen, an denen die Gummizüge eingehängt werden, möglichst gering gehalten werden.

! Ausnahme: Bei den vertikalen Gummizügen (☞ 4.2.6) zum Schließen eines seitlich oder frontal offenen Bisses können in einem der beiden Kiefer geflochtene kantige Stahlbögen, runde Stahlbogen, z. B. 0.016, 0.017 oder 0.018 inch, oder kantige Nitinolbögen verwendet werden. In dem anderen Zahnbogen sollte aber zur intermaxillären Verankerung ein kantiger Stahlbogen vorhanden sein.

3.2.6 Gummizüge

Klasse-II-Gummizüge

Indikationen

- dentale Klasse II: Die Gummizüge bewirken eine überwiegend dentoalveoläre Korrektur der Klasse-II-Verzahnung. Es gibt Gummizüge mit jeweils verschieden großen Durchmessern und Kraftabgaben, z. B. ¼, ⅛ und 3/16, light, medium und heavy
- Die Klasse-II-Gummizüge werden auch zur maximalen Verankerung der oberen Eckzähne bei Extraktionsfällen und zur Unterstützung des Lückenschlusses im Unterkiefer von distal nach mesial verwendet.

Bedienung

Die Gummizüge werden an den unteren 1. Molaren und den oberen Eckzähnen oder manchmal an den oberen seitlichen Schneidezähnen beidseitig eingehängt (☞ Abb. 120 a). Die Tragezeit beträgt 24 Stunden pro Tag. Nach Möglichkeit sollte die obere Front mit einem Verblockungsdraht verblockt werden, damit keine unerwünschte Zahnwanderungen mit Lückenbildungen durch den intermaxillären Gummizug auftreten.

Die Klasse-II-Gummizüge sollten in folgenden Situationen vorzugsweise an den oberen seitlichen Schneidezähnen und den unteren 2. Prämolaren eingehängt werden:

- Eckzahn ist noch nicht durchgebrochen bzw. nicht angelegt
- frontal offener Biss oder frontal knapper Überbiss und vertikales Wachstumsmuster.

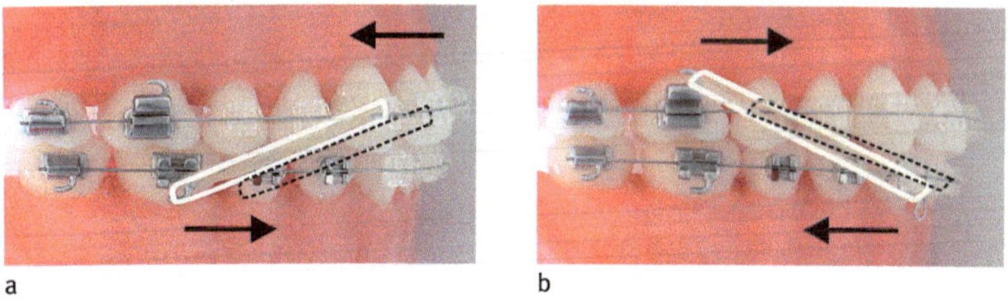

Abb. 120 a+b: Klasse-II- und Klasse-III- Gummizüge
a) Klasse-II-Gummizüge: Einhängen des Gummizuges vom oberen Eckzahn zum unteren 1. Molaren beim neutralen oder horizontalen Wachstumsmuster (weiße Linie) und Einhängung vom oberen seitlichen Schneidezahn zum unteren 2. Prämolaren beim vertikalen Wachstumsmuster (gestrichelte schwarze Linie)
b) Klasse-III-Gummizüge: Einhängen des Gummizuges erfolgt hier entsprechend in umgekehrter Richtung unter Berücksichtigung des jeweiligen vorliegenden Wachstumsmusters

! Die Klasse-II-Gummizüge sollten beim frontal knappen Überbiss oder sogar frontal offenen Biss nicht an den 1. unteren Molaren eingehängt werden, da es sonst zu einer unerwünschten Bisshebung kommt. Die 2. unteren Prämolaren und die seitlichen oberen Schneidezähne werden dann vorzugsweise für Klasse-II-Gummizüge verwendet.

Tragezeit
24 Stunden pro Tag.

Klasse-III-Gummizüge

Indikationen
Bei einer dentalen Klasse III. Sie bewirken eine überwiegend dentoalveoläre Korrektur der Klasse-III-Verzahnung. Auch hier gibt es unterschiedliche Gummizüge.

Bedienung
Die Gummizüge werden an den unteren Eckzähnen oder manchmal auch an den unteren seitlichen Schneidezähnen und den oberen 1. Molaren beidseitig eingehängt (☞ Abb. 120 b).

Tragezeit
24 Stunden pro Tag.

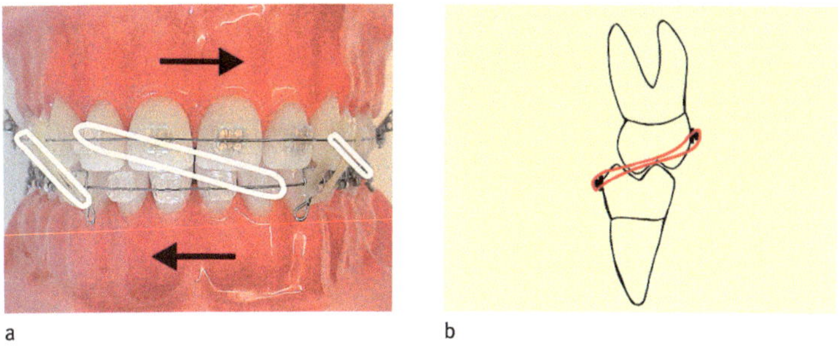

Abb. 121 a+b: Gummizüge
a) vertikale Gummizüge zur dentoalveolären Mittellinienkorrektur im Ober- und Unterkiefer (weiße Linien)
b) Criss-Cross-Gummizüge zur Kreuzbissüberstellung. Es kann hier schnell zu einer ungewollten Bissöffnung kommen

Vertikale Gummizüge

Indikationen

- dentoalveoläre Mittellinienverschiebung im Ober- oder Unterkiefer
- seitlich offener Biss
- frontal offener Biss.

Bei einer dentoalveolären Mittellinienverschiebung werden die Gummizüge diagonal an den seitlichen Schneidezähnen (2er) angebracht (☞ Abb. 121 a).

Fallbeispiel

Die Mittellinie ist im Unterkiefer 2 mm nach links abgewandert. Es werden die Gummizüge mittels Kobayashis an dem Zahn 32 und dem Zahn 12 befestigt.

Bei einem seitlich offenen Biss werden die Gummizüge im Dreieck oder sogar Viereck an den oberen und unteren Prämolaren oder auch Eckzahn der betreffenden Seite eingehängt.

Bei einem frontal offenen Biss werden die Gummizüge entweder zwischen oberem und unterem Eckzahn beidseits bei bestehender Klasse-III-Tendenz eingehängt (☞ Abb. 122) oder sogar im Dreieck vom oberen Eckzahn zum unteren 1. Prämolaren sowie unteren Eckzahn, wenn z. B. bei bestehender Klasse-II-Tendenz ausschließlich eine vertikale Wirkung erzielt werden soll. Zusätzlich kann auch an den oberen und unteren mittleren Schneidezähnen ein vertikaler Gummizug eingehängt werden (☞ Abb. 122 b).

3

Criss-Cross-Gummizüge

Indikationen

- Kreuzbiss
- Nonokklusion.

Beim Kreuzbiss eines Seitenzahnes wird im Oberkiefer palatinal ein Metallknopf und im Unterkiefer bukkal ein Metallknopf geklebt. Der Gummizug wird dann zwischen diesen beiden Knöpfen eingehängt (☞ Abb. 121 b).

Bei Nonokklusion eines Seitenzahnes wird im Oberkiefer bukkal ein Metallknopf und im Unterkiefer lingual ein Metallknopf geklebt. Der Gummizug wird zwischen diesen beiden Knöpfen eingehängt.

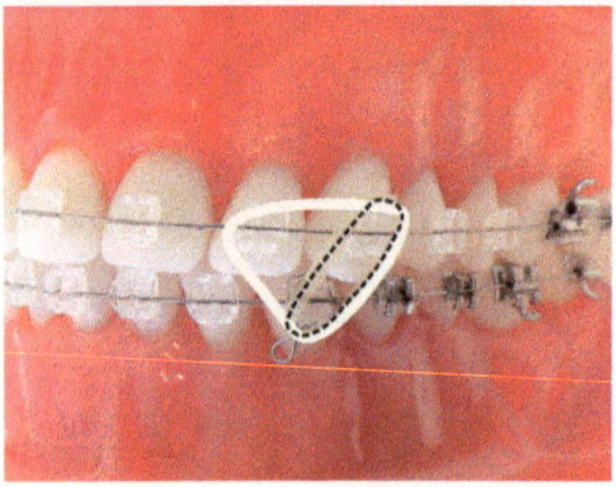

a

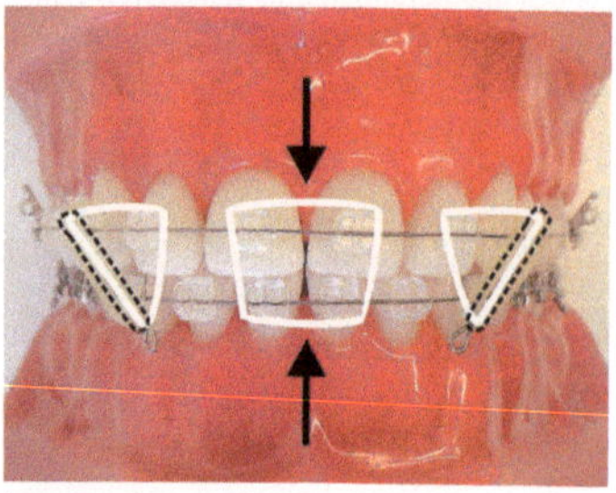

b

Abb. 122 a+b: Vertikale Gummizüge
a) von Eckzahn zu Eckzahn intermaxillär eingehängt
b) im Dreieck (weiße Linie) vorzugsweise bei einer Klasse-II-Tendenz eingehängt oder von Eckzahn zu Eckzahn (schwarze gestrichelte Linie) vorzugsweise bei einer Klasse-III-Tendenz sowie an den oberen und unteren mittleren Schneidezähnen

3.2.7 Hilfsmittel zum Einhängen von Gummizügen

Kobayashi

Ein Kobayashi ist eine Drahtschlaufe, die am Bracket angebracht und zum Einhängen für Gummizüge verwendet wird (☞ Abb. 123).

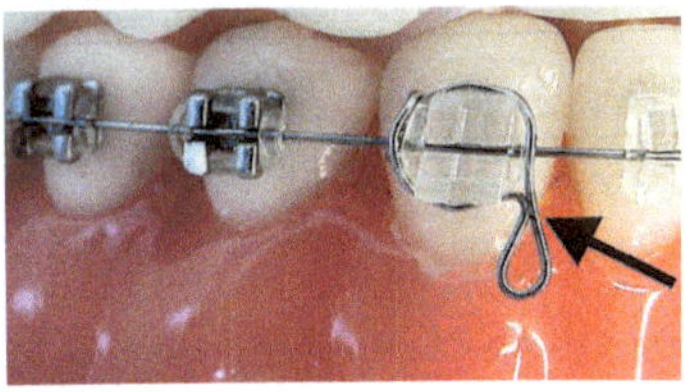

a

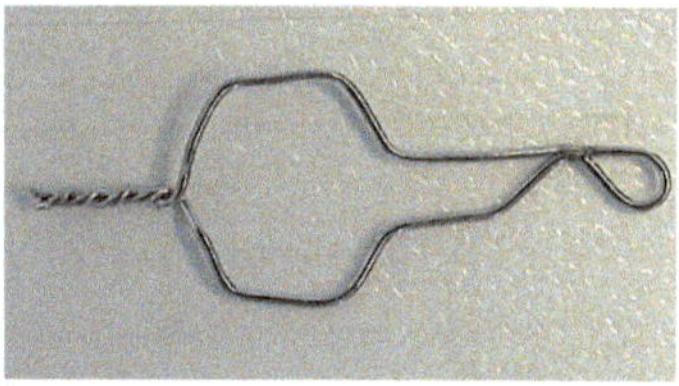

b

Abb. 123 a+b: Kobayashi

Knopf

Die Knöpfe sind aus Metall mit einer Bracketbasis. Sie werden auf den Zahn geklebt und es kann ein Gummizug eingehängt werden, z. B. Criss-Cross-Gummizüge zur Kreuzbissüberstellung im Seitenzahnbereich oder zur Derotation eines Zahnes (☞ Abb. 124).

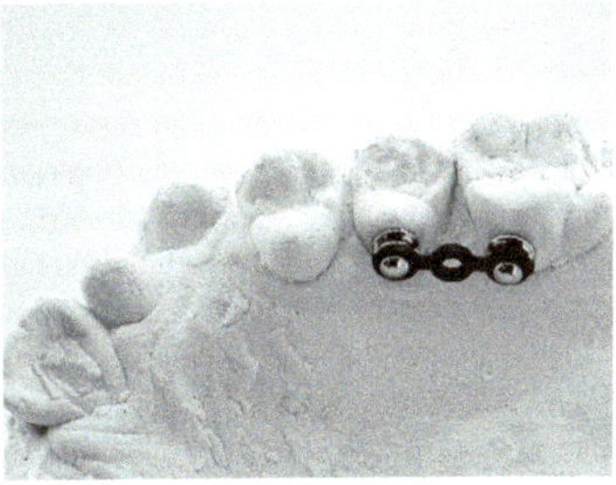

Abb. 124: Zwei geklebte Knöpfe an den Zähnen 25 und 26 mit eingehängter Powerchain zur Derotation des Zahnes 25

3.2.8 Spikes

Indikationen
Bei einem frontal offenen Biss infolge einer Zungendyskinesie (☞ Abb. 125). Sie werden ebenso zur Rezidivprophylaxe nach Beendigung der kieferorthopädischen Behandlung verwendet. In diesem Fall werden die Spikes auf einen festsitzenden Retainer in der Unterkieferfront aufgelötet.

Wirkung
Die Zunge wird von den Frontzähnen ferngehalten und der frontal offene Biss kann geschlossen werden.

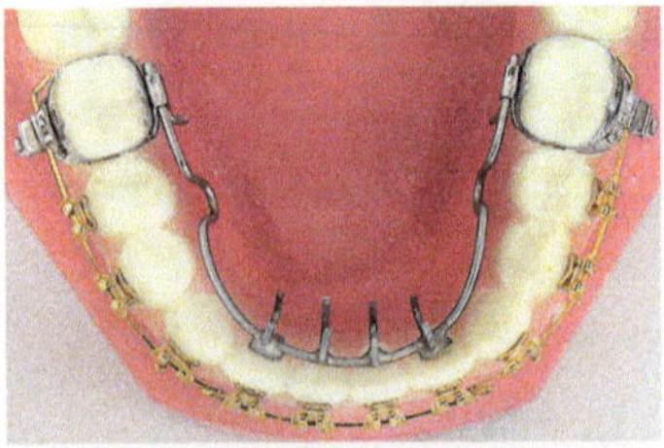
a

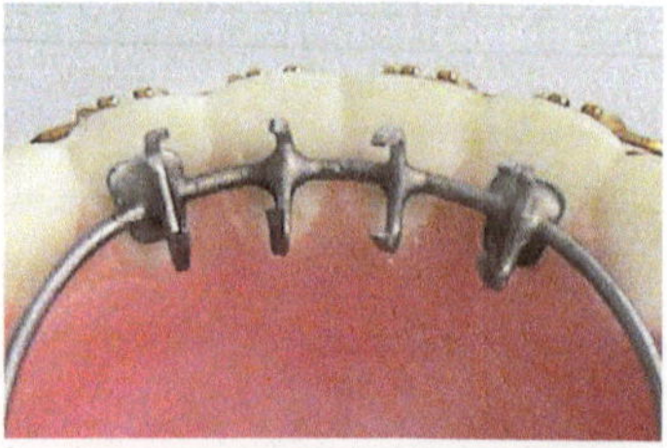
b

Abb. 125 a+b: Bracketbasen mit Spikes für die Unterkieferfront

Aussehen

3

Die Spikes sind kleine spitze Metalldrähte, die auf Brakketbasen gelötet und zusammen mit diesen auf die palatinalen Flächen der oberen und unteren Schneidezähne geklebt werden. Diese Drähte können auch auf einen Lingualbogen (☞ 3.2) oder auf einen festsitzenden Retainer (☞ 4.1) gelötet werden.

3.2.9 Gebrauchsinformationen für Patienten mit festsitzenden Apparaturen und extraoral verankerten Geräten

Festsitzende Multibandapparatur und gelötete Apparaturen

Der Patient muss unbedingt alle harten und faserreichen Speisen klein schneiden, bevor er sie essen darf. Er sollte generell harte Speisen, z. B. festes Fleisch („Steaks"), harte Brotkanten, knusprige Pizzen, Nüsse sowie klebrige Süßigkeiten (z. B. Kaubonbons, Kaugummis oder Karamell), vermeiden.
Beim Auftreten von Scheuerstellen in der Wange, die besonders in der Anfangszeit durch kantige Schlösser und Brackets sowie „pieksende" Bogenenden auftreten können, sollte der Patient auf die entsprechenden Stellen Schutzwachs auftragen.
Das Zähneputzen sollte mindestens 10 Minuten dauern. Der Patient verwendet eine Zwischenraum-Bürste für den Approximalraum und eine mittellange Zahnbürste mit unterschiedlich langen Borsten für die Zahn- und Bracketflächen. Zusätzlich kann Zahnseide verwendet werden. 1-mal pro Woche sollte der Patient zusätzlich die Zähne mit dem Zahnputzgel Elmex Gelee putzen, damit die Zähne ausreichend fluoridiert werden. Besonders an den Bracketrändern kommt es schneller zu Ablagerungen von Belägen und damit zu weißen Entkalkungsrändern, Karies und Zahnfleischentzündungen.

Extraoral verankerte Geräte (z. B. Headgear) kombiniert mit festsitzenden Voll- oder Teilmultibandapparaturen

Der Patient sollte das Gerät mindestens 14–16 Stunden pro Tag tragen, damit es optimal wirkt. Er sollte deswegen jeden Tag in einem Heft über die getragenen Stunden Protokoll führen. Nur so bekommt der Patient eine bessere Kontrolle über seine tatsächliche tägliche Tragezeit.

! Das Gerät darf nicht beim Sport getragen werden.

Einsetzen des Headgears

Der Patient steckt immer zuerst den Innenbogen nacheinander rechts und links in die Molarenschlösser. Dies erfordert von Seiten des Patienten etwas Geschicklichkeit und Übung. Der Behandler sollte deswegen das Einsetzen zunächst zusammen mit dem Patienten vor dem Spiegel üben. Erst nach dem Einsetzen des Innenbogens wird der Nackenzug am Außenbogen rechts und links unter Spannung eingehakt. Der Gesichtsbogen sollte mit 4–6 mm Abstand zu den Frontzähnen genau zwischen Ober- und Unterlippe verlaufen, so dass ein entspannter Mundschluss möglich ist. Durch die Krafteinwirkung auf die ersten Molaren kommt es im Laufe der Wochen zu einer Distalkippung der 1. Molaren. Der Gesichtsbogen „liegt" nun immer mehr auf der Unterlippe. Der Behandler muss den Patienten darüber aufklären, dass dies normal und ein gutes Erkennungsmerkmal für ein fleißiges Tragen des Gesichtsbogens ist.

Herausnehmen des Headgears

! Der Patient muss immer zuerst den Nackenzug vom Gesichtsbogen und dann den Innenbogen aus den Molarenschlössern entfernen. Andernfalls kann es zu schweren Augenverletzungen kommen.

3.2.10 Arbeitsschritte und Techniken beim Einsetzen einer festsitzende Multibandapparatur

3

1. Separieren der zu bebändernden Zähne

☞ Abb. 126 a+b.
1. Termin: Die Zähne, die ein Metallband erhalten sollen, werden mittels einer Separierzange und einem Separiergummi (Alastic) separiert. Das Separiergummi sollte mindestens 2 bis maximal 5 Tage im Approximalraum der Zähne verbleiben. Es wird so interdental genug Platz geschaffen für das Band, welches dann problemlos auf die Zahnkrone meist der Molaren und manchmal auch der Prämolaren gesetzt werden kann. Alternativ kann bei sehr strammen Kontaktpunkten mit einem Messingdraht separiert werden (☞ Kap. 4.2.4)

2. Metallbandanprobe

☞ Abb. 126 e–g.
2. Termin: Die Separiergummis werden mit einer Sonde entfernt. Mit Hilfe des Gipsmodells wird eine Vorauswahl der passenden Bandgröße getroffen. Es gibt hier viele unterschiedliche konfektionierte Bandgrößen. Das ausgewählte Band probiert der Behandler beim Patienten am entsprechenden Zahn an und adaptiert es mit dem Bandandrücker (☞ Abb. A69 c) oder lässt den Patienten auf den Bandaufsetzer (☞ Abb. A69 a) beißen, den der Behandler am Metallrand oder besser Molarenschloss positioniert hat. Der Patient kann so mithelfen, durch den Kaudruck das Band nach apikal zu drücken und zwar solange, bis der Behandler „Stop" sagt. Sobald alle Bänder angepasst sind, werden die Bänder wieder mit der Bandentfernungszange (☞ Abb. A70 a) entfernt.

3. Professionelle Zahnreinigung

Alle Zähne werden mit einer fluoridfreien Polierpaste mit Bürste oder Gummikelch gereinigt.

4. Zementieren der Bänder

☞ Abb. 126 c+d. Die Helferin mischt den Zement an. Es handelt sich hier um einen fluoridhaltigen Glasionomerzement, z.B. Aqua cem, und schützt so den Zahn vor Karies. Der Zement wird zirkulär auf die Metallband-Innenseite aufgetragen. Wichtig ist, dass vor dem Einfüllen des Zementes die Schlösser am Band mit einem Klebewachs abgedeckt werden, damit der Zement die Schlösser nicht verstopft.
Mit dem Bandsetzer setzt der Behandler das Band auf den Zahn. Es darf nicht seitenverkehrt oder verkehrt herum zementiert werden. Hier gibt es Band-Markierungen, z.B. UR (Upper Right) oder UL (Upper Left), LR (Lower Right) oder LL (Lower Left).

5. Kleben der Brackets

☞ Abb. 126 h.

1. Anätzen der Zahnoberfläche mit einem Ätzgel (33-%ige Phosphorsäure) ~ 1 Minute.
   ! Beim wiederholten Kleben nur noch 30 Sekunden
2. Abspülen des Gels mit Wasser und Trocknen der Zahnoberfläche
3. Bonding der angeätzten Zahnoberfläche und Lichthärten ~ 20 Sekunden. Beim selbsthärtenden Kleber muss hier der Bonder nicht lichtgehärtet werden: chemische Aushärtung
4. Auf das Bracket wird lichthärtender oder selbsthärtender Kleber aufgetragen und das Bracket parallel zur Zahnachse und zur Schneidekante positioniert. Der Abstand zur Schneidekante ist bei allen Zähnen gleich (~ oberes Kronendrittel oder ~ 4 mm von der Schneidekante entfernt), nur die 2er im OK werden 0,5 mm weiter inzisal geklebt.

3

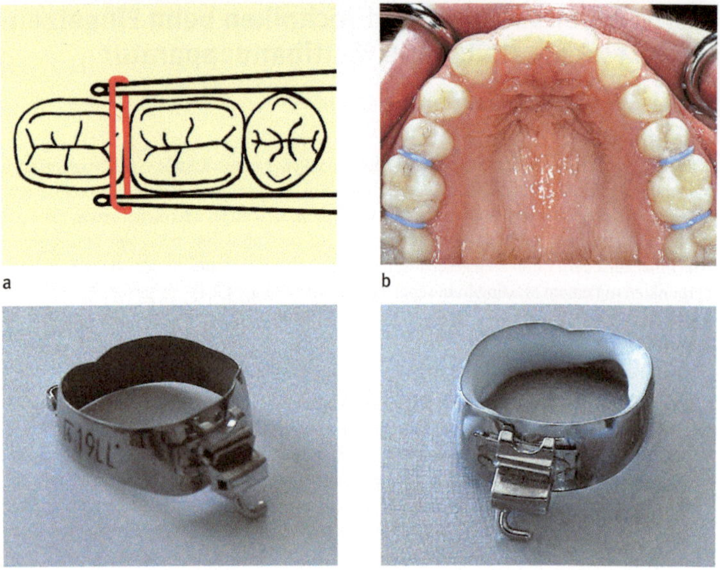

a b c d

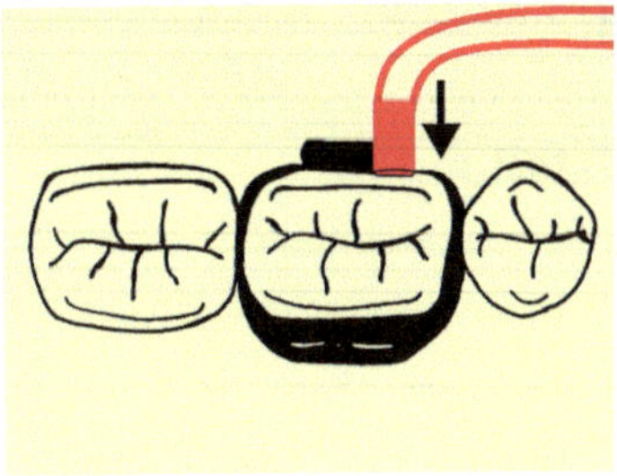

e

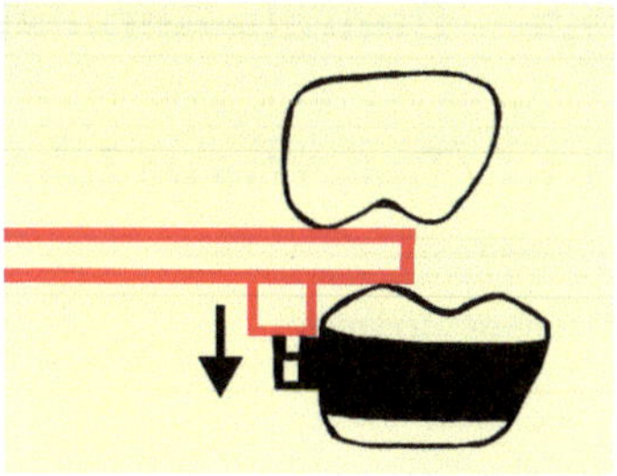

f

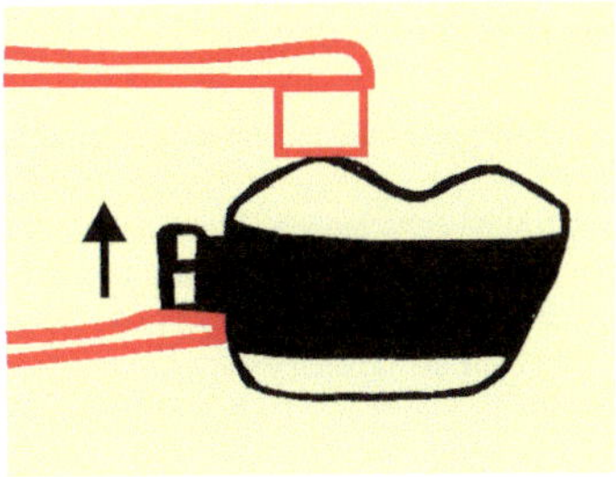

g

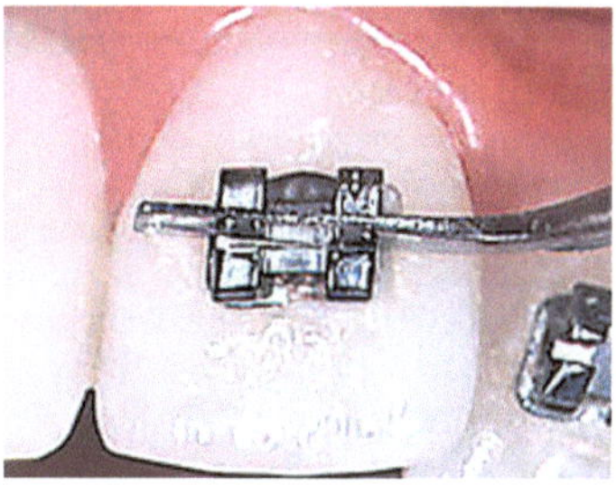

h

Abb. 126 a–h: Einsetzen einer festsitzenden Multibandapparatur
a) Separieren
b) separierte Molaren
c) Band
d) Band mit Zement
e) Band setzen mit einem Bandandrücker: Der Bandandrücker wird senkrecht und parallel zur Zahnachse auf den Rand des Bandes aufgesetzt
f) Band setzen mit einem Bandsetzer: Der Patient beißt nach Absprache mit dem Behandler auf den Kunststoffstil des Bandsetzers, während der Metallkopf auf den Rand des Bandes gehalten wird und drückt so das Band mit Hilfe des Bandaufsetzers und des Kaudrucks nach apikal
g) Band entfernen
h) Bracket kleben und positionieren

3.3 Dentale Anomalien

3.3.1 Transversale Zahnfehlstellungen

Schmalkiefer

Häufigste Merkmale
- schmale Zahnbögen (☞ Abb. 127–129)
- meist hoher Gaumen
- primärer Engstand, Spitzfront oder Staffelstellung der Front.

Primäre, sekundäre und tertiäre Engstand
- primärer Engstand: hereditär bedingter Engstand in Folge einer zu kleinen apikalen Basis mit zu großen Zähnen
- sekundärer Engstand: in Folge eines vorzeitigen Milchzahnverlustes und des daraus resultierenden Mesialstandes der Seitenzähne
- tertiärer Engstand oder Adoleszentenengstand: entsteht im erwachsenen Gebiss in Folge des Weisheitszahndurchbruchs im Unterkiefer oder in Folge eines Restwachstum des Unterkiefers nach ventral bei weniger Ventralentwicklung des Oberkiefers. Es kommt zu einer Reduzierung der sagittalen Stufe und damit zur Lingualkippung der unteren Frontzähne mit dem daraus resultierenden Engstand.

Therapie
Transversale Nachentwicklung des Zahnbogens mit folgenden Geräten:
- Platte mit transversaler Dehnschraube (nur Oberkiefer, ☞ 3.1.2)
- Y-Dehnplatte (nur Oberkiefer, ☞ 3.1.2)
- Fächerdehnplatte (nur Oberkiefer, ☞ 3.1.2)
- Coffinplatte (nur Oberkiefer, ☞ 3.1.2)
- Lingualbogenplatte (Unterkiefer, ☞ 3.1.2)
- Crozatapparatur (Ober- und Unterkiefer, ☞ 4.2)
- festsitzende Apparatur (☞ 3.2), z. B. Quadhelix, Palatal Bar (Goshgarian), Transpalatinalbogen, Gaumennahtapparatur im Oberkiefer oder Lipbumper im Ober- oder Unterkiefer.

Die Haltephase wird mit passiven Platten oder einer gelöteten Crozatapparatur bis ~ zum 20. Lebensjahr durchgeführt.

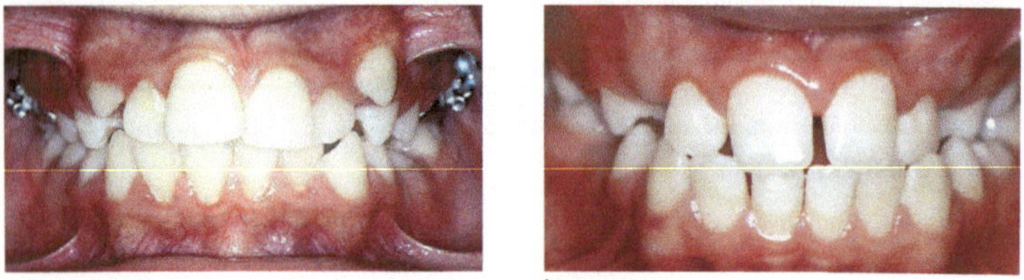

a b

Abb. 127 a+b: Transversaler Platzmangel im Oberkiefer und Unterkiefer mit frontalen Dreh- und Engständen

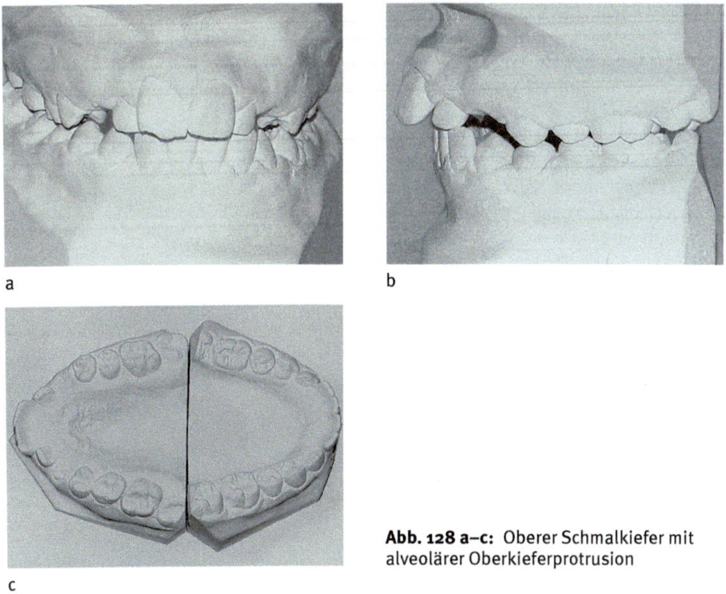

Abb. 128 a–c: Oberer Schmalkiefer mit alveolärer Oberkieferprotrusion

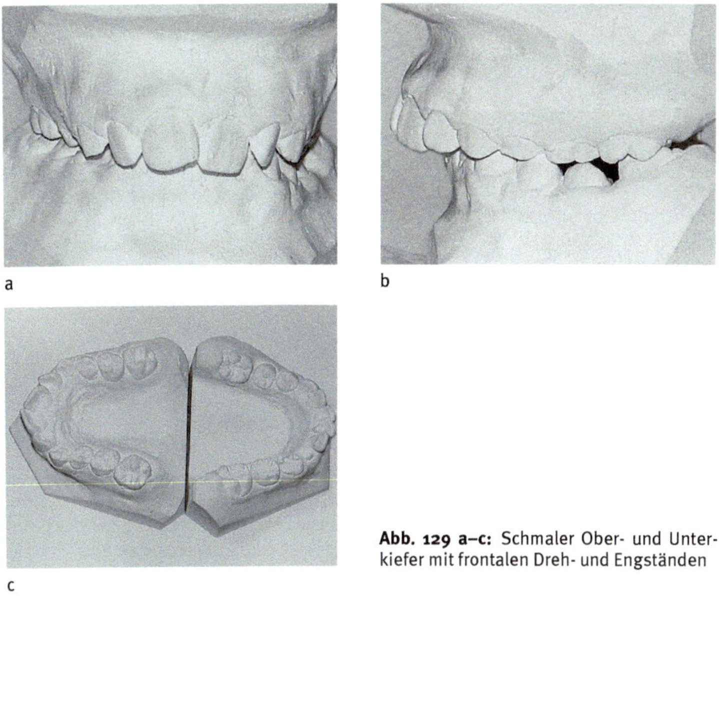

Abb. 129 a–c: Schmaler Ober- und Unterkiefer mit frontalen Dreh- und Engständen

Breitkiefer

Ein sehr häufiges Merkmal ist ein zu breiter Zahnbogen mit Lückenstand der Zähne in Folge einer zu großen apikalen Basis mit zu kleinen Zähnen (☞ Abb. 130).

Therapie

- Platte mit Reverselabialbogen (☞ 3.1.4) und transversaler Zugschraube (☞ 3.1.4)
- Coffinplatte auf Kompression (☞ 3.1.2)
- Crozatapparatur auf Kompression (☞ 4.2)
- festsitzende Apparatur (☞ 3.2), z. B. Palatal Bar (Goshgarian), Transpalatinalbogen oder Lipbumper auf Kompression.

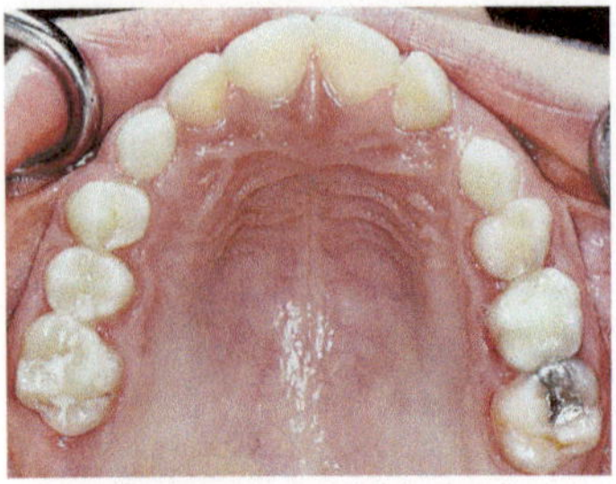

a

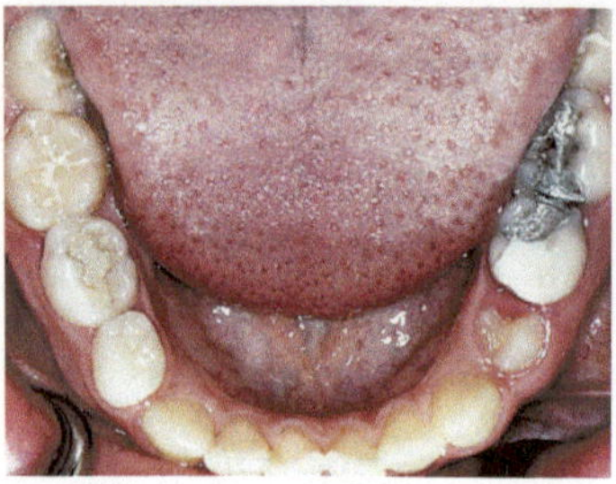

b

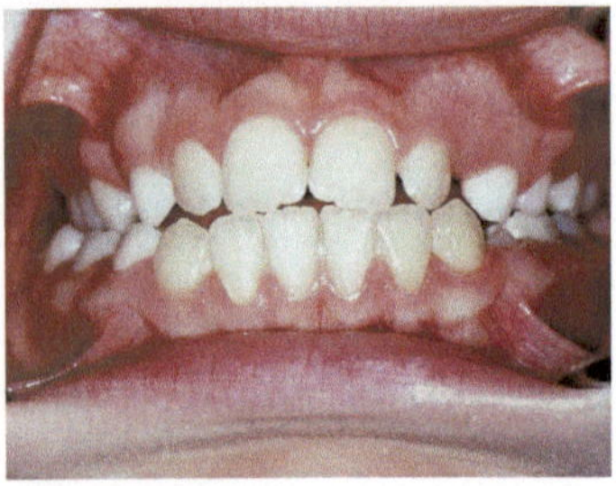

c

Abb. 130 a–c: Breitkiefer
a+b) breiter Oberkiefer und Unterkiefer mit kleinen Lücken im Front- und Seitenzahnbereich
c) Kreuzbiss im rechten Seitenzahnbereich in Folge eines zu breiten Zahnbogens im Unterkiefer

Zahnrotationen

Ursachen

- hereditär
- vorzeitiger Milchzahnverlust
- Trauma
- verlagerte Zähne
- primärer, sekundärer oder tertiärer Engstand.

Therapie

Festsitzende Multibandapparatur (☞ 3.2.4) mit Knopf und Gummiligaturen zur Derotation der rotierten Zähne. Es reicht aber auch häufig nur ein festes Einligieren des Bogens in das Bracketslot der rotierten Zähne mit einer Drahtligatur. Der Bogen sollte aus Nitinol oder Copper-Nitinol bestehen.

Dentoalveoläre Mittellinienverschiebung

MLV im Ober- und/oder Unterkiefer nach rechts oder links verschoben (☞ Abb. 131).

Ursachen

- vorzeitiger Milchzahnverlust
- vorzeitiger Verlust bleibender Zähne (☞ Abb.131 c)
- Nichtanlagen (Aplasien, ☞ Abb.132).

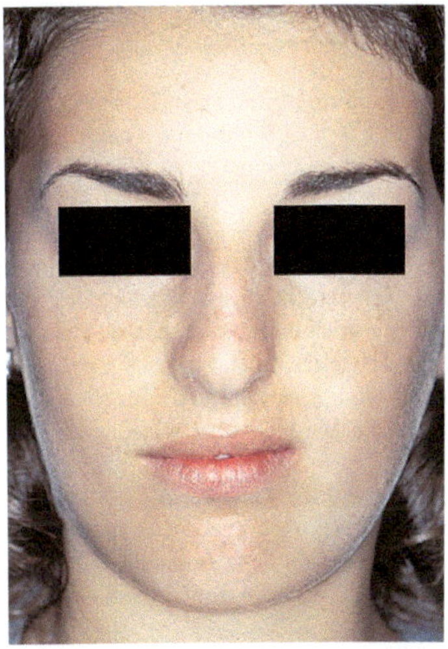

a

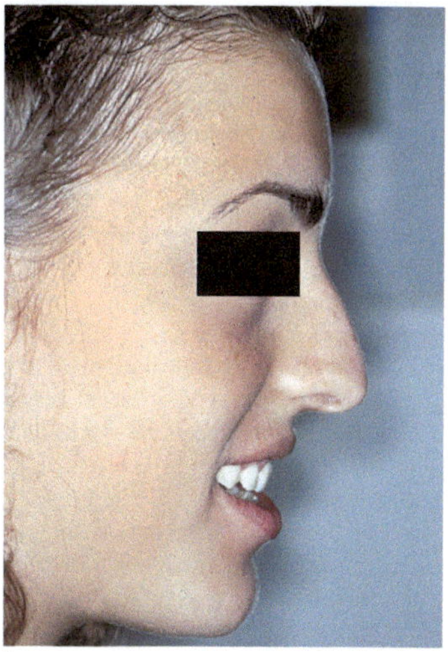

b

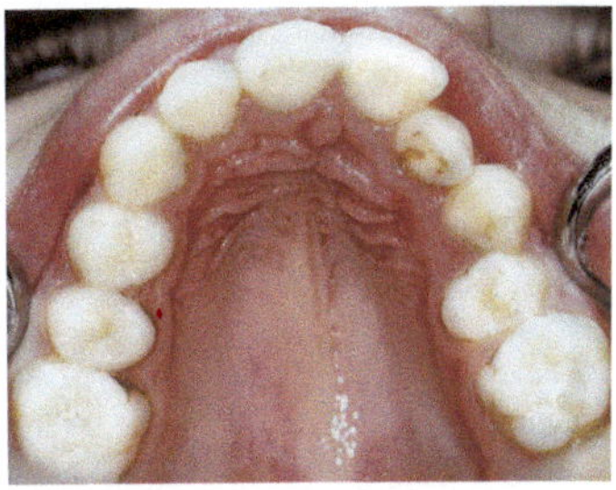

c

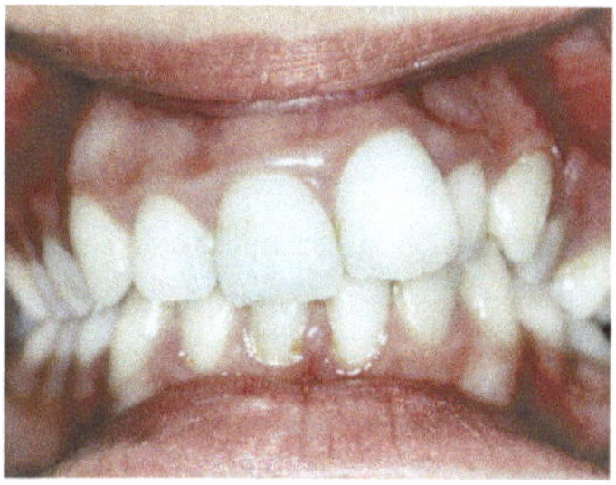

d

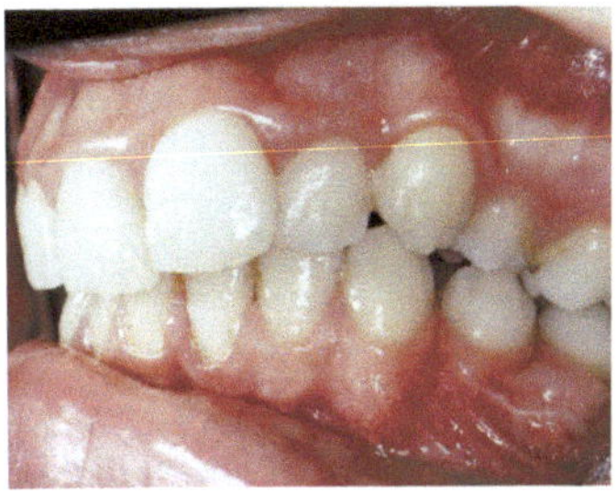

e

Abb. 131 a–e: Dentoalveoläre Mittellinienverschiebung im Oberkiefer 4 mm nach links in Folge des vorzeitigen Verlustes des Zahnes 24

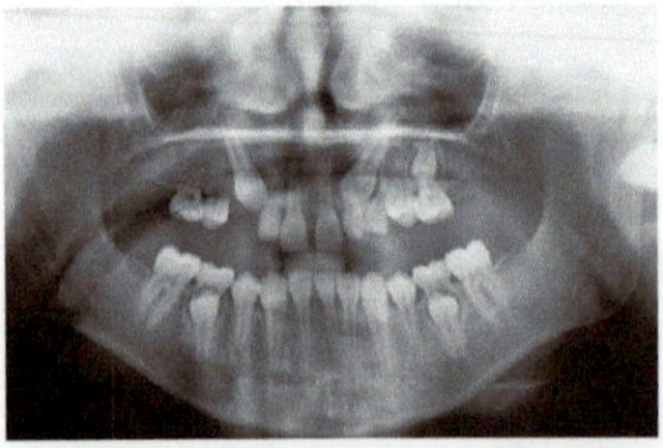

Abb. 132: Multiple Nichtanlagen (Aplasien). Die bleibenden Zähne 16, 17, 26, 27, 37, 41, und 47 sowie alle vier Weisheitszähne sind bei der 10-jährigen Patientin nicht angelegt

3

Therapie

- festsitzende Multibandapparatur mit Criss-Cross-Gummizügen intermaxillär in der Front, z. B. Einhängen des Gummizuges vom oberen seitlichen rechten Schneidezahn zum unteren seitlichen linken Schneidezahn. Die Mittellinie ist hier z. B. sowohl im Oberkiefer nach rechts und im Unterkiefer nach links verschoben
- festsitzende Multibandapparatur mit maximaler Verankerung, z. B. Nance-Bogen, Transpalatinalbogen oder Lingualbogen. Der dentoalveoläre Mittellinienausgleich erfolgt dann mit einer Gummikette (Powerchain) vom z. B. oberen linken seitlichen Schneidezahn zum rechten 1. oder 2. Molar, wenn die Mittellinie im Oberkiefer nach links verschoben ist. Bei nach rechts verschobener Mittellinie im Oberkiefer erfolgt dar gleiche Vorgang in genau umgekehrter Richtung. Im Unterkiefer ist der Ausgleich der Mittellinie entsprechend wie im Oberkiefer. Grundsätzlich verhindert die maximale Verankerung ein Abwandern der Mittellinie in eine ungewollte Richtung
- einseitiges Einhängen z. B. von Klasse-II-Gummizügen auf der Seite, wohin die Mittellinie z. B. im Unterkiefer verschoben ist und gleichzeitigem Vorliegen einer dentalen Klasse II
- einseitiges Einhängen z. B. von Klasse-III-Gummizügen auf der Seite, wohin die Mittellinie z. B. im Unterkiefer verschoben ist und gleichzeitigem Vorliegen einer dentalen Klasse III.

Uni- oder bilateraler seitlicher Kreuzbiss oder Kopfbiss

Beim seitlichen Kreuzbiss stehen die Zähne im oberen Zahnbogen zu weit palatinal im Verhältnis zum unteren Zahnbogen (☞ Abb. 133). Dies nennt sich auch transversale Dystopie der Seitenzähne.

Therapie

- Platte im Oberkiefer mit medianer transversaler Dehnschraube (☞ 3.1.4) oder Segmentschraube (☞ *.*) im Bereich des Kreuzbisses
- festsitzende Apparatur mit Criss-Cross-Gummizügen (☞ 3.2.6) im Bereich des Kreuzbisses, z. B. der beiden rechten 1. Molaren: Die Gummizüge verlaufen hier von der Palatinalfläche des Zahnes 16 zu der Bukkalfläche des Zahnes 46
- Gaumennahtapparatur (☞ 3.2) bei vertikalem Wachstum: keine Bisserhöhung, da hier keine dauerhafte Bukkalkippung der Seitenzähne erfolgt
- Quadhelix (☞ 3.2) bei horizontalem Wachstum: Bisserhöhung, da es hier zu einer Bukkalkippung der Seitenzähne kommt
- Palatal Bar (Goshgarian, ☞ 3.2)
- Transpalatinalbogen (gelötet, ☞ 3.2).

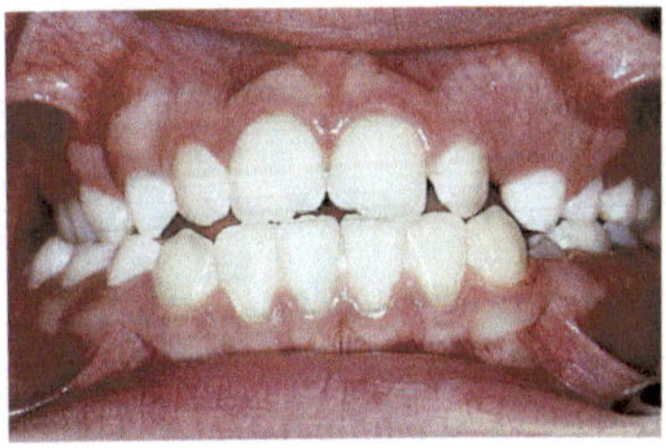

a

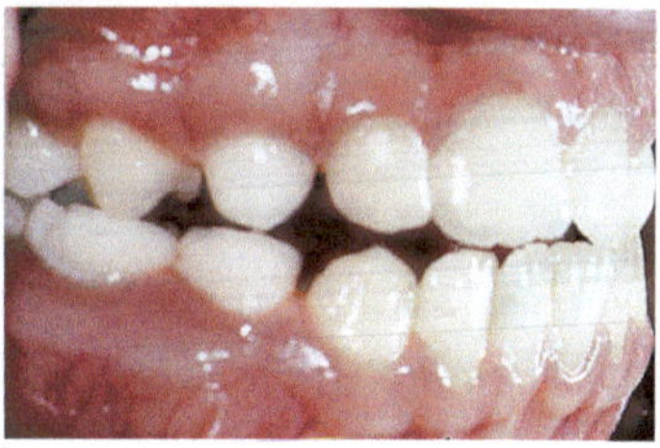

b

Abb. 133 a+b: Kreuzbiss
a) im rechten Seitenzahnbereich
b) zusätzlich frontaler Kreuzbiss der Zähne 12 und 43

3

Nonokklusion: Bukkalstand im Oberkiefer und Lingualstand im Unterkiefer von einzelnen Seitenzähnen bzw. einer Seitenzahnreihe

Ursachen

- atypische Durchbruchsrichtung einzelner Zähne oder Zahngruppen
- zu schmaler Unterkiefer bei zu breitem Oberkiefer
- zu schmaler Unterkiefer bei normal großem Oberkiefer
- Zungenhypomobilität.

Therapie

- Coffinplatte im Oberkiefer auf Kompression (☞ Abb. 49)
- Oberkieferplatte mit Außenfedern (☞ 3.1.4) für die sich in Nonokklusion befindlichen Zähne
- Unterkieferplatte mit transversaler Dehnschraube (☞ 3.1.2)
- Lingualbogenplatte (☞ 3.1.2) auf Expansion im Unterkiefer
- Unterkieferplatte mit Bukkalfedern für die sich in Nonokklusion befindlichen Seitenzähne
- Crozatapparatur (☞ 4.2) im Unterkiefer auf Expansion und im Oberkiefer auf Kompression
- festsitzende Apparatur mit Criss-Cross-Gummizügen (☞ 3.2.6) im Seitenzahnbereich, die von der Bukkalfläche des 1. oberen Molaren zur Lingualfläche des unteren 1. Molaren verlaufen
- Lipbumper (☞ 3.2) im Unterkiefer auf Expansion.

Bukkal- oder Lingualkippung (Wilsonkurve) der gesamten Seitenzähne oder von Einzelzähnen

Ursachen

- hereditär
- Progenie (☞ Abb. 134)
- iatrogen durch kieferorthopädische Behandlung
- Zwangsbiss durch elongierte Milcheckzähne
- persistierender Milchzahn.

Therapie

- festsitzende Multibandapparatur mit Goshgarian (☞ 3.2) oder Transpalatinalbogen (☞ 3.2)
- Platte mit Außen- oder Bukkalfeder (☞ 3.1.4) für den nach bukkal bzw. lingual gekippten Zahn
- rechtzeitige Extraktion der persistierenden Milchzähne
- Lingualbogenplatte (☞ 3.1.2) oder Crozatapparatur (☞ 4.2) auf Expansion oder Kompression im Ober- oder Unterkiefer.

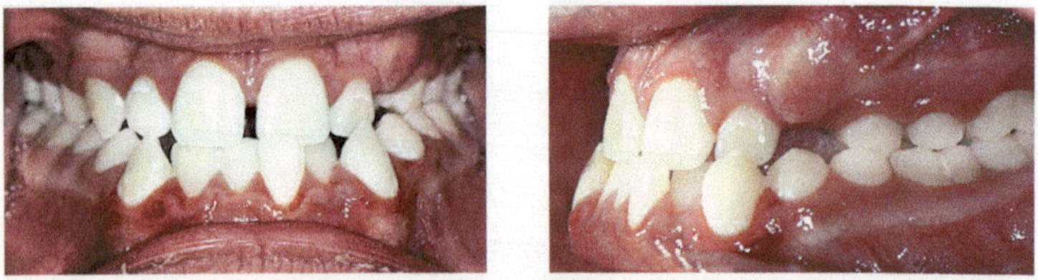

a b

Abb. 134 a+b: Lingualkippung der gesamten Seitenzähne und der Frontzähne Verursacht durch das ausgeprägte progene Unterkieferwachstum

3.3.2 Sagittale Zahnfehlstellungen

3

Sagittaler Platzmangel oder Platzverlust

Ursachen

- hereditär: primärer Engstand
- vorzeitiger Milchzahnverlust, z. B. Karies oder Trauma: sekundärer Engstand.

Therapie

- Platte mit Streckschraube (☞ 3.1.2) im Bereich der Lückeneinengung
- festsitzende Apparatur mit einer Druckfeder (☞ 3.2.4) aus Stahl im Bereich der Lückeneinengung.

Platzüberschuss

Ursachen

- zu kleine Zähne bei zu den großen apikalen Basen, sog. Lückengebiss (☞ Abb. 135)
- Nichtanlagen.

Therapie

- Platte mit Zugschraube (☞ 3.1.2) im Bereich des Platzüberschusses: Häufig ist jedoch aufgrund der zu kleinen Zähne im Lückengebiss nur eine Reduzierung der Lücken möglich.
- festsitzende Apparatur mit Zugfedern (☞ 3.2.4) aus Stahl oder Powerchain (☞ 3.2.4) im Lückenbereich
- Lücken bei Vorliegen von Nichtanlagen und Platzüberschuss offen halten.

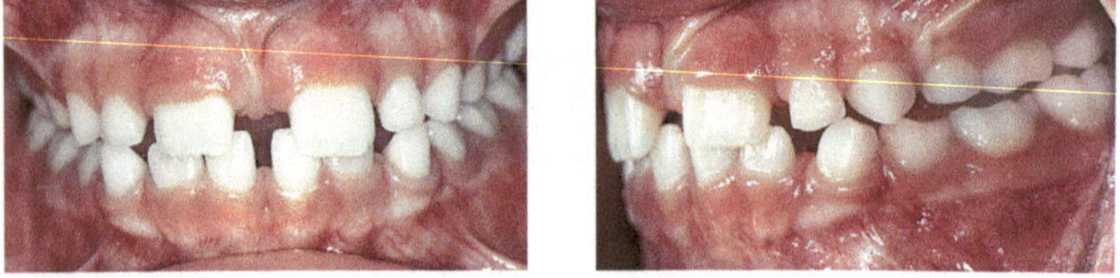

a b

Abb. 135 a+b: Platzüberschuss im Ober- und Unterkiefer

Alveoläre oder bialveoläre Protrusion (Labialkippung der Frontzähne)

Ursachen

- hereditär bedingter primärer Engstand: zu kleine Kieferbasis im Verhältnis zu den Zähnen. Dieses Missverhältnis von Zahn- und Kiefergröße wird auch als Boltondiskrepanz bezeichnet (☞ 1.6.5)
- Schmalkiefer
- Lutschhabit.

Therapie

- Bei ausgeprägter bialveolärer Protrusion mit Platzmangel (☞ Abb. 136 + 137) erfolgt i.d.R. die Extraktion von insgesamt vier bleibenden Zähnen (☞ 3.5). Es wird je ein Zahn pro Quadrant im Ober- und Unterkiefer und anschließendem Lückenschluss unter maximaler Verankerung (☞ 3.2 Nance-Bogen) besonders im Oberkiefer extrahiert. I. d. R. werden Prämolaren extrahiert (☞ 4.5). Gleichzeitig werden die beiden Fronten mittels der festsitzenden Multibandapparatur (☞ 3.2.4), z. B. mit einem Kontraktionsbogen retrudiert.
- Bei ausreichenden Platzverhältnissen und lückig stehender und protrudierter Front werden die Zähne mit einer Platte und Reverselabialbogen (☞ 3.1.2) retrudiert.

! Bei einem Missverhältnis zwischen Zahn und Kiefergröße und dem daraus resultierenden Platzmangel mit extremer Protrusion beider Fronten sollten auf jeden Fall Zähne extrahiert werden. Nur so lassen sich die Frontzähne in den Knochen zurückbewegen und Wurzelresorbtionen sowie spätere parodontale Probleme aufgrund z. B. einer fenestrierten oder fehlenden labialen Knochenlamelle vermeiden. Das Behandlungsergebnis ist mit erfolgter Extraktion weniger rezidivgefährdet, da eine stabile Okklusion vorliegt. Bei nicht erfolgter Extraktion nimmt im Alter das Risiko der Entstehung einer „Wanderungs-Parodontose" stark zu. Diese zeichnet sich durch eine elongierte und aufgefächerte obere und untere Front in Folge eines Attachmentverlustes mit Knochenabbau im Zahnhalteapparat aus.

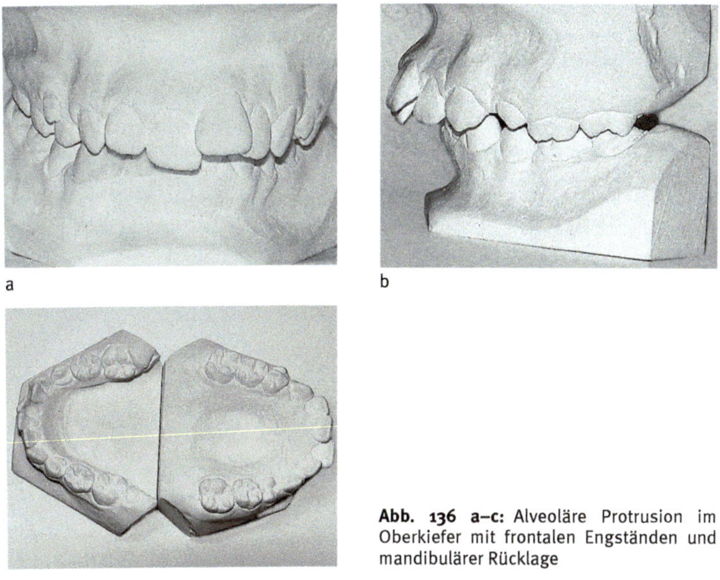

a b c

Abb. 136 a–c: Alveoläre Protrusion im Oberkiefer mit frontalen Engständen und mandibulärer Rücklage

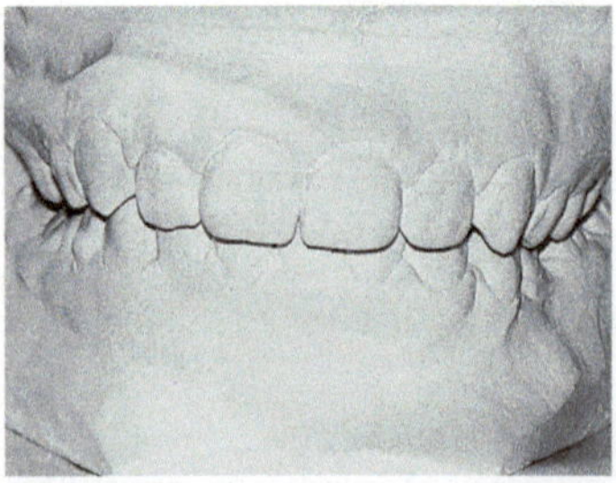

a

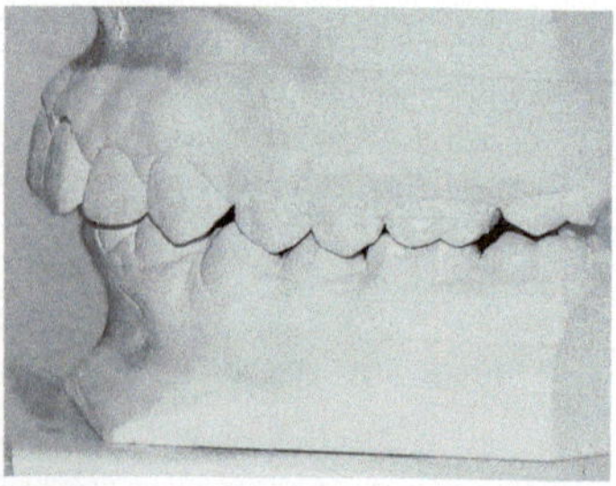

b

Abb. 137 a+b: Ausgeprägte bialveoläre Protrusion

Labialstand oder Anteinklination (Protrusion) der Inzisivi

Ursachen

- hereditär, z. B. Angle-Klasse II_1 oder unechte Progenie, d. h. ein zu kleiner Oberkiefer (Mikrognathie) bei normal großem Unterkiefer
- Lutschhabit, z. B. Daumen- oder Fingerlutschen
- Lippenbeißen
- Zungendyskinesie
- frontale Engstände
- Trauma.

Therapie

- Platte mit Reverselabialbogen (☞ 3.1.2) nur bei einer lückig protrudierten Front
- festsitzende Apparatur (☞ 3.2).

Lingual-, Palatinalstand oder Retroinklination der Inzisivi

Ursachen

- hereditär, z. B. Angle-Klasse II_2 (Deckbiss) oder echte Progenie mit dentoalveolärer Kompensation, d. h. Steilstand der Unterkieferfront und Protrusion der Oberkieferfront (pseudoprogener Zwangsbiss)
- frontaler Kreuzbiss mit Steilstand eines oder mehrerer oberer Inzisivi
- mandibuläre Rücklage mit Lippenverfangung (Unterlippe) mit Steilstand der unteren Front
- Trauma.

Therapie

- Platte mit frontalen Protrusionsfedern (☞ 3.1.4)
- festsitzende Multibandapparatur (☞ 3.2.4).

3.3.3 Vertikale Zahnfehlstellungen

Infraokklusion oder Infraposition von Einzelzähnen oder der gesamten Stützzone (Speekurve)

Ursachen

- hereditär
- sagittaler Platzmangel bzw. Lückeneinengung in Folge eines vorzeitigen Zahnverlustes (☞ Abb. 138)
- persistierender Milchmolar.

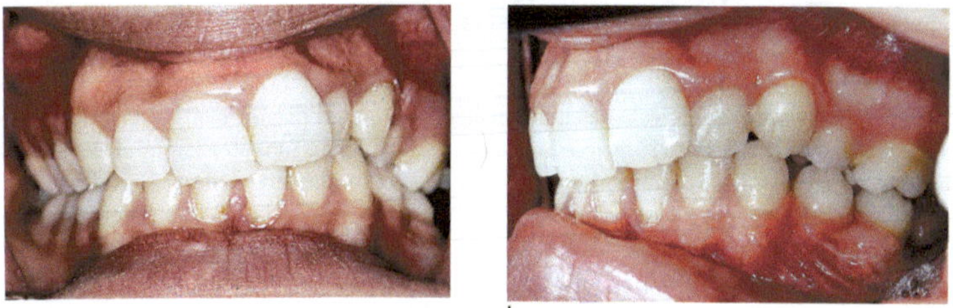

a b

Abb. 138 a+b: Infraposition der Zähne 21–25 sowie vollständiger Lückenschluss im Bereich des vorzeitig verloren gegangenen Zahnes 24

Therapie

- Platte mit Streckschraube (☞ 3.1.2) zur Platzbeschaffung im Bereich der Infraokklusion, die durch die Lückeneinengung bedingt ist
- Festsitzende Multibandapparatur (☞ 3.2.4) mit vertikalen Gummizügen, die an den betroffenen in Infraokklusion befindlichen Zähnen eingehängt werden. Zuvor wird die eingeengte Lücke mit einer Druckfeder (☞ 3.2.4) aus Stahl (Open Coil) geöffnet bzw. vergrößert.

3

Reinklusion von Milchmolaren

Eine sekundäre Retention (Synonyma: Reimpaktion, Depression oder Reinklusion) wird als das „Versinken" eines bereits in Okklusion gewesenen Milchmolaren bezeichnet. Die Milchmolaren können im Extremfall sogar wieder vollständig in den Alveolarkammknochen mit dann wieder abgedeckter Schleimhaut versinken. Die sekundären Reinklusionen gehen stets mit einer Wachstumshemmung des Alveolarfortsatzes und Ankylosen der Milchmolarenwurzeln im Bi- oder Trifurkationsbereich einher. Es gibt auch die sehr selten vorkommenden primären Retentionen, die durch eine Bewegungshemmung der Milchmolaren in der präeruptiven Phase zustande kommen. Die Zähne liegen teilweise tief im Alveolarknochen und es kommt zu Zahnverschiebungen der benachbarten bleibenden Zähne, da die bleibenden Zähne in der betroffenen Region versuchen entweder mesial oder distal vom retinierten Milchmolaren durchzubrechen.

! Die Reinklusion oder sekundäre Retention kommt nur bei Milchmolaren vor und geht immer mit einer Ankylose oder Wachstumshemmung des Alveolarfortsatzes einher.

Als Therapie erfolgt eine Extraktion der in Reinklusion befindlichen Milchmolaren und sofortiges Einsetzen eines Lückenhalters, z.B. passive Platte (☞ 3.1.3) oder festsitzender Lückenhalter (☞ 3.1.3) in Form eines festsitzenden Retainers (☞ 5.1.2) mit je einem Bracket an den der Lücke benachbarten Zähnen und einem Verbindungssteg.

Supraokklusion oder Supraposition bzw. Elongation von Einzelzähnen oder Zahngruppen

Ursachen

- iatrogen durch eine kieferorthopädische Behandlung
- Tiefbiss mit elongierter Front (unechter Tiefbiss)
- fehlender Antagonist in Folge von Nichtanlagen oder eines traumatischen sowie kariösen Zahnverlustes im Gegenkiefer.

Therapie

Es wird vorzugsweise eine festsitzende Multibandapparatur mit Intrusionsbögen (☞ 3.2.3) wie Utility oder Base Arch bei einer elongierten Front oder Bögen mit Intrusionsstufen (Steps) für die betroffenen elongierten Einzelzähne verwendet. Im Milchgebiss werden elongierte antagonistenlose Milcheckzähne prophylaktisch zur Vermeidung eines Zwangsbisses eingeschliffen.

3.4 Basale Anomalien

Die Therapiemöglichkeiten der basalen Anomalien werden hier nur für den noch wachsenden Patienten aufgeführt. Bei den ausgewachsenen oder erwachsenen Patienten kann i. d. R. bei Vorliegen einer ausgeprägten basalen Anomalie nur noch eine kombinierte kieferorthopädisch-kieferchirurgische Therapie durchgeführt werden. Grundsätzlich gibt es entweder die mono- oder die bimaxilläre Umstellungsosteotomie, allgemein auch als Dysgnathie-Operation bezeichnet. Gängige Operationsmethoden sind im Oberkiefer die Le-Fort-I-Osteotomie mit oder ohne sagittaler Spaltung des Oberkiefers und im Unterkiefer die sagittale Spaltung nach Obwegeser Dal Pont mit oder ohne Kinnplastik.
Zunächst wird ein eugnathes Gebiss mit einer basalen Klasse I und einer Angle-Klasse I (Neutralbiss) aufgeführt, welches das Ziel jeder kieferorthopädischen Behandlung sein sollte.

3

Merkmale einer stabilen Neutralokklusion

Die Okklusionsangaben beziehen sich vorrangig auf die Verzahnung im Eckzahn- und Molarenbereich. Eine Neutralverzahnung in sagittaler Ebene besteht, wenn der mesiale Höcker des oberen 1. Molaren in die bukkale Querfissur des unteren 1. Molaren greift und der obere Eckzahn hinter dem unteren Eckzahn steht (☞ Abb. 139).
Angle hatte Anfang des 20. Jahrhunderts bei der Entwicklung der Okklusionsdiagnostik besonders den Sechsjahrmolaren als Schlüssel zur Okklusion bzw. der Bisslage genommen und die basalen Anomalien in drei Klassen I, II und III eingeteilt (☞ auch 2.2).

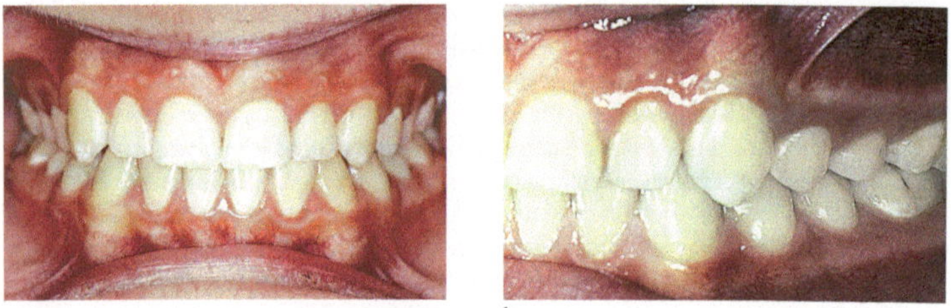

a b

Abb. 139 a+b: Eugnathes Gebiss mit basaler und dentaler Klasse I

Basale Klasse II und dentale Angle-Klasse II (Rückbiss)

Häufigste Merkmale bei Vorliegen einer dentalen und basalen Klasse II (☞ Abb. 140):

- verringerte transversale Dimension (Schmalkiefer)
- mandibuläre Rücklage
- verringerte untere Gesichtshöhe.

! Eine Klasse-II-Verzahnung verstärkt sich i. d. R. beim Übergang vom Milch- zum Wechselgebiss einmal aufgrund des Wachstums und zum anderem, weil das Milchgebiss als Abrasionsgebiss keine verschlüsselte Okklusion aufweist.

Therapie in der sagittalen Ebene

Im Oberkiefer wird die skelettale Wirkung z. B. bei einer Klasse II_1 durch ein Bremsen des Oberkieferwachstums mittels Headgear (☞ 3.1.7) oder Teuscher-Aktivator (☞ 3.1.1) erreicht. Die dentoalveoläre Wirkung wird im Oberkiefer z. B. bei einer Klasse II_2 durch eine sagittale Nachentwicklung des Oberkiefers mit Distalisation der Seitenzähne und Frontprotrusion mittels einer Multibandapparatur (☞ 3.2.4) und Druckfedern (☞ 3.2.4) aus Stahl, Pendulum (☞ Abb. 107 + 108) oder Cetlinplatte (☞ 3.1.2) herbeigeführt. Auch Platten mit transversalen Dehnschrauben (☞ 3.1.2) führen zu einer sagittalen Nachentwicklung des Zahnbogens, denn eine transversale Dehnung von 4 mm ergibt einen sagittalen Platzgewinn von 1 mm.

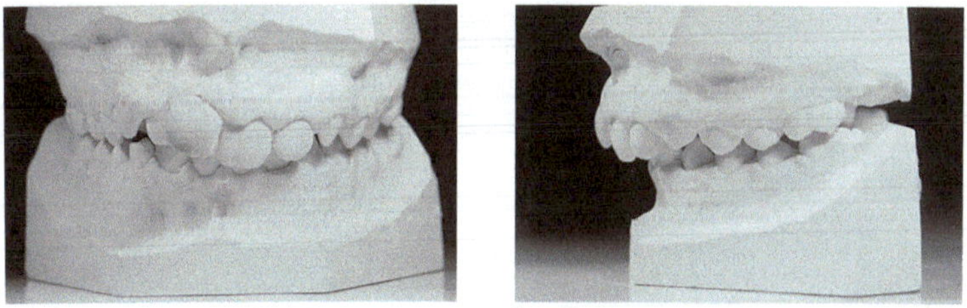
a b

Abb. 140 a+b: Basale und dentale Klasse II

Im Unterkiefer wird die skelettale Wirkung durch eine Vorverlagerung des Unterkiefers mittels funktionskieferorthopädischer Geräte (☞ 3.1.1) erreicht. Die dentoalveoläre Wirkung wird durch eine sagittale Nachentwicklung des Unterkiefers mittels eines Lipbumpers (☞ 3.2) herbeigeführt.

3

Therapie in der vertikalen Ebene

- skelettale Wirkung
  - Bremsen eines vertikalen Wachstums der Mandibula mittels einer Oberkieferplatte (☞ 3.1.2) mit seitlichen Aufbissen, Headgear mit High-Pull-Zug (☞ Abb. 73–76a), funktionskieferorthopädischen Geräten, z. B. Bionator Typ II (Abschirmgerät, ☞ 3.1.1)
  - Bremsen eines horizontalen Wachstums der Mandibula mittels funktionskieferorthopädischen Geräten, z. B. der Aktivator nach Häupl (☞ 3.1.1), der 100 % freigeschliffen ist
- dentoalveoläre Wirkung: Nivellieren des Zahnbogens mittels festsitzender Apparaturen, z. B. vertikale Gummizüge (☞ 3.2.6), Intrusionssteps, Spikes (☞ 3.2.8) bei Zungendyskinesie.

Therapie in der transversalen Ebene

- skelettale Wirkung: transversale Nachentwicklung der Maxilla mittels Gaumennahtapparatur (☞ 3.2)
- dentoalveoläre Wirkung: Vergrößerung der Zahnbogenbreite der Maxilla mittels Quadhelix (☞ 3.2) oder mittels Dehnplatten (☞ 3.1.2) für Maxilla und/oder Mandibula.

■ Angle-Klasse II$_1$: Rückbiss mit protrudierter Oberkieferfront

Angle-Klasse II$_1$, die eine Anteinklination der Oberkieferfront aufweist (☞ Abb. 141 a–e).

Häufigste Merkmale der Klasse II$_1$

- horizontales Wachstumsmuster
- protrudierte Oberkieferfront
- Schmalkiefer
- mandibuläre Rücklage.

Ursachen

- hereditär
- jahrelang bestandenes Lutschhabit.

Therapie (Zwei-Phasen-Therapie)

1. Phase: transversale Nachentwicklung des oberen Zahnbogens mit einer Platte und transversaler Dehnschraube (☞ 3.1.2) und Retrudieren der Oberkieferfront mittels eines Reversela-bialbogens (☞ 3.1.2) an der Oberkieferplatte.
2. Phase:
   - vertikale Wachstumsrichtung: Vorverlagerung des Unterkiefers mittels Vorschubdoppelplatten (☞ 3.1.2), Bionator (Typ I, ☞ 3.1.1) oder Aktivator nach Andresen und Häupl (nicht seitlich freigeschliffen, ☞ 3.1.1)

- horizontale Wachstumsrichtung: Vorverlagerung des Unterkiefers mittels eines Aktivators nach Andresen und Häupl (100 % seitlich freigeschliffen), Aktivator nach Ergenzinger (100 % seitlich freigeschliffen) oder Aktivator nach Scheer (☞ 3.1.1).

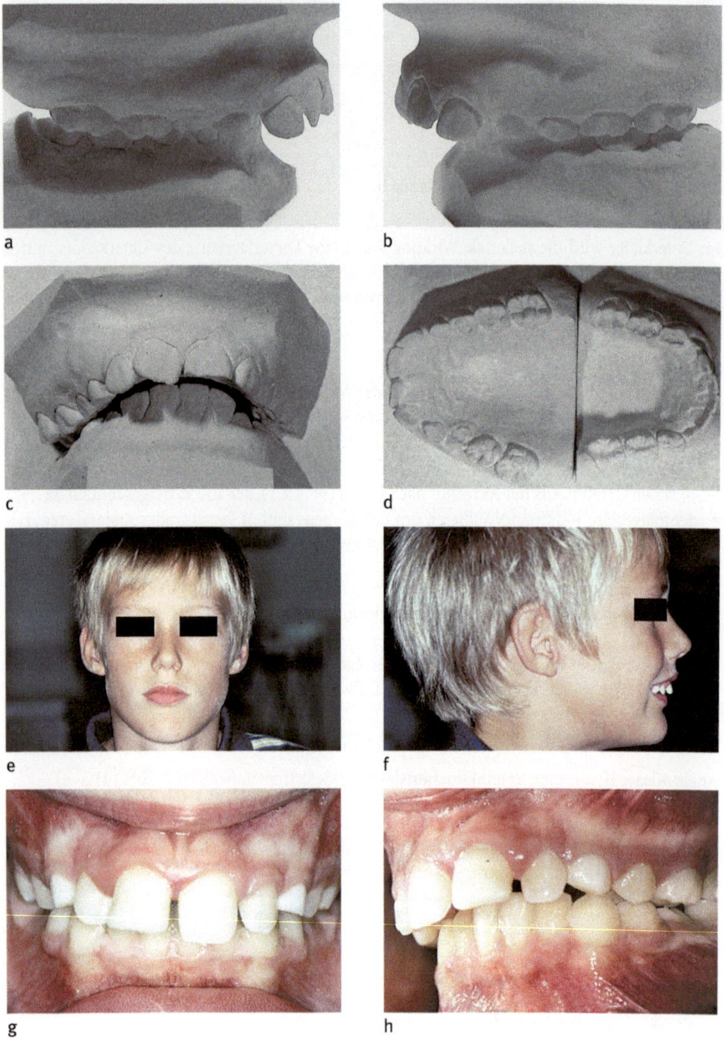

Abb. 141 a–h: Angle-Klasse II_1, Rückbiss mit protrudierter Oberkieferfront

Retention

Die Haltephase wird mit Vorschubdoppelplatten (☞ 3.1.2), passiven Platten (☞ 3.1.3) oder einer gelöteten Crozatapparatur (☞ 4.2) bis ~ zum 20. Lebensjahr durchgeführt.

! Beide Phasen können mit dem U-Bügel-Aktivator (Typ I, Rücklagenaktivator, ☞ 3.1.1) gleichzeitig therapiert werden. Dieses Gerät ist besonders indiziert bei Patienten mit vertikaler Wachstumstendenz, die aufgrund ihres Alters nur noch wenig Restwachstum haben. Der Nachteil ist jedoch der mäßige Tragekomfort aufgrund der voluminösen Gestalt des Gerätes.

Prognose

Die Prognose der Behandlung einer Klasse II_1 ist beim horizontalen Wachstum relativ gut. Der Unterkiefer wächst nach vorne in horizontaler Richtung und eine Vorverlagerung in die basale Klasse I ist relativ schnell erreicht. Bei einer Klasse II_1 mit vertikalem Wachstum wächst der Unterkiefer bei der Vorverlagerung nach vorne und unten. Das Einstellen einer basalen Klasse I hat eine ungünstigere Prognose als beim horizontalen Wachstum. In Extremfällen mit sehr vertikalem Wachstum kann oft nur noch eine kombinierte kieferorthopädisch-kieferchirurgische Therapie erfolgen.

3

Angle-Klasse II_2: Rückbiss mit retrudierter Oberkieferfront, Deckbiss

Angle-Klasse II_2, die eine Retroinklination der Oberkieferfront aufweist (☞ Abb. 142 a–d).

Häufigste Merkmale des Deckbisses

- Tiefbiss
- horizontales Wachstumsmuster
- Steilstand der beiden mittleren und manchmal auch der seitlichen Schneidezähne oder Steilstand nur der beiden mittleren Schneidezähne mit Außenstand der beiden seitlichen Schneidezähne
- Schmalkiefer
- mandibuläre Rücklage.

Der Deckbiss hat ausschließlich hereditäre Ursachen.

Therapie

Die Therapie erfolgt i. d. R. in zwei Phasen:

1. Phase: transversale Nachentwicklung beider Zahnbögen mit Aufrichten der oberen Frontzähne und Ausformen der Zahnbögen mit aktiven Platten (☞ 3.1.2) und transversaler Dehnschraube (☞ 3.1.2) sowie Protrusionsfedern (☞ 3.1.4) für die Oberkieferfront oder einer Y-Dehnplatte (☞ 3.1.2)
2. Phase: Vorverlagerung des Unterkiefers in die basale Klasse I und dentale Angle-Klasse I mittels eines funktionskieferorthopädischen Gerätes, das für die gleichzeitig erfolgende Bisshebung seitlich 100 % freigeschliffen ist. Es wird vorzugsweise ein Aktivator nach Andresen und Häupl, nach Ergenzinger, nach Antonie oder nach Scheer verwendet (☞ 3.1.1).

! Bei einem Deckbiss mit einem konkaven Gesichtsprofil in Folge eines ausgeprägten Kinns sollte der Unterkiefer nur wenig vorverlagert und gleichzeitig das Oberkieferwachstum gefördert werden. In einem solchen Fall ist am besten ein Pendulum nach Hilgers (☞ 3.2) geeignet. Es werden hier die in einer dentalen Klasse II stehenden 1. oberen Molaren distalisiert und gleichzeitig wird die steil stehende obere Front protrudiert und aufgerichtet. Der Unterkiefer kann dann von selbst nach vorne aus seinem distalen Zwangsbiss „gleiten". Ein Headgear ist hier nicht geeignet, da er das Oberkieferwachstum bremst und damit das konkave Profil verstärkt.

Therapie bei einem jugendlichen Patient mit wenig Restwachstum

Die Vorverlagerung des Unterkiefers ist hier nur noch mit einer festsitzenden Multibandapparatur (☞ 3.2.4) zusammen mit einem Jasper-Jumper, einem Flex Developer oder einem Herbst-Scharnier möglich (☞ 3.2).

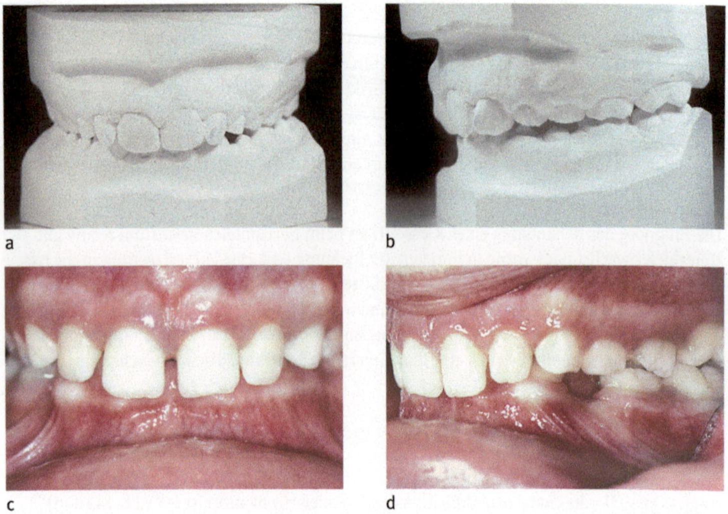

Abb. 142 a–d: Deckbisskonfiguration (Tiefbiss) mit Steilstand der beiden oberen mittleren Schneidezähne und horizontaler Wachstumsrichtung

Therapiemöglichkeiten bei einem erwachsenen Patienten

- kombinierte kieferorthopädisch-kieferchirurgische Therapie
- die oberen Seitenzähne mittels Headgear (☞ 3.1.7) und Extraktion der oberen 1. Prämolaren (☞ 3.5) distalisieren.

! Eine dentoalveoläre Kompensation der Klasse-II-Verzahnung beim Deckbiss im Erwachsenenalter mittels Extraktion der 1. oberen Prämolaren muss sehr genau überlegt werden. Bei einer Extraktion der oberen 1. Prämolaren kann es hier eventuell zu einer ungünstigen Profilentwicklung kommen. Der Patient muss darüber genau aufgeklärt werden. Der Patient entscheidet letztendlich, ob er die dentoalveoläre Kompensation mit Extraktion und der eventuell daraus resultierenden Profilverschlechterung oder doch lieber eine kombinierte kieferorthopädisch-kieferchirurgische Therapie ohne Extraktion möchte.

Retention

Die Haltephase wird mit Vorschubdoppelplatten (☞ 3.1.2), passiven Platten (☞ 3.1.3) oder einer gelöteten Crozatapparatur (☞ 4.2) bis ~ zum 20. Lebensjahr durchgeführt.

Prognose

Die Behandlung der Klasse II_2 hat eine relativ gute Prognose. Ein früher Behandlungsbeginn begünstigt die Prognose, da hier die physiologische Bisshebung durch die Molaren genutzt werden kann. Ein vertikales Wachstumsmuster verbessert zusätzlich die Prognose. Die Gefahr eines Rezidivs ist beim Deckbiss jedoch relativ groß, da es sich hier i. d. R. um einen brachyfazialen Gesichtstyp mit starker Kaumuskulatur handelt. Durch den kräftigen Kaudruck kommt es leider häufig wieder zur Bissvertiefung und damit zum Rezidiv. Deswegen sind stabile Okklusionsverhältnisse, eine gute Abstützung der beiden intrudierten Fronten, sowie eine lange Retention entscheidend für ein stabiles Langzeitergebnis.

■ Basale Klasse III und dentale Angle-Klasse III

Progener Formenkreis

Die Aufgliederung des progenen Formenkreises erfolgt nach der Nomenklatur von Reichenbach. Der Begriff „-genie" wird für den Unterkiefer und der Begriff „-gnathie" den Oberkiefer verwendet. „Mikro-" heißt ein zu kleiner Kiefer und „Makro-" ein zu großer Kiefer.

Prognose des progenen Formenkreises

Die echte Progenie, der pseudoprogene Zwangsbiss und die unechte Progenie haben eine schlechte Prognose. Hier lässt sich häufig eine kombiniert kieferorthopädisch-kieferchirurgische Behandlung nach Abschluss des Wachstums nicht umgehen. Die Behandlungen beginnen meist im frühen Wechselgebiss und enden oft erst nach Abschluss des Wachstums. Der Patient ist daher nicht selten 10–12 Jahre in kieferorthopädischer Behandlung und es folgt dann leider häufig zusätzlich noch eine kieferchirurgische Umstellung. Deswegen sollte umso genauer vor Beginn einer Behandlung überprüft werden, ob eine zu extreme Progenie über viele Jahre bis zum Erwachsenenalter behandelt werden sollte, wenn eine kombinierte kieferorthopädisch-kieferchirurgische Therapie absehbar ist. Der frontale Kreuzbiss oder Bissluxation bzw. progene Zwangsführung lassen sich meist in wenigen Wochen erfolgreich behandeln und haben eine gute Prognose.

Echte Progenie

Bei einer echten Progenie liegt ein zu großer Unterkiefer (Makrogenie) mit Platzüberschuss im Verhältnis zu einem normal großen Oberkiefer vor (☞ Abb. 143 a–c). Das Lippenprofil ist dabei häufig konkav.
Die echte Progenie hat ausschließlich hereditäre Ursachen.

Therapie

Bei einer ausgeprägten Progenie mit einem WITS-Appraisal (☞ 1.5.1) von > –5 mm sollte eine interzeptive Frühbehandlung schon ab ~ dem 4. Lebensjahr begonnen werden.

Geräte

- Kopf-Kinn-Kappe oder Delaire-Maske (☞ 3.1.7): Optimaler Zeitpunkt für einen Behandlungsbeginn ist hier der Durchbruch der bleibenden oberen mittleren Schneidezähne
- Fränkel (FR-3, ☞ 3.1.1)
- Bionator nach Balters (Typ III, Umkehrgerät, ☞ 3.1.1)
- U-Bügel-Aktivator (Typ II, Progenieaktivator, ☞ 3.1.1)
- Eschler-Platte (☞ 3.1.1).

Patienten mit extremen Progenien (WITS-Appraisal > –10), die sich nicht mehr konservativ behandeln lassen, sollten erst auswachsen und im Erwachsenenalter mit einer kombinierten kieferorthopädisch-kieferchirurgischen Therapie behandelt werden. Der Patient bleibt so motiviert für eine spätere und kürzere Behandlung, da er nicht über Jahre mittels einer dentoalveolären Kompensation versucht wird zu therapieren, die in diesen extremen Fällen meist nicht erfolgreich ist. I. d. R. wächst der Unterkiefer zu stark nach vorne. Das Ergebnis ist ein extremer Steilstand der Unterkieferfront und eine extreme Protrusion der oberen Front (dentoalveoläre Kompensation). Das Ergebnis ist stark rezidivgefährdet.
Bei einer Progenie mit einem WITS-Appraisal von 0 mm bis maximal –5–9 mm sollte ein früher Behandlungsbeginn ab dem 8. oder 9. Lebensjahr gewählt werden, da hier noch die Möglichkeit besteht eine spätere Dysgnathie-OP zu vermeiden:

- Oberkieferplatte mit seitlichen Aufbissen und Protrusionsfedern (☞ 3.1.4) für die Frontzähne zur frontalen Kreuzbissüberstellung
- Eschler-Platte (☞ 3.1.1)
- Fränkel (FR-3, ☞ 3.1.1)
- Bionator nach Balters Typ III (Umkehrgerät, ☞ 3.1.1)
- festsitzende Multibandapparatur mit Klasse-III-Gummizügen (☞ 3.2.4).

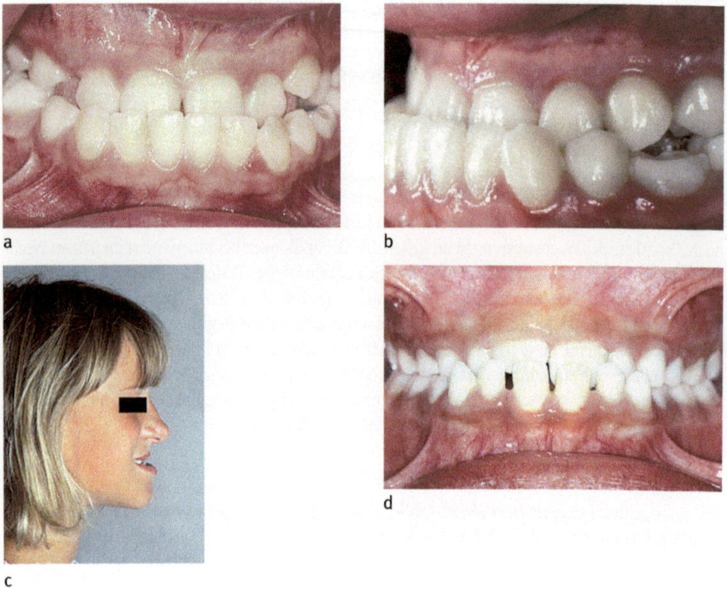

Abb. 143 a–d: Progenie
a–c) Progenie mit frontalem Kreuzbiss bei einer 14-jährigen Patientin
d) Progenie mit frontalem Kreuzbiss bei einem 10-jährigem Patienten

Unechte Progenie bzw. Pseudoprogenie

Bei einer unechten Progenie liegt ein zu kleiner Oberkiefer (Mikrognathie) im Verhältnis zum normal großen Unterkiefer vor (☞ Abb.144). Meist liegt eine negative frontale Stufe mit frontalem Kopf- oder Kreuzbiss vor.

Ursachen

- hereditär
- Lippen-Kiefer-Gaumenspalten
- Aplasien
- Syndrome, z.B. Pierre-Robin-Sequenz; Morbus Down (Trisomie 21)
- Zahnverlust.

Therapie

- Delaire-Maske (☞ 3.1.7)
- Fränkel (FR-3, ☞ 3.1.1)
- Eschler-Platte (☞ 3.1.2)
- Oberkieferplatte mit seitlichen Aufbissen und Protrusionsfedern für die Frontzähne (☞ 3.1.4)
- Bionator nach Balters Typ III (Umkehrgerät, ☞ 3.1.1)
- festsitzende Multibandapparatur (☞ 3.2.4) mit Klasse-III-Gummizügen (☞ 3.2.6).

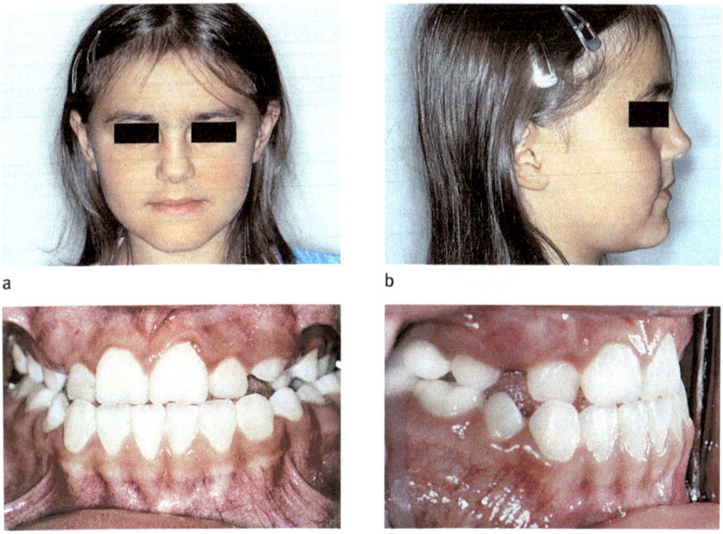

Abb. 144 a–d: Maxilläre Hypoplasie bzw. unechte Progenie mit frontalem Kopf- und Kreuzbiss bei einer 10-jährigen Patientin

Progener Zwangsbiss (funktionell unechte Progenie)

Negative frontale Stufe bzw. ein frontaler Kreuzbiss (☞ Abb.145). Beim Mundschluss aus der Ruheschwebelage stehen die Frontzähne zunächst im Kopfbiss aufeinander. Erst in der Schlussphase der Schließbewegung wird der Unterkiefer durch Vorkontakte nach anterior in eine progene Verzahnung „zwangsgeführt".

Ursache

Im Schlussbiss kommt es in Folge alveolärer Zahnstellungsfehler zu einem Vorbiss, d.h. Bissluxation und progenen Zwangsbissführung mit frontalem Kreuzbiss.

Therapie

- im Milchgebiss prophylaktisches Einschleifen von elongierten Milchzähnen, meist der Milcheckzähne, die sich im Vorkontakt befinden und so zu dem progenem Zwangsbiss führen
- Oberkieferplatte mit seitlichen Aufbissen und Protrusionsfedern (☞ 3.1.4) für die Frontzähne zur frontalen Kreuzbissüberstellung oder die gleiche Platte, wie gerade beschrieben, nur mit einem zusätzlichen Gegenkieferbügel (Eschler-Platte, ☞ 3.1.2)
- festsitzende Apparatur mit grazil gestalteten seitlichen Aufbissen aus Kunststoff oder Glasionomerzement zur seitlichen Bisssperrung und frontalen Kreuzbissüberstellung. Die seitlichen Aufbisse sollten jedoch sofort nach der Kreuzbissüberstellung innerhalb von 4–6 Wochen entfernt werden, da es sonst zu einem okklusalen Trauma und unerwünschten Intrusion der betreffenden Zähne kommen kann.

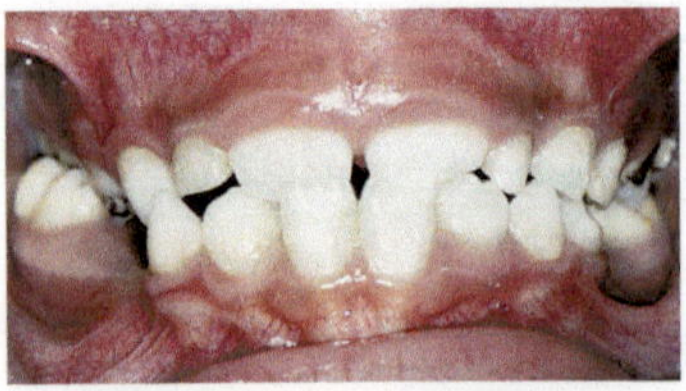

a

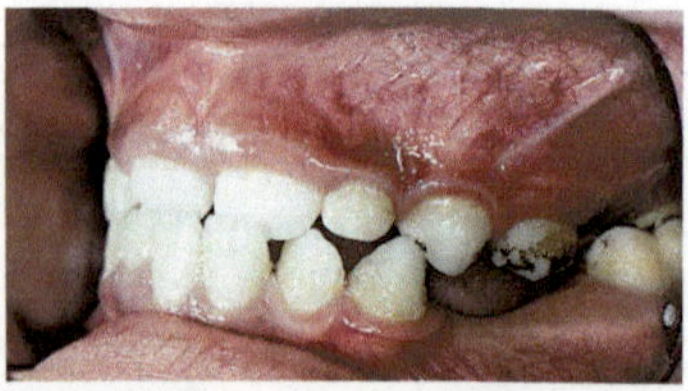

b

Abb. 145 a+b: Progener Zwangsbiss mit elongierten oberen Milcheckzähnen
Folge eines vorzeitigen Verlustes der unteren Milchmolaren bei einem 10-jährigen Patienten

Pseudoprogener Zwangsbiss (funktionell echte Progenie oder basale Klasse III)

3

Die negative sagittale Stufe wird durch Labialkippung der oberen Inzisivi und Lingualkippung der unteren Inzisivi ausgeglichen (☞ Abb. 146 a+b). Die Progenie wird so durch eine Anteriorbewegung des Unterkiefers in Folge des ausgeprägten Unterkieferwachstums verstärkt. Es handelt sich im Prinzip um eine echte Progenie mit einem zu großem Unterkiefer (Makrogenie) bei einem normal großen Oberkiefer.
Der pseudoprogene Zwangsbiss hat ausschließlich hereditäre Ursachen.

Therapie

- Delaire-Maske (☞ 3.1.7)
- Fränkel (FR-3, ☞ 3.1.1)
- Eschler-Platte (☞ 3.1.2)
- Oberkieferplatte mit seitlichen Aufbissen und Protrusionsfedern (☞ 3.1.4) für die Frontzähne zur frontalen Kreuzbissüberstellung
- Bionator nach Balters Typ III (Umkehrgerät, ☞ 3.1.1)
- festsitzende Multibandapparatur (☞ 3.2.4) mit Klasse-III-Gummizügen (☞ 3.2.6).

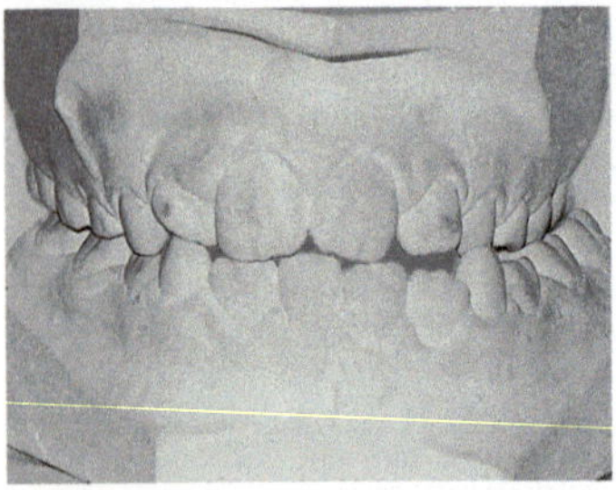

a

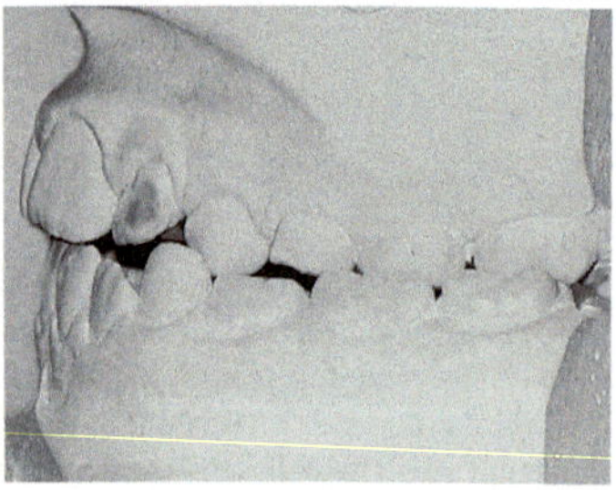

b

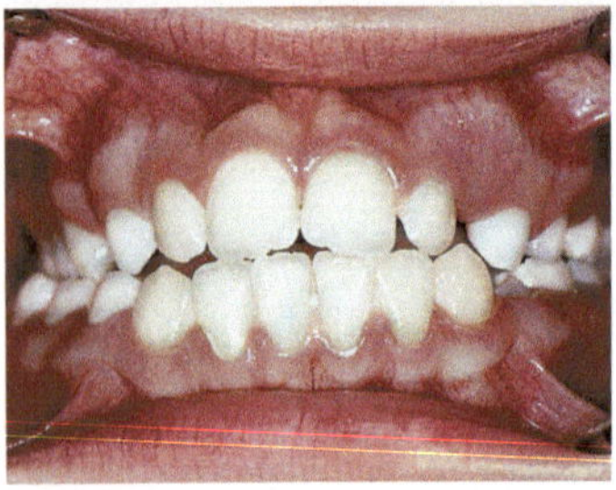

c

Abb. 146 a–c: Oberer Schmalkiefer
a+b) mit seitlichem Kreuzbiss im linken Seitenzahnbereich mit lateralem Zwangsbiss nach links
c) mit seitlichem Kreuzbiss im rechten Seitenzahnbereich ohne Laterognathie oder lateralem Zwangsbiss

Lateraler Zwangsbiss (Laterookklusion) oder Laterognathie

Gnathische bzw. mandibuläre Mittellinienverschiebung (☞ Abb. 146 c), die entweder zu einem lateralen Zwangsbiss oder zu einer Laterognathie führt.

Ursachen
- hereditär bedingte Laterognathie, z. B. Syndrome mit Hypoplasie eines Kondylus
- Trauma eines der beiden Kiefergelenke mit Laterognathie als Folge
- Schmalkiefer mit seitlichem Kreuzbiss (Laterookklusion bzw. lateraler Zwangsbiss)
- elongierte Milcheckzähne, die zu Vorkontakten und Zwangsbiss führen (lateraler Zwangsbiss).

Therapie
- Oberkieferplatte mit Lingualflügel (☞ 3.1.2) bei Laterognathie
- U-Bügel-Aktivator (Schwenkungsaktivator, Typ III a oder Typ III b, ☞ 3.1.1) bei Laterognathie
- horizontal geteilter Aktivator (☞ 3.1.1) bei Laterognathie
- festsitzende Apparatur mit Quadhelix (☞ 3.2) bei Laterognathie und lateralem Zwangsbiss
- prophylaktisches Einschleifen der elongierten Milcheckzähne bei Vorliegen eines lateralen Zwangsbisses.

Tiefbiss

Der frontale vertikale Überbiss, auch Overbite genannt, beträgt > 3 mm.
Verschiedene Varianten des Tiefbisses:
- Tiefbiss mit palatinalem Kontakt
- Tiefbiss mit Gingivakontakt
- Tiefbiss mit traumatisierendem Gingivakontakt
- Deckbiss Tiefbiss mit Retroinklination der oberen Frontzähne
- Dachbiss: Tiefbiss mit Anteinklination der oberen Frontzähne
- Senkbiss: Verlust der vertikalen Abstützung durch „Knirschen" oder große Schmelzdefekte in Folge Karies oder Trauma.

Ursachen
- hereditär
- horizontales Wachstum
- ausgeprägte Speekurve
- elongierte Fronten
- mandibuläre Rücklage.

Es muss zwischen einem echten und einem unechten Tiefbiss unterschieden werden (☞ 1.4.1). Ein **echter Tiefbiss** liegt bei einem horizontalen Wachstumsmuster vor. Hier werden die Seitenzähne extrudiert. Ein **unechter Tiefbiss** oder Pseudotiefbiss liegt bei einem neutralen oder vertikalen Wachstumsmuster vor. Hier werden die Frontzähne intrudiert. Ebenso sollten beim Vorliegen eines „Gummy smile" die elongierten oberen Frontzähne intrudiert und nicht die Seitenzähne extrudiert werden. Das „Gummy smile„ liegt dann vor, wenn beim Lachen nicht nur die Labialflächen der oberen Frontzähne vollständig zu sehen ist, sondern auch > 2 mm Gingiva. Im Idealfall sind beim Lachen ¾ der oberen Frontzahnkronen und maximal 2 mm Gingiva sichtbar.

Therapie
Es gibt drei verschiedene Möglichkeiten, den Tiefbiss zu therapieren:
1. Beim echten Tiefbiss erfolgt eine Elongation der Seitenzähne mittels eines Funktionskieferorthopädischen Gerätes beim jungen noch wachsenden Patienten mit basaler Klasse I ohne Vorschub des Unterkiefers und bei basaler Klasse II mit Vorschub. Gängige Geräte sind hier z. B. der Aktivator nach Häupl, nach Ergenzinger oder nach Antonie mit frontalen Einbissen und seitlich 100 % frei geschliffen sowie der Aktivator nach Scheer, nach Klammt oder nach Sevinc (☞ 3.1.1)

Beim erwachsenen Patienten wird eine festsitzende Apparatur mit z. B. einem Sweepbogen (☞ 3.2.3) zum Ausgleich der Speekurve eingesetzt. Die Front intrudiert hier als Nebenwirkung etwas. Ebenso kann ein Headgear mit zervikalem Zug (Low pul, ☞ 3.1.7) zur Extrusion der 1. oberen Molaren eingesetzt werden

2. Beim unechten Tiefbiss erfolgt eine Intrusion beider Fronten mittels einer festsitzenden Apparatur und Intrusionsbögen wie z. B. der Utility oder der Base Arch (☞ 3.2.2) oder mittels Bite Turbos (☞ 3.2), einem Bite Plane (☞ 3.2) oder einer herausnehmbaren Oberkieferplatte mit palatinalem frontalen Aufbiss
3. Beim unechten Tiefbiss mit „Gummy smile" und zu kurzer Oberlippe erfolgt nur eine Intrusion der oberen Front mittels festsitzender Apparatur (☞ 3.2) und Intrusionsbögen (☞ 3.2.3).

! Grundsätzlich sollte bei einem Tiefbiss mit gleichzeitig vorliegendem vertikalen Wachstumsmuster erst spät mit der Therapie begonnen werden. Auf diese Weise wird der pubertäre Wachstumsschub abgewartet und damit ein eventueller Selbstausgleich des Tiefbisses in Folge des vertikalen Wachstums herbeigeführt.

3

Prognose

Die Prognose ist beim unechten Tiefbiss mit neutralem oder vertikalem Wachstumsmuster gut, jedoch beim echten Tiefbiss mit horizontalem Wachstumsmuster schlecht. Dann kann nur noch eine kombinierte kieferorthopädisch-kieferchirurgische Therapie erfolgen.

■ Offener Biss

Frontal offener Biss

☞ Abb. 147. Der frontale vertikale Überbiss, auch Overbite genannt, beträgt ≤ 0 mm. Es wird die Schneidekantendistanz (SKD) gemessen. Die Frontzähne haben keinen Kontakt. Es gibt verschiedene Varianten des offenen Bisses.

Ursachen

- habituell offener Biss in Folge einer Zungendyskinesie, Lutschhabit wie Finger- oder Daumenlutschen, Makroglossie, Zungenpressen
- strukturell oder skelettal offener Biss in Folge eines sehr vertikalen Wachstumsmusters oder durch eine Oberkieferdeformation in Folge einer Lippen-Kiefer-Gaumenspalte oder ein rachitisch offener Biss in Folge eines Vitamin D-Mangels (☞ Abb. 147 d)
- iatrogen offener Biss in Folge einer kieferorthopädischen Behandlung, z. B. Überstellung eines seitlichen Kreuzbisses mit Bissöffnung oder Elongation von bleibenden Molaren in Folge eines zuviel freigeschliffenen funktionskieferorthopädischen Gerätes, z. B. Aktivator nach Häupl.

Interzeptive Frühbehandlung (6.–8. Lebensjahr)

- Lutschhabit abgewöhnen
- Logopädische Behandlung bei Zungendyskinesie: viszerales Schluckmuster abgewöhnen
- konfektionierte oder individuelle Mundvorhofplatte
- Kopf-Kinn-Kappe (☞ 3.1.7).

! Beim Abgewöhnen des Lutschhabits muss genau erfragt werden, ob der Patient bewusst oder unbewusst am Daumen lutscht.

Therapie bei unbewusstem Daumenlutschen im Schlaf

- Salbe, z. B. Daumexol oder „Stop and Grow": Dies ist eine nicht oder unangenehm schmeckende Salbe, die auf den Daumen aufgetragen wird
- Daumengarage: Holzspatel, der in der Mitte geknickt und beidseits um die Daumenspitze gelegt und mit einem Verband festgebunden wird. Der Verband wird mit Daumexol oder einem sehr scharfem Senf eingerieben. So kann das Kind aufgrund des sperrigen Holzspatels und der gleichzeitig unangenehm schmeckenden Salbe den Daumen nicht mehr in den Mund nehmen.

Therapie bei bewusstem Daumenlutschen zum Einschlafen

Es wird hier sehr häufig der „Sonne-Regen-Bogen" verwendet: Dies ist ein Zettel, der 28 leere Felder für insgesamt 4 Wochen enthält. In diese Felder malt das Kind eine Sonne, wenn es abends zum Einschlafen nicht gelutscht, und eine Regenwolke, wenn es gelutscht hat. Das Kind bekommt solange alle 4 Wochen einen neuen Sonne-Regen-Bogen, bis es durchgehend vier Wochen nicht gelutscht hat.

Therapie des frontal offenen Bisses im Wechselgebiss

- Bionator nach Balters Typ II (Abschirmgerät, ☞ 3.1.1)
- Aktivator mit frontaler Abschirmung aus Drahtschlingen (☞ 3.1.1).

Therapie des frontal offenen Bisses im bleibenden Gebiss

- festsitzende Multibandapparatur (☞ 3.2.4) mit vertikalen frontalen Gummizügen: Als Bögen sind hier vierkantige Nitinolbögen oder „D-Rect-Bögen„ aus geflochtenem Stahl oder ein Utilitybogen (☞ 3.2.2) auf Extrusion der Front aktiviert sowie ein Multi-Loopbogen (Sato-Technik) mit Sweep (UK: Anti-Spee, OK: Spee) nur mit frontalen Gummizügen geeignet
- Einsetzen einer gelöteten Apparatur im Oberkiefer mit einer beweglichen Kunststoffkugel an der vorderen Gaumenmitte als Fixpunkt für die Zunge beim Vorliegen einer Zungendyskinesie
- Einsetzen eines Goshgarian (☞ 3.2) mit Abstand von ~ 5 mm zum Gaumen, bei dem der Zungendruck eine Intrusion der Molaren bewirkt
- Extraktion von Seitenzähnen, z. B. der 2. Molaren zur Bissenkung
- Spikes (☞ 3.2.8) in der oberen und/oder unteren Front, die an einem festsitzenden Retainer (☞ 4.1) von Eckzahn bis Eckzahn verlaufend, angelötet werden (nur bei Vorliegen einer Zungendyskinesie)
- Headgear mit High-Pull-Zug (☞ 3.1.7) zur Intrusion der 1. oberen Molaren
- Bionator nach Balters (Typ II, Abschirmgerät, ☞ 3.1.1)
- Aktivator (nicht freigeschliffen, ☞ 3.1.1) mit frontaler Abschirmung aus Drahtschlingen
- chirurgische Maßnahmen (KFO-Chirurgie)
- Bei einer Zungendyskinesie kann auch eine Gaumenkugel an einer gelöteten Apparatur als myofunktionelles Training für die Zunge eingebaut werden, die normal am Gaumendach liegen soll (☞ Abb. 147 c).

! Die Behandlung eines frontal offenen Bisses gehört zu den schwierigsten kieferorthopädischen Behandlungen. Die Prognose eines frontalen offenen Bisses ist meist ungünstig.

! In den meisten Fällen ist nicht erkennbar, ob der frontal offene Biss durch eine Zungendyskinesie oder durch das vertikale Wachstum verursacht wurde. Die Zunge lagert sich bei jedem frontal offenem Biss unabhängig von der Art der Entstehung zwischen die oberen und unteren Frontzähne ein. Die Ursache lässt sich daher meist erst nach Abschluss einer kieferorthopädischen Behandlung und beim Wachstumsabschluss des Patienten beurteilen, wenn z. B. ein mit Hilfe einer Multibandapparatur geschlossener Biss wieder „aufgeht". Hier war dann die Zunge die Ursache für die Bissöffnung. Es gilt auch der Spruch: „Was war zuerst da? Das Huhn oder das Ei?"

Prognose

Die Prognose ist beim habituell frontal offenen Biss nach Abstellen der Habits gut. Beim strukturell oder skelettal offenen Biss ist die Prognose aufgrund des häufig vertikalen Wachstumsmusters schlecht. Dann kann alternativ nur noch eine kombinierte kieferorthopädisch-kieferchirurgische Therapie erfolgen.

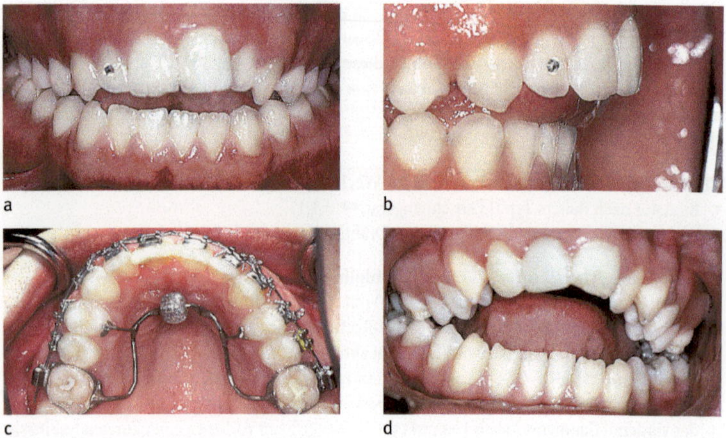

3

Abb. 147 a–d: Offener Biss
a+b) therapieresistenter frontal offener Biss in Folge einer Zungendyskinesie 2 Jahre nach abgeschlossener kieferorthopädischer Behandlung
c) gelötete Gaumenapparatur mit einer Kunststoffkugel als Fixpunkt für die Zunge
d) skelettal frontal offener Biss beim bleibenden Gebiss in Folge von Rachitis (Vitamin D-Mangel)

Seitlich offener Biss

Die Seitenzähne haben keinen Kontakt (☞ Abb. 148).

Ursachen

- Zungenpressen
- Zungenbeißen
- Wangensaugen
- Makroglossie
- iatrogen offener Biss in Folge einer Vorverlagerung des Unterkiefers bei gleichzeitig vorliegendem Tiefbiss ohne Bisserhöhung, da hier z.B. ein funktions-kieferorthopädisches Gerät wie z.B. der Aktivator nach Häupl seitlich nicht freigeschliffen wurde
- Infraokklusion von Milchmolaren, z.B. persistierende Milchmolaren in Folge einer Ankylose der Milchzahnwurzeln oder reinkludierte Milchmolaren.

Therapie

- Zungenpressen, Zungenbeißen oder Wangensaugen abgewöhnen
- logopädische Behandlung bei Zungenpressen und Zungendyskinesie
- funktionskieferorthopädisches Gerät, z.B. Aktivator nach Häupl, nach Ergenzinger oder nach Antonie mit frontalen Einbissen und seitlich 100 % frei geschliffen sowie Aktivator nach Scheer oder Aktivator nach Sevinc (☞ 3.1.1)
- festsitzende Apparatur (☞ 3.2)mit vertikalen seitlichen Gummizügen: besonders vierkantige Nitinolbögen, D-Rect-Bögen (geflochtene Stahlbögen) oder Reversebögen aus Nitinol oder Stahl sind geeignet.

Prognose

Relativ gut nach Abstellen der Habits und der Extraktion der reinkludierten Milchzähne, vorausgesetzt es liegt keine Aplasie der bleibenden Zähne vor.

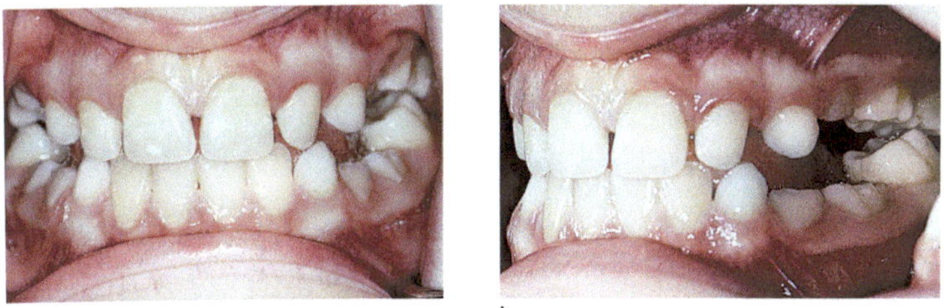

a b

Abb. 148 a+b: Seitlich offener Biss

3

3.5 Extraktionstherapie

3.5.1 Prämolaren, 1. Molaren

Indikationen

- ausgeprägte bialveoläre Protrusion (☞ Abb. 149) mit einem Interinzisalwinkel < 120°
- Strecke OK1 : AP (Ricketts) > 6 mm
- vertikales Wachstumsmuster
- konvexes Lippenprofil (☞ Abb. 149). Ausnahme: negroider Gesichtstyp, z. B. Afrikaner
- extremer sagittaler und transversaler Platzmangel mit > 6 mm Platzdefizit. Ursachen: Diskrepanz zwischen Zahn- und Kiefergröße (primärer Engstand) oder vorzeitiger Milchzahnverlust mit Mesialwanderung der 1. Molaren (sekundärer Engstand)
- massive Karies
- großflächige und tiefe Füllungen
- Nichtanlage eines oder mehrerer 1. Molaren bzw. Prämolaren, wenn gleichzeitig die übrigen 1. Molaren bzw. Prämolaren stark kariös zerstört sind
- brachyfazialer Gesichtstyp (Breitgesicht).

! Bei der Entscheidung zur Extraktion bleibender Zähne sollten neben dem Platzmangel noch weitere Indikationen, die oben aufgeführt sind, herangezogen werden. Der Platzmangel allein sollte nicht ausschlaggebend sein bei der Entscheidung zur Extraktion. Bei zerstörten oder nicht angelegten Zähnen erfolgt der Lückenschluss, wenn entweder Weisheitszähne angelegt oder ein ausgeprägter Platzmangel vorliegt. Andernfalls werden die Lücken besser prothetisch versorgt.

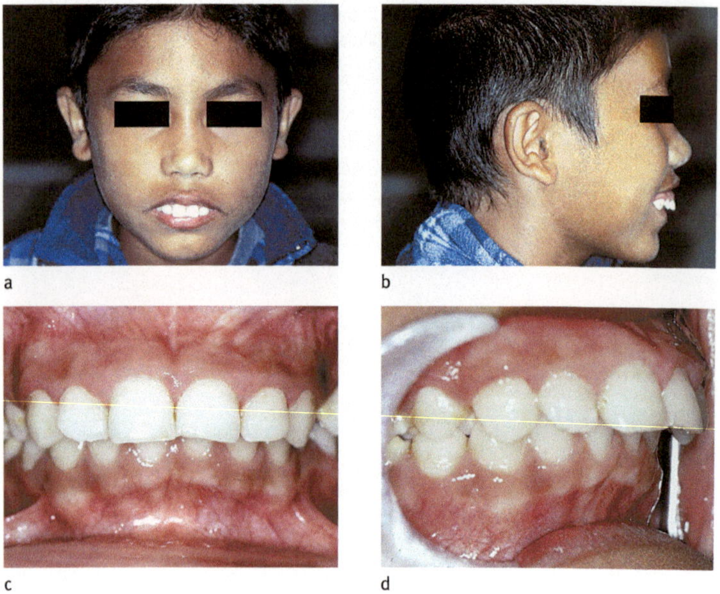

Abb. 149 a–d: Extreme alveoläre Protrusion der Oberkieferfrontzähne mit transversalem und sagittalem Platzmangel vor der geplanten Extraktion der Zähne 14 und 24 bei dem 13-jährigen Jungen

! Vor jeder Prämolarenextraktion sollte bei vorliegender ausgeprägter mandibulärer Rücklage der Unterkiefer nach Möglichkeit zuerst in eine basale (skelettale) Klasse I, z.B. mit einem funktionskieferorthopädischen Gerät, vorverlagert werden. Nur so kann das Risiko einer ungewollten dentalen und basalen Klasse II nach Extraktionstherapie und anschließendem Lückenschluss mittels Multibandapparatur verhindert werden.

Kontraindikationen

- horizontale Wachstumsrichtung und Tiefbiss
- echte Progenie
- Platzdefizit < 3 mm
- dolichozephaler Gesichtstyp (Schmalgesicht)
- konkaves Lippenprofil.

Ausnahme: Bei Extraktion von kariös oder durch Trauma zerstörten Zähnen werden die Lücken bei ausreichenden Platzverhältnissen prothetisch versorgt.

Prämolarenextraktion

Symmetrische, beidseitige Extraktion

☞ Abb. 150–153.

Untere Prämolaren

Bei einer Extraktion eines unteren Prämolaren sollte aus Symmetriegründen i.d.R. auch die Extraktion des Prämolaren auf der anderen Seite durchgeführt werden, da es sonst beim Lückenschluss zu einer dentalen Mittellinienabweichung in Richtung der extrahierten Seite kommt.

! Bei Extraktion der unteren beiden Prämolaren muss i.d.R. auch die Extraktion der beiden oberen Prämolaren durchgeführt werden, da anderenfalls im Falle eines beidseitigen Lückenschlusses im Unterkiefer der obere und untere Zahnbogen nicht mehr richtig miteinander verzahnen. Die Folge: Der beidseitige Lückenschluss im Unterkiefer würde zu einer dentalen Angle-Klasse III im Molarenbereich mit vergrößerter frontaler Stufe und Lingualkippung der Front führen. Der untere Zahnbogen ist im Vergleich zu dem oberen Zahnbogen zu klein.

Dentale Angle-Klasse II und extremer Platzmangel

Es werden vorzugsweise die oberen bleibenden 1. Prämolaren, im Unterkiefer die bleibenden 2. Prämolaren extrahiert. Der Lückenschluss erfolgt im Oberkiefer mittels maximaler Verankerung der 1. Molaren, z.B. mit einem Nance-Bogen (☞ 3.2), und im Unterkiefer mittels moderater Verankerung der 1. Molaren. Es werden hier zusätzlich Klasse-II-Gummizüge zum gesteuerten Lückenschluss verwendet. Die dentale Angle-Klasse I kann so problemlos eingestellt werden. Ebenso kann bei Erwachsenen, die keine Dysgnathie-Operation haben möchten, eine Klasse II dentoalveolär durch Extraktion der oberen 1. Prämolaren ausgeglichen werden. Das Profil verschlechtert sich jedoch häufig.

Dentale Angle-Klasse I und extremer Platzmangel

Bei einer dentalen Angle-Klasse I und extremem Platzmangel überwiegend in beiden Fronten werden vorzugsweise alle bleibenden 1. Prämolaren extrahiert. Der Lückenschluss wird dann in beiden Kiefern mit maximaler Verankerung durchgeführt.

Dentale und basale Klasse III mit frontalem Kopf- oder Kreuzbiss und extremer Platzmangel

Es werden vorzugsweise die oberen 2. Prämolaren und die unteren 1. Prämolaren extrahiert. Der Lückenschluss erfolgt im Oberkiefer mittels moderater oder minimaler Verankerung der 1. Molaren und im Unterkiefer mittels maximaler Verankerung der 1. Molaren, z.B. mit einem Lingualbogen (☞ 3.2). Die dentale Klasse I wird dadurch erreicht, dass die oberen Seitenzähne mesialisiert und die unteren Seitenzähne distalisiert werden. Es werden hier zum gesteuerten Lückenschluss Klasse-III-Gummizüge verwendet. Neben der dentoalveolären Kompensation wird zusätzlich der Unterkiefer in geringem Ausmaß in seinem progenen Wachstum durch die Anwendung der Klasse-III-Gummizüge gebremst.

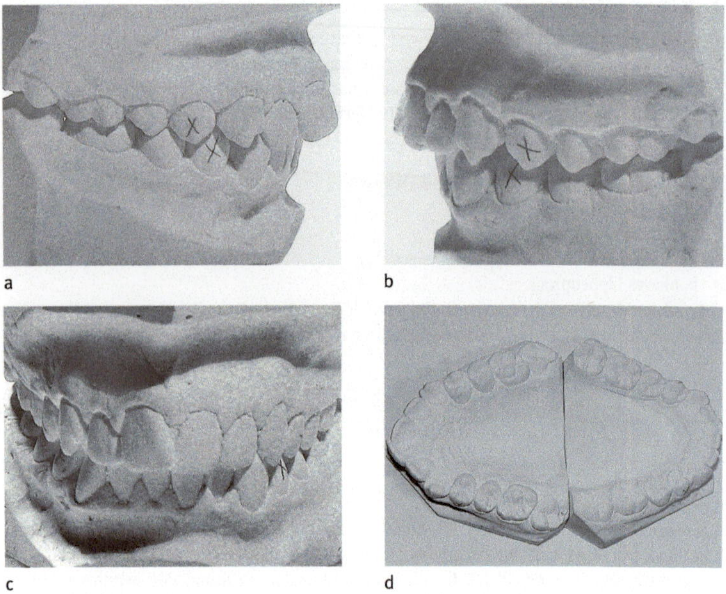

Abb. 150 a–d: Zustand vor Extraktion der vier 1. Prämolaren im Ober- und Unterkiefer Extreme Platzmangel und bialveoläre Protrusion in Folge einer Diskrepanz zwischen Zahn- und Kiefergröße.

Ausgeprägte basale Klasse III

Bei einer sehr ausgeprägten basalen Klasse III (WITS: ≥ –10 mm) mit einer ausgeprägten negativen sagittalen Stufe und noch viel Restwachstum des Patienten sollte eher gleich am Anfang der Behandlung entschieden werden, ob besser nur eine dentoalveoläre Dekompensation möglichst ohne Extraktionstherapie mit einer späteren kombiniert kieferorthopädisch-kieferchirurgische Therapie im Erwachsenenalter durchgeführt wird. Der Patient sollte also nach der dentoalveolären Dekompensation erst mal auswachsen. Das erspart dem Patienten viele Jahre unnötiger kieferorthopädischer Behandlung, die so oder so später in einer Dysgnathie-Operation enden würde.

Indikationen für asymmetrische einseitige Extraktion

Asymmetrischer Zahnbogen und Platzmangel nur in einer Kieferhälfte

Die andere Kieferhälfte muss eine gesicherte Neutralokklusion haben und die Mittellinie stimmen.

Basale Klasse III mit frontalem Kopf- oder Kreuzbiss

Zur Verringerung oder sogar Beseitigen der negativen frontalen Stufe: Extraktion eines bleibenden unteren Schneidezahnes. Dies darf nur bei ausgewachsenen Patienten als dentoalveoläre Kompensation mit einer geringen Progenie durchgeführt werden

Kariöse Zerstörung oder apikale Entzündung eines unteren Prämolaren

Es kann hier ausnahmsweise nur dann ein Prämolar in nur einer Kieferhälfte extrahiert werden und anschließend ein einseitiger Lückenschluss erfolgen, wenn neben der Multibandapparatur beidseits ein Flex Developer (☞ 3.2) zur maximalen Verankerung der Frontzähne im Unterkiefer eingebaut wird. Durch den Flex Developer, der als Plastikstab vom oberen 1. Molar zum unteren Eckzahn verläuft, kann die Mittellinie im Unterkiefer nicht zur Lücke hin abwandern. Die Eckzähne bzw. die Frontzähne werden in der Position gehalten, während der Lückenschluss im Seitenzahnbereich mittels einer Gummikette (Powerchain, ☞ 3.2.4) oder einem Powerthread (☞ 3.2.4) erfolgt. Es werden hier also ausschließlich die Seitenzähne der betroffenen Kieferhälfte mesialisiert und in eine dentale Klasse III eingestellt. Eine weitere entscheidende Voraussetzung für diesen asymmetrischen Lückenschluss ist das Vorhandensein der Weisheitszähne. Die Zahnreihe bleibt so nach dem Lückenschluss nicht auf Dauer verkürzt und der obere 2. Molar hat einen Antagonisten. Es kann jedoch Jahre dauern, bis der Weißheitszahn durchbricht. Der Patient sollte deswegen bis zum Weisheitszahndurchbruch mindestens nachts eine Retentionsplatte (☞ 4.2) mit einer okklusalen Auflage für den oberen 2. Molaren tragen, damit dieser nicht elongiert.

■ Molarenextraktion

Oberkiefer

Die 2. Molaren stellen sich nach Extraktion der 1. Molaren i. d. R. fast von alleine an die Stelle der 1. Molaren. Der günstigste Zeitpunkt für die Extraktion von z. B. kariös zerstörten 1. Molaren bei ausreichendem Platz ist dann, wenn die 2. Molaren noch nicht durchgebrochen sind. Die 2. Molaren wandern vor dem Durchbruch schneller und ohne Kippung nach mesial auf. Häufig findet der Lückenschluss ohne kieferorthopädische Behandlung statt (Wanderungsgesetze nach Baume, ☞ 2.2). Bei Platzmangel sollte der Durchbruch der 2. Molaren abgewartet werden.

I. d. R. verbleiben jedoch kleine Restlücken im Bereich der 1. Molaren, wenn die 2. Molaren zum Zeitpunkt der Extraktion der 1. Molaren schon durchgebrochen waren. Die Zähne lassen sich i. d. R. maximal eine Prämolarenbreite beim Lückenschluss bewegen.

3

Unterkiefer

Die 2. Molaren stellen sich nach Extraktion der 1. Molaren i. d. R. fast Die 1. und 2. Prämolaren haben i. d. R. eine Distalwanderungstendenz (Wanderungsgesetze nach Baume, ☞ 2.2). Im Unterkiefer sollten deswegen Lükkenhalter mit verlängerter Basis verwendet werden, damit die 2. Prämolaren nicht nach distal wandern und die 2. Molaren nicht nach lingual kippen können. Im Vergleich zum Oberkiefer verbleiben im Unterkiefer meist größere Restlücken im Bereich der 1. Molaren, da hier die Knochendichte der Spongiosa und Kompakta größer ist als im Oberkiefer und damit die Zahnbewegung langsamer und eingeschränkter stattfindet. Bei frontalem Engstand sollte die Distalwanderung der 1. Prämolaren jedoch ausgenutzt werden.

Die Extraktionsregeln sind hier die gleichen wie bei der Prämolarenextraktion (☞ oben).

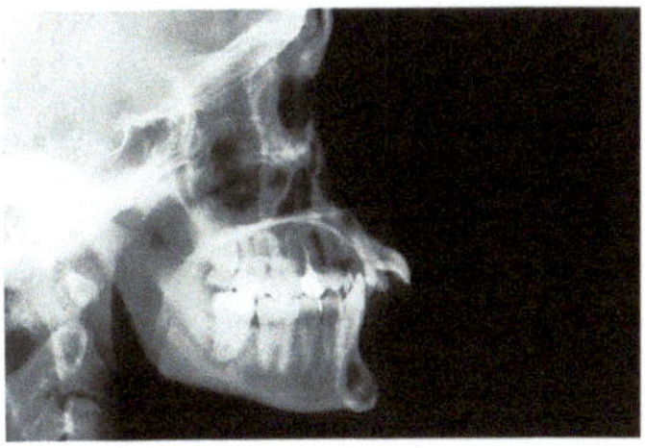

a

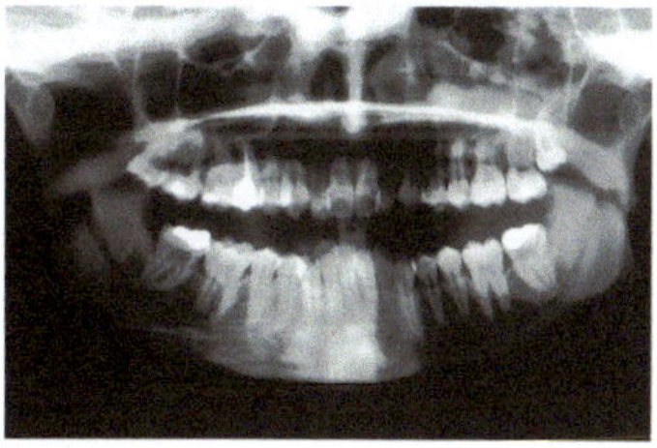

b

Abb. 151 a+b: Extremer Protrusion der Oberkieferfrontzähne
a) Fernröntgenseitenbild einer 15-jährigen Patientin
b) Panoramaschichtaufnahme mit Darstellung eines konservierend versorgten bleibenden Gebisses: Durch die extrem protrudierte Stellung der oberen Frontzähne werden die Wurzeln durch den für diese Zahnstellung ungünstigen Projektionswinkel verkürzt abgebildet

3

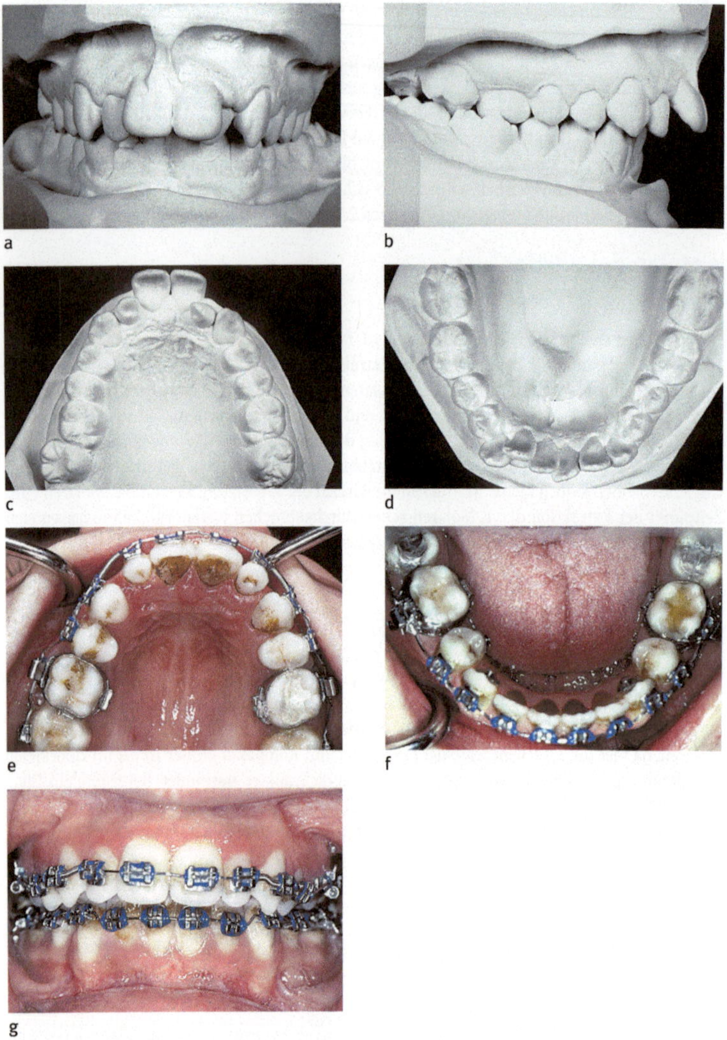

Abb. 152 a–g: Extraktion der vier 1. Prämolaren
a–d) bleibendes Gebiss derselben 15-jährigen Patientin (Abb. 151) vor Extraktion der vier 1. Prämolaren mit ausgeprägter bialveolärer Protrusion und ausgeprägtem sagittalen Platzmangel in Folge einer Diskrepanz zwischen Zahn- und Kiefergröße
e–g) Zustand nach Extraktion und abgeschlossenem Lückenschluss. Es besteht noch eine Klasse II

3.5.2 Ausgleichsextraktion bei Nichtanlagen

Indikationen

- knapper frontaler Überbiss
- frontal offener Biss
- bialveoläre Protrusion
- Platzmangel
- vertikale Wachstumsrichtung.

Bei einer Nichtanlage oder vorzeitigem Zahnverlust eines bleibenden Zahnes in nur einem Quadranten (☞ Abb. 153) sollte i. d. R. eine Ausgleichsextraktion auf der gegenüberliegenden Seite desselben Zahnbogens vorgenommen werden.

Bei einer Nichtanlage oder vorzeitigem Zahnverlust eines bleibenden Zahnes im Unterkiefer sollte bei Platzmangel und vertikaler Wachstumsrichtung i. d. R. eine Ausgleichsextraktion auf der gegenüberliegenden Seite im selben Zahnbogens und im Oberkiefer beidseits erfolgen.

! **Ausnahme:** asymmetrischer Zahnbogen im Oberkiefer mit ausgeprägtem Platzmangel nur auf der Seite der Nichtanlage und gleichzeitig stimmender Mittellinie und Neutralverzahnung auf der anderen Seite desselben Zahnbogens. Hier muss keine Ausgleichsextraktion erfolgen. Im Bereich der Nichtanlage wird die Lücke geschlossen und es wird eine dentale Angle-Klasse II 1 Pb auf der betroffenen Seite eingestellt.

3

Kontraindikationen

- Tiefbiss
- Deckbiss
- ausreichende Platzverhältnisse
- horizontale Wachstumsrichtung.

Bei Vorliegen einer oder mehrerer Nichtanlagen sollte hier keine Ausgleichsextraktion vorgenommen werden. Die Milchzähne werden dann als Platzhalter, so lange es geht, belassen. Ab dem 18. Lebensjahr, wenn das Wurzelwachstum der bleibenden Zähne abgeschlossen ist, kann dann die prothetische oder implantologische Versorgung erfolgen. Bei vorzeitigem Verlust des Milchzahnes muss die Lücke mit einem festsitzenden Langzeitretainer oder mit einer herausnehmbaren Lückenhalterplatte offen gehalten werden.

Fallbeispiel

Nichtanlage 15, 45 ohne Ausgleichsextraktion von 25 und 35.

Die Folge: Die Mittellinien des OK und UK verschieben sich bei schlechter Verankerung um die Hälfte der Lücke nach rechts in Richtung der Nichtanlagen.

Bei ausbleibender Ausgleichsextraktion muss i. d. R. ein Lückenhalter oder eine prothetische Versorgung im Bereich der Nichtanlagen eingebaut werden.

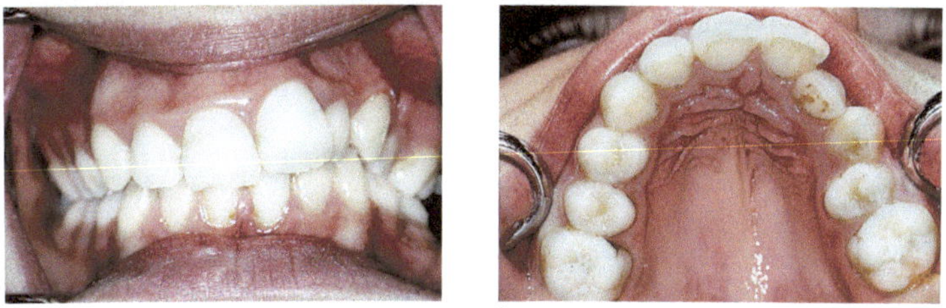

a b

Abb. 153 a+b: Asymmetrischer Zahnbogen mit einer dentoalveolären Mittellinienverschiebung im Oberkiefer 4 mm nach links in Folge des vorzeitigen Verlustes des Zahnes 24

3.5.3 Gesteuerte Extraktion nach Hotz

Indikation

Im Wechselgebiss bei extremem Platzmangel (☞ Abb. 154). Hier sollte gegebenenfalls vorweg mit einer funktionskieferorthopädischen Behandlung begonnen werden, damit die Behandlung der Bisslage, z. B. Rückbiss oder mandibuläre Rücklage, mit der festsitzenden Apparatur verkürzt werden kann.

Durchführung

Die gesteuerte Extraktion erfolgt i. d. R. in einer vorgegebenen Reihenfolge, die zur Steuerung des Durchbruchs der nachfolgenden bleibenden Zähne und bei vorliegenden des Platzmangels möglichst eingehalten werden soll, da es andernfalls z. B. bei zu früher Extraktion des 2. Milchmolaren zur Aufwanderung des 1. Molaren kommt und der 2. Prämolar keinen Platz mehr hat für einen Durchbruch:

3

1. Extraktion der Milchzahn 3er: Die frontalen Dreh- und Engstände lösen sich entweder aktiv mittels einer herausnehmbaren oder festsitzenden Apparatur oder sogar von alleine auf
2. Extraktion der Milchzahn 4er: Der bleibende 4er bekommt Platz zum Einordnen
3. Extraktion bleibender 1. Prämolaren: Der bleibende Eckzahn bekommt Platz zum Einordnen
4. Extraktion des 2. Milchmolaren nur bei ungünstiger Keimlage des 2. Prämolaren.

! Die gesteuerte Extraktion sollte im I. und II. bzw. III und IV Quadranten möglichst zeitgleich erfolgen, um eine dentoalveoläre Mittellinienabweichung zu verhindern.

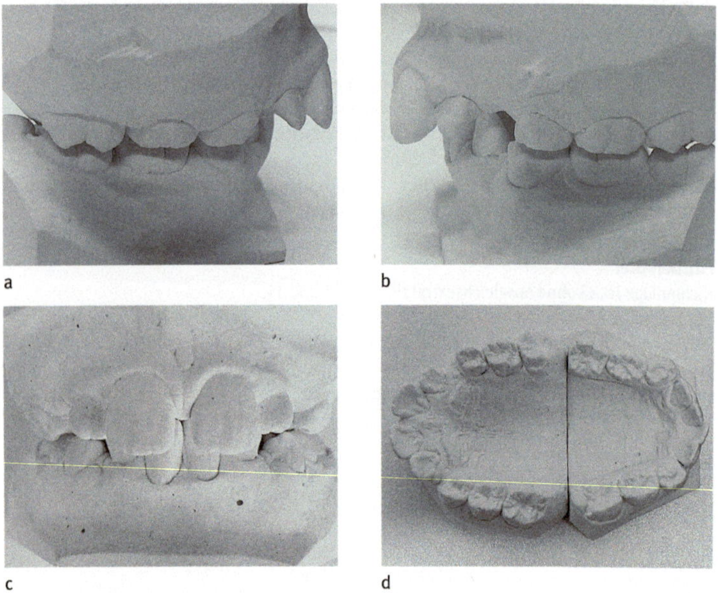

a b c d

Abb. 154 a–d: Extremer Platzmangel in beiden Kiefern aufgrund einer Diskrepanz zwischen Zahn- und Kiefergröße bei einem 10-jährigen Patienten

3.6 Strippen

Approximale Reduktion mit Diamantschleifpapier oder rotierenden Diamantscheiben, maximal 0,25 mm des Zahnschmelzes pro Approximalfläche mesial und distal eines bleibenden Zahnes. Bei **Milchmolaren** muss unbedingt darauf geachtet werden, dass beim approximalen Beschleifen nicht die Pulpa versehentlich eröffnet wird, da diese bei Milchzähnen im frühen Wechselgebiss noch sehr groß sein und die so genannten „Pulpahörner" im approximalen Bereich haben kann. Es sollte daher bei Milchzähnen ein Beschleifen in mehreren Sitzungen mit anschließender **Fluoridierung** durchgeführt werden. Aber auch bei bleibenden Zähnen ist ein approximales Beschleifen in mehreren Schritten mit jeweils anschließender Fluoridierung von Vorteil, da so Überempfindlichkeiten auf Kälte oder im Extremfall eine Pulpitis vermieden werden können.

Indikationen

- geringe frontale Engstände
- Boltondiskrepanz (☞ 1.6.5) zwischen der Oberkiefer- und Unterkieferfront
- mesiales Beschleifen der 2. unteren Milchmolaren im Bereich der Nichtanlagen von bleibenden Zähnen: Hier sollte der Leeway space für eine exakte Einstellung einer dentalen Angle-Klasse I und die Auflösung von Engständen im Front- oder Seitenzahnbereich genutzt werden
- mesiales Beschleifen der 2. oberen oder unteren Milchmolaren im späten Wechselgebiss bei einem sagittalen Platzmangel zur Einordnung der durchbrechenden 1. Prämolaren und Eckzähne. Wichtig ist, dass dabei die 1. Molaren maximal verankert werden mittels Lückenhaltern, Nancebogen, Transpalatinalbogen oder Lingualbogen (☞ 3.2).

Das Frontalsegment kann dann mittels herausnehmbaren Platten oder festsitzenden Apparaturen ausgeformt werden. Anschließend sollte immer ein Twistflexretainer (☞ 4.1) das Behandlungsergebnis halten.

3

3.7 Verlagerte Zähne

Retention (Synonyma: Reimpaktion, Depression oder Reinklusion): übernormal langes Verbleiben des Zahnes im Alveolarsaum, z. B. infolge einer Ankylose der Wurzel.
Verlagerung (Dystopie): Verlagerung eines Zahnkeimes, z. B. durch Kippung.

Ursachen der Retention oder Verlagerung

- sagittaler oder transversaler Platzmangel
- Zahnkippungen
- Durchbruchhindernisse durch Mesiodens, überzählige Zähne, Zysten oder Odontome
- Formanomalien der Zähne
- atypische Keimlage, z. B. durch Trauma oder hereditär
- Spätanlagen
- Syndrome, z. B. Lippen-Kiefer-Gaumenspalten oder Dysostosis cleidocranialis
- Ankylose eines Zahnes
- persistierender Milchzahn.

Häufigkeit der Retention

- Weisheitszähne bei 50 % der Bevölkerung
- 2. Prämolaren, im Unterkiefer häufiger als im Oberkiefer
- häufig obere mittlere Schneidezähne
- vereinzelt multiple Retentionen.

Häufigkeit der Verlagerung
Die oberen Eckzähne sind bei ~ 1,5 % der kieferorthopädisch behandlungsbedürftigen Patienten verlagert.

Indikationen
- Beeinträchtigung der Kaufunktion
- Wurzelresorptionen benachbarter bleibender Zähne
- Ausbildung follikulärer Zysten
- eventuell späterer dystoper Durchbruch des retinierten oder verlagerten Zahnes
- fehlende Eckzahnführung
- ästhetische Beeinträchtigung.

Therapie

3

! Bei ausgeprägtem Platzmangel, z.B. bei Extraktionsfällen, sollten immer erst bleibende Zähne entfernt werden, wenn die Einordnung des verlagerten Zahnes sicher möglich ist. Andernfalls würden sonst später der verlagerte und der vorher extrahierte Zahn fehlen.

Regelmäßige Röntgenkontrollen mindestens einmal jährlich sind bei verlagerten oder retinierten Zähnen nötig.

Extraktion eines Milchzahns
Bereits im Wechselgebiss kann die Extraktion eines Milchmolars die Durchbruchsrichtung eines darunter liegenden, verlagerten bleibenden Zahnes günstig beeinflussen.
Die Extraktion eines Milchzahnes sollte jedoch erst bei einer zu ⅔ ausgebildeten Wurzel des darunter liegenden bleibenden Zahnes durchgeführt werden, also ~ maximal 1 ½ Jahre vor der regulären Durchbruchzeit des bleibenden Zahnes. Bei zu früher Entfernung des Milchzahnes kann sich eine dicke Knochenschicht über dem bleibenden, noch nicht durchbrochenen Zahn bilden. Die Folge ist, dass diese Knochenschicht chirurgisch entfernt werden muss, da dieser Zahn sonst nicht mehr von alleine durchbrechen kann.
Ebenso können bei zu früher Extraktion der Milchmolaren die benachbarten bleibenden Zähne zu weit mesial durchbrechen, so dass der gewonnene Platz verloren geht.

Enge Platzverhältnissen in der Eckzahnregion
Bei engen Platzverhältnissen im Wechselgebiss in der Eckzahnregion kann die Extraktion des seitlichen Milchschneidezahnes und/oder des Milcheckzahnes die Durchbruchsrichtung eines darunter liegenden, verlagerten bleibenden Eckzahnes günstig beeinflussen und Wurzelresorptionen von benachbarten bleibenden Zähnen vermeiden.

Übereinander liegende Zahnanlagen
In seltenen Fällen liegen besonders im Prämolarenbereich die bleibenden Zahnanlagen übereinander. Hier bleibt oft nur die operative Entfernung einer der beiden Zähne, da aufgrund der Mesialwanderung des 1. Molaren i.d.R. nur noch Platz für den Durchbruch eines der beiden übereinander liegenden Prämolaren ist.

Stark verlagerte bleibende Zähne
Bei stark verlagerten bleibenden Zähnen, dies sind meist die oberen Eckzähne, ist eine operative Freilegung oder Entfernung des Zahnes notwendig.

Vorgehensweise

- verlagerte Zahn operativ frei legen
- an den operativ freigelegten Zahn Knopf oder Cleat (Klebebrackets) mit einem Goldkettchen oder Drahtschlinge zur aktiven kieferorthopädischen Bewegung und Einordnen des Zahnes anbringen (☞ Abb. 155)

- Die kieferorthopädische Einordnung des Zahnes wird mit Hilfe eines Gummizuges (Powerthread) oder Achterligatur aus Draht, der in Häkchen der Platte oder der festsitzenden Apparatur eingehängt wird, durchgeführt. Vorher sollte für die Einordnung des Zahnes ausreichend Platz geschaffen werden. Die Platzbeschaffung wird entweder mit einer Druckfeder und Stahlbogen an einer festsitzenden Apparatur sowie einem Transpalatinalbogen (☞ 3.2) zur transversalen und sagittalen Verankerung der Seitenzähne oder mit einer herausnehmbaren Platte mit Streckschraube (☞ 3.1.2) vorgenommen
- Bei Spätfällen, z. B. einem 14-jährigen Mädchen, sollte die Einordnung aufgrund der verzögerten Gewebe- und Knochenreaktion nur mit einer festsitzenden Apparatur, also entweder als gelötete Apparatur oder als Multibandapparatur durchgeführt werden.

Zahn mit Ankylose lässt sich nicht bewegen

Alternativ erfolgt die operative Entfernung des verlagerten Zahnes, wenn sich der Zahn aufgrund einer Ankylose nicht bewegen lässt.

! Es sollte jedoch mindestens 1 Jahr beobachtet werden, ob sich der Zahn tatsächlich nicht bewegen lässt.

Anschließend erfolgt ein kieferorthopädischer Lückenschluss, wenn die Wachstums- und Platzverhältnisse dafür sprechen. Andernfalls wird die Lücke geöffnet oder offen gehalten und nach Abschluss des Wurzelwachstums eine prothetische oder implantologische Versorgung in den Bereich des operativ entfernten Zahnes eingesetzt.

3

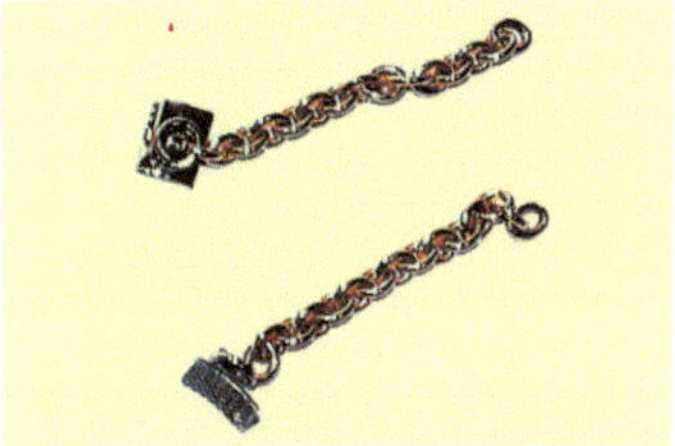

a

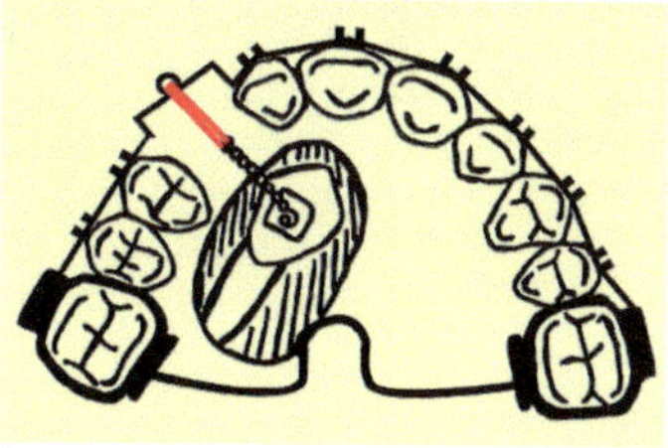

b

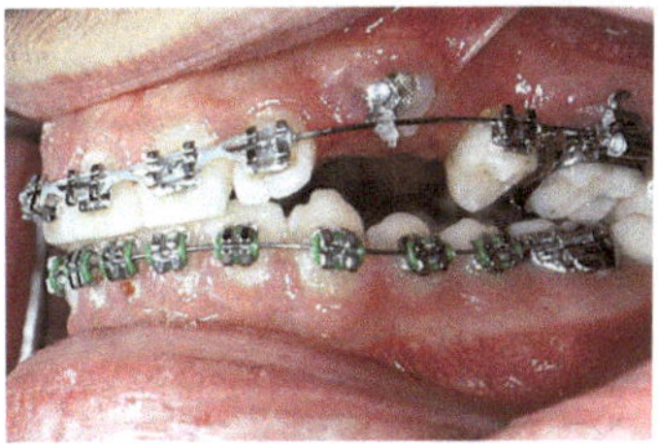

c

Abb. 155 a–c: Verlagerter Zahn
a) Goldkettchen mit daran befestigtem Cleat mit Bracketbasis für einen operativ freigelegten und noch verlagerten Zahn
b) operativ freigelegter palatinal verlagerter Eckzahn, der mit einem Cleat und daran hängendem Goldkettchen mittels einer Gummi-Achterligatur (rote Verbindungslinie) am Stahlbogen angebunden ist
c) labial verlagerter und bereits durchgebrochener Eckzahn 23, der mit einer Gummi-Achterligatur (Powerthread) an einen Knopf angebunden ist: Der Eckzahn wurde bereits vor längerer Zeit freigelegt und ist nun schon durchgebrochen

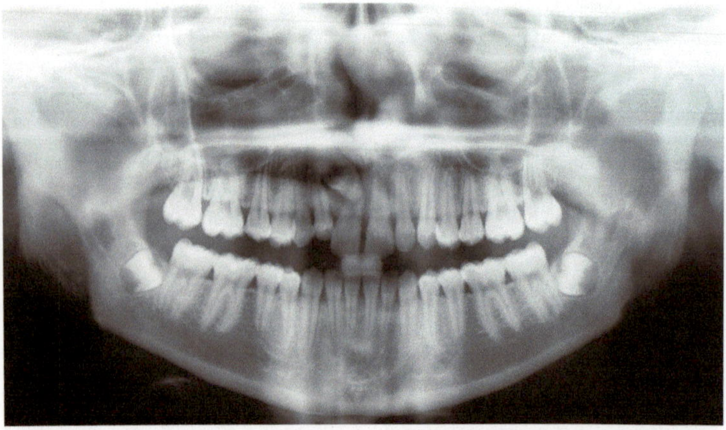

a

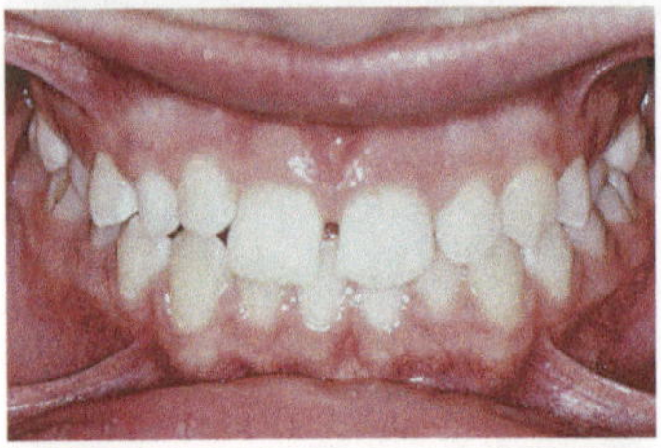

b

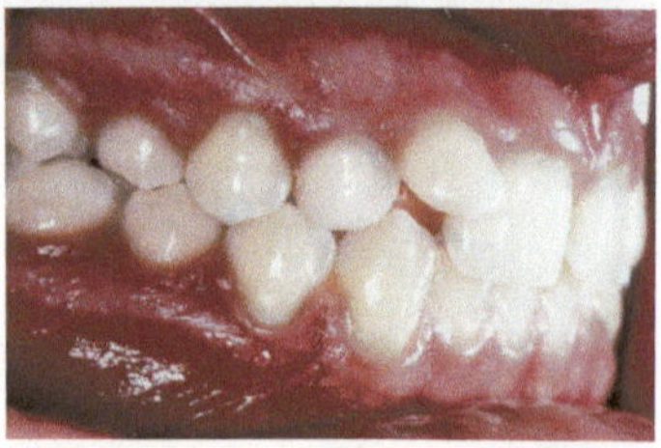

c

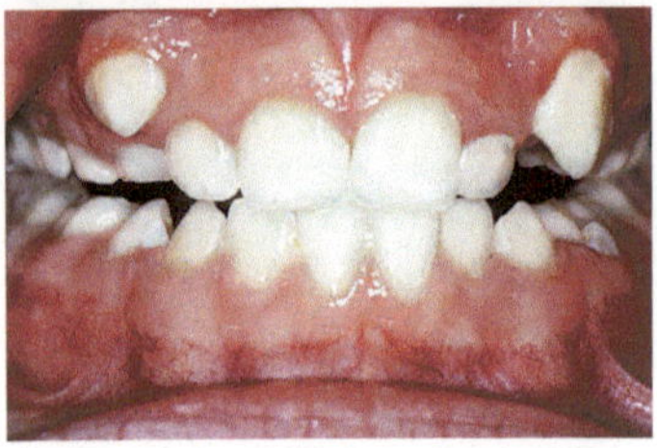

d

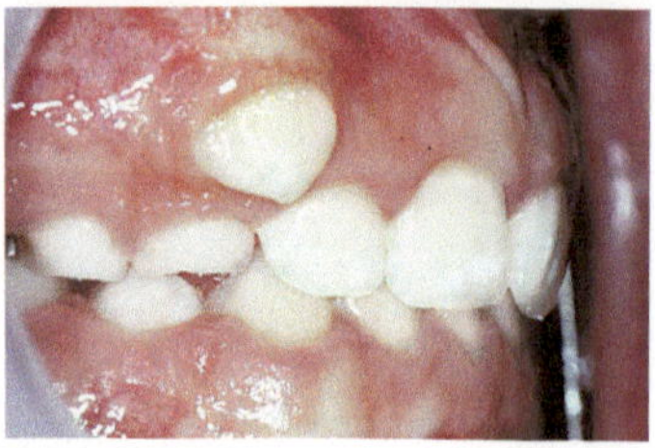

e

Abb. 156 a–e: Retinierter und verlagerter Eckzahn
a) Panoramaröntgenaufnahme mit einem retinierten und erlagerten Eckzahn 13 bei einem 13-jährigen Mädchen
b+c) bleibendes Gebiss desselben 13-jährigen Mädchens mit dem persistierenden Milcheckzahn 53
d+e) 12-jähriger Patient mit einem dystopem Durchbruch von 13 und 23 bei noch persistierendem Milchzahn 53

Möglichkeiten der Einordnung eines verlagerten Eckzahnes mit einer festsitzenden Apparatur

- Extrusionsfeder aus TMA (vierkantiger Teilbogen mit 0,016 × 0,022 inch) mit einer eingebogenen Schlaufe im Bereich des verlagerten Zahnes, die im Hilfsröhrchen des Molarenbandes des 1. Molaren befestigt wird (☞ Abb. 157 a)
- Anbinden der Extrusionsfeder mittels eines Gummizuges (Powerthread) an das Goldkettchen des operativ freigelegten Zahnes (☞ Abb. 157 b)
- Aktivierung der Extrusionsfeder in die Richtung, in die der Zahn bewegt werden soll: Bei palatinal verlagerten Zähnen erfolgt die Aktivierung i. d. R. nach okklusal und bukkal. Bei den vestibulär verlagerten Zähnen erfolgt die Aktivierung i. d. R. nach okklusal und palatinal (☞ Abb. 157 a)
- regelmäßige Aktivierung alle 3–4 Wochen: Die Einordnung kann jedoch bis zu einem Jahr oder länger dauern
- Einordnen des Zahnes
- Bei fast vollständig eingeordnetem Zahn kann zur Feinjustierung des einzuordnenden Zahnes schließlich ein normales Bracket auf den Zahn geklebt werden.

! Die Extrusionskraft für den verlagerten Eckzahn sollte maximal bei 0,3–0,5 N (30–50 g) liegen.

3

Vorteile eines Goldkettchens gegenüber einer Drahtschlinge

- kaum Reizung bzw. Traumatisierung des Zahnfleisches bei der Aktivierung der Extrusionsfeder
- Flexibilität
- besserer Tragekomfort im Vergleich zu den herkömmlichen relativ unflexiblen und damit für den Patienten häufig unangenehm drückenden oder pieksenden geflochtenen Metalldraht
- größere Akzeptanz beim Patienten
- unkompliziertes Kürzen der Kette: Es werden bei den Aktivierungen nach und nach einzelne Glieder der Kette abgetrennt.

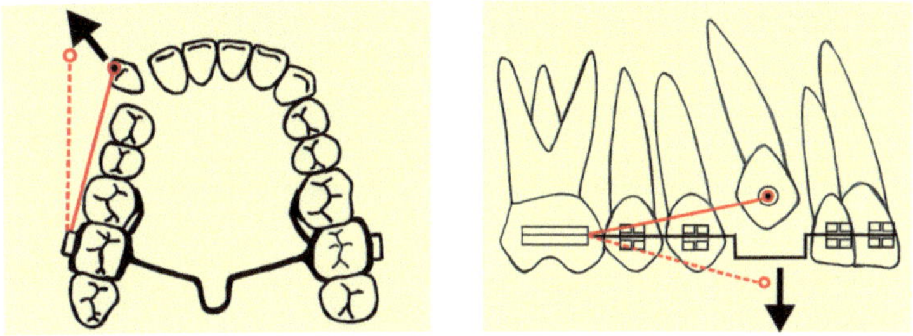

a b

Abb. 157 a+b: Extrusionsfeder (Bogenmaterial TMA)
Für die Einordnung eines verlagerten Eckzahnes und Einbau eines Transpalatinalbogens in den Zahnbogen des Oberkiefers zur Verankerung des 1. Molaren. Die Extrusionsfeder ist als gestrichelte rote Linie mit Darstellung der Aktivierungsbiegung und als durchgezogene rote Linie abgebildet. Sie ist hier mit einer Gummiligatur am verlagerten Eckzahn angebunden

Möglichkeiten der Einordnung bei dystopem Durchbruch

Beispiel: zu weit mesial befindlichen Eckzahnes 13 (☞ Abb. 156 d+e) mit einer festsitzenden Apparatur.

- Knopf auf die Labialfläche der dystop durchbrechenden Eckzahnkrone kleben
- Retraktionsfeder aus TMA (vierkantiger Teilbogen mit 0.016 × 0.022 inch) mit einer eingebogenen Schlaufe im Bereich des verlagerten Zahnes, die im Hilfsslot des Molarenbandes des 1. Molaren befestigt wird

- Retraktionsfeder mittels eines Gummizuges am Knopf anbinden oder eine schwache Gummiligatur einhängen, die vom 1. Molaren zum Knopf verläuft
- Aktivierung der Retraktionsfeder in regelmäßigen Abständen alle 3–4 Wochen
- Zahn einordnen. Bei fast vollständig eingeordnetem Zahn kann zur Feinjustierung des einzuordnenden Zahnes ein normales Bracket auf den Zahn geklebt werden.

3.8 Lippen-Kiefer-Gaumenspalten (LKG)

S. Knak und I. Springer (Klinik für Mund-, Kiefer- und Gesichtschirurgie Universitätsklinikum Schleswig-Holstein – Campus Kiel, Direktor: Prof. Dr. Dr. F. Härle).

3

Kurzer Überblick über die die chirurgische Therapie unterstützenden kieferorthopädischen Behandlungsmöglichkeiten. Es wird auf die vollständigen einseitigen und doppelseitigen Lippen-Kiefer-Gaumenspalten eingegangen (☞ Abb. 158 + 159). Für beide Spaltformen gilt ein ähnliches Konzept bei der kieferorthopädischen Behandlung.

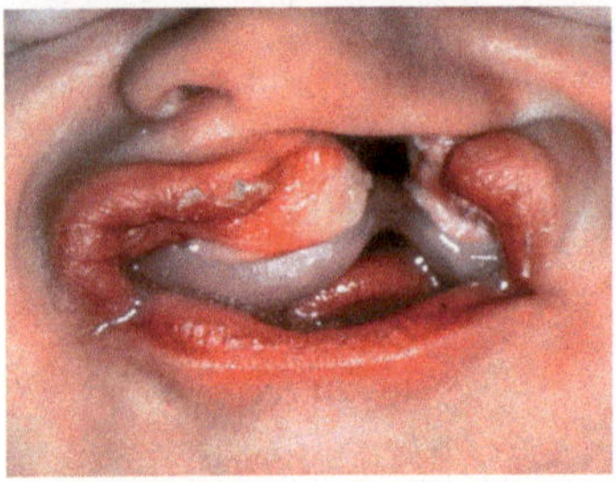

a

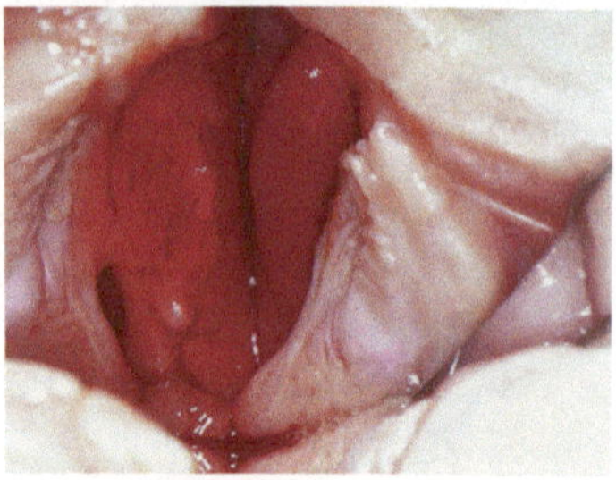

b

Abb. 158 a+b: Einseitige Lippen-Kiefer-Gaumenspalte, links mit Trinkplatte

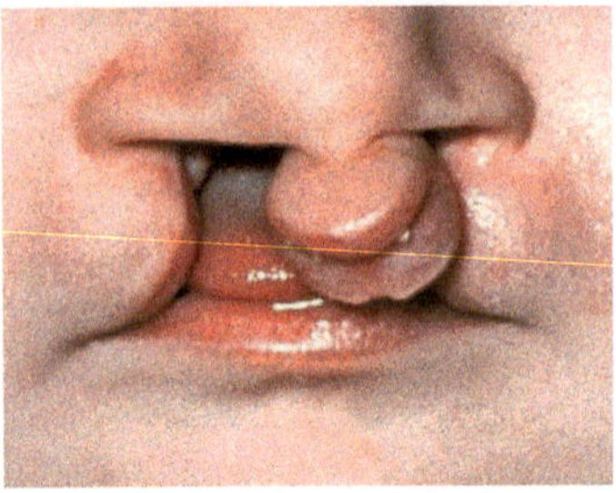

a

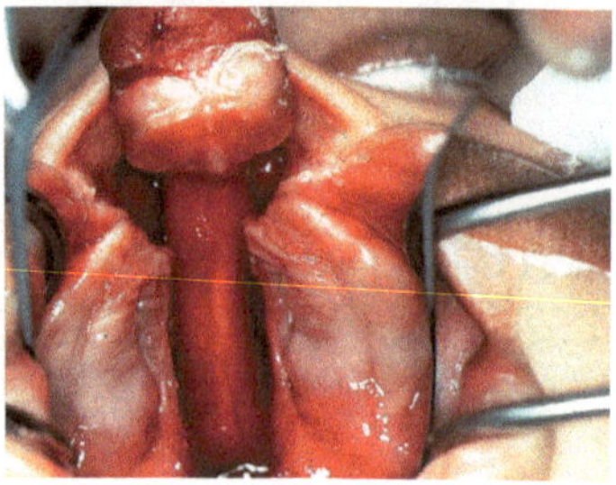

b

Abb. 159 a+b: Beidseitige Lippen-Kiefer-Gaumenspalte

Therapie direkt nach der Geburt

Kurz nach der Geburt erhält der kleine Patient eine herausnehmbare passive Platte für den Oberkiefer, die auch als „Trinkplatte“ (☞ Abb. 159 b, 160 + 161) bezeichnet wird. Als Plattenmaterial wird vorzugsweise ein spezieller Weichkunststoff auf Polymethacrylsäuremethacrylatbasis (Härtegrad: 25 Shore) verwendet. Die Platte bedeckt die vestibulären und oralen Flächen des Oberkieferalveolarfortsatzes einschließlich der Kieferspalte und der Spalte des harten Gaumens. Ein graziler Ausläufer bedeckt den ventralen Anteil der Spalte des weichen Gaumens.
Bei Lippen-Kiefer-Gaumen-Spalten sind primär alle Anteile der Kiefersegmente angelegt.
Es liegt kein Gewebedefekt vor. Durch Einlagerung der Zunge und eventuell auch von Fingern werden die Kiefersegmente schon intrauterin auseinander gedrängt. Der Einsatz der Trinkplatte soll diesen Entwicklungsprozess umkehren und die Annäherung der Kiefersegmente unterstützen. Dies geschieht durch regelmäßiges und gezieltes Einschleifen der spaltseitigen Anteile der Platte, wodurch den Segmenten unter Abschirmung der Zunge Raum gegeben wird, sich einander anzunähern. Erfolgt das Ausschleifen in zu großen Schritten, verliert die Platte ihren Halt, da die Saugwirkung aufgrund der Spalte ohnehin gering ist. Bedingt durch die Entwicklung des Oberkiefers muss von Zeit zu Zeit eine neue Trinkplatte angefertigt werden.
Nach dem Verschluss des weichen Gaumens ist keine Trinkplatte mehr nötig.

3

Wirkung der Trinkplatte

- verbessert Flaschenernährung; teilweise wird auch Stillen möglich
- nähert Spaltsegmente an
- verbessere Schluckfunktion
- verdrängt Zunge aus dem Spaltbereich
- verbessert Ausgangssituation für die chirurgische Therapie.

Die Anwendung der Trinkplatte führt i. d. R. nicht zu einer reinen Nasenatmung. Bei beidseitigen Lippen-, Kiefer-, Gaumenspalten ist i. d. R. keine laminare Luftströmung durch die Nase möglich. Auch bei einseitigen Lippen-, Kiefer-, Gaumenspalten ist eine laminare Luftströmung sowohl auf der Spaltseite als auch auf der Gegenseite durch die Verformung von Nase und Nasenseptum nicht möglich. Lippen-, Kiefer-, Gaumenspalten haben durch die Spalte im weichen Gaumen direkt Einfluss auf die Belüftung der Mittelohren (Tuba eustachii), was die Häufung von Ergüssen und Infekten der Mittelohren erklärt.
Der erste Eingriff bei Lippen-, Kiefer-, Gaumenspalten ist 3–6 Monate nach der Geburt die Lippenoperation. Sind zu diesem Zeitpunkt die Kiefersegmente einander angenähert, ist die Mobilisation der Lippenanteile und der assoziierten mimischen Muskulatur einfacher möglich.
Bedingt durch Narbenzüge nach Bildung des Nasenbodens sowie nach Verschluss des harten und weichen Gaumens kommt es im Laufe der Entwicklung zu einer weiteren Annäherung der Kiefersegmente. Diese Annäherung überschreitet oft das wünschenswerte Maß, so dass spaltseitig das Seitenzahnsegment im Kopfbiss oder Kreuzbiss stehen kann. Insgesamt resultiert ein Schmalkiefer.
I. d. R. ist eine Fächerdehnplatte (☞ 3.1.2) bei einseitigen Lippen-, Kiefer-, Gaumenspalten sehr gut geeignet oder eine Y-Platte (☞ 3.1.2) bei beidseitigen Lippen-, Kiefer-, Gaumenspalten (☞ Abb. 162), um gezielt den anterioren Teil des Oberkiefers zu dehnen, ohne dorsal die transversale Dimension zu verändern.
Diese Überstellung der Seitenzahnsegmente bei einseitigen Lippen-, Kiefer-, Gaumenspalten mittels Fächerdehnplatte oder Y-Platte findet vorzugsweise vor der Kieferspaltosteoplastik (☞ unten) statt.

3

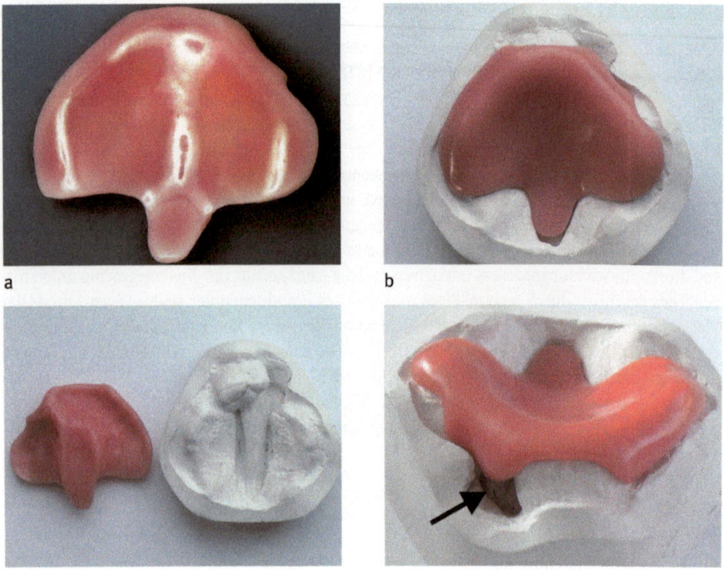

a b c d

Abb. 160 a–d: Trinkplatte auf Polymethacrylmethacrylatbasis
a) Trinkplatte aus einem speziellen Weichkunststoff auf Polymethacrylmethacrylatbasis (Härtegrad: 25 Shore, Vertex Orthoplast, Fa. Vertex, Niederlande)
b) Gipsmodell von einem Patienten mit einer beidseitigen Lippen-Kiefer-Gaumenspalte, auf dem die Trinkplatte angefertigt wurde
c) Unterseite der Trinkplatte, die im Spaltbereich hohl gelegt ist; der Spaltbereich wurde vor der Anfertigung der Platte am Gipsmodell mit Wachs ausgeblockt
d) Frontansicht der Trinkplatte auf dem Gipsmodell: Der Kunststoff reicht aufgrund der vorherigen Wachsausblockung nicht in die Spalte hinein (schwarzer Pfeil)

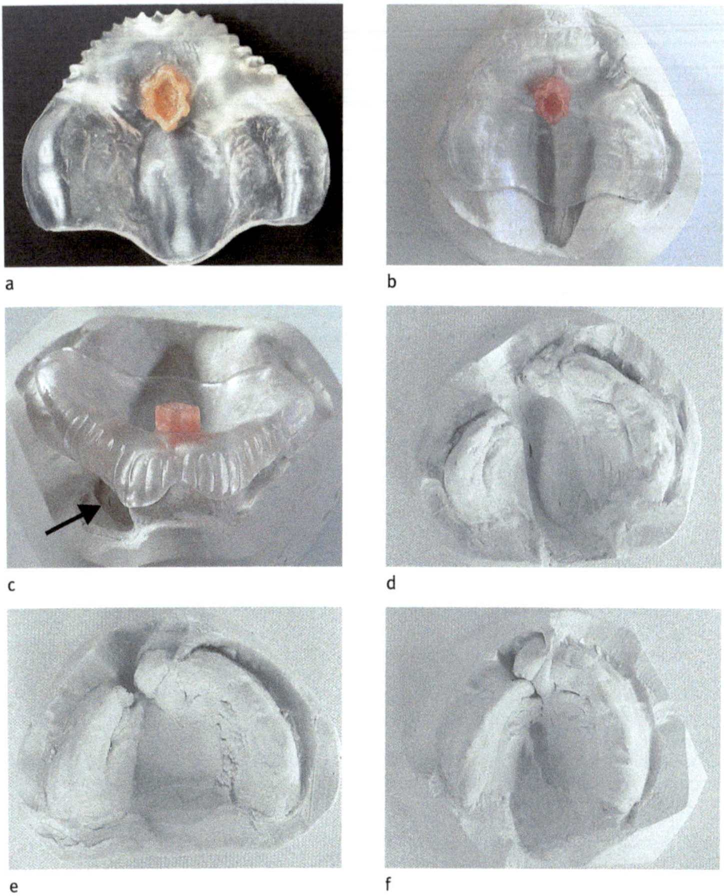

Abb. 161 a–f: Trinkplatten
a+b) Trinkplatte nach Castillo Morales für einen Patienten mit beidseitiger Lippen-Kiefer-Gaumenspalte und ausgeprägter Unterkieferrücklage mit Stimulationsknopf für die Zunge als Punktum fixum. Der Stimulationsknopf orientiert die Bewegung der Zunge nach vorne und regt in diesem Fall die Vorentwicklung von Zunge und Unterkiefer an. Die Rillen an der Labialseite dienen der myofunktionellen Aktivierung der hypotonen orofazialen Muskulatur. Diese Trinkplatte nach Castillo Morales mit ihrem oben beschriebenen Aufbau wird auch häufig bei Patienten mit Pierre-Robin-Sequenz eingesetzt. Die Platte soll mehrmals täglich für 10 Minuten eingesetzt werden, da bei ständigem Tragen durch Gewöhnung der stimulierende Effekt verloren geht
c) Frontansicht der im Spaltbereich bei der Anfertigung vorher mit Wachs hohl gelegten Trinkplatte nach Castillo Morales (schwarzer Pfeil)
d) Modell eines neugeborenen Patienten (1 Tag alt) mit einer einseitigen LKG-Spalte rechts
e) Modell desselben Patienten im Alter von 5 Monaten: Die Trinkplatte hat hier schon ein Aufeinanderzuwachsen der Kiefersegmente bewirkt
f) Modell desselben Patienten im Alter von 8 Monaten: Durch das regelmäßige Tragen und gezieltes Einschleifen der Trinkplatte sind hier beide Kiefersegmente im Spaltbereich einander angenähert

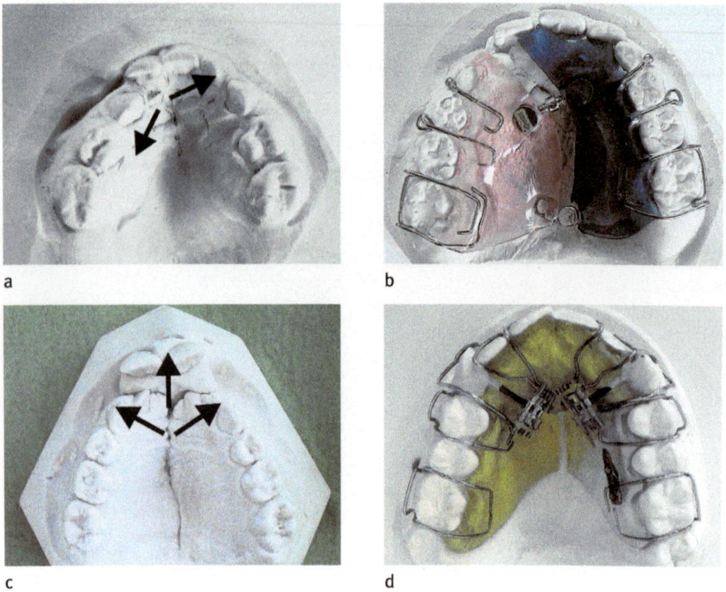

Abb. 162 a–d: Platten bei LPG-Spalten
a) Gipsmodell eines 4 Jahre alten Patienten mit einseitiger Lippen-Kiefer-Gaumenspalte
b) Demomodell mit Fächerdehnplatte desselben Patienten im Alter von 10 Jahren gegen Ende der Überstellung des Seitenzahnsegmentes
c) Gipsmodell eines Patienten im Alter von 4 Jahren mit doppelseitiger Lippen-Kiefer-Gaumenspalte
d) Demomodell mit Y-Platte zur transversalen und sagittalen Nachentwicklung des Oberkiefers mit doppelseitiger Lippen-Kiefer-Gaumenspalte

Kiefer-Spaltverschluss (Osteoplastik)

Das Knochentransplantat ermöglicht den bleibenden spaltassoziierten Zähnen den Durchbruch und stabilisiert den Oberkiefer in seiner durch die Fächerdehnplatte hergestellten transversalen Dimension. Erst nach der Kieferspaltosteoplastik sollte die kieferorthopädische Einordnung der Zähne und Ausformung der Zahnbögen vorzugsweise mit Multibandapparaturen zur körperlichen Bewegung der Zähne erfolgen.

Die Kieferspaltosteoplastik wird insbesondere zur Stabilisierung der Spaltsegmente und zur Schaffung einer ausreichenden Alveolarkammhöhe und -breite durchgeführt. Außerdem wird der spaltseitige Nasenflügel unterfüttert und damit der Gegenseite angeglichen. Mit der Kieferspaltosteoplastik wird die letzte Verbindung zwischen Mund- und Nasenhöhle beseitigt.

Spaltbenachbarte bleibende Zähne werden durch das Transplantat in ihrer Position stabilisiert und ein kieferorthopädischer Lückenschluss wird erleichtert.

! Bei Ankylose des bleibenden seitlichen Schneidezahnes sollte dieser nie vorzeitig aus dem Spaltbereich operativ entfernt werden, da es sonst zum Verlust des zahnassoziierten Knochens und damit zur Alveolarkammatrophie in dem betroffenen Bereich kommt. Der verlagerte und nicht in die Zahnreihe einzuordnende seitliche Schneidezahn sollte solange belassen werden, bis eine prothetische Versorgung, z. B. mit einem Implantat, erfolgt.

! Die kieferorthopädische Behandlung von Spaltpatienten sollte immer mit der behandelnden Klinik für Mund-, Kiefer- und Gesichtschirurgie abgesprochen werden.

Primäre, sekundäre und tertiäre Kieferspaltosteoplastik

- primäre Kieferspaltosteoplastik: wird zusammen mit der Lippenplastik im Säuglingsalter durchgeführt
- sekundäre Kieferspaltosteoplastik: wird im Wechselgebissalter durchgeführt
- tertiäre Kieferspaltosteoplastik: wird nach Abschluss der zweiten Dentition und weitgehendem Wachstumsende durchgeführt.

Europaweit ist der Zeitpunkt der Kieferspaltosteoplastik sehr variabel und erfolgt teilweise auch vor der Dehnung des Oberkiefers. In vielen Zentren findet die Kieferspaltosteoplastik vor dem Durchbruch des bleibenden Eckzahnes oder manchmal auch des bleibenden seitlichen Schneidezahnes statt.

! I. d. R. wird an den Kliniken die sekundäre Kieferspaltosteoplastik bevorzugt. Es besteht dadurch die Möglichkeit, spaltbedingt verlagerte bleibende Eckzähne oder seitliche Schneidezahne in das bleibende Gebiss einzuordnen.

Retentionsschiene unmittelbar nach der Kieferspaltosteoplastik

Nach der Kieferspaltosteoplastik wird in vielen Zentren eine herausnehmbare Tiefziehschiene im Oberkiefer zur Stabilisierung der Spaltsegmente eingesetzt. Die Tiefziehschiene besteht aus Kunststoff und ist im Spaltbereich frei geschliffen. Die Schiene wird 24 Stunden am Tag getragen. Die Retentionsphase sollte möglichst bis zur kieferorthopädischen Weiterbehandlung, die i. d. R. mit einer Multibandapparatur erfolgt, fortgesetzt werden.

Operativer Gaumen-Spaltverschluss

Grundsätzlich gibt es entweder die Möglichkeit des zweizeitigen Gaumenspaltverschlusses, der zunächst den Verschluss des weichen Gaumens (Velumverschluss) und erst später des harten Gaumens beinhaltet, oder die des einzeitigen Gaumenspaltverschlusses. Im letzten Schritt erfolgt wie oben beschrieben meist die Kieferspaltosteoplastik mit Beckenspongiosa. Fakultativ kann mit zirka 18 Jahren eine Septorhinoplastik zur Verbesserung der Nasenatmung und Ästhetik erfolgen.

Durch den frühen Verschluss des weichen Gaumens, der meist innerhalb des 1. Lebensjahres erfolgt, wird die Sprachentwicklung des Patienten ermöglicht. Ebenso wird eine Annäherung der Kiefersegmente gefördert. Durch den späten Verschluss des harten Gaumens, der meist bis zum 30. Lebensmonat erfolgt, werden die Segmente weiter angenähert.

Bei der Wahl des Zeitpunktes zum Verschluss der Spaltsegmente muss immer die hemmende Wirkung auf die sagittale und transversale Oberkieferentwicklung durch Narbenzüge gegen einen Gewinn an Sprachfunktion und eine erleichterte Nahrungsaufnahme abgewogen werden. Daher ist der Zeitpunkt des Verschlusses der verschiedenen Spaltanteile oder die Kombination des Verschlusses verschiedener Spaltanteile in einem Eingriff europaweit sehr variabel.

Die durch die Operation entstandenen Narbenzüge sowie der Verschluss der Gaumenspalte bremsen nicht nur das Oberkieferwachstum, sondern können auch zu einer Abflachung des Gaumengewölbes führen. Ein Schmalkiefer hat seine Ursache in der fehlenden Abstützung der Kiefersegmente im Spaltbereich und wird wie oben beschrieben behandelt. Ein frontal asymmetrisch offener Biss tritt meist bei einseitigen vollständigen Lippen-Kiefer-Gaumenspalten auf (☞ Abb. 163). Bei beidseitigen vollständigen Lippen-Kiefer-Gaumenspalten kann je nach Position der Prämaxilla sowohl ein Tiefbiss als auch ein symmetrisch frontal offener Biss auftreten.

Zahnwechsel bei Patienten mit Lippen-, Kiefer-, Gaumenspalten

Milchgebiss

Der Durchbruch der Milchzähne ist mit Ausnahme des seitlichen Schneidezahnes und des Eckzahnes im Spaltbereich meist nicht wesentlich im Vergleich zur Norm verzögert. Im Spaltbereich ist i. d. R. der seitliche Schneidezahn palatinal verlagert, hat eine Infraposition und weist meist eine mikrodonte Form und Schmelzdysplasien auf.

Bleibendes Gebiss

Der Durchbruch der bleibenden Zähne ist im Durchschnitt durchschnittlich 1 Jahr verzögert. Häufig liegt eine Aplasie des seitlichen Schneidezahnes vor. In seltenen Fällen kann jedoch der seitliche Schneidezahn im Spaltbereich auch als Doppelanlage vorhanden sein (☞ Abb. 163). Häufig hat der seitliche Schneidezahn Schmelzdysplasien. Auch der benachbarte mittlere Schneidezahn hat manchmal eine mikrodonte Form.

Therapie im Milchgebiss, Wechselgebiss und bleibendem Gebiss

3

Häufige Zahnfehlstellungen bei Patienten mit Lippen-, Kiefer-, Gaumenspalten

- Kreuzbiss im Seitenzahnbereich auf der Spaltseite oder beidseitig bei beidseitigen Lippen-, Kiefer-, Gaumenspalten: Ursache ist die fehlende Abstützung der Seitenzahnsegmente im Spaltbereich, das Ergebnis ein Schmalkiefer im anterioren Bereich
- einseitiger seitlicher Kreuzbiss bei einer einseitigen Lippen-, Kiefer-, Gaumenspalte kombiniert mit einer gnathischen Mittellinienverschiebung bzw. einem lateralen Zwangsbiss (Laterognathie) zur Spaltseite hin
- frontaler Kreuzbiss meist bei beidseitigen Lippen-, Kiefer-, Gaumenspalten bedingt durch die nach kaudal und dorsal geneigten Zwischenkiefer
- asymmetrisch frontal offener Biss meist bei einseitigen Lippen-, Kiefer-, Gaumenspalten auf der Spaltseite (☞ Abb. 163)
- symmetrisch frontal offener Biss meist bei beidseitigen Lippen-, Kiefer-, Gaumenspalten bedingt durch einen verlagerten Zwischenkiefer.

Geeignete kieferorthopädische Behandlungsapparaturen

- einseitiger Kreuzbiss im Seitenzahnbereich auf der Spaltseite: Im Milchgebiss oder Wechselgebiss kann eine Fächerdehnplatte (☞ 3.1.2) oder eine festsitzende Quadhelix (erst im Wechselgebiss möglich, ☞ 3.2) zusammen mit einer Teilmultibandapparatur zur anterioren Nachentwicklung des Zahnbogens verwendet werden. Im bleibenden Gebiss wird eine Quadhelix zusammen mit einer Multibandapparatur verwendet
- frontaler Kreuzbiss: Im Milchgebiss, Wechselgebiss und auch noch im jugendlichen bleibenden Gebiss kann eine Gesichtsmaske nach Delaire (☞ 3.1.7) kombiniert mit einer Gaumennahterweiterungsapparatur (☞ 3.2), eine festsitzende Multibandapparatur mit Utilitybogen (☞ 3.2.2) zur Intrusion und medianen Einstellung des Zwischenkiefers, eine Y-Platte (☞ 3.1.2) oder ein Funktionsregler nach Fränkel (FR-3, ☞ 3.1.1) verwendet werden.

! Liegt eine Oberkieferrücklage vor, so ist kieferorthopädischerseits nach Absprache mit der behandelnden Klinik für Mund-, Kiefer- und Gesichtschirurgie die dentale Dekompensation erforderlich, um eine mono- oder ggf. bimaxilläre Umstellungsosteotomie vornehmen zu lassen. Diese bringt neben der Harmonisierung der Okklusion einen erheblichen ästhetischen Vorteil für den Patienten, der besonders durch eine Harmonisierung des Nasenprofils gekennzeichnet ist.

! Bei groben Fehlstellungen sind vor einer kieferorthopädischen Feineinstellung Segmentosteotomien des Oberkiefers möglich. Zum Beispiel kann bei Nichtanlage oder Verlust des seitlichen Schneidezahnes mittels der Segmentosteotomie eine Anlagerung des Eckzahnes an den seitlichen Schneidezahn erfolgen.

Retentionsphase

Nach Behandlungsabschluss sollte eine Retentionsplatte (☞ 4.1) zum Stabilisieren des Behandlungsergebnisses mindestens nachts getragen werden.

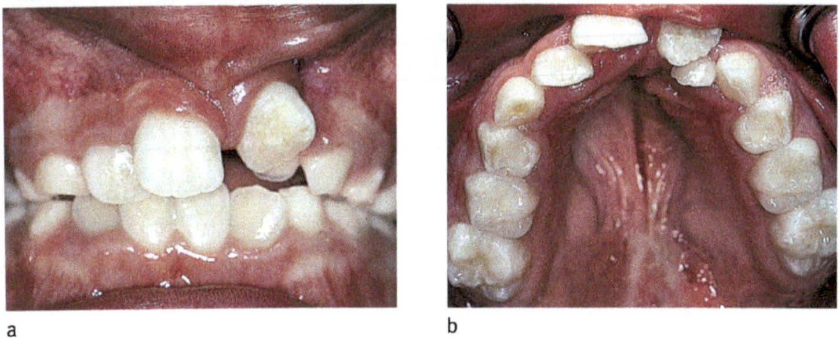

Abb. 163 a+b: Asymmetrisch frontal offener Biss links vor der sekundären Kieferspaltosteoplastik bei demselben 9-jährigen Mädchen

3

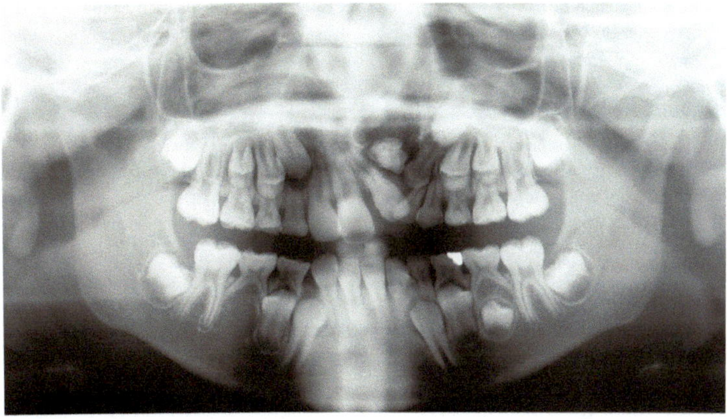

Abb. 164: Panoramaschichtaufnahme mit Darstellung einer Doppelanlage des seitlichen Schneidezahnes in Folge einer einseitigen Lippen-Kiefer-Gaumenspalte links vor der sekundären Kieferspaltosteoplastik bei einem 9-jährigen Mädchen

3.9 Frontzahntrauma

Am häufigsten kommen Frontzahntraumata im Kindesalter zwischen dem 9. und 11. Lebensjahr vor und zwar häufiger bei den Jungen als bei den Mädchen. In diesem Alter spielen und toben die Kinder sehr gerne. Besondere Traumagefahr besteht bei Kindern mit einer Klasse II_1. Hier liegt eine protrudierte Oberkieferfront bei gleichzeitiger mandibulärer Rücklage vor.

Kieferorthopädische Möglichkeiten
Es gibt grundsätzlich drei kieferorthopädische Möglichkeiten beim Totalverlust eines oberen Schneidezahnes durch ein Trauma: Replantation, kieferorthopädischer Lückenschluss oder kieferorthopädische Lückenöffnung.

Replantation

3

Bei vollständigem Erhalt und Unversehrtheit des luxierten Frontzahnes innerhalb von 24 Stunden. Anschließend wird eine kieferorthopädische Schienung der Front über mindestens 3–6 Wochen durchgeführt.
Die Schienung erfolgt mittels eines mit Kunststoff fixierten Retainerdrahtes bzw. Metalldrahtes. Regelmäßige Vitalitätsproben und Röntgenkontrollen werden in Abständen von 3–4 Wochen in den ersten 6 Monaten durchgeführt, danach alle 3 Monate und später alle 6 Monate.

! Voraussetzung für die Replantation ist, dass der Patient den total luxierten Zahn im Mund in der Wangentasche, in einer Zahnrettungsbox, die es in Apotheken gibt, oder H-Milch aufbewahrt.

Kieferorthopädischer Lückenschluss

Bei länger zurückliegendem Verlust eines oberen Frontzahnes mit bereits erfolgtem Teillückenschluss durch Selbstausgleich in Folge eines Platzmangels, z. B. durch ein Missverhältnis zwischen Zahn- und Kiefergröße.
Es sollte eine Ausgleichsextraktion eines Prämolaren auf der gegenüberliegenden Seite des Zahnbogens vorgenommen werden.

Beispiel
Im betroffenen Quadranten mit dem Frontzahnverlust des Zahnes 11 steht der seitliche mesial aufgewanderte Schneidezahn an Stelle des 1. Schneidezahnes und der Eckzahn an Stelle des seitlichen Schneidezahnes. Die Seitenzähne sind alle um eine Prämolarenbreite aufgewandert.
Auf der rechten Seite besteht sowohl im Eckzahn- als auch Molarenbereich eine Klasse II von 1 PB und auf der linken Seite eine Klasse II von 1 PB nur im Molarenbereich.
Der seitliche Schneidezahn, der nun an Stelle des Zahnes 11 steht, wird später mit Kunststoff aufgebaut oder überkront, damit er die Form und Größe eines mittleren Schneidezahnes bekommt.

Kieferorthopädische Lückenöffnung

Bei länger zurückliegendem Verlust eines oberen Frontzahnes und Teillückenschluss durch Kippung der Nachbarzähne in die Lücke oder nur Offenhalten der Lücke bei einem kurz zurückliegenden Frontzahntrauma ohne Replantationsmöglichkeit.

Temporäre Lückenversorgung
Die Lücke wird bis zur prothetischen Versorgung oder Implantatversorgung bis zum 16. Lebensjahr mit einem Lückenhalter offen gehalten. Es gibt folgende Möglichkeiten:

- Kunststoffzahn in die Lücke an einem festsitzenden Retainerdraht für die Front einhängen und mit einem Kunststoffkleber fixieren

- herausnehmbare Kunststoffplatte mit einem eingebauten Kunststoffzahn im Lückenbereich im Rahmen der noch nicht abgeschlossenen kieferorthopädischen Behandlung tragen
- Kunststoffzahn mit einem aufgeklebten Bracket in eine festsitzende Apparatur am Bogen im Bereich der Lücke einhängen.

Kronenfraktur im mittleren oder oberen Kronendrittel

Extrusion des frakturierten Zahnes mittels einer festsitzenden Apparatur und einer Gummiligatur. Auf den verkürzten Zahn wird ein Bracket oder ein Knopf geklebt oder bei einem bereits endodontisch versorgten Zahnstumpf eine Schraube mit einem Haken in den Kanal geschraubt. An das Bracket, Knopf oder Haken wird eine Gummiligatur gebunden und dann an den durchgehenden Stahlbogen der Multibandapparatur gebunden. Der Stahlbogen wird jedoch erst nach der Nivellierungsphase verwendet.
Nach ausreichender Elongation des frakturierten Zahnes wird eine prothetische Kronenversorgung durchgeführt.

3.10 Präprothetische Kieferorthopädie

Es gibt kieferorthopädische Möglichkeiten, den Gebisszustand so herzurichten, dass eine prothetische Versorgung erleichtert oder gar erst ermöglicht werden kann.
Im Folgenden werden die gängigsten Situationen, die eine präprothetische Kieferorthopädie notwendig werden lassen, aufgeführt.

Kippung der Nachbarzähne in eine Lücke durch vorzeitigen Verlust eines bleibenden Zahnes

Die Nachbahrzähne werden nach der Nivellierungsphase mittels einer festsitzenden Multibandapparatur mit durchgehenden Stahlbögen und einer zusätzlichen Aufrichtefeder als Teilbogen aus TMA (Titan-Molybdän-Legierung) im Hilfslot aufgerichtet. Es handelt sich hier um eine Segmentbogentechnik (☞ 3.2.2).
Erst nach Aufrichtung der Nachbahrzähne kann eine Brückenversorgung erfolgen. Die Einschubrichtung der beschliffenen Pfeilerzähne kann nur so übereinstimmen und die Gefahr einer Pulpaeröffnung beim Präparieren der Brückenpfeiler reduziert sich. Für eine Implantatversorgung ist eine ausreichend große Lücke notwendig. Auch dies wird meist allein schon durch die Aufrichtung der in die Lücke gekippten Zähne erreicht.

Tiefbiss mit traumatischem Gingivakontakt

Besonders beim Deckbiss (Klasse II_2) reicht oftmals der Platz für eine prothetische Versorgung des Patienten mit Kronen palatinal in der oberen Front nicht aus. Erst durch Aufrichten und Intrusion der Fronten und Extrusion der Seitenzähne wird im Rahmen der Bisshebung im Oberkiefer palatinal genug Platz für eine prothetische Kronenversorgung geschaffen.

Multiple Aplasien oder Zahnverluste

Die vorhandenen Zähne werden gleichmäßig im Zahnbogen kieferorthopädisch verteilt, damit eine optimale dentale Abstützung der späteren prothetischen Versorgung stattfinden kann.

3.11 Transplantation und kieferorthopädische Einordnung von Zähnen

In den letzten Jahren hat die Transplantation von bleibenden Zähnen nicht nur in der Mund-, Kiefer- und Gesichtschirurgie sehr an Bedeutung gewonnen, sondern auch in der Kieferorthopädie.

Es werden häufig Weisheitszähne mit fast abgeschlossenem Wurzelwachstum (⅔ Wurzellänge) in die Lücke eines vorzeitig verloren gegangenen Molaren transplantiert. Ebenso können Prämolaren in die Lücke eines nicht angelegten unteren Prämolaren transplantiert werden, z. B. bei einem Extraktionsfall nur der oberen beiden 1. Prämolaren in Folge eines Platzmangels im Oberkiefer. Hier wird der obere 1. Prämolar in die Lücke des nicht angelegten unteren 2. Prämolaren transplantiert. Der Zahn wird nach Möglichkeit ~ 2 mm in Infraokklusion transplantiert und muss dann mindestens 3–12 Monate einheilen Die Dauer der Einheilphase hängt von der Mundhygiene und dem Allgemeinzustand des Patienten sowie von der Kaubelastung, der Wurzellänge, der Vitalität der Pulpa und dem Wurzelwachstum ab. Hier gibt es große interindividuelle Schwankungen.

Der Zahn sollte möglichst ohne Antagonistenkontakt einheilen, da es sonst entweder zu einer Pulpanekrose kommt oder der Zahn verloren geht. Eine Infraposition wird leider nicht immer erreicht. Dann werden die Zähne auf keinen Fall eingeschliffen, sondern durch seitliche Aufbisse an den Nachbahrzähnen okklusal entlastet

Frühestens nach ~ 3 Monaten darf der transplantierte Zahn mit leichten Kräften kieferorthopädisch in Okklusion gestellt werden. Die Extrusion fördert die Knochenbildung am meist atrophierten Alveolarfortsatz im ehemaligen Lückenbereich und das noch nicht abgeschlossene Wurzelwachstum setzt sich fort und Ankylosen werden verhindert.

4 Retention

4.1 Festsitzende Retainer

Twistflexretainer als Lingual- oder Palatinalretainer

Indikationen

- Retention der Oberkiefer- oder Unterkieferfront zur Vermeidung eines tertiären Engstandes
- Retention nach Diastemaschluss.

Der **Vorteil** des Twistflexretainers ist, dass jeder Zahn am Retainer mit einem Kunststoffkleber fixiert wird. Rezidive sind ausgeschlossen.

Kontraindikationen

- schlechte Mundhygiene
- multiple Karies in der Front
- Frontzahnrestlücken in Folge einer Boltondiskrepanz.

Material

Twistflex-Retainerdraht mit der Stärke 0,175 oder 0,15 mm (☞ Abb. 165 + 166). Je dicker der Draht, desto geringer ist die Bruchgefahr des Retainers. Bei palatinalem Platzmangel in der Oberkieferfront, z.B. kleine sagittale Stufe und gleichzeitig großem Overbite, wird häufig die dünnere Drahtstärke 0,15 mm verwendet. Das Risiko, dass die Unterkieferfrontzähne den Retainerdraht an der Oberkieferfront berühren und der Patient damit beim Schließen des Mundes auf den Draht beißt, ist dann geringer.

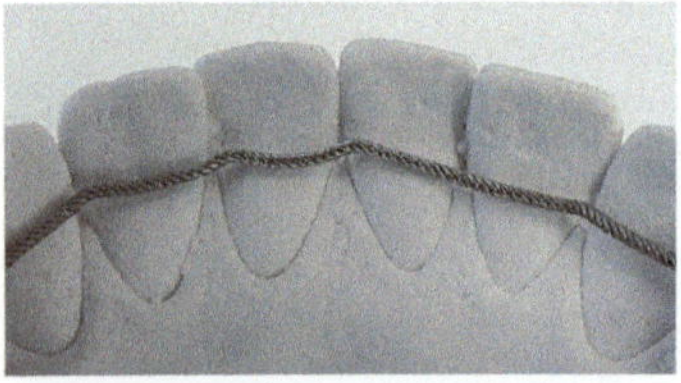

Abb. 165: Twistflexretainer von Eckzahn zu Eckzahn im Unterkiefer

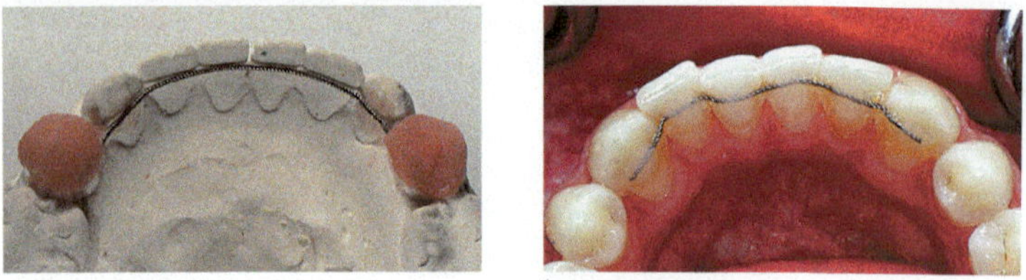

a b

Abb. 166 a + b: Befestigung von Twistflexretainern (laborgefertigt)
a) im Unterkiefer von 33 bis 43 mit Hilfe von zwei Kunststoffkäppchen auf den 1. Prämolaren
b) mit Composit im Mund an den Zähnen 33–43 befestigt

Retainer mit zwei Bracketbasen als Klebestellen

Indikationen

- Retention nach Diastemaschluss
- festsitzender Retainer als Lückenhalter bei Aplasie eines bleibenden Zahnes oder nach vorzeitigem Zahnverlust in Folge Karies oder Trauma
- Retention der Unterkieferfront zur Vermeidung eines tertiären Engstandes.

Aussehen (☞ **Abb. 167**)
- lingualer Verbindungssteg aus Metall
- zwei Klebebracketbasen für die beiden Eckzähne.

Kontraindikationen
- Frontzahnlücken (Boltondiskrepanz)
- schlechte Mundhygiene
- multiple Karies in der Front.

Nachteile des Retainers mit zwei Klebestellen
Nicht jeder Frontzahn wird am Retainer befestigt, sondern nur die beiden Eckzähne. Häufig verbiegt der Draht in dem nicht geklebten Bereich in der Mitte und liegt dann nicht mehr allen Zähnen an. Es kommt zwangsläufig durch die Spannung im Draht in Folge der Verbiegung zu Rezidiven in Form von tertiären Engständen.

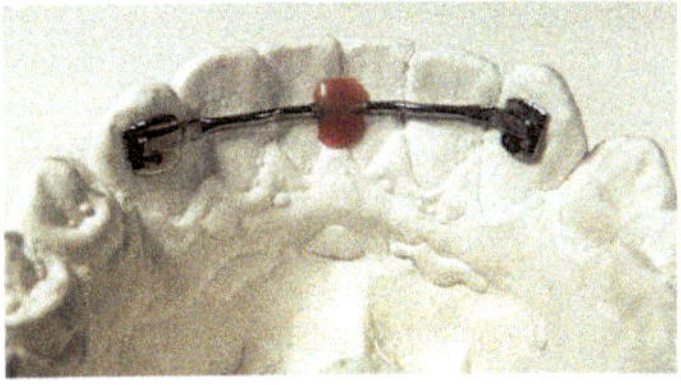

Abb. 167: Retainer mit zwei Bracketbasen als Klebestellen

4

4.2 Herausnehmbare Retainer

Passive Platten

☞ 3.1.3. Kunststoffplatten, die mit Halteelementen und Labialbogen versehen sind.

Tragezeit
Das erste halbe Jahr im Anschluss an die aktive Behandlung beträgt die Tragezeit einen halben Tag und die ganze Nacht, danach sind sie nur noch nachts zu tragen. Dann werden die Platten alle drei Monate eine Nacht mehr pro Woche herauszulassen. Dies wird als **ausschleichende Therapie** bezeichnet.

Vorschubdoppelplatten (VSDP)

☞ 3.1.2. Labortechnische Arbeitsschritte ☞ 6.2.8 + 6.2.9. Kunststoffplatten, die mit Halteelementen, Labialbogen und mit in der Oberkieferplatte angebrachten Vorschubspornen versehen sind. Klasse-II-Rezidive können so in Folge eines eventuell noch bestehenden Restwachstums vermieden werden.

Tragezeit
In den ersten drei Monaten im Anschluss an die aktive Behandlung beträgt die Tragezeit einen halben Tag und die ganze Nacht. Danach wird nach dem Prinzip der „ausschleichenden Therapie" vorgegangen.

Positioner

Labortechnische Arbeitsschritte ☞ 6.2.27. Aus Silikon bestehendes, flexibles Gerät für Ober- und Unterkiefer, das auf einem Setup-Modell im Labor angefertigt wird. (☞ Abb. 168 + 169). Es sind somit noch Feinkorrekturen der Zahnstellung möglich. Häufig müssen zuvor die zu bewegenden Zähne aufgrund eines noch vorliegenden Engstandes etwas approximal beschliffen, d. h. „gestrippt" werden.

Vorteile

- Feinkorrektur der Zahnstellung
- Retention der korrigierten Zahnstellung.

Nachteile

- erschwerte Reinigung des Silikons
- Verfärbung des Silikons
- schlechter Tragekomfort
- ästhetisch beeinträchtigend.

Tragezeit

Der aktive Positioner sollte mindestens den halben Tag und die ganze Nacht getragen werden, damit die gewünschte Wirkung erzielt wird. Danach kann er für maximal ein halbes Jahr als passiver Positioner weiterhin nachts getragen werden. Nach dem halben Jahr werden dann Retentionsplatten eingesetzt, die dann nach dem Prinzip der „ausschleichenden Therapie“ getragen werden.

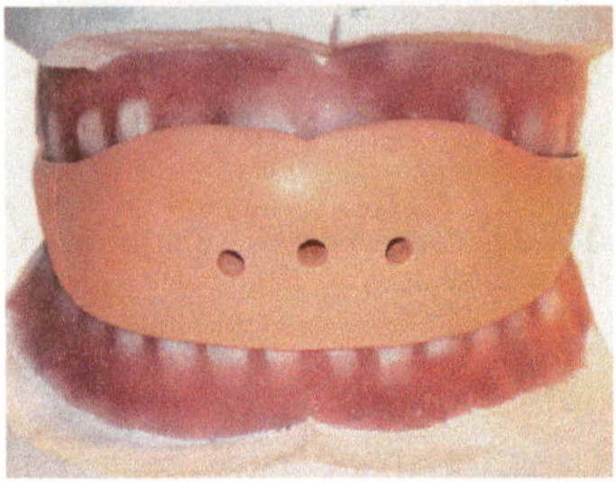

a

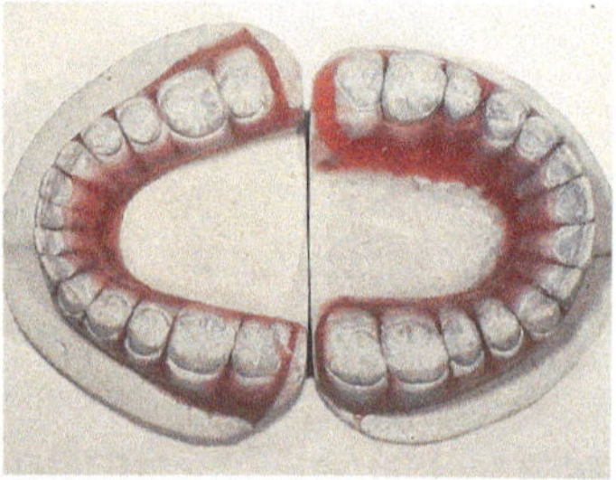

b

Abb. 168 a+b: Setup-Modell mit und ohne Positioner

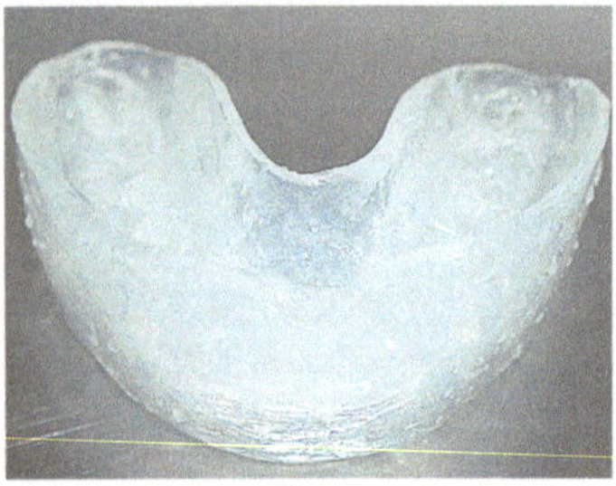

a

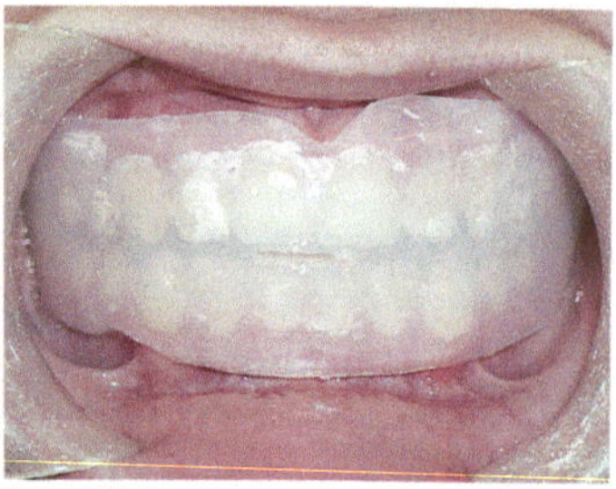

b

Abb. 169 a+b: Positioner aus Vinylpolysiloxan (Kanisil 60 Shore A)

Retainerschienen

Tiefziehschienen (Bioplast-Folie), die alternativ zu den Platten verwendet werden können.

Osamu-Retainer

Aktives Retentionsgerät, das aus einer Tiefziehfolie (Bioplast) angefertigt wird. Der Osamu-Retainer soll Rezidiven vorbeugen oder bereits aufgetretenen Rezidiven entgegenwirken. Dieser Retainer wird heutzutage besonders häufig bei Erwachsenen verwendet, da er ästhetisch ansprechend ist. Im Mund ist er nur aus naher Entfernung sichtbar.

Aussehen (☞ **Abb. 170**)
Die Zähne werden mit Hilfe von zwei übereinander gepressten Tiefziehfolien vollständig umfasst. Die innere Folie besteht aus einem weichen Material, das in die Unterschnitte hineinreicht, die äußere Folie dagegen aus einem härteren Material, das hauptsächlich die Okklusalflächen umfasst.

Material
- Imprelon S
- Bioplast.

Osamu-Retainer-Typen
- Typ OR-B (Bite Raising): mit palatinalem Aufbiss bei Tiefbiss und basaler Klasse II zur Bisshebung und mandibulären Vorverlagerung
- Typ OR-J (Jumping): mit schiefer Ebene zur Deckbissbehandlung, führt zur Bisshebung, Aufrichtung der Oberkieferfront und zu einer mandibulären Vorverlagerung
- Typ OR-SU (Set up): ermöglicht kleine Zahnbewegungen bzw. eine Feineinstellung der Okklusion. Der Retainer wird auf einem Setup-Modell angefertigt
- Typ OR-F (Face Bow): wird zusammen mit einem Gesichtsbogen angewendet, wenn eine Prognathie des Oberkiefers vorgelegen hat und das Wachstum noch nicht ganz abgeschlossen ist. Es wird eine Hemmung des Oberkieferwachstums bewirkt
- Typ OR-CL2: wird am Ende einer Klasse-II-Behandlung bei noch nicht ganz abgeschlossenem Wachstum angewendet
- Typ OR-CL3: wird am Ende einer Klasse-III-Behandlung angewendet, wenn das Wachstum noch nicht ganz abgeschlossen ist.

Tragezeit
Als aktives Retentionsgerät wird der Osamu-Retainer ungefähr ein halbes Jahr den halben Tag und die ganze Nacht getragen, damit er die gewünschte Wirkung hat. Als passives Gerät wird der Osamu-Retainer dann nach dem Prinzip der „ausschleichenden Therapie" getragen.

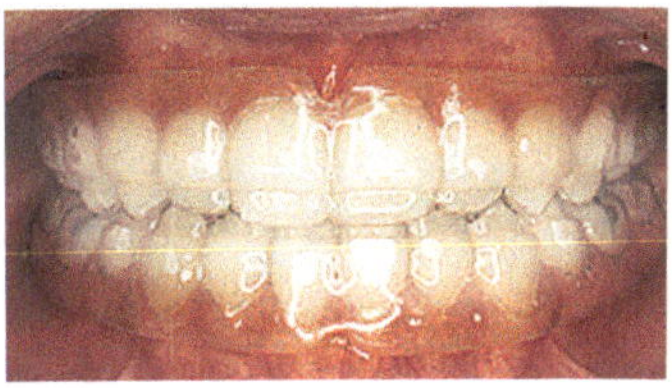

Abb. 170: Transparenter Osamu-Retainer nach Dr. Yoshii
Die Herstellung erfolgt im Tiefziehverfahren aus BIOPLAST 1,5 mm und IMPRELON „S" 0,75 mm. Der Verbund der Folien erfolgt mittels OSAMU-Bond

4

Post Functional Retainer (PFR)

Weiterentwicklung des aktiven Retainers, der von Osamu Yoshii (☞ oben) entwickelt worden ist. Der Post Functional Retainer ist ein bimaxilläres Gerät, welches aus Tiefziehfolien (Bioplast oder Imprelon S) angefertigt wird. Es wird bei Klasse II und III angewendet. Er wird wie der Osamu-Retainer aus zwei Folien hergestellt. Zusätzlich werden die Modelle im Fixator mittels des vorher am Patienten genommenen Konstruktionsbisses eingestellt.

Typen

- PER Typ II: positioniert einen nach ventral vorverlagerten Unterkiefer am Ende einer Klasse-II-Behandlung. Das bimaxilläre Gerät enthält beidseits einen palatinalen U-Führungsbogen (U-Schlaufe)
- PER Typ III: wird bei einer basalen Klasse III (Progenie) verwendet und stabilisiert den Unterkiefer. Das bimaxilläre Gerät hat eine schiefe Ebene im Oberkiefer oder einen Labialbogen nach Eschler, der im Oberkiefer mit seinen Aktivierungsschlaufen beginnt und dann zur Unterkieferfront führt und der Front anliegt.

Hawley-Platte

Labortechnische Arbeitsschritte ☞ 6.2.5. Oberkieferkunststoffplatte, die im Seitenzahnbereich weniger Halteelemente hat. Ein Labialbogen geht auf beiden Seiten bis zu den 1. Molaren, der dort an einer Adamsklammer angelötet ist (☞ Abb. 171). Die Seitenzähne können so bei einem seitlich gering offenen Biss **„setteln"**, d. h. „sich setzen".

4 Es gibt die herkömmliche Hawley-Platte mit einem Labialbogen aus Draht (☞ Abb. 171 a) und die ästhetisch günstigere Hawley-Platte mit einem Labialbogen aus Kunststoff nach Kyoto Takemoto, der den Frontzähnen anliegt (☞ Abb. 171 b–d + 172).

Die **Tragezeit** erfolgt nach dem Prinzip der „ausschleichenden Therapie".

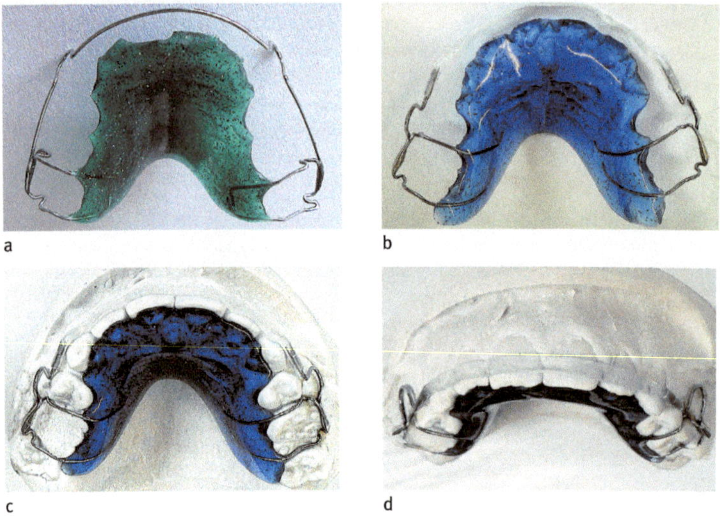

Abb. 171 a–d: Hawley-Platte
a) mit einem Labialbogen aus Draht (federhart 0,8 mm)
b–d) mit einem Labialbogen aus Kunststoff, der ästhetisch günstiger ist

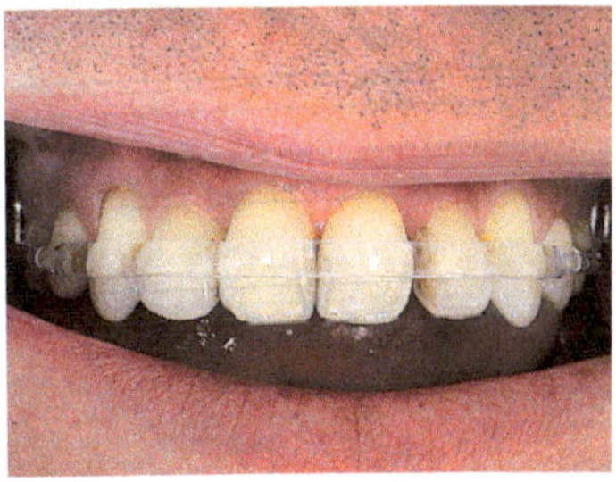

a

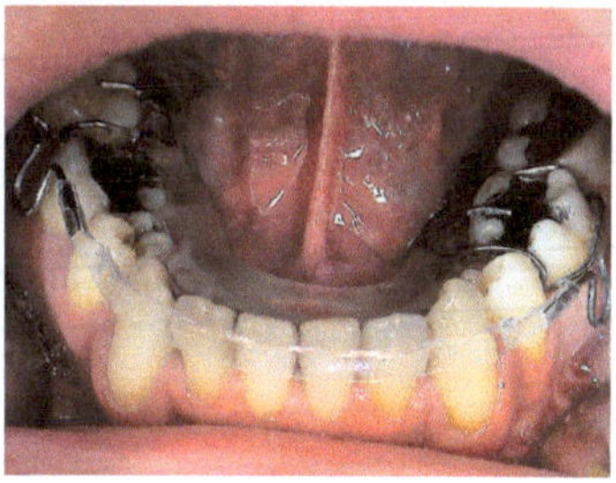

b

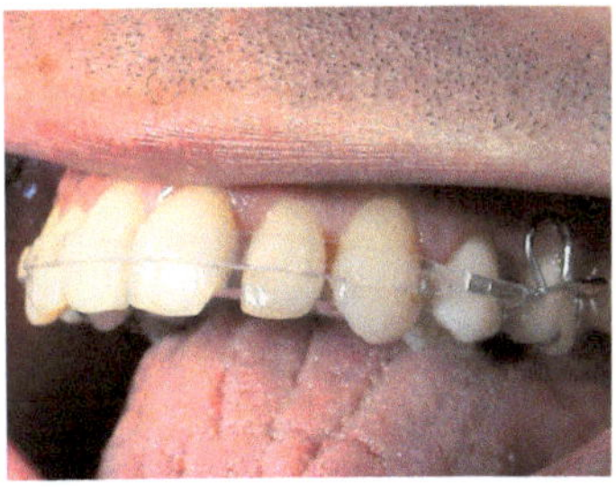

c

Abb. 172: Hawley-Platte mit einem Labialbogen aus Kunststoff

Crozat-Apparatur

Gelötete Apparatur für Ober- oder Unterkiefer, welche sowohl als Retentionsgerät als auch als aktives Gerät verwendet werden kann. Seine Halteelemente sind die Jacksonklammern. Die Jacksonklammern sind Adamsklammern mit Crehiszenzien, die sich mesial und distal an dem die 1. Molaren zirkulär umfassenden gelöteten Metallring befinden (☞ Abb. 173). Crehiszenzien sind kurze Metallarme, die interdental die 1. Molaren umfassen.

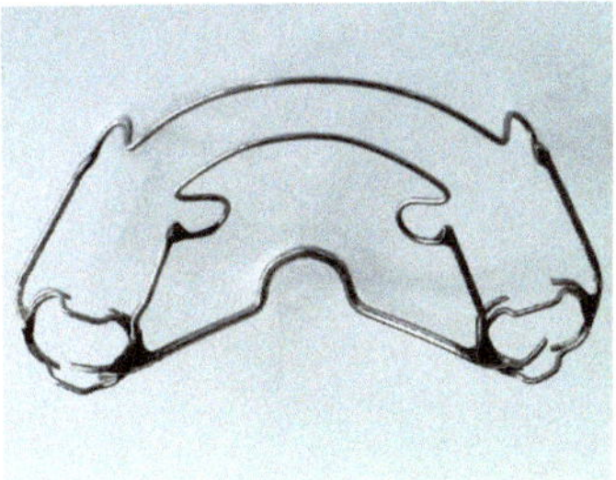

a

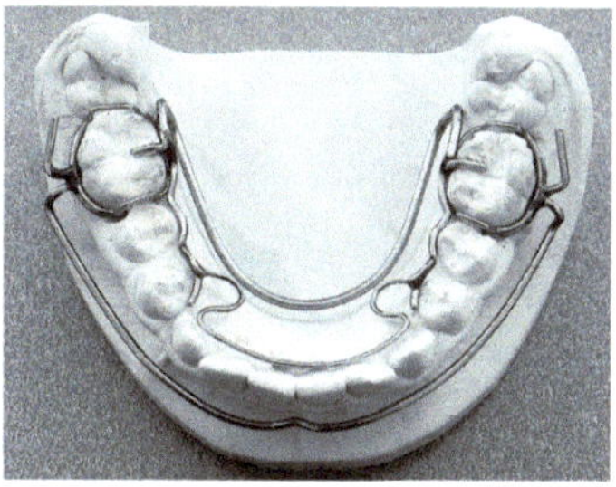

b

Abb. 173 a+b: Crozat-Apparatur für den Oberkiefer

5 Literaturverzeichnis

1. ANDRESEN, V., HÄUPL, K., PETRIK, L. (1957): Funktionskieferorthopädie. 6. Aufl., Barth, München
2. ANGLE, E., H. (1913): Die Okklusionsanomalien der Zähne. 2. Aufl., Meusser, Berlin (1913)
3. BACETTI, T., FRANCHI, L., MC NAMARA, J. A., TOLLARO, I. (1997): Early dentofacial features of Class II Malocclusion: A longitudinal study from the deciduous through the mixed dentition. Am J. Orthod. Dentofac. Orthop., 111, 502–509
4. BACETTI, T., MC Gill, J. S., FRANCHI, L., MC NAMARA, J. A., TOLLARO, I.(1998): Skeletal effects of early treatment of Class III malocclusion with maxillary expansion and facial mask therapy. Am. J. Orthod. Dentofac. Orthop., 113, 333–343
5. BALTERS, W. (1973): Eine Einführung in die Bionatorheilmethode. Hrsg. C. Hermann) Hölzer, Heidelberg
6. BAUME, L., J. (1939): Auswirkung der Extraktion von Zähnen auf das deforme Gebiss. Schweiz. Mschr. f. Zahnheilkunde 49, 295
7. BAUSS, O., SADAT-KHONSARI, R, WERNER, E, KAHL-NIEKE, B. (2003): Ergebnisse der Keimtransplantation dritter Molaren im Rahmen des kieferorthopädischen Lückenmanagements. J. Orofac.Orthop. 64,40–47
8. BENNETT, R., K. (1994), HILGERS, J., J.: The Pendulum Appliance: Creating the Gain. Clinical Impressions (Published By Ormco Corporation), Vol.3, 3
9. BJÖRK, A. (1972): The face in profile. Odontologisk Boghandels Forlag, Copenhagen
10. BROTHAG, D., BISTER, D., ZENTNER, A. (2003): Tip-Edge – Einführung in die Technik und ein Patientenbeispiel. Kieferorthop. 17, 45–56
11. BURSTONE, C. J., GOLDBERG, A., J. (1980): Beta-Titanium: A new orthodontic alloy. Am. J. of Orthod., 77, 121–132
12. BURSTONE, C. J. (1962): Rationale of the segmented arch. Am. J. of. Orthod., 48, 805–822
13. BURSTONE, C. J. (1977): Deep overbite correction by intrusion. Am. J. of. Orthod., 72, 1–22
14. CASTILLO MORALES, R. (1991): Die orofaziale Regulationstherapie. Pflaum, München
15. CHANG, J. Y., MC NAMARA, J. A., HERBERGER, T. A. (1996): A longitudinal study of skeletal side-effects induced by rapid maxillary expansion. Am. J. Orthod. Dentofac. Orthop., in press.
16. DAVIDOVITCH, M., REBELLATO, J.(1996): Kieferorthopädische Apparate-Systeme mit zwei Kräftepaaren: Utility-Bögen: Ein Intrusionsbogen mit zwei Kräftepaaren. 2, 28 Jahrg. Ass. orthod. J. of Euro., 203–209
17. DELAIRE, J. VERDON, P., FLOUR, J.(1978): Möglichkeiten und Grenzen extraoraler Kräfte in posterioanteriorer Richtung unter Verwendung der orthopädischen Maske. Fortschr. Kieferorthop. 39, 27–45
18. DIEDRICH, P.: Kieferorthopädie 11/II: Therapie (Praxis der Zahnheilkunde, PdZ). Urban & Fischer, München
19. DIJKMAN, H. F. P.(1977): Der Lipbumper. Fortschr. Kieferorthop. 38, 93–99
20. DURLAK, C. (2001): Der Positioner. Berufsverband der Kieferorthopäden, HPPS GmbH, Düsseldorf
21. EHMER, U. (1996): U-Bügelaktivator. Miethke, R.-R., Drescher, D. (Hrsg.), Kleines Lehrbuch der Angle-Klasse II, 1 unter besonderer Berücksichtigung der Behandlung, 1. Aufl., S. 161–181, Quintessenz, Berlin
22. EHMER, U., STAMM, T. (2000): Frühbehandlungskonzepte von Angle Klasse III Dysgnathien mit dem Funktionsregler Typ 3 und Kombinationsmöglichkeiten mit Gesichtsmasken. Polyklinik f. Kieferorthopädie der. Westfälischen Wilhelms-Universität Münster
23. ES-SOUNI, FISCHER-BRANDIES, H., KOCK, N., BOCK, O. RAETZKE, K.(2002): Chemische Zusammensetzung, Umwandlungsverhalten und mechanische Biegeeigenschaften einiger ausgewählter kieferorthopädischer Bögen aus NiTi-Formgedächtnis Legierungen. http://www.wpr.fh-kiel.de/paper/v2000_01pa.pdf
24. FRÄNKEL, R., FRÄNKEL, C. (1992): Der Funktionsregler in der orofazialen Orthopädie. 1. Aufl., Hüthig, Stuttgart

25. FRÄNKEL, R. (1984): Technik und Handhabung der Funktionsregler. VEB Verlag Volk und Gesundheit, Berlin 1984
26. FALCK, F. (1993): Die Herstellung der Funktionsreglertypen 1, 2 und 3 nach Fränkel für die Behandlung im Wechselgebiss. Quintessenz Zahntech. 19, 1145
27. FALCK, F. (1993):FR 3-Behandlung. Prakt. Kieferorthop. 7, 179–186
28. FRASS, K. (2002): Elastisch-Offener Aktivator EOA. KFO Zeitung Technik, 4, 25–28
29. FRASS, K. (2002):U-Bügel-Aktivator nach Karwetzky. KFO Zeitung Technik, 2, 25–28
30. FRASS, K. (2002): Die Crozat-Technik. KFO Zeitung Technik, 5, 25–28
31. FISCHER-BRANDIES, H., STAHL, A.N.F. (1995): Kieferorthopädische Modellanalyse. 1. Aufl., Hanser, München
32. FISCHER-BRANDIES, H. (2000): Niti-Shape-Memory-Legierungen (8.9.2002). http://www.uni-kiel.de/kfo-zmk/unters1.htm
33. FISCHER-BRANDIES, H. STAHL, A.N.F. (1990): Kieferorthopädische Technik. 1. Aufl., Thieme, Stuttgart
34. HARZER, W. (1999): Lehrbuch der Kieferorthopädie. 1. Aufl., Hanser, Stuttgart
35. HILGERS, J. J. (1993): Die Pendelapparatur- eine Weiterentwicklung. IOK, 20–23
36. HOTZ, R. (1981): Zahnmedizin bei Kindern und Jugendlichen. 2. Aufl., Thieme, Stuttgart
37. HOWE, R. P., MC NAMARA, J. A., O'CONNOR, K. A., (1983): An examination of dental crowding and its relationship to tooth size and arch dimension. Am. J. Orthodont., 83, 363–373
38. HULSINK., J. H. Die Basis des Bimaxillärgerätes nach Sevinc. Odontos bv, Nieuwegein, Ortholab bv, Doorn (Nederland)
39. JACOBSON, A. (1976): Application of „WITS" appraisal. Orthod. 70, 179–189
40. JANSON, I. (1987): Bionator-Modifikationen in der kieferorthopädischen Technik. 1. Aufl., Hanser, München
41. JASPER, J. J., MC NAMARA, J. A.(1995): The correction of interarch malocclusion using a fixed force module. Am. J. Orthod. Dentofac. Orthop., 108, 641–650
42. KAHL-NIEKE, B. (1995): Einführung in die Kieferorthopädie. 1. Aufl., Urban & Schwarzenberg, München
43. KAISER, G., THÜER, U., SCHEURER, PH.(2002): Informationsschrift für Eltern von Lippen-, Kiefer-, Gaumenspalten Patienten (1.9.2002). http:// www.molar.unibe.ch/ortho/gaumenspalten/deutsch.pdf
44. KINZINGER, G., FRITZ, U., STENMANS, A., DIEDRICH, P. (2003): Pendulum-K-Apparaturen zur kooperationsunabhängigen Distalführung von Molaren bei Kindern und Jugendlichen – Vier Patientenberichte. Kieferorthop. 17, 11–24
45. KLAMMT, G. (1993): Der elastisch-offene Aktivator. Quintessenz Zahntech. 19, 1315
46. KORN, M.(1994): Behandlung im Wechselgebiss mit flexiblen Lipbumpern im Ober- und Unterkiefer und Aufbissplatte. Kieferorthop 8, 81–88
47. KORN, M (2003): Alternative Orthodontics for Children and Adults. Universitätsklinik Frankfurt/Main
48. KOUTZOGLOU, S., LOGOTHETIS, I., MASTORAKIS, G. (2003): Kontrollierte autogene Molarentransplantation. Kieferorthop. 17, 33–44
49. MARCOTTE, M. R. (1992): Segmentierte Bogentechnik in der Praxis. Deutscher Ärzte-Verlag, Köln
50. MC NAMARA, J. A., PETERSON, J. E., ALEXANDER, R. G.(1996): Three-demensional diagnosis and management of Class II malocclusion in the mixed dentition. Sem. Orthod., 2, 114–137
51. MC NAMARA, J. A., HUGE, S. A. (1985): The functional regulator (FR-3) of Fränkel. Amer. J. Orthodont., 88, 409–424
52. MC NAMARA, J. A. (1986): Utility arches. J.Clin. Orthodont., 20, 452–456
53. MC NAMARA, J. A.(1973): Neuromuscular and skeletal adaptions to altered function in the orofacial region. Am. J. Orthodont., 64, 578–606
54. MC NAMARA, J. A. (2001): A practical approach to orthodontic and orthopedic treatment in the growing patient. The University of Michigan, Ann Arbor

55. MC NAMARA, J. A. (1999): Treatment and post-treatment efffects of rapid maxillary expansion and facial mask thearapy. In: Growth Modifikation: What works, what doesn't and why. Monograph 36, Craniofacial Growth Series, Center for Human Growth and Development, The University of Michigan, Ann Arbor
56. MC NAMARA, J. A., BRUDON, W. L. (1993): Orthodontic and orthopedic treatment in the mixed dentition. Needham Press, Inc., Ann Arbor
57. MISCHKE, K.-L. (1999): Geschichte der Kieferorthopädie. http://medweb.uni-muenster.de/institute/zmk/einrichtungen/kfo/lehre/bildung/grundlagen
58. MIETHKE, R.-R. (1987): Funktionsregler. Pract. Kieferorthop. 1, 261–275
59. MIETHKE, R.-R., DRESCHER, D. (1996): Kleines Lehrbuch der Angle-Klasse II_1 unter besonderer Berücksichtigung der Behandlung. Quintessenz, Berlin
60. MIURA, F., MOGI, M., OKAMOTO, Y. (1990): New application of superelastic NiTi rectangular wire. J. of Clinic. Orthod. XXIV, 9, 544
61. NOEKE, W. (1998): Der Post Functional Retainer (PFR). Table Clinic Presentation, American Association of Orthodontics (AAO), 98th Annual Session in Dallas, Texas, U.S.A
62. OPITZ, C. (2002): Kieferorthopädische Behandlung von Patienten mit Lippen-Kiefer-Gaumen-Spalten. 1. Aufl., Quintessenz, Berlin
63. ORTON, H. S. (1992): Funktionskieferorthopädische Geräte in der kieferorthopädischen Behandlung: Atlas der klinischen Anwendung und labortechnischen Gestaltung. Quintessenz, Berlin
64. PANCHERZ, H. (1985): The Herbst appliance – Ist biologic effects and clinical use. Am J. Orthod. 87, 1–20
65. PANCHERZ, H. (1983): Das Herbst'sche Scharnier. Lunds Universität, Malmö Schweden, Fa. Dentaurum Pforzheim
66. PETROLI, G. (1999): Der Teuscher-Aktivator. http://www.gk-online.org
67. RAKOSI, T., JONAS, I. (1989): Kieferorthopädische Diagnostik. Rateitschak, K.H. (Hrsg.) Farbatlanten der Zahnmedizin, Bd.8, 1. Aufl., S.59–178, Thieme, Stuttgart
68. RAKOSI, T. (1988): Atlas und Anleitung zur Praktischen Fernröntgenanalyse. 2. Aufl., Hanser, München
69. RICKETTS, R. M. (1988): Bioprogressive™ Therapie. 3. Aufl., Hüthig, Heidelberg
70. ROHIT, C. L. (2000): Archwires: Copper Ni-Ti. Ormco Product Catalog, p. 122
71. RUF, S., PANCHERZ, H. (1999): Dentoskeletal effects and facial profile changes in young adults treated with the Herbst appliance. Angle orthodontics, 69, 239–246
72. SCHMEIL, F. (1994): Grundlage und Ausgangspunkt für die Crozat-Apparatur. Crib+Crescent = Jackson Klammer. Quintessenz Zahntech, 20, 1053
73. SCHMUTH, G.P.F., HOLTGRAVE, E.A., DRESCHER, D. (1997): Kieferorthopädie, Klinische Technik. 1. Aufl., Thieme, Stuttgart
74. SCHMUTH, G.P.F., VARDIMON, A.D. (1994): Kieferorthopädie. 3. Aufl., Thieme, Stuttgart
75. SCHOPF, P. (2000): Kieferorthopädie. 3. Aufl., Bd. I und II, Quintessenz, Berlin
76. SCHWINDLING, F.- P. (1991): Theorie und Praxis der Segmentbogentechnik nach Burstone. Edition Schwindling, Merzig
77. SEGNER, D., HASUND, A. (1998): Individualisierte Kephalometrie. Zahn-, Mund- und Kieferklinik, Universitätskrankenhaus, Hamburg
78. SEVINC, H. (1986): Das Bimaxillargerät nach Sevinc und seine Wirkung bei der Angle-Klasse II_1 und II_2. Fortschr. Kieferorthop. 47, 157–164
79. STIEMKE, L. (2000): Präprothetische Kieferorthopädie. (2.12.2001) http:// blzk.globaldent.com/zbay/9_00/009 s67.html
80. STOLP, K. (1991): Der U-Bügel-Aktivator nach Karwetzky. Quintessenz Zahntech. 17, 1561
81. TESTA, M., CARANO, A., FRANCIOLI, D., GEIS, A. (1997): Der Distaljet – eine Methode zum Distalisieren von Molaren. Quintessenz Zahntech. 23, 3, 353–363
82. TRÄNKMANN, J. (1993): Die Federbolzenschraube in der kieferorthopädischen Plattenapparatur. Quintessenz Zahntech. 19 : 55

83. TEUSCHER, U. (1988): Quantitative Behandlungsresultate mit der Aktivator-Headgear-Kombination. Hüthig, Heidelberg
84. WEISE, W. (1992): Kieferorthopädische Kombinationstherapie. Urban & Schwarzenberg, München
85. WILSON, R. (2002):1 st Phase Fixed / Removable Modular Orthodontics. http://www.rmoortho.com
86. WINSAUER, H. (2000): Der Flex-Developer im Vergleich zu Herbst-Scharnier und Jasper-Jumper und Tipps aus der täglichen Praxis. Arbeitskreis für Kieferorthopädie, Zahnärztehaus München
87. WITT, E. (1994): Tabellen, Formeln und Schemata für die kieferorthopädische Praxis. Poliklinik für Kieferorthopädie der bayerischen Julius-Maximilians-Universität, Würzburg
88. WITT, E., GEHRKE, M.-E. (1988): Leitfaden der kieferorthopädischen Technik. 2. Aufl., Quintessenz, Berlin
89. YOSHII, O., POHL (1994): Osamu-Retainer: Kieferorthop. 8, 89–100

6 Anhang

6.1 Drahtstärken

☞ auch 3.2.1. Drahtstärken der verschiedenen aktiven und passiven Klammern der herausnehmbaren Platten und funktionskieferorthopädischen Geräten und gelöteten Apparaturen.

Tab. A1: Drahtstärken

Gerät	Drahtstärke
Adamsklammer	0,7 mm hart
Außenfeder	0,6 mm federhart
Außenfeder, geschlossene	im Seitenzahnbereich 0,6 mm federhart
Außenfeder, offene	• 0,6 mm • im Seitenzahnbereich 0,7 mm federhart
Bukkalfeder, geschlossene	• 0,5 mm • im Seitenzahnbereich 0,6 mm federhart
Bukkalfeder, offene	• 0,7 mm • im Seitenzahnbereich 0,8 mm federhart
C-Klammer	0,7 mm federhart
Coffinfeder am Bionator oder Coffinplatte	1,2 mm federhart
Dreiecksklammer	0,7 mm federhart
Fingerfeder (Interdentalfeder)	0,6 mm federhart
Gaumenverbindungsbogen (Fränkel III)	1,2 mm federhart
Gegenkieferbügel an Eschler-Platte	1,2 mm federhart
gelötete Verbindungsdrähte an der Gaumennahterweiterungsapparatur	1,1 mm federhart
gelöteteter Verbindungsdraht am Bite Plane, Nancebogen und Transpalatinalbogen	0,9 mm federhart
Haltedorne bei Aktivatoren	0,8 mm federhart
Labialbogen bei Platten, Reverselabialbogen und Labialbogen mit Andresenschlingen	0,8 mm federhart (Oberkiefer) 0,7 mm federhart (Unterkiefer)
Labialbogen beim Bionator	0,9 mm federhart
Labialbogen im Unterkiefer bei Fränkel Typ III	1,0 mm federhart
Lingualbogen im Unterkiefer (Lingualbogenplatte)	1,0 mm federhart
okklusale Auflage (Führungsschlaufe) am 1. Molaren im OK und/oder UK beim Fränkel III	0,9 mm federhart
okklusale Auflage. Auflage bei der Adamsklammer am 1. Molaren	0,7 mm hart
Omegaschlaufe bei Coffinplatte, Bionator und Aktivator	1,2 mm federhart
palatinaler und lingualer Bogen an den beiden Fronten am Scheer Aktivator im OK und UK	0,7 mm federhart

Tab. A1: Drahtstärken (Forts.)

Gerät	Drahtstärke
Protrusionsbogen am Fränkel Typ III	0,7 mm federhart
Protrusionsbogen im OK (Fränkel III)	0,7 mm federhart
Protrusionsfeder, geschlossene	in der Front 0,4 mm federhart
Protrusionsfeder, offene	in der Front 0,5 mm federhart
Sporne an den UK-2-ern beim Aktivator nach Scheer	0,7 mm federhart
Verbindungsdraht an den Pelotten im OK (Fränkel III)	0,9 mm federhart

6.2 Labortechnische Arbeitsschritte bei herausnehmbaren Apparaturen

Arbeitsmodell herstellen

Die Alginatabdrücke werden mit einem Hartgips ausgegossen. Nach dem Aushärten des Gipses, das ~ 1–2 Stunden dauert, werden die Modelle nach den folgenden drei Ebenen getrimmt: Raphemedian-, Okklusions- und Tuberebene. Nach Fertigstellung des Arbeitsmodells werden im Ober- und Unterkiefer im Vestibulum und im Unterkiefer i. d. R. auch lingual Unterschnitte mit Wachs ausgeblockt.

Drahtelemente (aktive und passive Klammern) anfertigen

☞ auch 3.2.1. Die Drahtelemente, meist aus federhartem Stahl, werden mit der Adererzange, Hohlkehlzange oder Flachzange gebogen und am Modell an den entsprechenden Zähnen angepasst. Sind die Drahtelemente bzw. Klammern mit ausreichend langen Retentionsenden (~ 8–10 mm) fertig gebogen, werden sie mit Wachs an den Stellen fixiert, wo später kein Kunststoff gestreut werden soll. Es bieten sich daher nur die Bereiche der Drahtelemente an, die im Approximalraum, auf den Okklusalflächen oder an den Vestibulärflächen der Zähne verlaufen.

Modell zum Streuen des Kunststoffs vorbereiten

Das Modell sollte nun mindestens 2 Stunden in einem Wasserbad gewässert werden, damit sich später beim Streuen des Kunststoffs dieser nicht mit dem Gips verbindet. Zusätzlich kann ein Isoliermittel (Gips gegen Kunststoff) verwendet werden. Dies ist aber bei ausreichender Modellbewässerung nicht erforderlich.

6

Kunststoff streuen

Der Kunststoff besteht aus einem Monomer (Flüssigkeit) und einem Polymer (Pulver) (☞ Abb. A1). Das Monomer gibt es in unterschiedlichen Farben. Auf Wunsch des Patienten kann in den Kunststoff zusätzlich ein kleines schon fertiges Symbol aus Plastik in den Kunststoff mit eingestreut werden. Der Kunststoff wird nun gestreut: Im Wechsel wird zuerst portionsweise das Pulver und dann die Monomerflüssigkeit in der vom Patienten gewünschten Farbe gestreut. Das Pulver wird nur soweit mit Monomer getränkt, bis das Pulver sich gerade so mit dem Monomer verbunden hat. Zuviel Monomer ist schädlich für den Patienten. Es löst Allergien, Atembeschwerden, Augen- sowie Hautreizungen aus. Mit einem Modellierinstrument werden die noch weichen Kunststoffränder geglättet und modelliert.

Kunststoff aushärten

Nach dem Streuen wird das Gipsmodell ~ 30 Minuten in einem Drucktopf mit 30 °C warmem Wasser ausgehärtet.

Kunststoff ausarbeiten und polieren

Der Kunststoff wird nun mit Kunststofffräsen bearbeitet. Kunststoffkanten oder Überstände werden beseitigt. Anschließend wird der Kunststoff an der Poliermaschine zunächst mit mittelharten Schwabbeln und Bimssteinpulver und dann weichen Schwabbeln mit einer Polierpaste für Kunststoff auf Hochglanz poliert. Das Gerät ist nun fertig.

! Der Kunststoff darf auf keinen Fall mit zu hohem Druck poliert werden, da es sonst zu unerwünschten Kunststoffrillen und Unebenheiten oder gar zum „Anschmoren" mit einer Braunfärbung des Kunststoffs infolge der Wärmeentwicklung kommt.

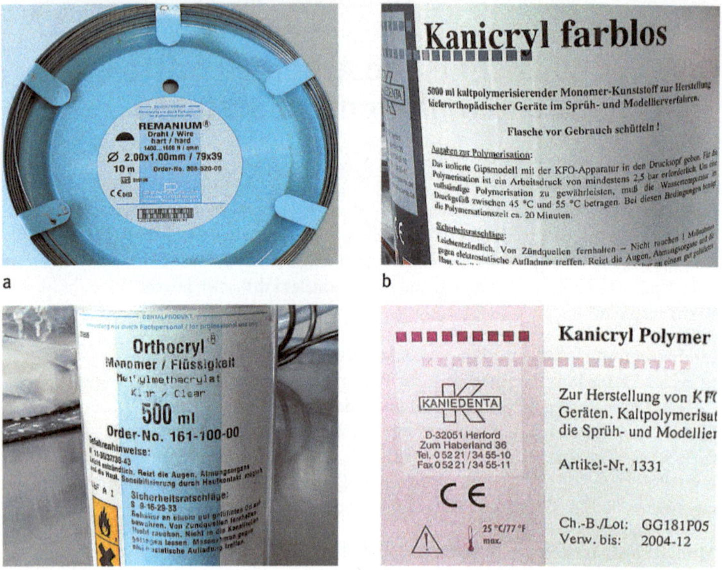

a b c d

6

Abb. A1 a–d: Materialien
a) Drahtmaterial, das in unterschiedlichen Stärken auf Rollen geliefert wird
b + c) Kaltpolymerisierendes Monomer (Kunststoffflüssigkeit) Kanicryl von der Fa. Kaniedenta und Orthocryl von der Fa. Dentaurum
d) Kaltpolymerisierendes Polymer (Pulver) Kanicryl von der Fa. Kaniedenta

6.2.1 Herausnehmbare Platte, funktionskieferorthopädisches Gerät

☞ auch 3.1.1

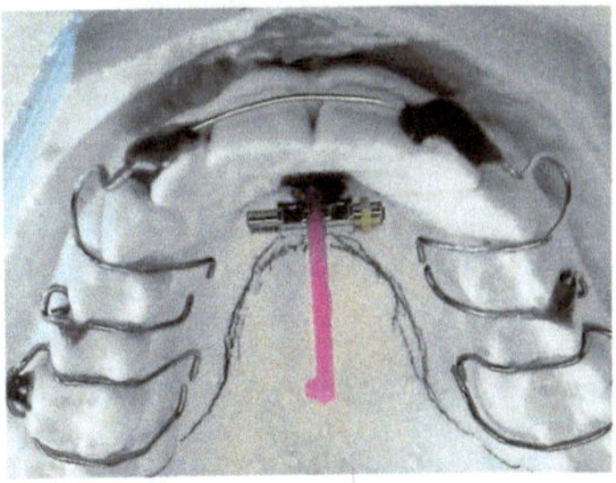

a

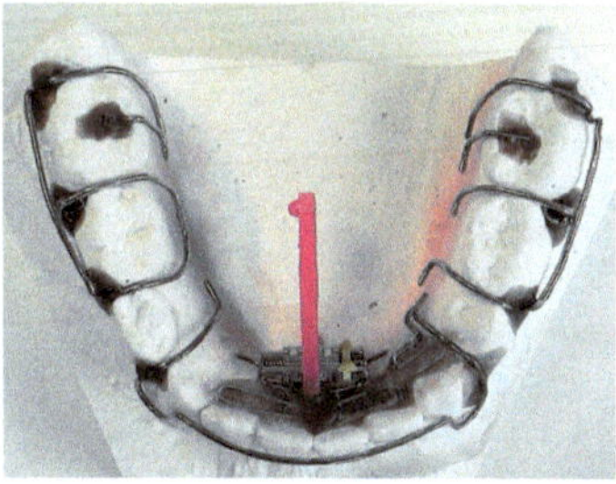

b

Abb. A2 a+b: Gipsmodell mit fertig gebogenen und mit Wachs fixierten Drahtelementen
a) Als Halteelemente dienen ein Labialbogen und Adamsklammern (0,7 mm federhart). Eine Dehnschraube wird in einer gefrästen Rille im Gaumenbereich des Modells mit Wachs fixiert
b) Labialbogen, Doppeladamsklammern im Molarenbereich (0,7 mm federhart), okklusale Auflagen auf den 1. Molaren (0,7 mm hart) und nach mesial offene Protrusionsfedern (0, 5 mm federhart). Die Unterschnitte werden mit Wachs ausgeblockt, da sich sonst die Kunststoffplatte nach dem Streuen und Aushärten des Kunststoffs nicht mehr entfernen lässt

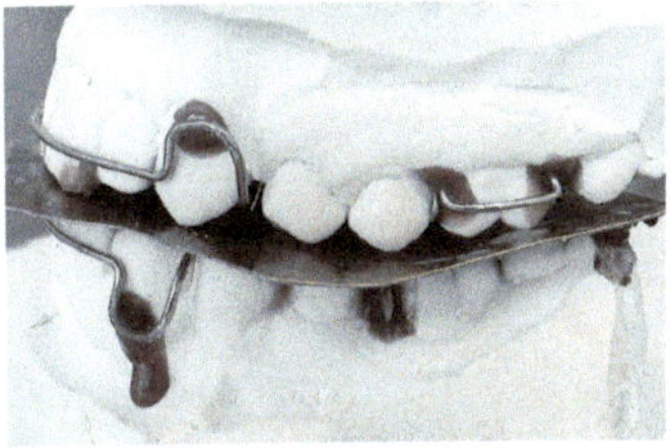

a

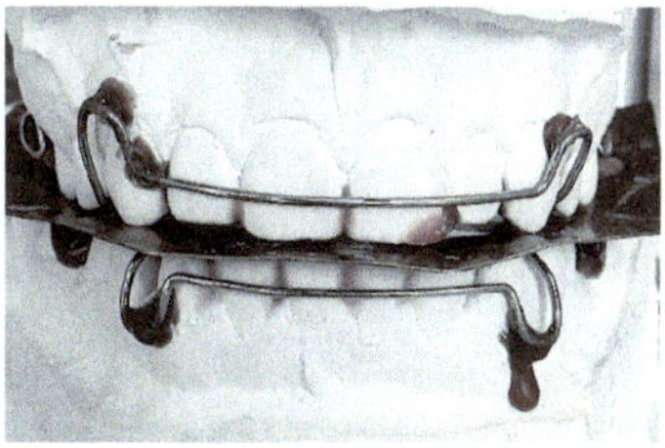

b

Abb. A3 a+b: Gipsmodell im Fixator
Mit den gebogenen Drahtelementen (Labialbogen für Aktivator: 0,9 mm federhart; Adamsklammern 0,7 mm federhart) und einer im Interokklusalraum befindlichen und angepassten Aluminiumplatte mit einer Schichtdicke von ~ 1 mm zur Herstellung eines horizontal geteilten Aktivators

6

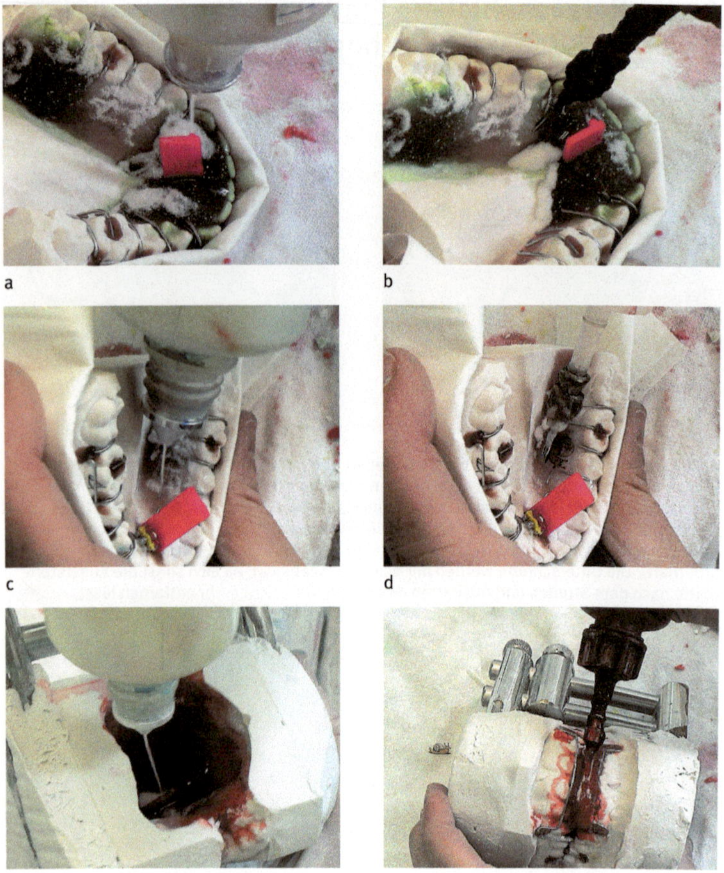

6

Abb. A4 a–f: Streuen des Kunststoffs
Im Wechsel wird zuerst das Pulver (Polymer) und dann die Flüssigkeit (Monomer) auf den Gips auf die gewünschten Stellen gestreut. Die Schichtstärke sollte mindestens 3–4 mm betragen, damit genug Kunststoffdicke zum Ausarbeiten und Polieren verbleibt. Sonst wird der Kunststoff zu dünn und bricht schneller

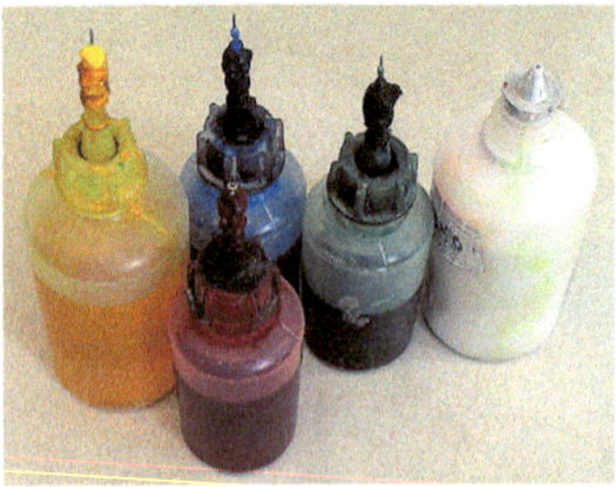

Abb. 5: Die zwei Kaltpolymerisat-Komponenten
Die Flüssigkeit (Monomer) in unterschiedlichen Farben und das weiße Pulver (Polymer)

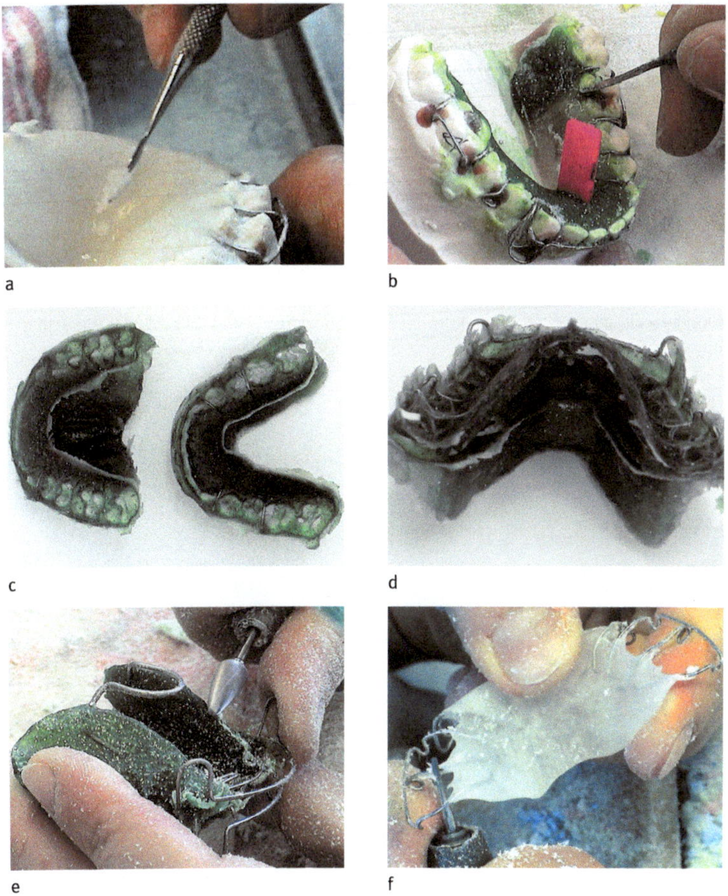

Abb. A6 a–f: Modellieren, Ausarbeiten einer Platte
a+b) Modellieren und Zurechtschneiden des weichen und frisch gestreuten Kunststoffs mit einem Modellierinstrument
c+d) Platte ist bereits im Drucktopf ~ 30 Minuten ausgehärtet und vom Gipsmodell im Ober- und Unterkiefer zur Ausarbeitung und Herstellung des geteilten Aktivators abgenommen worden. Die Kunststoffplatten werden später mit Drahtelementen intermaxillär verbunden
e+f) Ausarbeitung beim Aktivator (e) und bei der Platte (f) erst mit groben Kunststofffräsen und dann mit feinen Kunststofffräsen für die Feinausarbeitung der Ränder

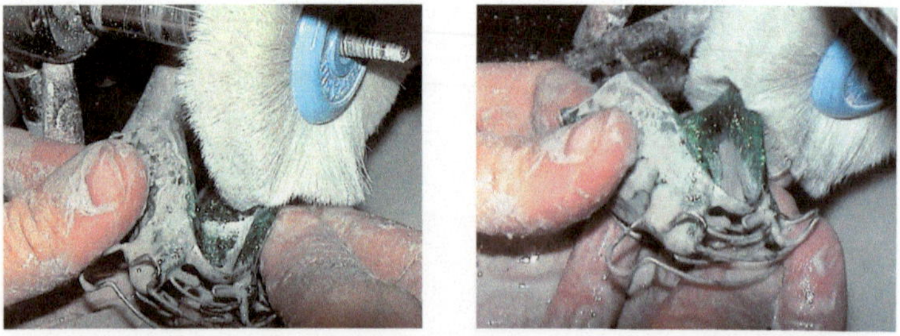

a b

Abb. A7 a+b: Politur des Kunststoffs mit Schwabbeln und in Wasser gelöstem Bimssteinpulver an der Poliermaschine

6.2.2 Aktive Platten

☞ auch 3.1.2.

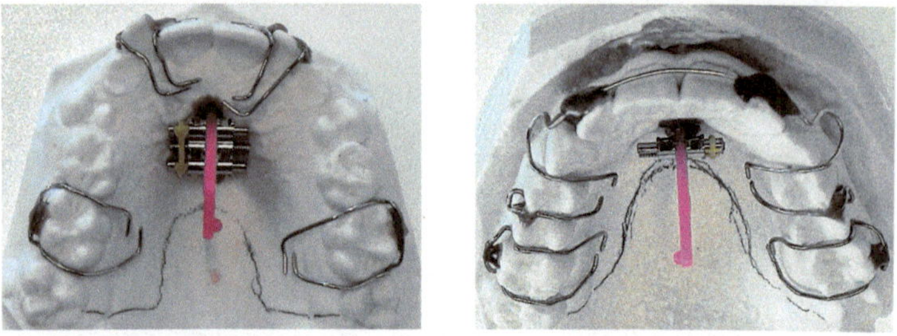

a b

Abb. A8 a+b: Gipsmodelle mit Adamsklammern
a) mit C-Klammern (0,7 mm federhart) in der Front
b) mit einem Labialbogen (0,7 mm federhart) in der Front und Dreiecksklammern zwischen den 1. und 2. Prämolaren

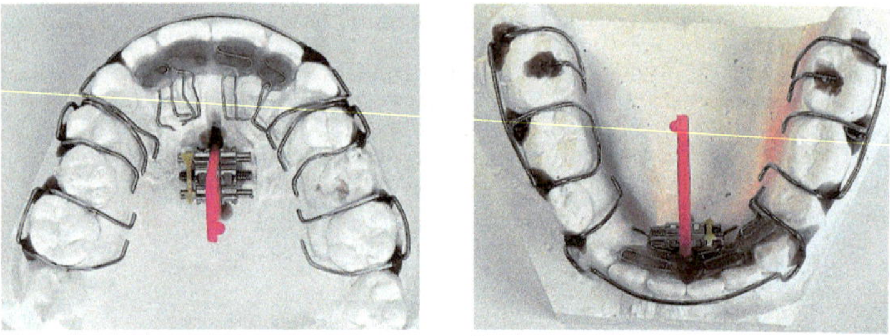

a b

Abb. A9 a+b: Platten
a) mit geschlossenen Protrusionsfedern (0,4 federhart) in der oberen Front
b) nach mesial offenen Protrusionsfedern (0,5 mm federhart) in der unteren Front
Die Unterschnitte werden mit Wachs ausgeblockt.

! Es gibt nur im Unterkiefer die okklusale Auflage zusätzlich zu der Adamsklammer an den Molaren, da nur so die Platte okklusal abgestützt werden kann. Die okklusale Auflage ist aus Stabilitätsgründen nicht aus einem federharten, sondern aus einem harten Draht der Stärke 0,7 mm. Andernfalls würde die Platte auf der lingualen Seite Richtung Mundboden in vertikaler Richtung absinken. Die Folge wären Druckstellen und ein schlechter Halt der Platte. Im Oberkiefer hingegen sind keine okklusalen Auflagen im Molarenbereich notwendig, da der Gaumen die Platte in vertikaler Richtung abstützt.

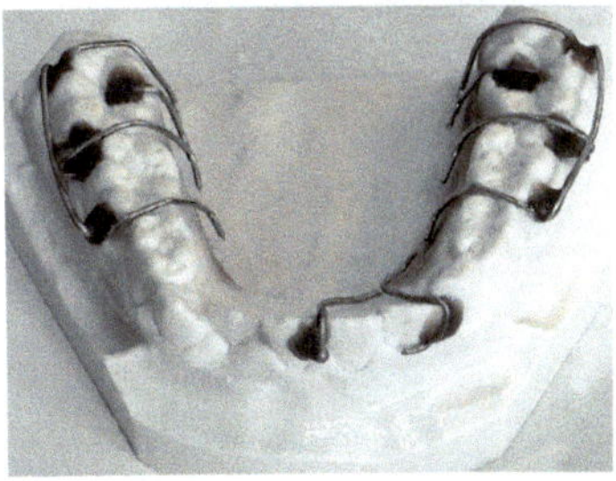

a

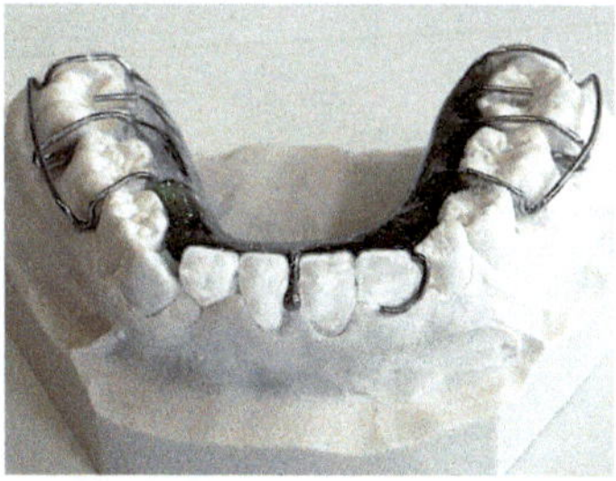

b

Abb. A10 a+b: Platte mit Doppeladamsklammern im Molarenbereich und einem Knopfanker zwischen den beiden mittleren unteren Frontzähnen und einer C-Klammer am Zahn 32

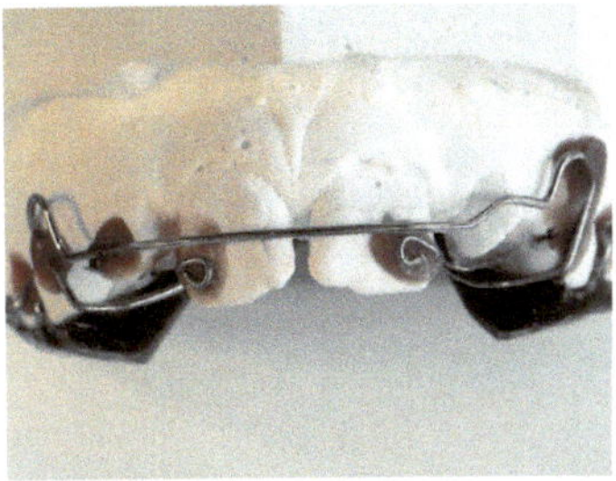

a

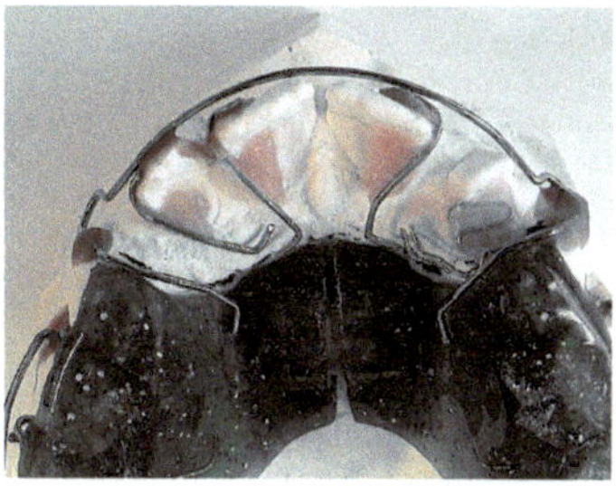

b

Abb. A11 a+b: Platte mit Finger- und Protrusionsfedern
a) Plattenumbau im Oberkiefer mit Einbau von Fingerfedern distal an den Zähnen 11, 12 und 21
b) Aufsicht auf dieselbe Platte mit der nun sichtbaren geschlossenen Protrusionsfeder an Zahn 22: Im Molarenbereich befinden sich unter den seitlichen Kunststoffaufbissen als Halteelemente Doppeladamsklammern (0,7 mm federhart).

6

! Unterschnitte sind auf jeden Fall am Modell mit Wachs auszublocken, da sonst der noch zu streuende Kunststoff nicht mehr von dem Gipsmodell entfernt werden kann. Ebenso sollte das Modell direkt vor dem Streuen des Kunststoffs mindestens 2 Stunden in einem Wasserbad gewässert werden, da sich sonst der Kunststoff mit dem Gips fest verbindet. Der Kunststoff lässt sich andernfalls nach dem Aushärten im Drucktopf nicht mehr vom Modell lösen.

! Die Retentionsenden der Klammern müssen lingual bzw. palatinal ~ 1,5 mm vom Gips abstehen, damit diese später ausreichend im Kunststoff gefasst werden können.

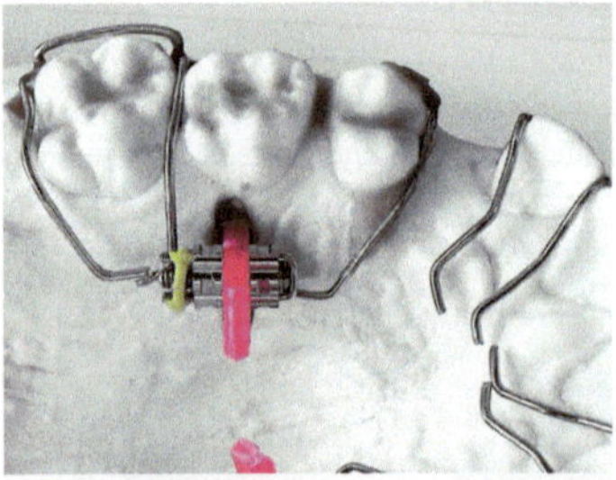

a

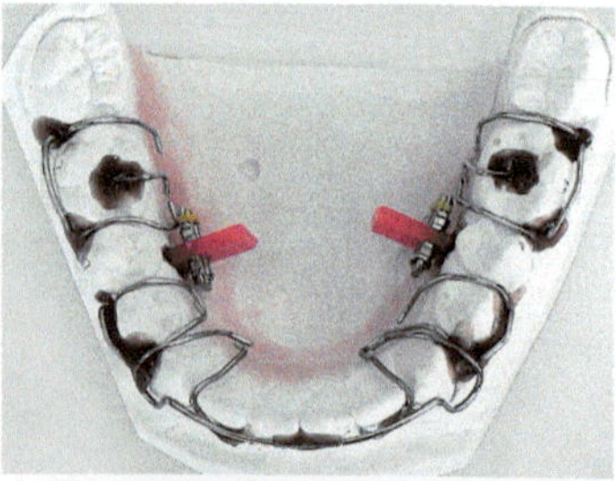

b

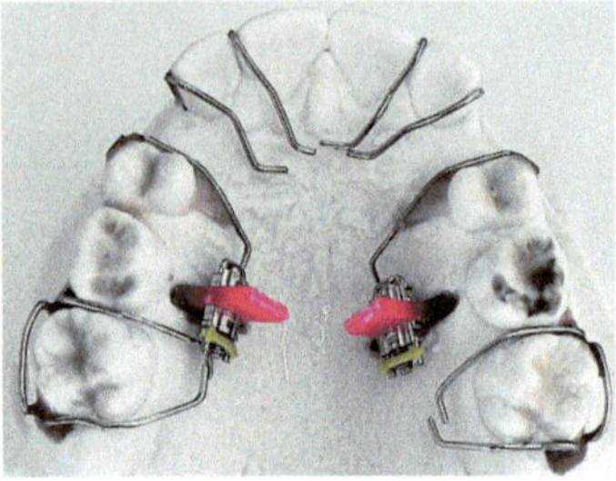

c

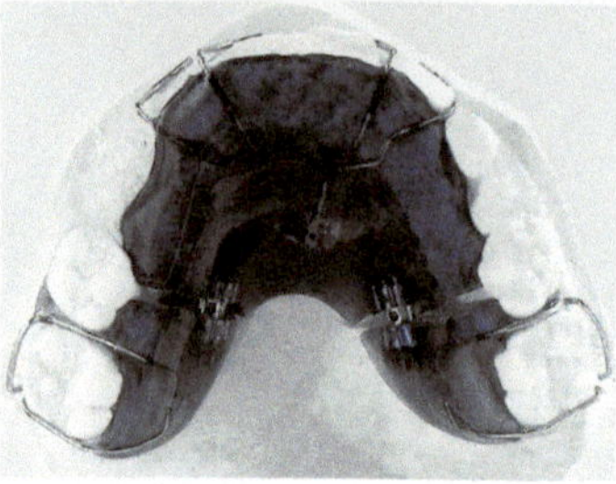

d

Abb. A12 a–d: Platte u. a. mit C-Klammern und Streckschrauben
a–c): C-Klammern in der Front von distal, C-Klammern von mesial an den Zähnen 14 und 24 zum Offenhalten der Lücken regio 13 und 23 sowie Adamsklammern an den 1. Molaren (Drahtstärke: 0,7 mm federhart) und Streckschrauben regio 55 und 65 bzw. 35 und 45. Alle Drahtelemente sind mit Wachs und die Schrauben mit Wachs in einer gefrästen Gipsrille fixiert
d) fertige Platte mit Streckschrauben regio 55 und 65

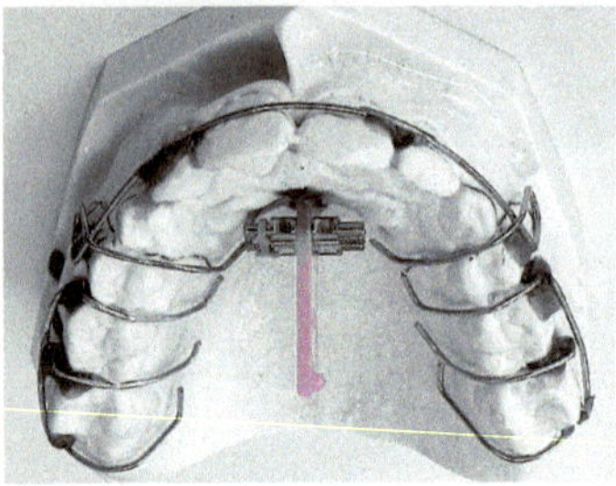

a

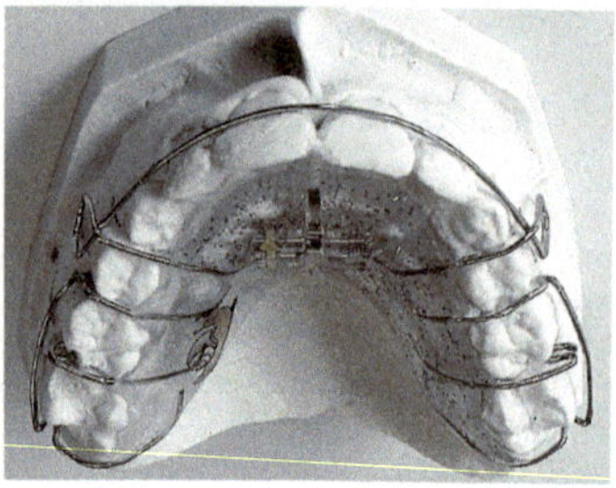

b

Abb. A13 a+b: Platte mit Reverselabialbogen
a) Gipsmodell mit einem aktiven Drahtelement wie dem Reverselabialbogen (0,7 mm federhart) in der Front und Doppeladamsklammern (0, 7 mm federhart) als Halteelemente im Molarenbereich
b) fertige Oberkieferplatte mit Reverselabialbogen zum Retrudieren der Front

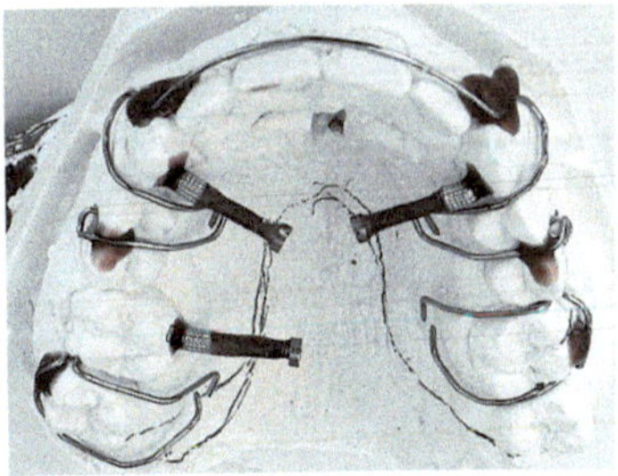

a

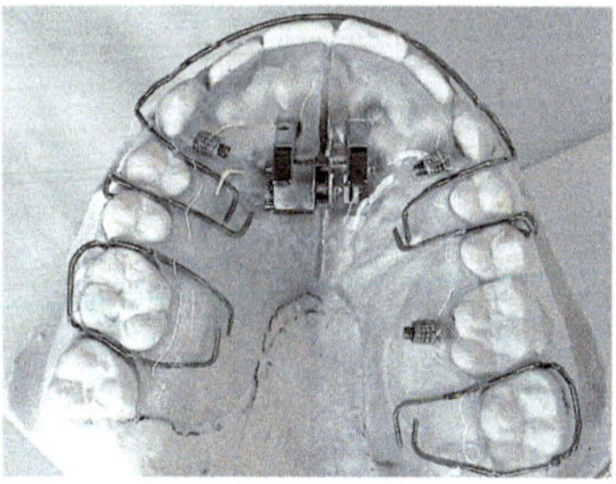

b

Abb. A14 a+b: Platte mit Federbolzenschrauben
a) Gipsmodell mit in Wachs fixierten Federbolzenschrauben palatinal an den Zähnen 16, 13 und 23 zur Protrusion bzw. Bukkalbewegung mit dosierter Kraft im Gegensatz zur Protrusionsfeder. Als Halteelemente gibt es hier den Labialbogen in der Front, Dreiecksklammern zwischen den 1. und 2. Prämolaren und Adamsklammern an den Zähnen 17 und 26
b) fertige Kunststoffplatte mit Federbolzenschrauben an den Zähnen 13, 23 und 26

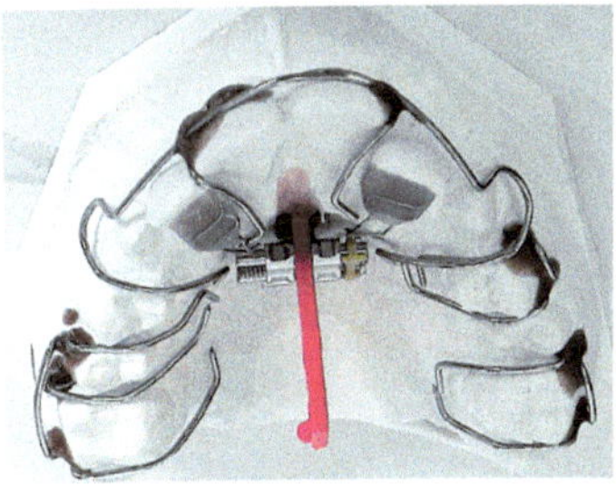

a

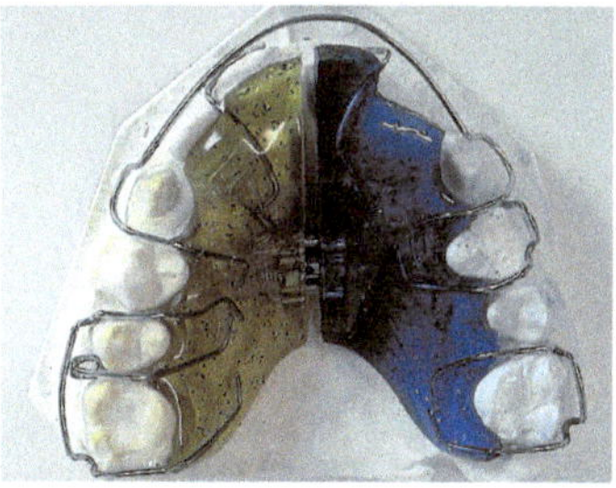

b

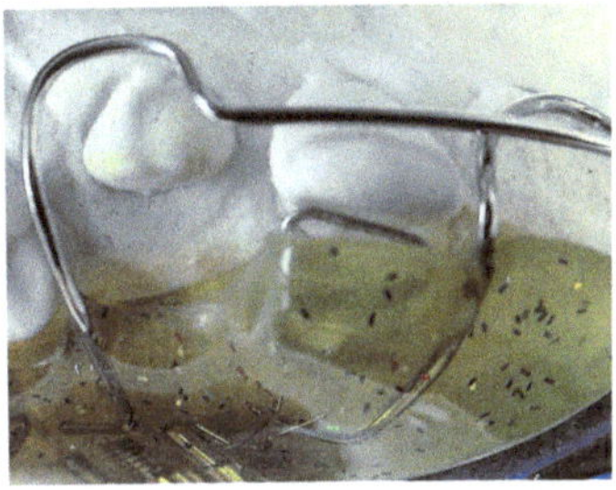

c

Abb. 15 a–c: Platte u.a. mit Protrusionsfedern und Dehnschraube
a) Gipsmodell mit in Wachs fixierten geschlossenen Protrusionsfedern (0,7 mm federhart) in der Front an den Zähnen 12 und 22 und Haltelementen wie einen Labialbogen, Doppeladamsklammer an den Zähnen 15 und 16 und einer Adamsklammer an 26 sowie einer transversalen Dehnschraube in einer gefrästen Gipsrille mit Wachs fixiert
b+c) fertige Kunststoffplatte mit aktiven und passiven Drahtelementen

6

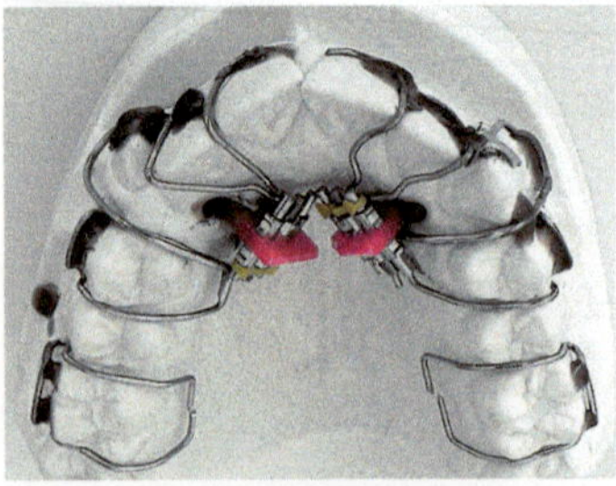
a

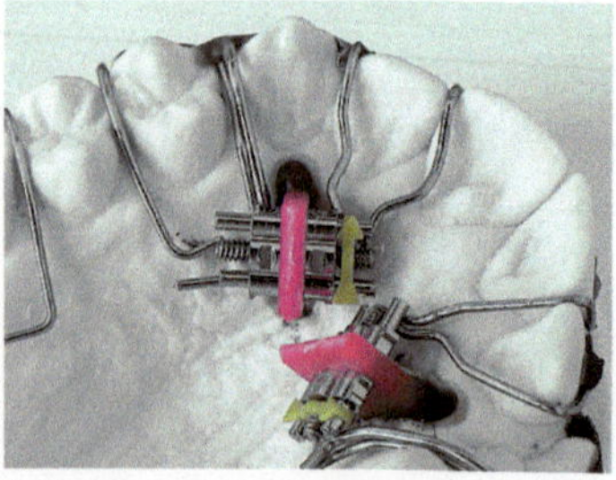
b

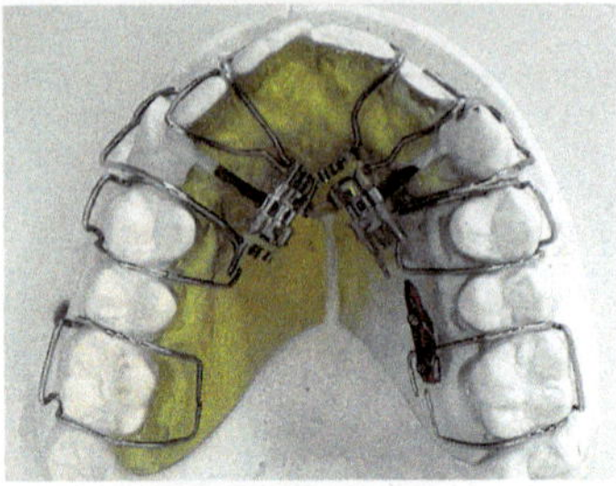
c

Abb. A16 a–c: Y-Platte
a+b) Gipsmodell mit in gefrästen Gipsrillen und Wachs fixierten Streckschrauben palatinal am Gaumen regio 13 und 23 sowie Haltelementen wie Adamsklammern an den 1. Prämolaren und den 1. Molaren und C-Klammern in der Front an den Zähnen 12 bis 22. Aktive Drahtelemente in Form von J-Klammern befinden sich an den Zähnen 13 und 23
c) fertige Kunststoffplatte mit Streckschrauben regio 13 und 23, auch als „Y-Platte“ bezeichnet, zur transversalen und sagittalen Nachentwicklung des anterioren Zahnbogens sowie mit einem in den Kunststoff eingebauten Symbol auf Wunsch des Patienten

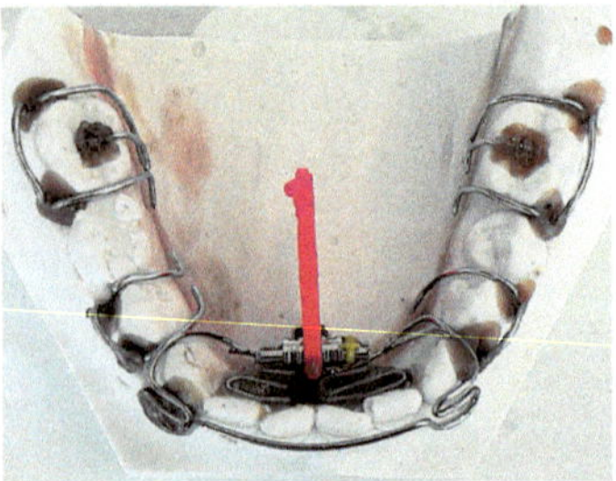
a

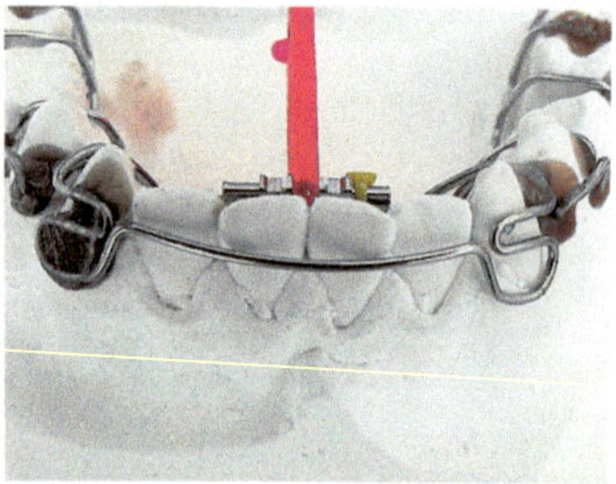
b

Abb. A17 a+b: Platte u.a. mit Labialbogen, Andresenschlingen und Protrusionsfedern
Gipsmodell mit in Wachs fixierten aktiven Drahtelementen mit einem Labialbogen mit Andresenschlingen (0,7 mm federhart) an den Zähnen 33 und 43 sowie nach mesial offenen Protrusionsfedern (0,5 mm federhart) und Adamsklammern (0,7 mm federhart) an den 1. Prämolaren und 1. Molaren als Halteelemente

6.2.3 Oberkieferplatte mit Federbolzenschrauben

☞ auch 3.1.4.

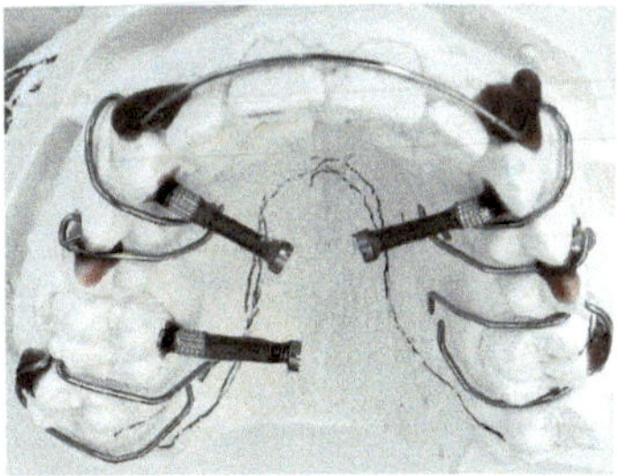

a

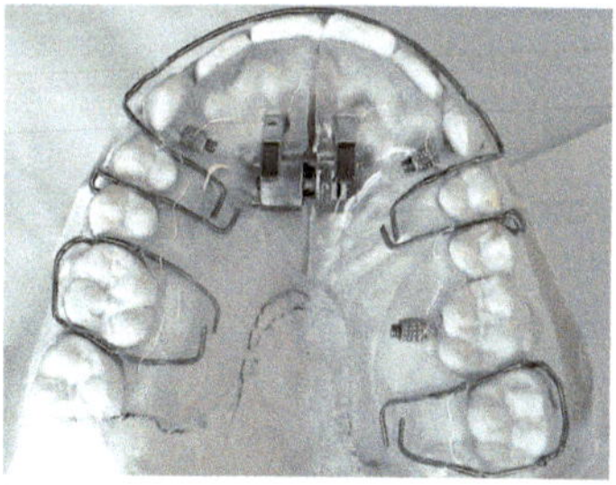

b

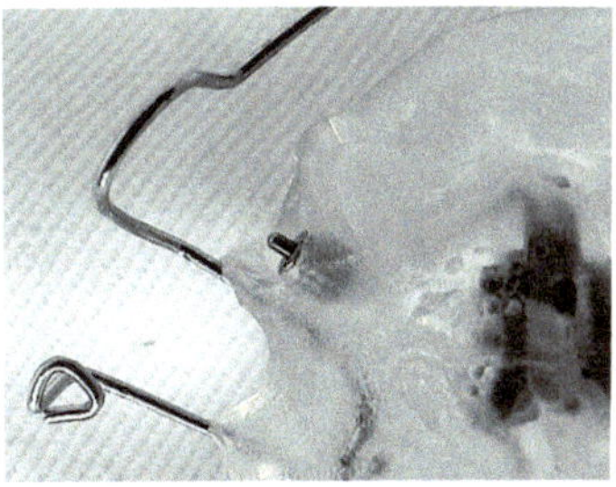

c

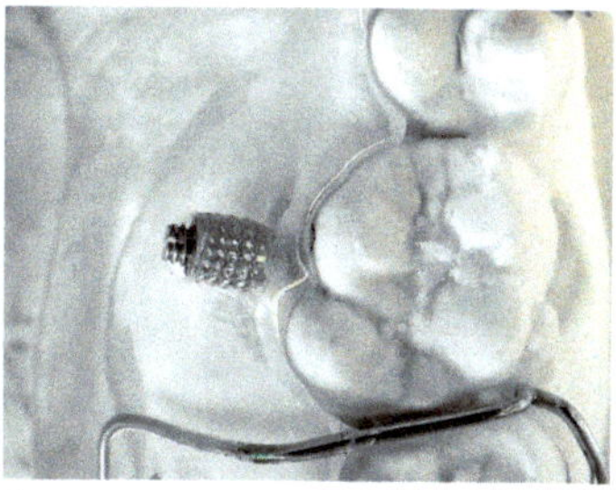

d

Abb. A18 a–d: Oberkieferplatte mit Federbolzenschrauben
a) Gipsmodell mit in Wachs palatinal an den Zähnen 13, 23 und 16 fixierten Federbolzenschrauben. Als Halteelemente dienen Adamsklammern an den Zähnen 17 und 26 sowie Dreiecksklammern zwischen den 1. und 2. Prämolaren
b) Fertige Kunststoffplatte mit Federbolzenschrauben an den Zähnen 13, 23 und 26
c) Platte von palatinal mit einer Federbolzenschraube regio 23
d) Platte mit einer Federbolzenschraube, die am Zahn 26 eine dosierte Bukkalbewegung bewirkt

6.2.4 Fächerdehnplatte

☞ auch 3.1.2.

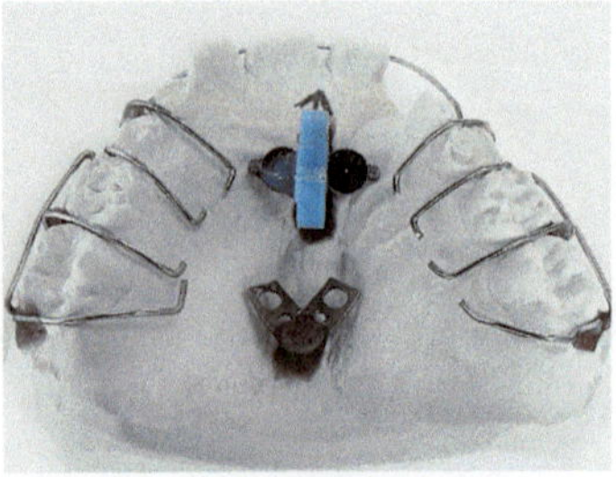

a

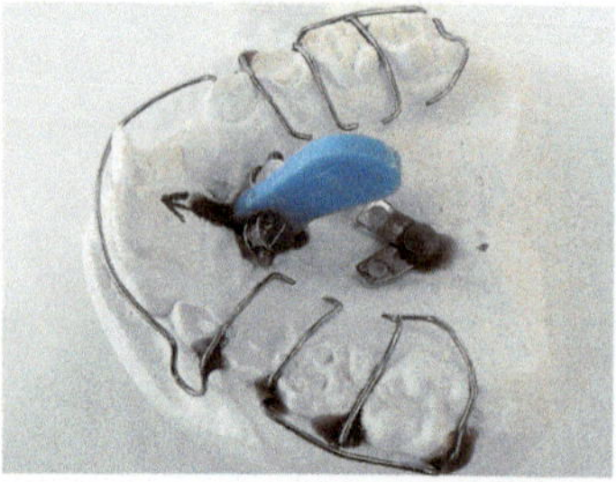

b

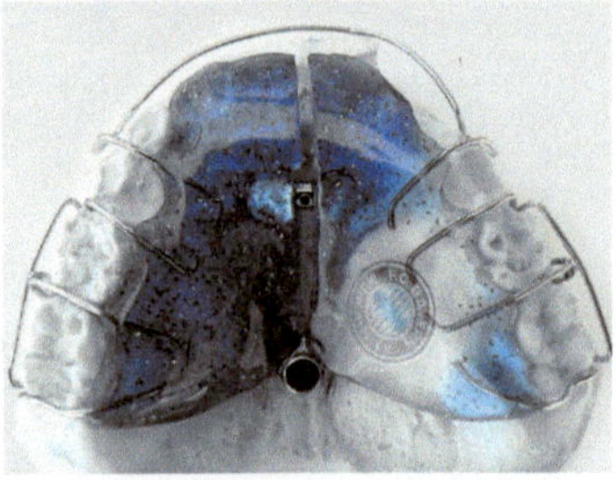

c

Abb. A19 a–c: Fächerdehnplatte
Gipsmodell mit in Wachs fixierter Fächerdehnschraube aus zwei Anteilen: Der anteriore Anteil befindet sich als Fächerdehnschraube in einer gefrästen Gipsrille fixiert und der posteriore Anteil – ein Gelenk aus Metall – befindet sich in Wachs fixiert an der hinteren Gaumenmitte
c) fertige Fächerdehnplatte: Die Fächerdehnschraube befindet sich anterior und das Gelenk aus Metall zur anterioren transversalen Nachentwicklung des Oberkiefers posterior. Ebenso hat diese Platte auf Wunsch des Patienten ein in Kunststoff eingebautes Symbol

6.2.5 Hawley-Platte

☞ auch 4.2.

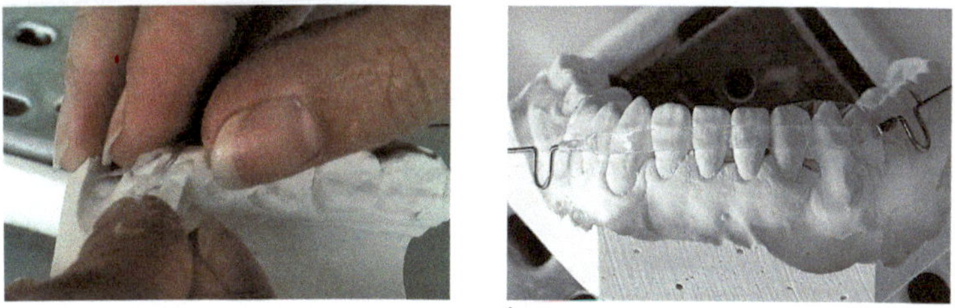

a b

Abb. A20 a+b: Labialbogen für Bearbeitung fixieren
Gipsmodell mit einem maschinell vorgefertigten Labialbogen aus einem durchsichtigen plastisch verformbaren Kunststoff im Frontbereich und einem Draht im Seitenzahnbereich mit beidseits je einer U-Schlaufe im Prämolarenbereich
a) Labialbogen wird mit Tesafilm in der gewünschten Position fixiert
b) Labialbogen vor Fixieren mit Tesa-Film

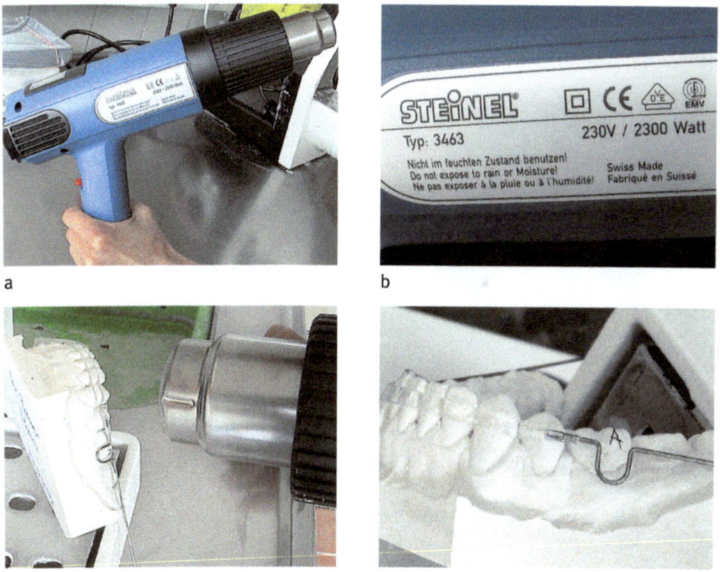

a b c d

Abb. A21 a–d: Kunststofflabialbogen anpassen
Kunststofflabialbogen mit einem speziellen Fön mit ausreichender Hitzeentwicklung, der in Baumärkten erhältlich ist, bis ~ 50 °C erhitzen. Mit den Fingern wird der erweichte Kunststoff den Frontzähnen genau angepasst

! Der Kunststoff des Labialbogens darf nicht überhitzt werden, da er sonst „verschmort" oder zu weich wird.

6

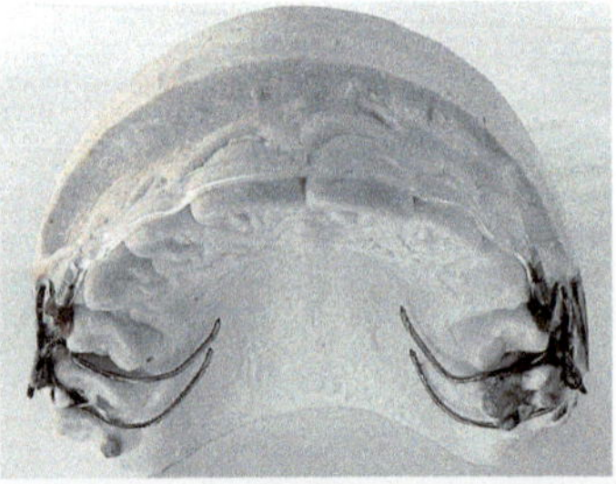

a

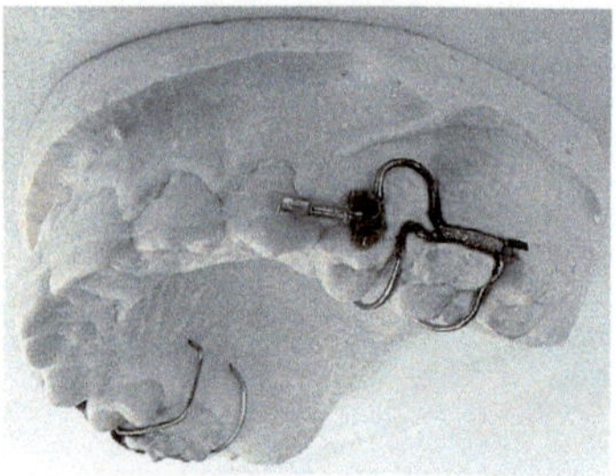

b

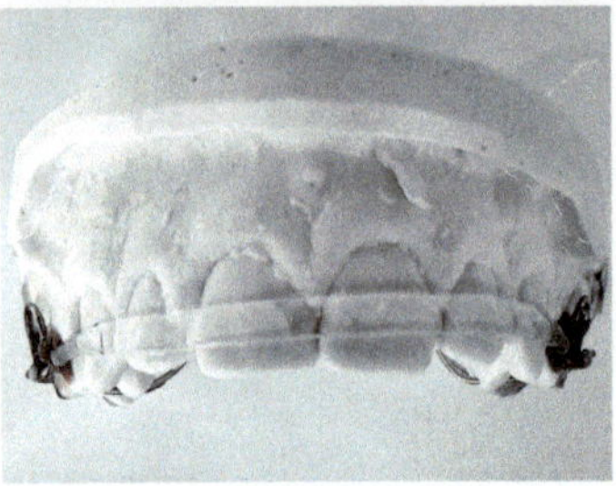

c

Abb. A22 a–c: Individuell angepasster Kunststofflabialbogen
Die Drahtenden sind hier mit den Adamsklammern (0,7 mm federhart) an den 1. Molaren verlötet

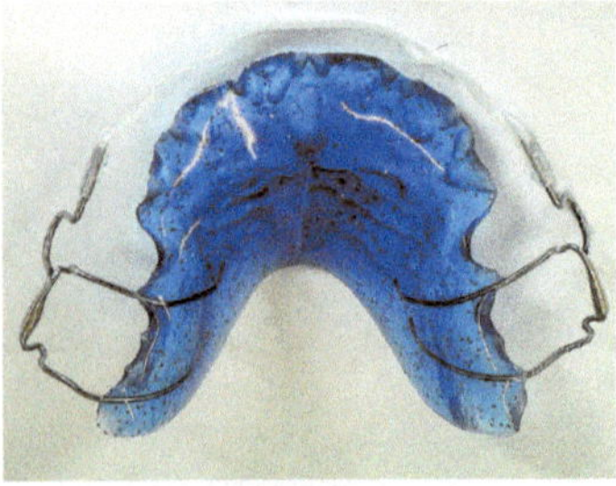

a

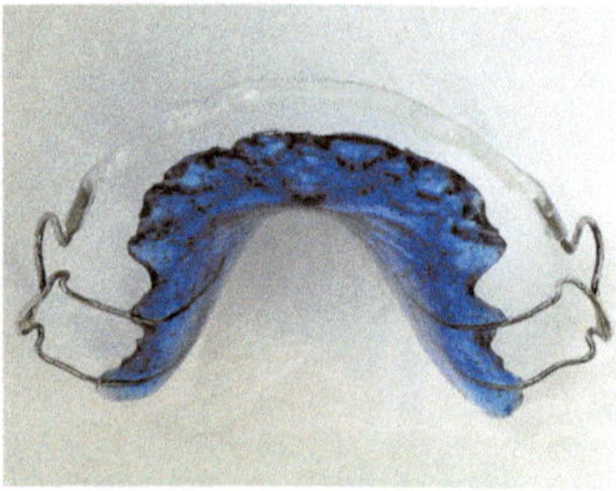

b

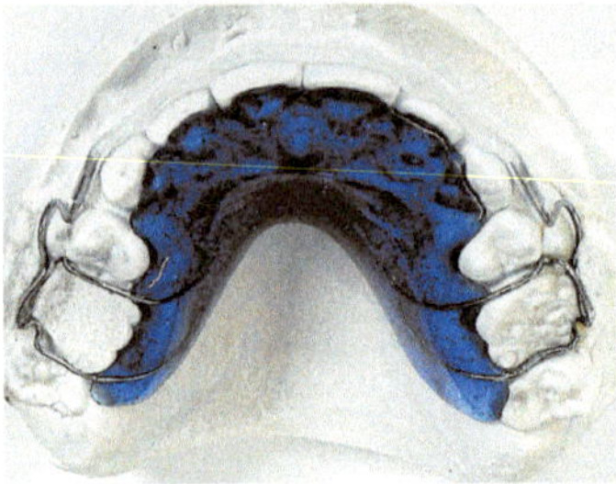

c

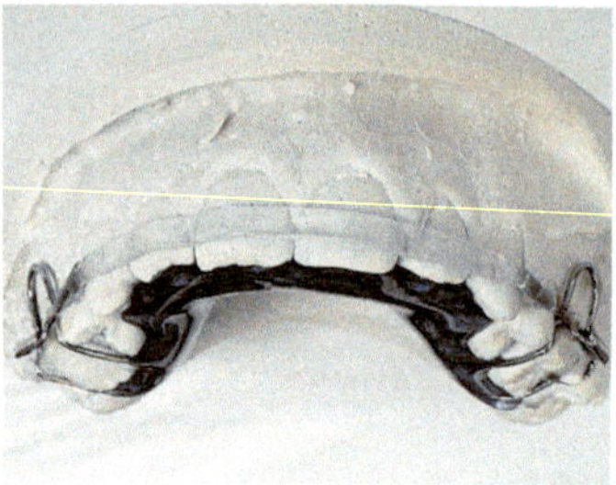

d

Abb. A23 a–d: fertige Hawley-Platte
Aus Kunststoff mit einem individuell angepassten Kunststoff-Labialbogen und an den Labialbogen angelöteten Adamsklammern (0,7 mm federhart) als Halteelemente

6.2.6 Lingualbogenplatte

☞ auch 3.1.2.

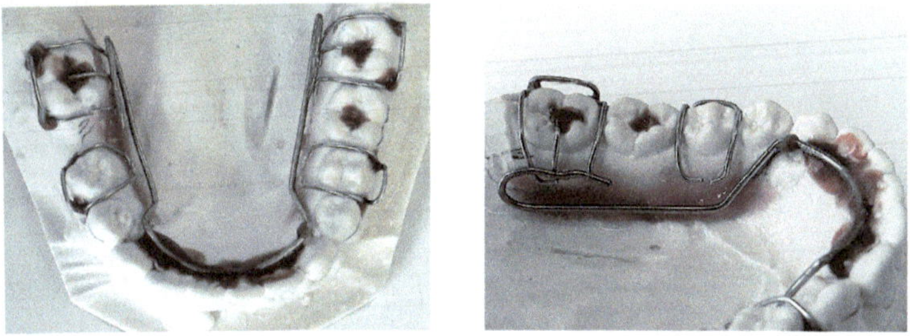

a b

Abb. A24 a+b: Gipsmodell mit einem in Wachs fixierten Lingualbogen (1,0 mm federhart)
Als Halteelemente sind Adamsklammern (0,7 mm federhart) an den 1. Prämolaren und 1. Molaren sowie okklusalen Auflagen (0,7 mm federhart) auf den 1. Molaren vorhanden. Die Unterschnitte sind hier auf der lingualen Seite mit Wachs ausgeblockt

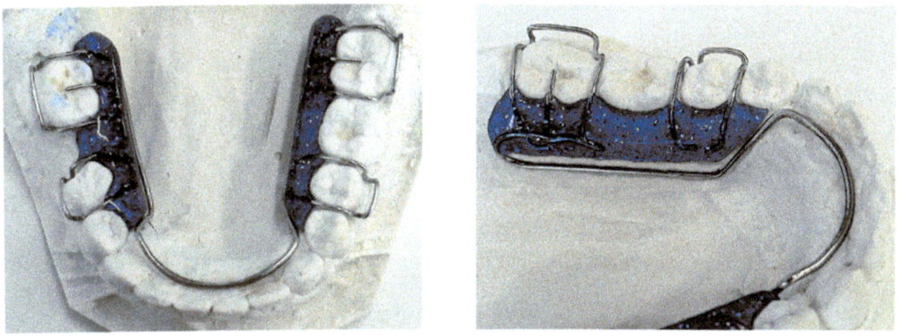

a b

Abb. A25 a+b: Fertige Lingualbogenplatte
Kunststoffplatte mit einem Lingualbogen (1,0 mm federhart) zur transversalen Nachentwicklung des Unterkiefers im Seitenzahnbereich und Adamsklammern (0,7 mm federhart) an den 1. Prämolaren und den 1. Molaren

6.2.7 Eschler-Platte

☞ auch 3.1.2.

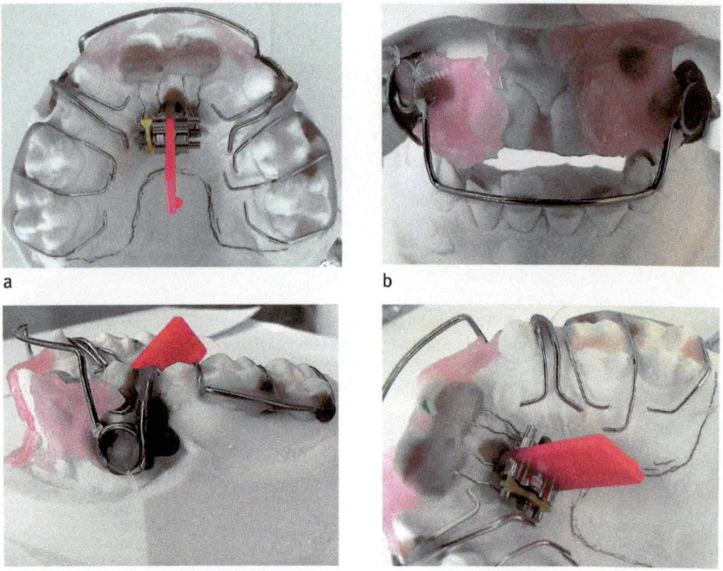

a b c d

Abb. A26 a–d: Herstellung der Eschler-Platte
Gipsmodell des Oberkiefers mit einem in Wachs fixierten Gegenkieferlabialbogen (1,2 mm federhart). Der Labialbogen führt zur Unterkieferfront. Die Platte hat als Halteelemente zwei Doppeladamsklammern (0,7 mm federhart) auf den 2. Milchmolaren und den 1. Molaren sowie C- Klammern (0,7 mm federhart) von distal an den Eckzähnen 13 und 23 als Halteelemente. Als aktive Drahtelemente dienen geschlossene Protrusionsfedern (0,4 mm federhart) an den Zähnen 11 und 21. Eine in einer gefrästen Gipsrille und in Wachs fixierte transversale Dehnschraube befindet sich palatinal an der vorderen Gaumenmitte. Das Wachs labial auf den seitlichen oberen Schneidezähnen und im Schlaufenbereich des Gegenkieferbügels wird zur Ausblockung gegen den Kunststoff verwendet

! Bei der Herstellung des Gegenkieferlabialbogens sollte eine horizontale Rille auf die Mitte der Labialflächen der unteren Frontzähne mit einer Tiefe von ~ 1 mm mit einer Gipsfräse gefräst werden. Nur so kann der Labialbogen der Unterkieferfront nach Fertigstellung der Eschler-Platte eng und mit Druck anliegen. Der Unterkiefer erhält auf diese Weise eine ausreichend große und nach dorsal gerichtete Kraft zum Bremsen des mandibulären Wachstums.

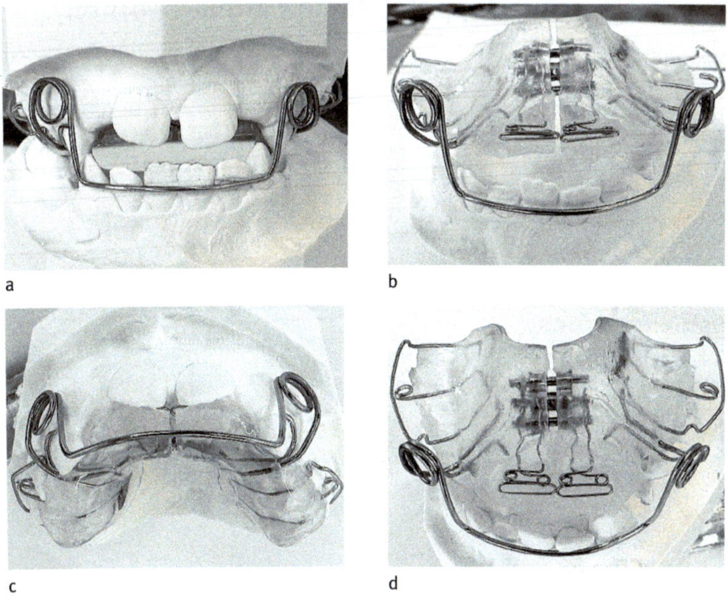

Abb. A27 a–d: Fertige Eschler-Platte mit einem der unteren Front eng anliegenden Gegenkieferlabialbogen (1,2 mm federhart)
Die Platte hat seitliche Kunststoffaufbisse und geschlossene Protrusionsfedern (0,4 mm federhart) an den Zähnen 11 und 21 sowie eine transversale Dehnschraube zur transversalen und sagittalen Nachentwicklung des Oberkiefers unter gleichzeitigem Bremsen des progenen Wachstums im Unterkiefer. Zwei Doppeladamsklammern (0,7 mm federhart) an den 2. Milchmolaren und den 1. Molaren dienen als Halteelemente

6.2.8 Vorschubdoppelplatte mit Müllersporen

☞ auch 3.1.2.

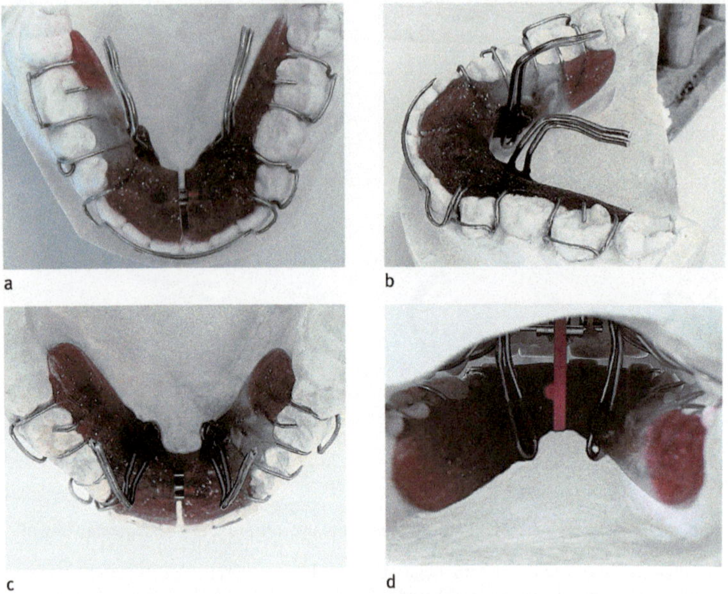

Abb. A28 a–d: Herstellung einer Vorschubdoppelplatte mit Müllerspornen
Mit Kunststoff gestreute und schon grob ausgearbeitete Ober- und Unterkieferplatten. Die Halteelemente (alle 0,7 mm federhart) sind ein Labialbogen in der Front, Dreiecksklammern zwischen den 1. und 2. Prämolaren sowie Adamsklammern an den 1. Molaren. Manuell gebogene und individuell angepasste Vorschubbügel (1,2 mm federhart) befinden sich beidseits mit Wachs fixiert an der Oberkieferplatte. Die korrekte Position der Vorschubstege wird mittels eines Fixators ermittelt

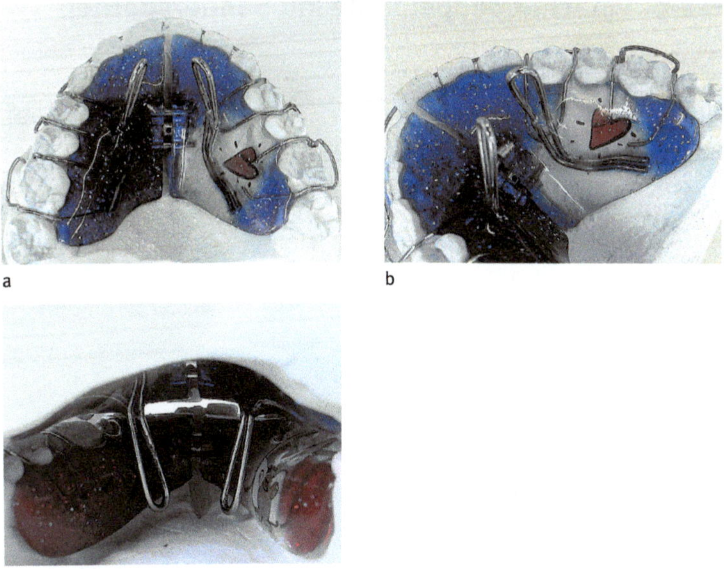

a b c

Abb. A29 a–c: Fertige Vorschubdoppelplatten mit manuell gebogenen Stegen

6.2.9 Vorschubdoppelplatte mit Sanderspornen

☞ auch 3.1.2.

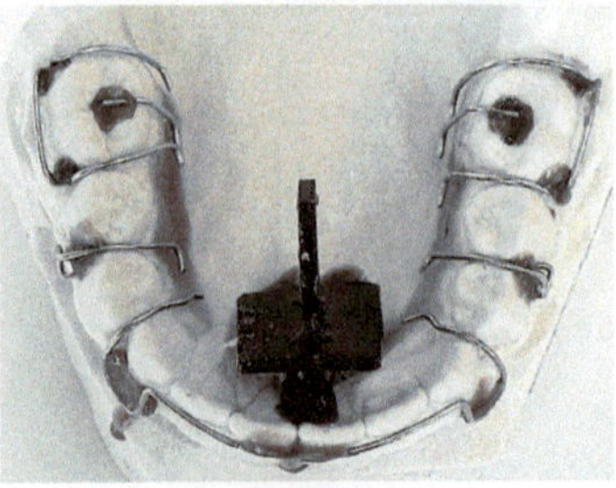

a

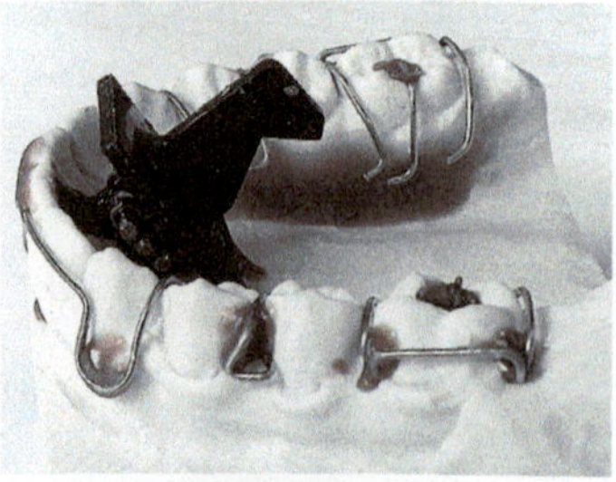

b

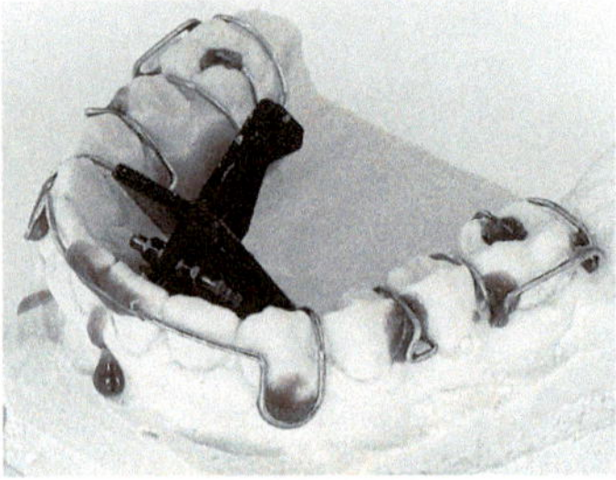

c

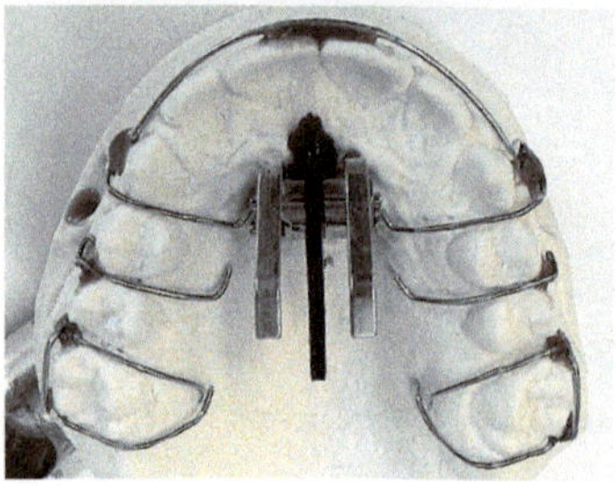

d

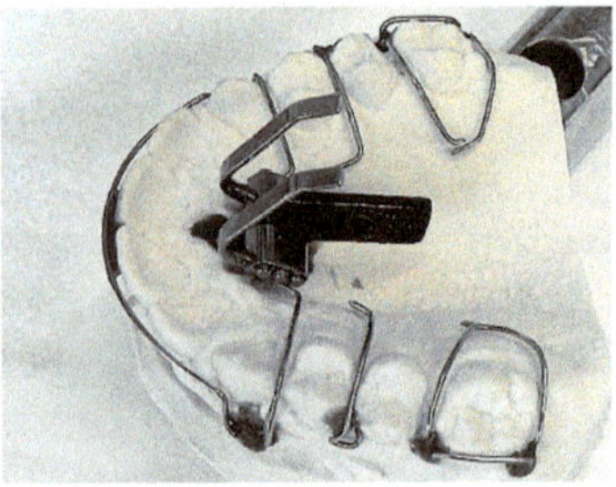

e

Abb. A30 a–e: Herstellung Vorschubdoppelplatte mit Sanderspornen
a–c) Gipsmodell des Unterkiefers mit Halteelementen aus Adamsklammern für die Molaren, Dreiecksklammern zwischen 1. und 2. Prämolaren und Labialbogen (alle 0,7 mm federhart) und einer in einer gefrästen Gipsrille mit Wachs fixierten schiefen Ebene (70° Neigung zur Okklusionsebene) mit Dehnschraube lingual anterior am Mundboden, die später an der Unterseite mit Kunststoff aufgefüllt wird
d+e) Gipsmodell des Oberkiefers mit den gleichen Halteelementen wie im Unterkiefer und einer in einer gefrästen Gipsrille und mit Wachs fixierten Dehnschraube mit den darauf befindlichen maschinell angefertigten Vorschubstegen nach Sander

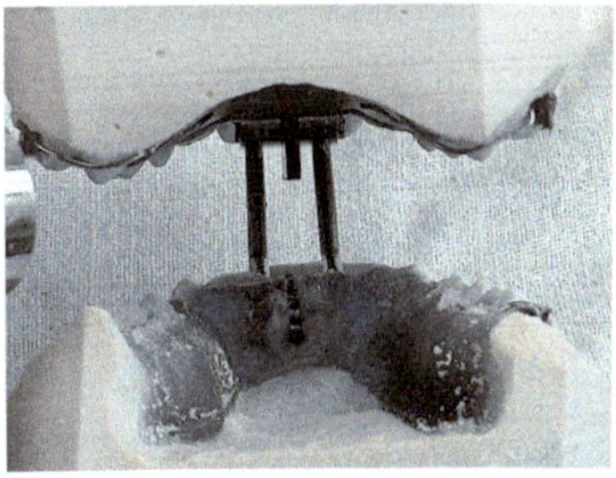

a

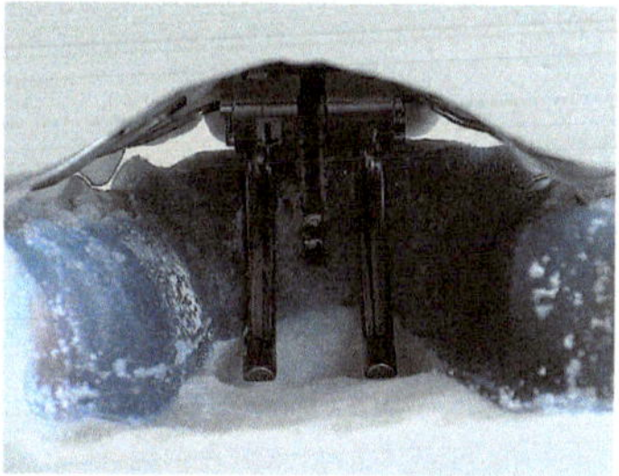

b

Abb. A31 a+b: Vorschubdoppelplatte mit Sanderspornen im Fixator
Gipsmodelle des Ober- und Unterkiefers im Fixator und gerade in Kunststoff gestreuten sowie darin fixierten Haltelementen aus Adamsklammern für die Molaren, Dreiecksklammern zwischen 1. und 2. Prämolaren und Labialbogen (alle 0,7 mm federhart) und den maschinell angefertigten Vorschubstegen nach Sander, die an die schiefe Ebene (70° Neigung) lingual an der unteren Platte angepasst werden

6.2.10 Aktivator nach Andresen und Häupl, 100 % seitlich frei geschliffen

☞ auch 3.1.1.

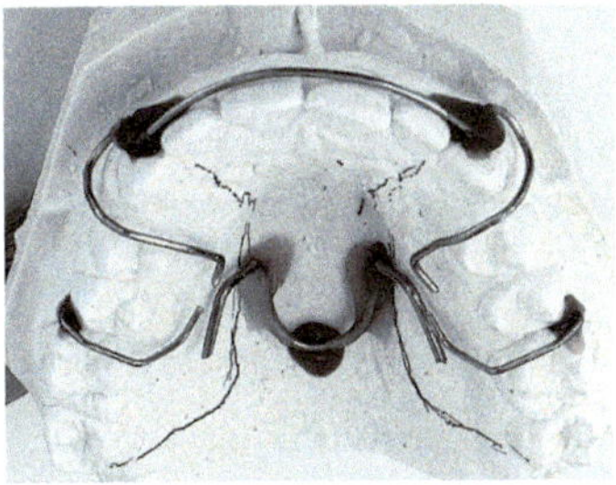

a

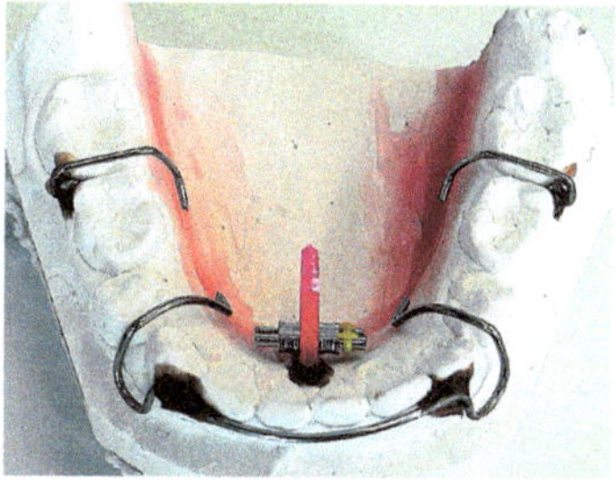

b

Abb. A32 a+b: In Wachs fixierten Labialbogen
Gipsmodelle des Ober- und Unterkiefers mit jeweils einem in Wachs fixierten Labialbogen für einen Aktivator (0,9 mm federhart), Coffinfeder (1,2 mm federhart) in ~ 1 mm Abstand zum Gaumen in Wachs fixiert zur transversalen Verbindung der rechten mit der linken Seite des Aktivators sowie Haltedornen (0,8 mm federhart) vor den 1. Molaren in allen Quadranten. Unterschnitte sind im Unterkiefer lingual mit Wachs ausgeblockt. Eine Dehnschraube ist hier vorhanden, aber normalerweise nicht notwendig

6

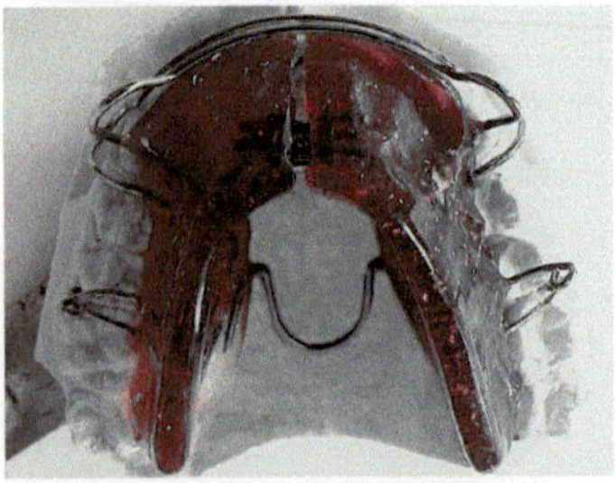

a

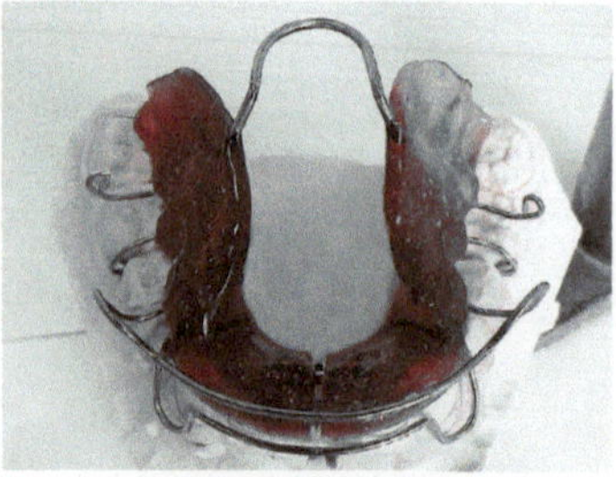

b

Abb. A33 a+b: Fertiger Aktivator aus Kunststoff
a) am Oberkiefer fixiert
b) am Unterkiefermodell fixiert
Nur die Kauflächen sind hier frei von Kunststoff, die Fronten nicht.

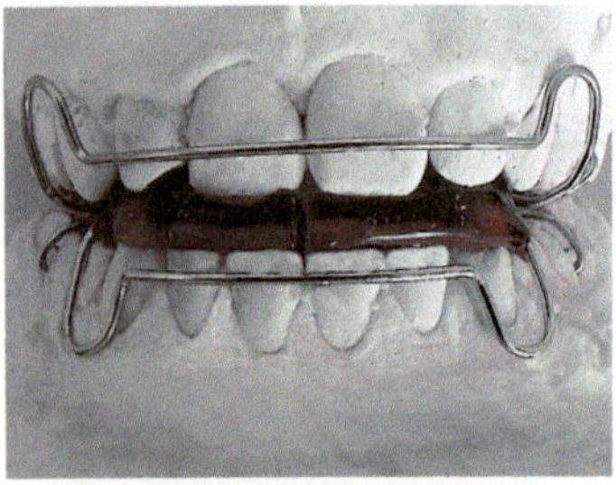

a

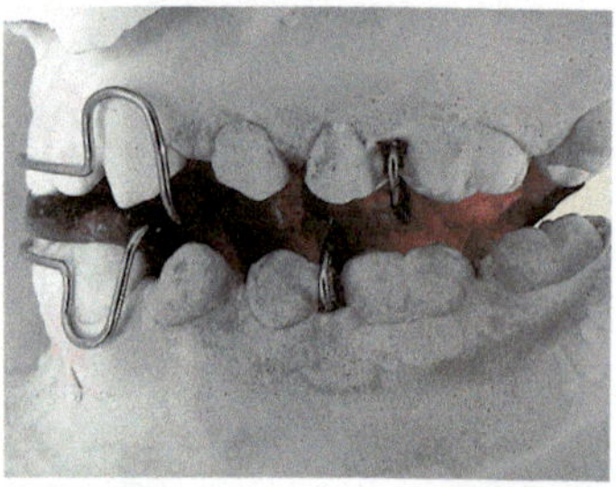

b

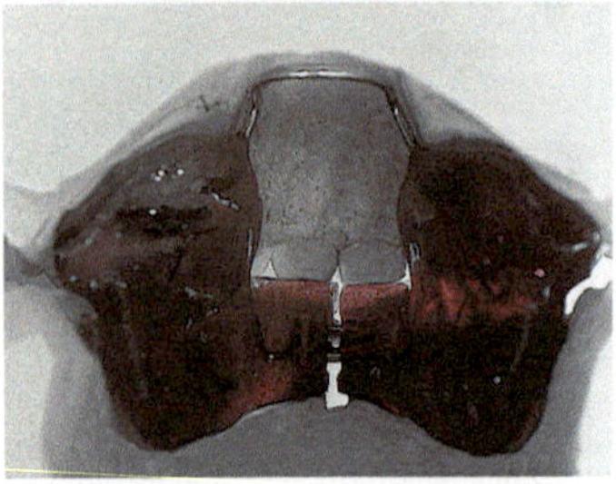

c

Abb. A34 a–c: Fertiger Aktivator im Fixator
Die Front ist in Kunststoff gefasst und die Kauflächen sind zu 100 % frei geschliffen von Kunststoff
a) Frontansicht mit den Labialbögen im Ober- und Unterkiefer (0,9 mm federhart)
b) Seitenansicht mit den Haltdornen vor den 1. Molaren zum Halten des Leeway space im späten Wechselgebiss
c) Innenansicht des Aktivators mit der Coffinfeder in ~ 1 mm Abstand zum Gaumen. Eine Dehnschraube ist hier im Unterkiefer vorhanden, aber normalerweise nicht notwendig

6

! Die Coffinfeder muss am Gaumen auf jeden Fall in ~ 1 mm Abstand zum Gaumen fixiert werden. Andernfalls gibt es unangenehme Druckstellen an Gaumen.

! Ebenso ist lingual auf eine grazile Kunststoffgestaltung generell bei allen herausnehmbaren Geräten zu achten, da die Zunge sonst in ihrer Bewegungsfreiheit sehr eingeschränkt wird. In der Folge kommt es zu vermehrten Sprachproblemen und damit unweigerlich zu einer unerwünschten reduzierten Compliance von Seiten des Patienten. Der Erfolg einer Behandlung mit herausnehmbaren Geräten ist dann ernsthaft gefährdet.

6.2.11 Aktivator nach Andresen und Häupl mit Blattfedern in der Oberkieferfront, 100 % seitlich frei geschliffen

☞ auch 3.1.1.

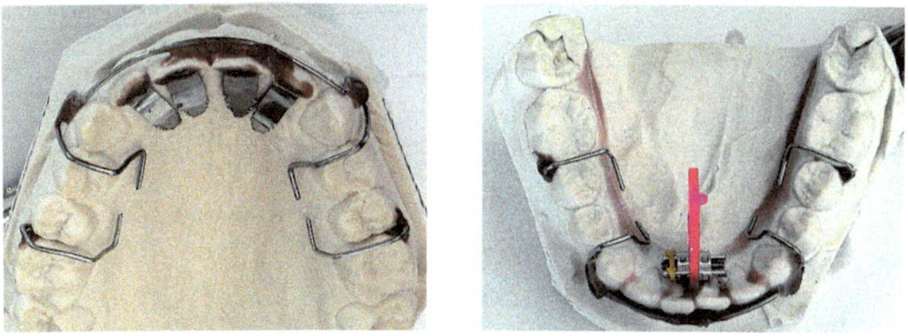

a b

Abb. A35 a+b: Aktivator mit Blattfedern in der Oberkieferfront im Gipsmodell
a) Oberkiefer mit Blattfedern an den Frontzähnen 12–22 zur Protrusion, Labialbogen in der Front (0,9 mm federhart) und Haltedorne (0,8 mm federhart) vor den 1. Molaren
b) Unterkiefer mit den gleichen Halteelementen. Eine Dehnschraube ist hier vorhanden, aber normalerweise nicht notwendig

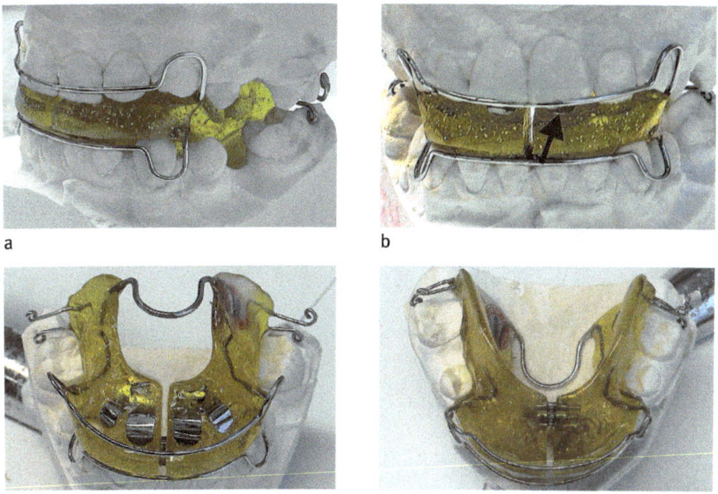

a b c d

Abb. A36 a–d: Fertiger Aktivator mit Blattfedern in der oberen Front

6

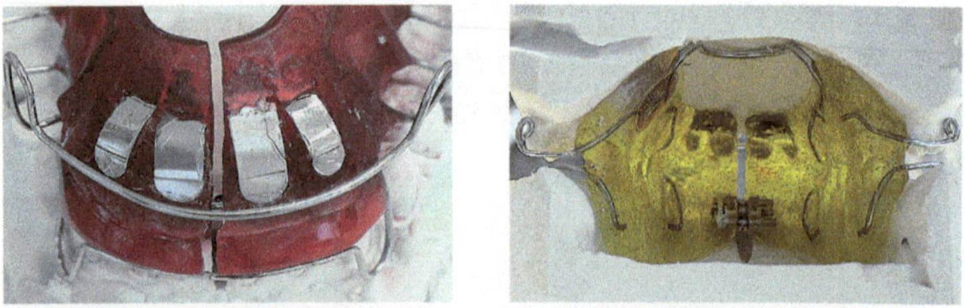

e f

Abb. A36 e–f: Fertiger Aktivator mit Blattfedern in der oberen Front

6.2.12 Aktivator nach Ergenzinger mit Hochlabialbogen

☞ auch 3.1.1.

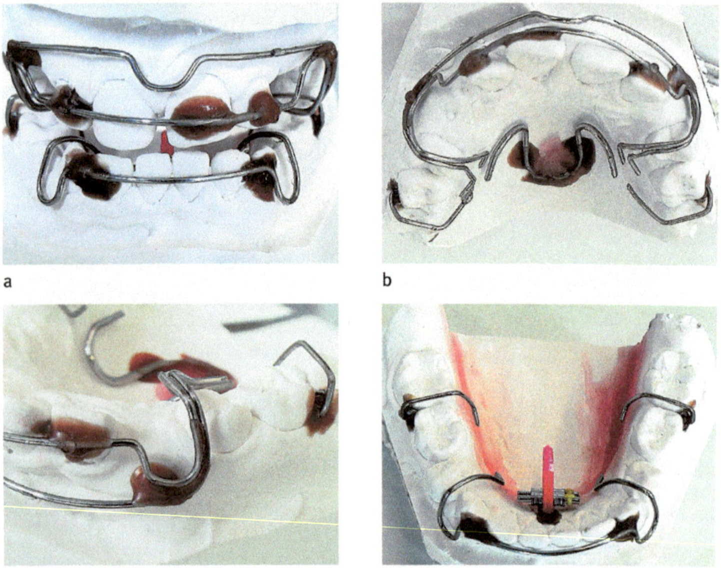

a b c d

Abb. A37 a–d: Aktivator mit einem Hochlabialbogen im Gipsmodell
Gipsmodelle von Ober- und Unterkiefer mit je einem Labialbogen (0,9 mm federhart) für die Front und im Oberkiefer einem im Vestibulum gelegenen zusätzlichen Hochlabialbogen (0,9 mm federhart) für einen besseren Halt des Aktivators im Mund des Patienten: Weitere in Wachs fixierte Halteelemente sind die Haltedorne (0,8 mm federhart) vor den 1. Molaren und eine Coffinfeder (1,2 mm federhart) am Gaumen als transversale Verbindung und Steigerung der Stabilität des Aktivators. Die Unterschnitte sind im Unterkiefer lingual mit Wachs ausgeblockt. Eine Dehnschraube ist hier vorhanden, aber normalerweise nicht notwendig

6

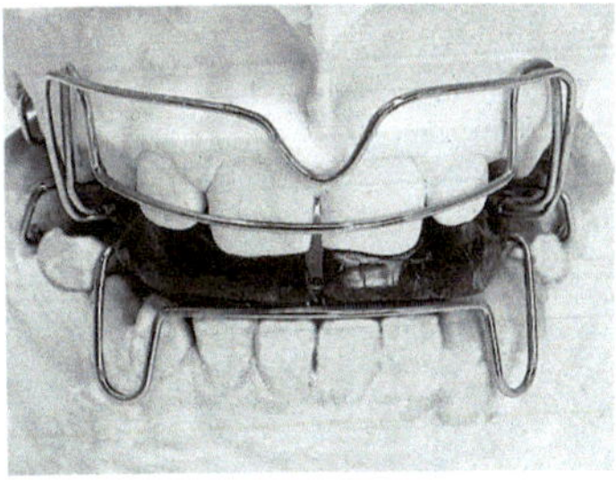

a

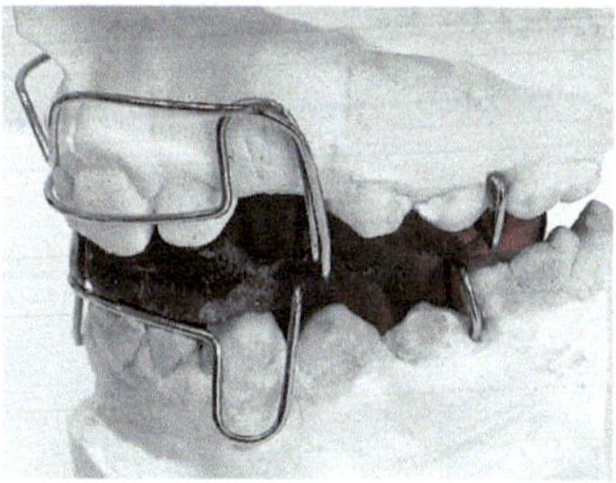

b

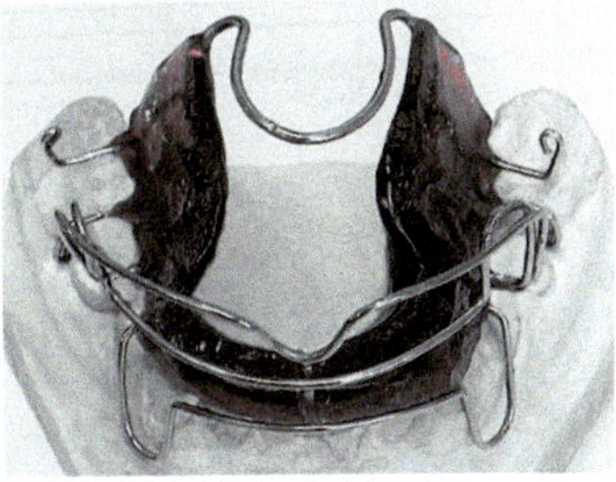

c

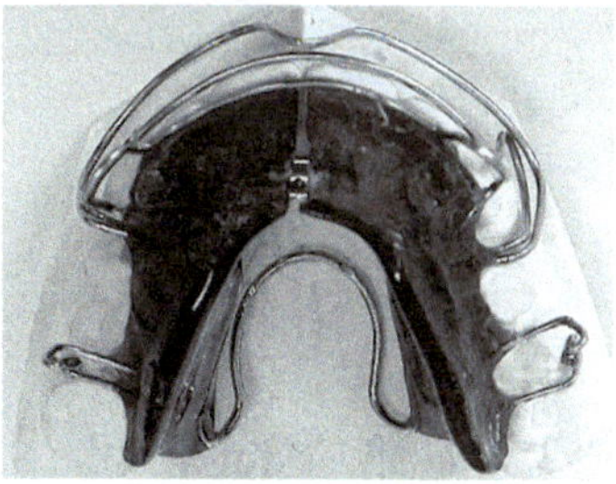

d

Abb. A38 a–d: Fertiger Aktivator mit einem Hochlabialbogen in allen Ansichten
Die Kauflächen sind von Kunststoff frei geschliffen und die Fronten sind in Kunststoff gefasst. Eine Dehnschraube ist hier vorhanden, aber normalerweise nicht notwendig

6.2.13 Aktivator nach Scheer

☞ auch 3.1.1.

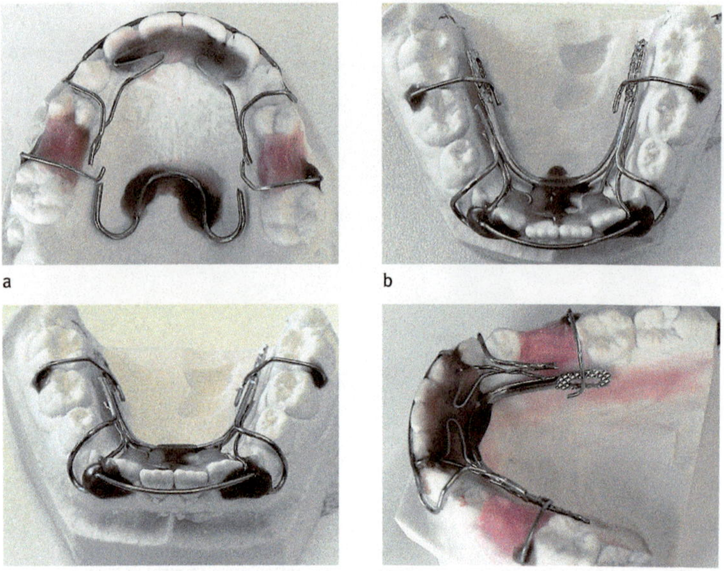

a b c d

Abb. A39 a–d: Aktivator nach Scheer im Gipsmodell
Gipsmodelle von Ober- und Unterkiefer mit je einem Labialbogen (0,9 mm federhart) für die Front. Weitere in Wachs fixierte Halteelemente sind die Haltedorne (0,8 mm federhart) vor den 1. Molaren und eine Coffinfeder (1,2 mm federhart) am Gaumen als transversale Verbindung und Steigerung der Stabilität des Aktivators.
An beiden Fronten verläuft palatinal bzw. lingual jeweils ein geschlossener Protrusionsbogen (0,7 mm federhart) zur okklusalen bzw. vertikalen Abstützung des Gerätes, da hier in der Front im Gegensatz zum Aktivator nach Andresen und Häupl kein Kunststoff ist.
Im Unterkiefer verläuft lingual ein dicker maschinell vorgefertigter Lingualbogen, den es in verschiedenen konfektionierten Größen auf dem Markt gibt. Er dient der transversalen Verbindung der rechten und linken Seite. Die Unterschnitte sind im Unterkiefer lingual mit Wachs ausgeblockt.

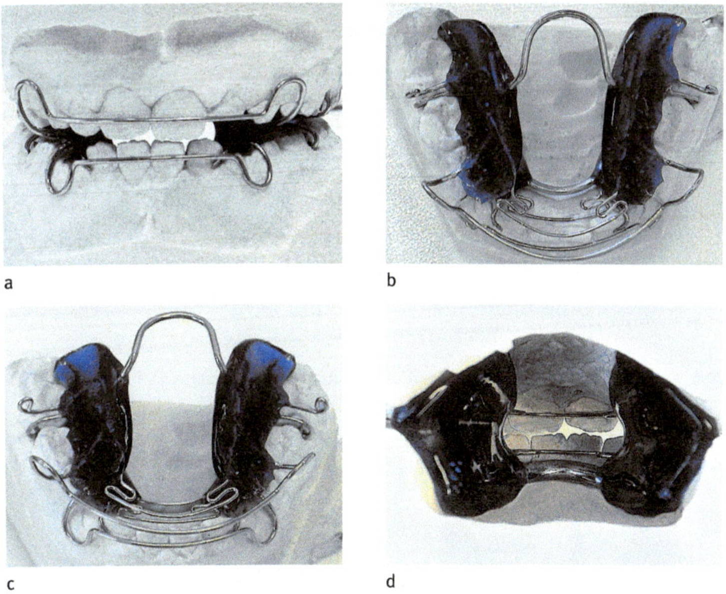

Abb. A40 a–d: Fertiger Aktivator nach Scheer
Mit Labialbögen (0,9 mm federhart) und palatinalen Protrusionsbögen (0,7 mm federhart) in beiden Fronten. Die Kauflächen sind von Kunststoff frei geschliffen worden. Die Fronten werden nur von den palatinalen bzw. lingualen Bögen und den Labialbögen zur okklusalen Abstützung des Gerätes umfasst.
Es ist ein skelettierter und graziler Aktivator mit wenig Kunststoff und dafür mehr Drahtelementen zur vertikalen Abstützung

! Der Aktivator nach Scheer ist eine Variante des elastisch offenen Aktivators nach Klammt und zeichnet sich aufgrund seiner grazilen und kunststoffarmen Gestaltung durch großen Tragekomfort und hohe Compliance beim Patienten aus.

Berücksichtigung der Schaltlücken

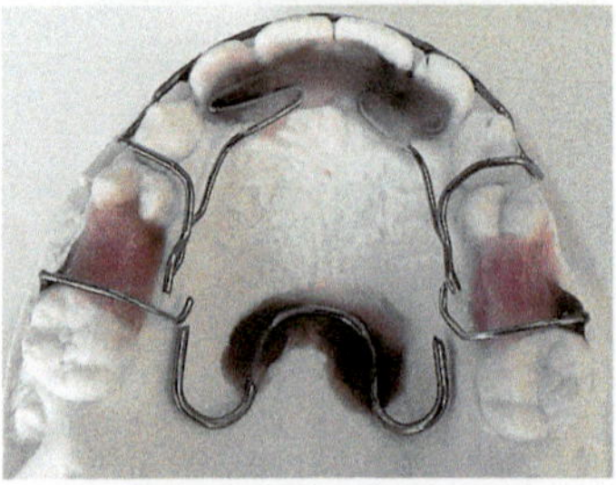

a

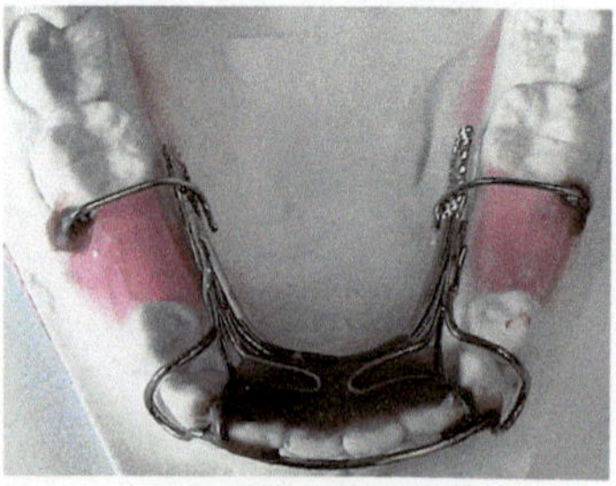

b

Abb. A41 a+b: Gipsmodelle mit den Drahtelementen für den Aktivator nach Scheer und den mit Wachs ausgeblockten Schaltlücken im Seitenzahnbereich und der Unterschnitte

An die Adamsklammer angelötete Außenfeder für den Zahn 17

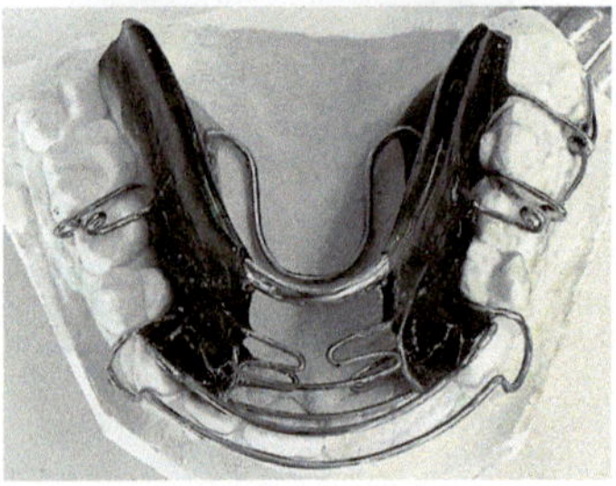

a

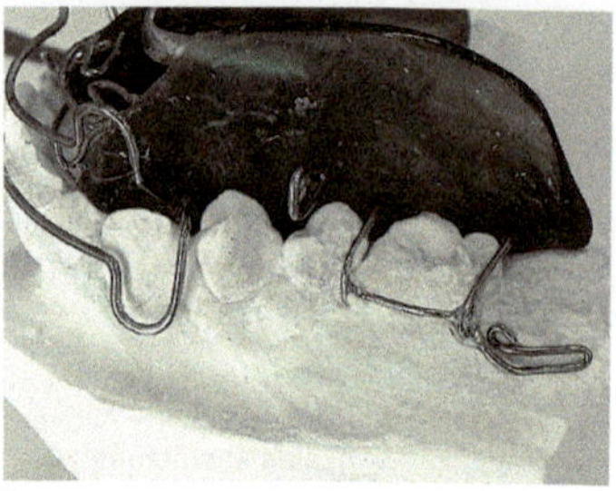

b

Abb. A42 a+b: Fertiger Aktivator nach Scheer mit einer Adamsklammer Adamsklammer am Zahn 16, an die eine Außenfeder für Zahn 17 angelötet worden ist. Der Zahn 17 bricht zu weit bukkal durch. Die Außenfeder bewegt den Zahn 17 nach palatinal

6

6.2.14 Aktivator nach Antonie

☞ auch 3.1.1.

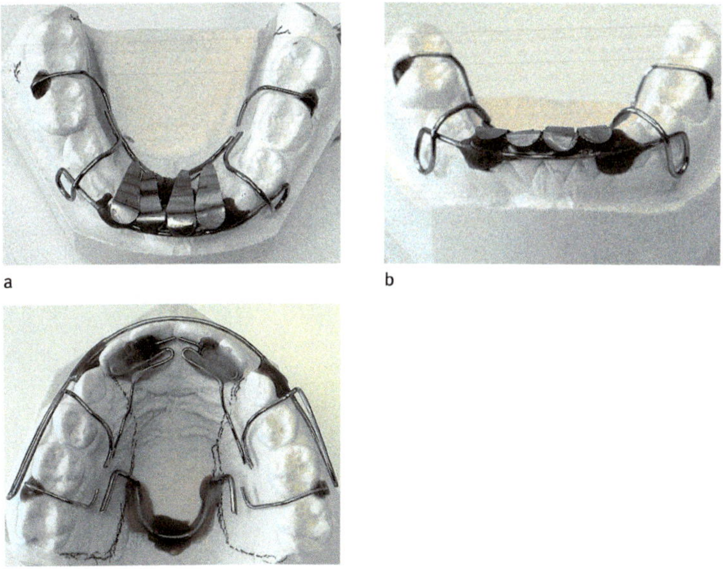

a b c

Abb. A43 a–c: Gipsmodelle mit den in Wachs fixierten Drahtelementen für den Aktivator nach Antonie
Reverselabialbogen im Unterkiefer (Drahtstärke 0,9 mm) und Labialbogen (Drahtstärke 0,9 mm) mit Bukkinatorschlaufen zum Abhalten der Weichteile und damit transversalen Nachentwicklung der Zahnbögen.
Die vier Blattfedern sind auf den Inzisalkanten der unteren Frontzähne gelegen und das Gerät hat nach mesial offene Protrusionsfedern (Drahtstärke 0,7 mm) palatinal der Oberkieferfront.
Die Haltedorne (0,8 mm federhart) sind vor den 1. Molaren sowie eine Coffinfeder in ~1 mm Abstand zum Gaumen mit Wachs fixiert. Die Unterschnitte sind mit Wachs ausgeblockt

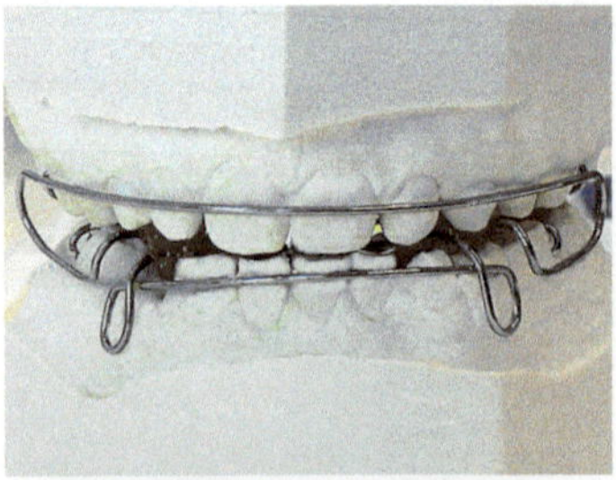

a

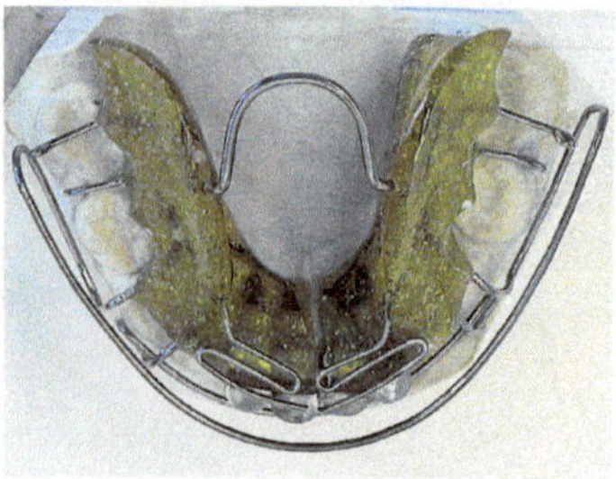

b

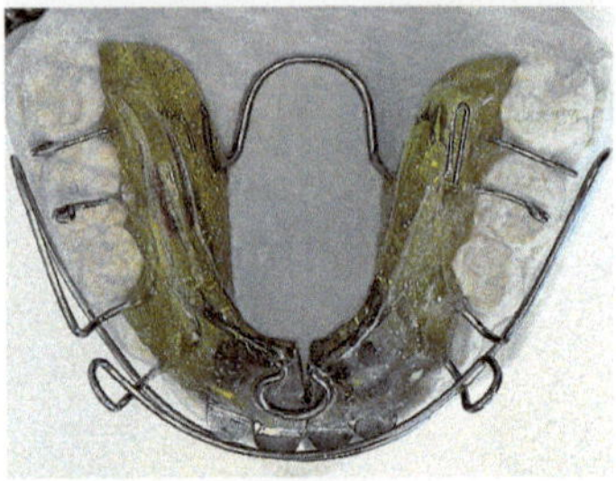

c

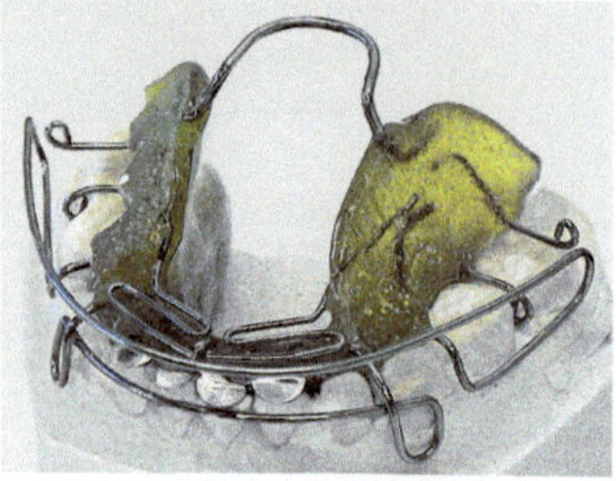

d

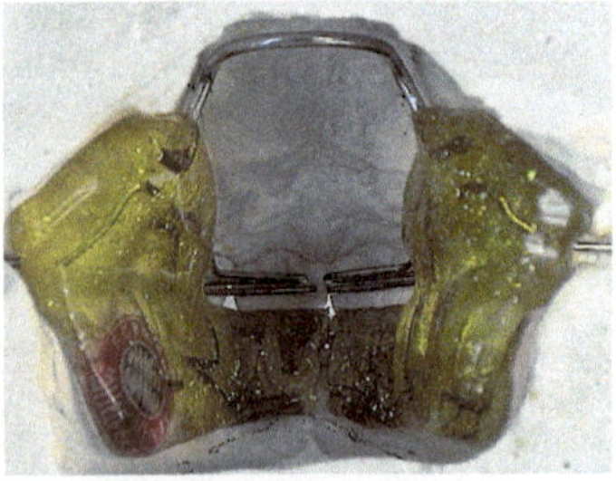

e

Abb. A44 a–e: Fertiger Aktivator nach Antonie
Mit graziler und kunststoffarmer Gestaltung in allen Ansichten. Die Blattfedern dienen der Intrusion der unteren Front. Die Bukkinatorschlaufen des oberen Labialbogens sollen die Weichteile abhalten und somit eine transversale Nachentwicklung des Ober- und Unterkiefers bewirken. Der Palatinalbogen der oberen Front bewirkt eine Protrusion der oberen Frontzähne

6.2.15 Geteilter Aktivator

☞ auch 3.1.1.

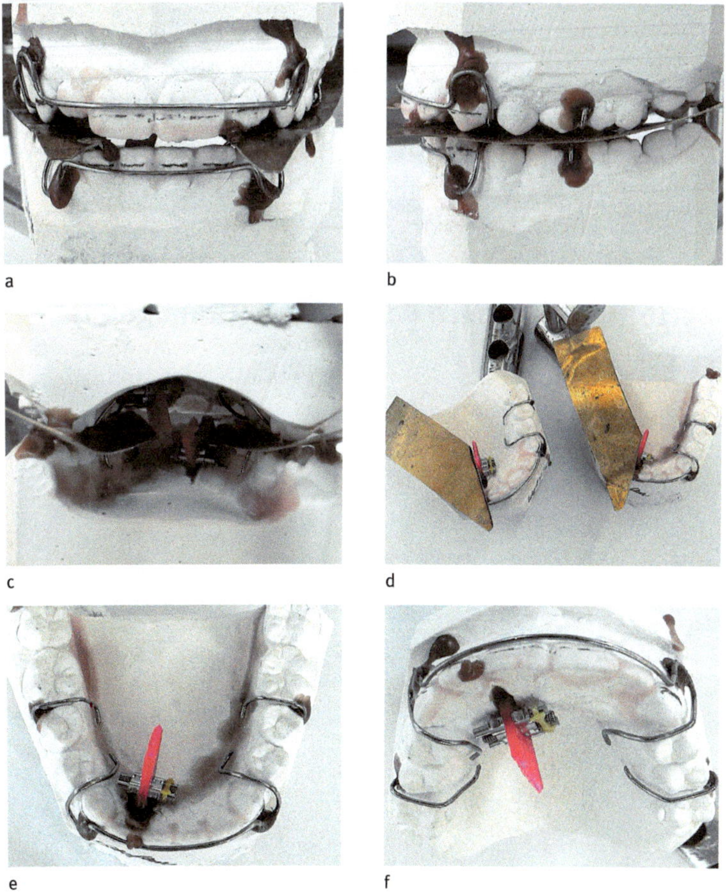

Abb. A45 a–f: Gipsmodelle des Ober- und Unterkiefers für einen geteilten Aktivator Jeweils in Wachs fixierter Labialbogen für einen Aktivator (0,9 mm federhart) und Haltedornen (0,8 mm federhart) vor den 1. Molaren in allen Quadranten.
Transversale Dehnschrauben sind in gefrästen Gipsrillen im Ober- und Unterkiefer in Wachs auf der Gaumenseite in Wachs fixiert, auf der der Kiefer jeweils transversal nachentwickelt werden sowie eine Korrektur der Mittellinie erfolgen soll. Unterschnitte sind im Unterkiefer lingual mit Wachs ausgeblockt.
Der Interokklusalraum wird nur im Seitenzahnbereich im Fixator mit Aluminiumplatten (Schichtstärke ~ 1 mm) beim Streuen des Kunststoffs horizontal geteilt

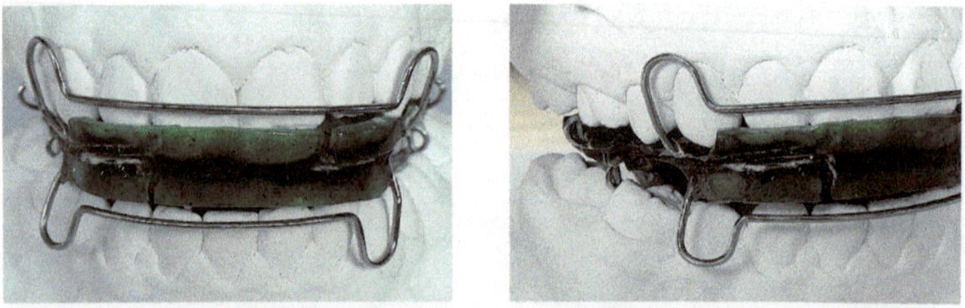

a b

Abb. A46 a+b: Fertiger geteilter Aktivator
Mit in Kunststoff gefassten Front- und Seitenzähnen: Das Gerät ist horizontal jeweils bis zur Dehnschraube auf beiden Seiten geteilt

6.2.16 Bionator nach Balters Typ I (Grundgerät)

☞ auch 3.1.1.

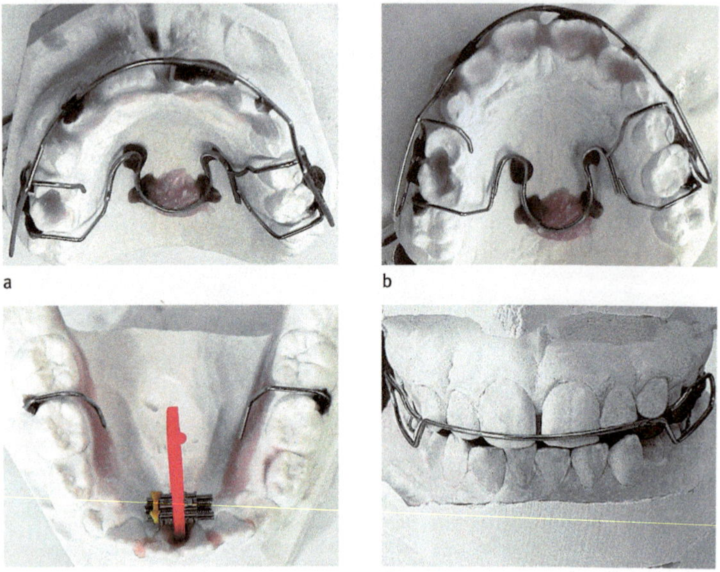

a b c d

Abb. A47 a–d: Gipsmodelle mit Bionator Typ I
Mit in Wachs fixierten Halteelementen wie Haltedorne (0,8 mm federhart) vor den 1. Molaren in allen Quadranten und einem Labialbogen (0,9 mm federhart) im Oberkiefer mit Bukkinatorschlaufen zum Abhalten der Weichteile der Wange und transversalen Nachentwicklung der beiden Kiefer.
Die Coffinfeder (1,2 mm federhart) ist mit ~ 1 mm Abstand zum Gaumen mit Wachs fixiert, dient der transversalen Verbindung der rechten und linken Seite des Gerätes.
Die abgebildete Dehnschraube im Unterkiefer und Haltedorne sind normalerweise nicht notwendig

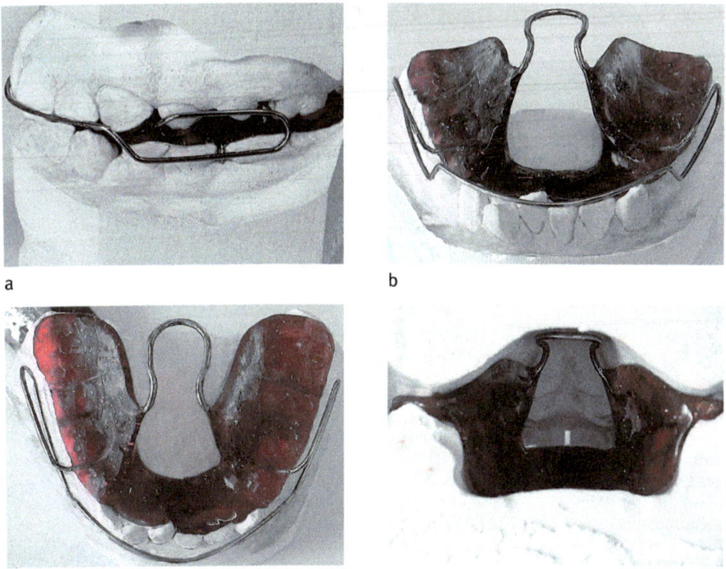

a b c d

Abb. A48 a–d: Fertiger Bionator Typ I (Grundgerät)
Mit in Kunststoff gefassten Seitenzähnen. Die Front ist frei von Kunststoff bis auf die transversale Kunststoffverbindung lingual der unteren Front verlaufend. Im Oberkiefer bildet die Coffinfeder (1,2 mm federhart) die transversale Verbindung des Bionators.
Der Bionator ist aufgrund seiner grazilen Gestaltung besonders im Frontbereich ein Gerät mit gutem Tragekomfort. Die Zunge hat Bewegungsfreiheit und die Sprachebehinderung ist nur mäßig.

6.2.17 Bionator nach Balters Typ II (Abschirmgerät)

☞ auch 3.1.1.

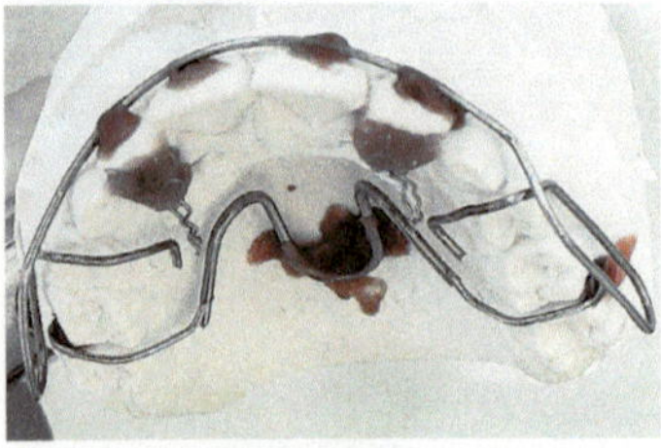
a

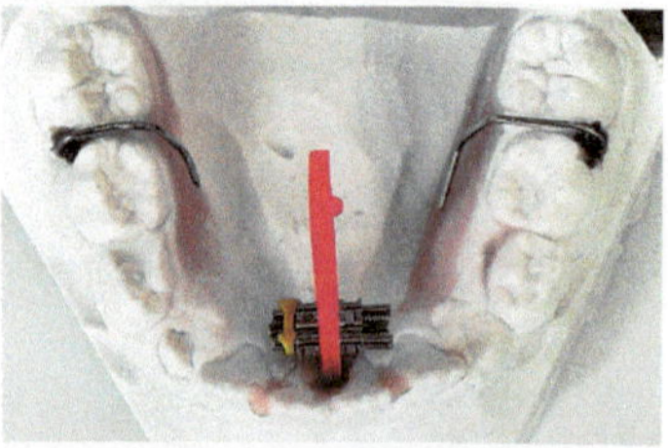
b

Abb. A49 a+b: Gipsmodelle mit Bionator Typ II
Mit in Wachs fixierten Halteelementen wie Haltedorne (0,8 mm federhart) vor den 1. Molaren in allen Quadranten und einem Labialbogen (0,9 mm federhart) im Oberkiefer mit Bukkinatorschlaufen zum Abhalten der Weichteile zur transversalen Nachentwicklung der beiden Kiefer. Die Coffinfeder (1,2 mm federhart) ist mit ~ 1 mm Abstand zum Gaumen mit Wachs fixiert und dient der transversalen Verbindung der rechten mit der linken Seite des Gerätes. Hier sind ausnahmsweise geschlossene Protrusionsfedern für die Zähne 12 und 22 vorhanden.
Die abgebildete Dehnschraube und Haltedorne sind normalerweise nicht notwendig

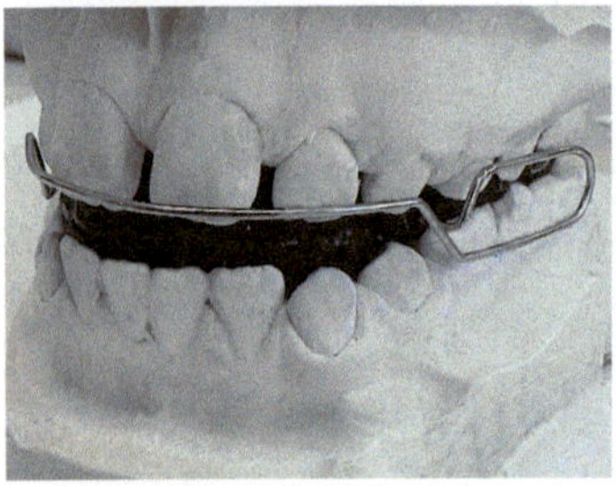
a

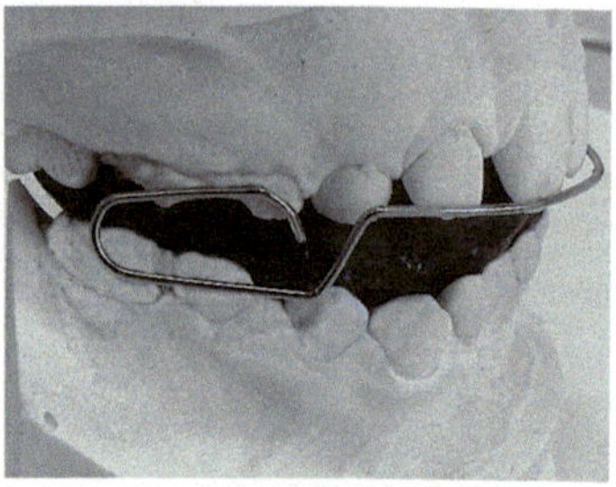
b

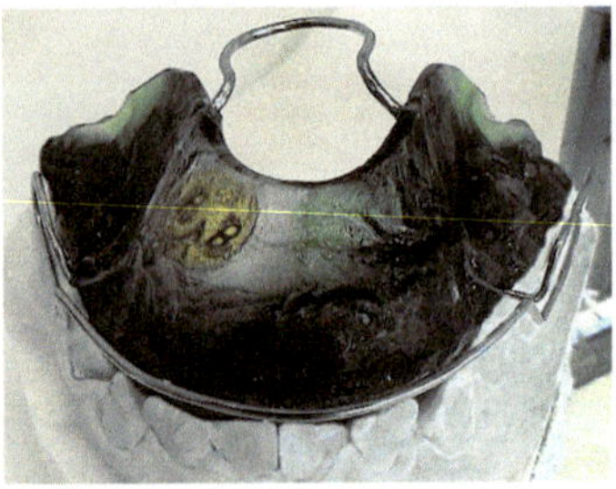
c

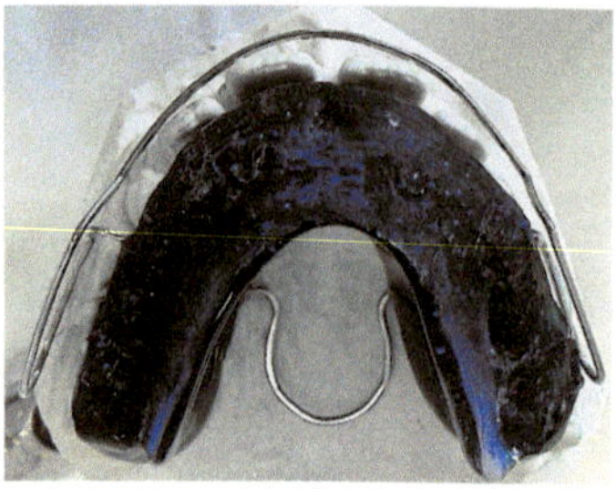
d

Abb. A50 a–d: Fertiger Bionator Typ II (Abschirmgerät)
Mit in Kunststoff gefassten Seitenzähnen. Die beiden Fronten sind palatinal und lingual mit Kunststoff gegen die Zunge abgeschirmt. Im Oberkiefer bildet die Coffinfeder (1,2 mm federhart) die transversale Verbindung des Bionators.

6.2.18 Aktivator nach Sevinc

☞ auch 3.1.1.

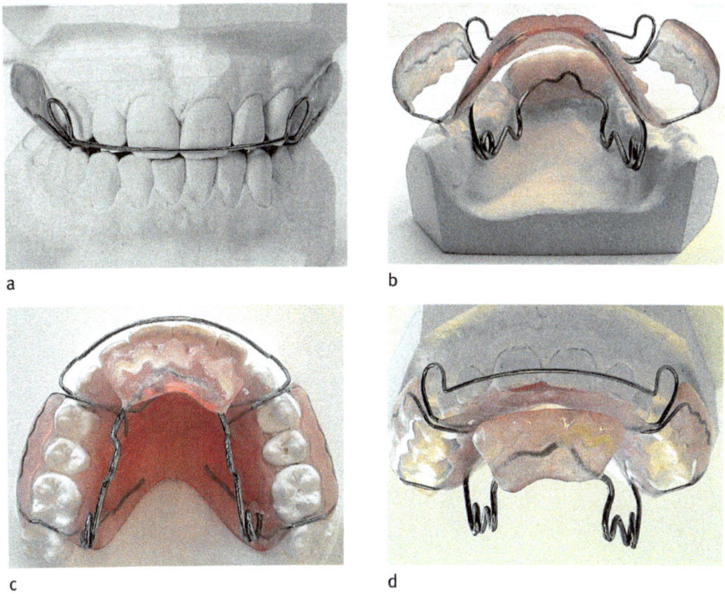

Abb. A51 a–d: Fertiger Aktivator nach Sevinc auf Gipsmodellen fixiert
Seine Halteelemente sind ein Labialbogen (0,9 mm federhart) nur im Oberkiefer und die Bukkalschilde aus Kunststoff im Ober- und Unterkiefer sowie einem beidseits von den 1. Molaren kommenden Draht (1,2 mm federhart) bzw. elastischer Führungsbügel und daran aufgehängtem Lingualschild bzw. eine Zungenpelotte aus Kunststoff.
Das Lingualschild bzw. die Zungenpelotte dient lingual der unteren Front am Alveolarfortsatz der vertikalen Abstützung des Gerätes. Die Okklusalflächen der Seitenzähne sind frei von Kunststoff und Drahtelementen, so dass die Seitenzähne aufeinander zuwachsen bzw. „setteln" können.
Die seitlichen Kunststoffschilde im Oberkiefer ermöglichen ein Abhalten der Weichteile der Wange und somit eine transversale Nachentwicklung des Zahnbogens. Die vertikale Abstützung am Gaumen erfolgt mit der Maxilla-Basis-Platte.
Das Lingualschild oder die Zungenpelotte verhindert bei Deaktivierung die oft unerwünscht auftretende Protrusion der unteren Front als Nebenwirkung z. B. bei einer Klasse-II, 1-Therapie mit funktionskieferorthopädischen Geräten, z. B. mit dem Aktivator nach Andresen und Häupl oder ähnlichen Geräten

6

6.2.19 U-Bügel-Aktivator nach Karwetzky

☞ auch 3.1.1.

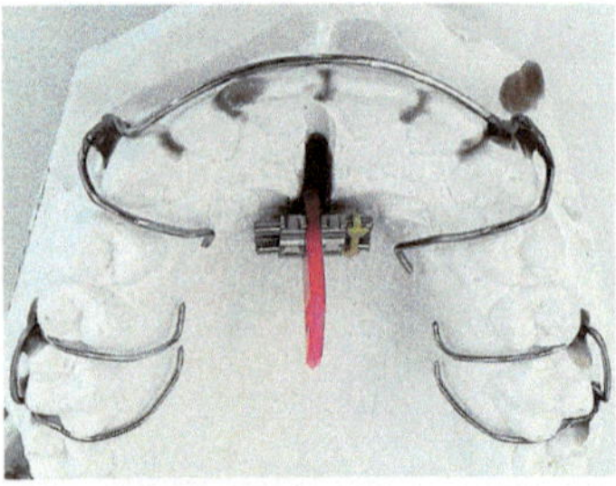

a

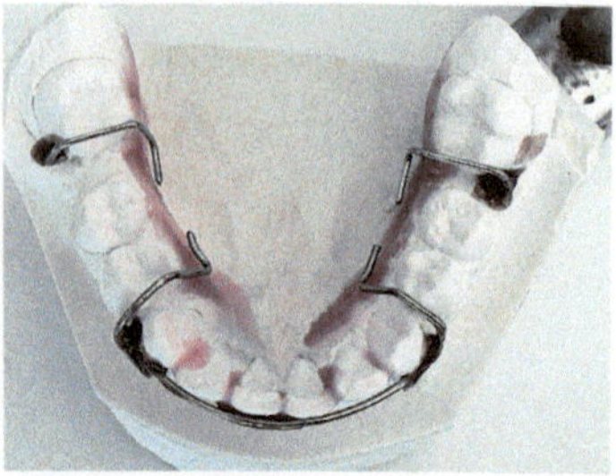

b

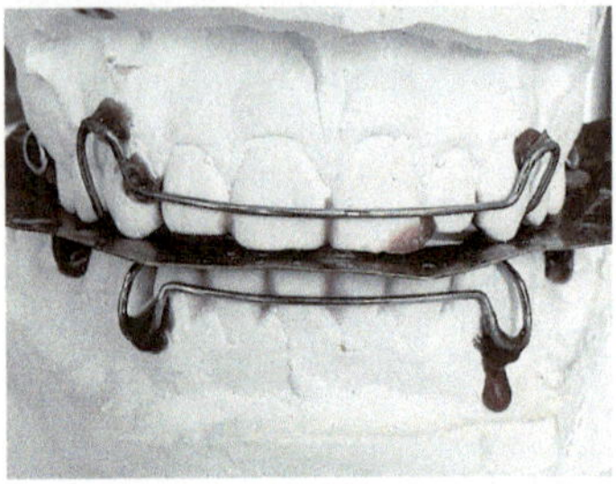

c

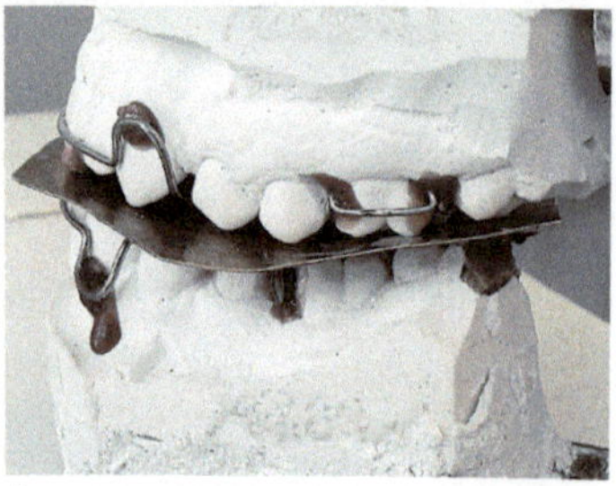

d

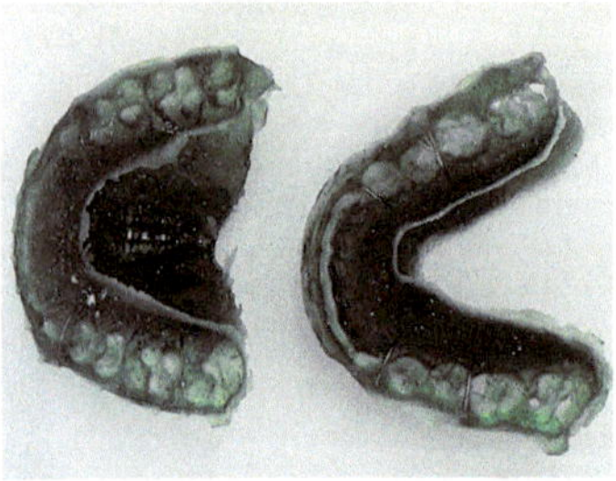

e

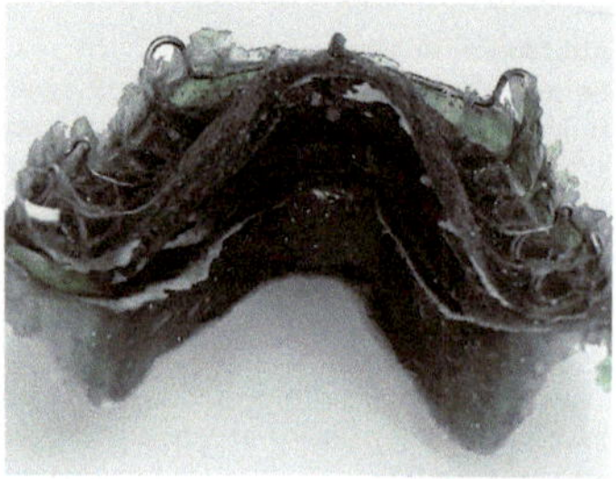

f

Abb. A52 a–f: Herstellung eines U-Bügel-Aktivators nach Karwetzky
a–d) Gipsmodelle mit in Wachs fixierten Halteelementen. Es gibt hier Haltedorne (0,8 mm federhart) vor den 1. Molaren (Unterkiefer), Adamsklammern (0,7 mm federhart) an den 1. Molaren (Oberkiefer) und Labialbögen in beiden Fronten (0,9 mm federhart). Die transversale Dehnschraube befindet sich im Oberkiefer. Die Aluminiumplatte im Interokklusalraum dient der horizontalen Teilung des Gerätes
e+f) unbearbeitete Kunststoffplatten von Ober- und Unterkiefer

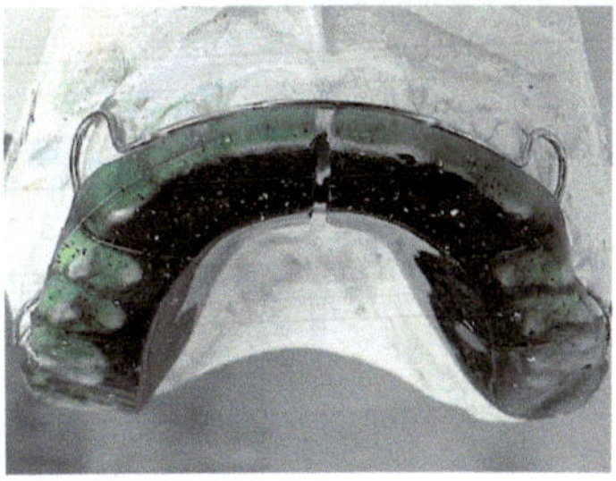

g

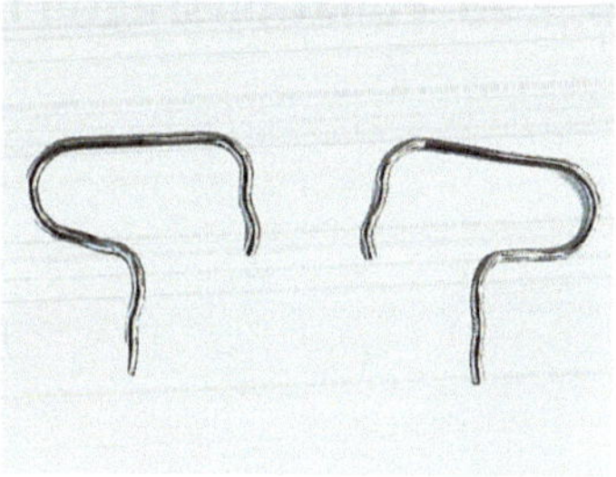

h

Abb. A52 g–h: Herstellung eines U-Bügel-Aktivators nach Karwetzky
g) fertige Kunststoffplatte im Oberkiefermodell fixiert
h) U-Bügel für die rechte und linke Seite des U-Bügel-Aktivators zur intermaxillären Verbindung der Kunststoffplatten im Ober- und Unterkiefer

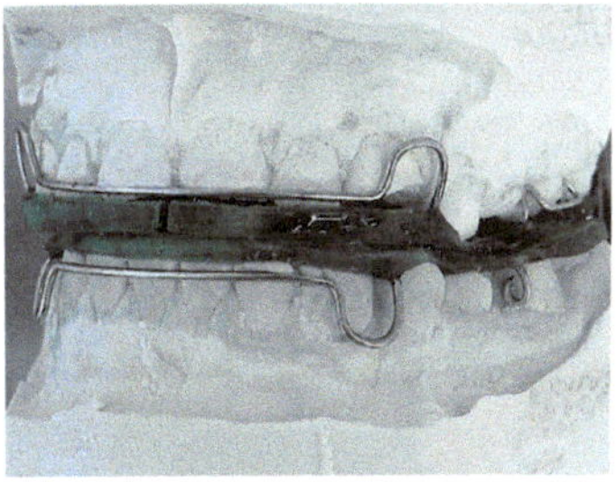

a

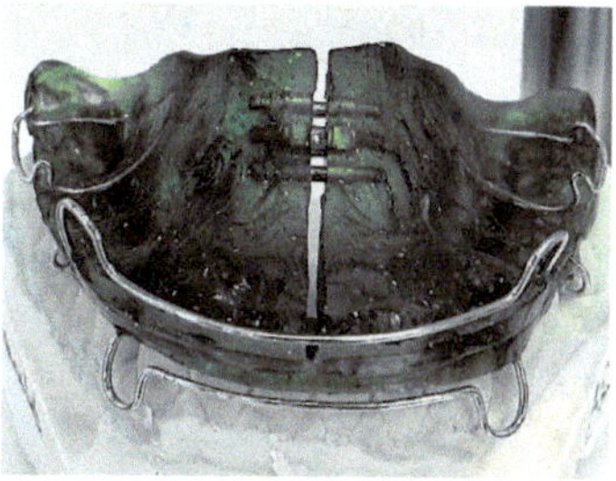

b

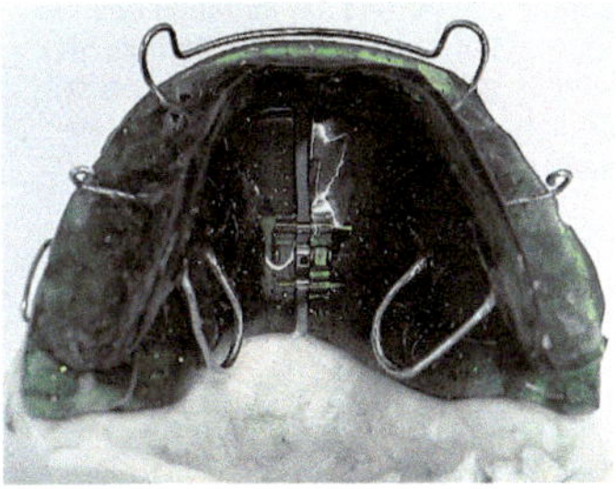

c

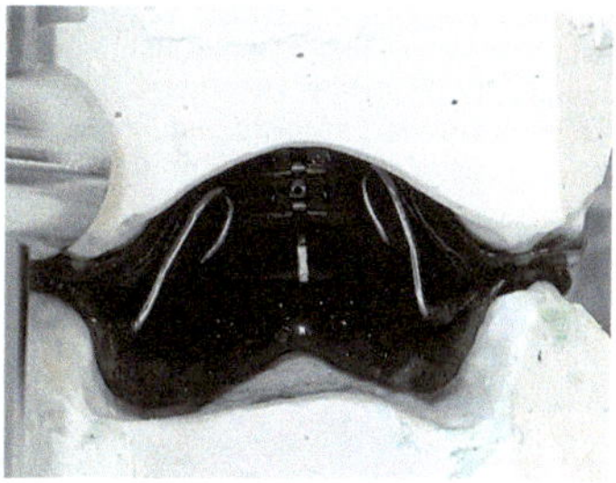

d

Abb. A53 a–d: Fertiger U-Bügel-Aktivator nach Karwetzky in allen Ansichten
Die Seitenzähne sind okklusal sowie der gesamte Gaumen mit Kunststoff abgedeckt.
Die transversale Dehnschraube bewirkt eine transversale Nachentwicklung des Oberkiefers. Gleichzeitig wird durch Aktivierung der beidseitigen U-Bügel der Unterkiefer vor- oder zurückverlagert.
Die Behandlungsdauer wird zwar verkürzt, aber der Tragekomfort des voluminösen Gerätes ist relativ gering

6.2.20 Funktionsregler nach Fränkel (FR-3)

☞ auch 3.1.1.

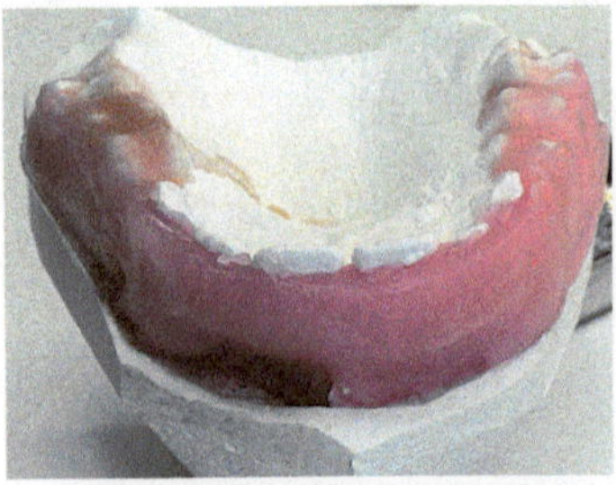

a

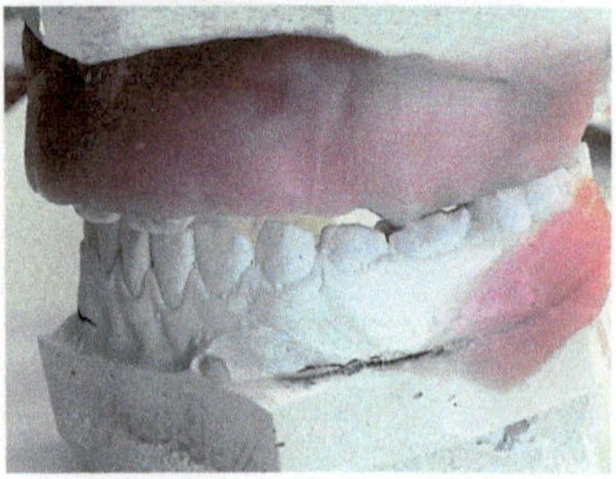

b

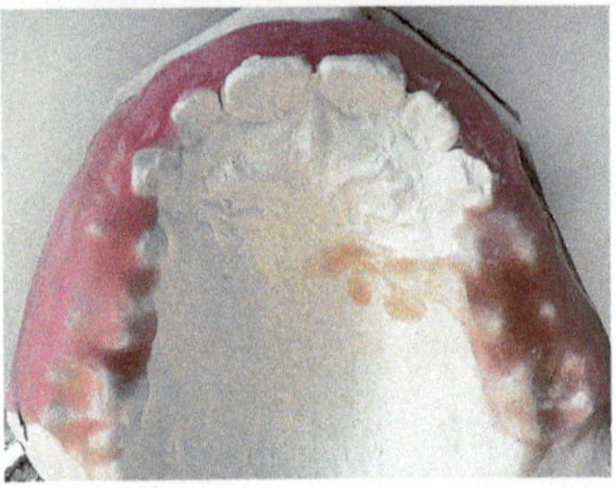

c

Abb. A54 a–c: Wachs zum Ausblocken beim FR-3
Die Gipsmodelle werden nach Radierung der Umschlagfalte mittels der im Mund des Patienten gemessenen Vestibulumtiefe (gemessen vom tiefsten Punkt am Zahnhals bis zum tiefsten Punkt der Umschlagfalte) im Oberkiefer im gesamten Vestibulum mit einer 3 mm dicken Wachsschicht und im Unterkiefer nur im hinteren Vestibulum im Molarenbereich ausgeblockt. Unterschnitte werden ebenfalls mit Wachs ausgeblockt

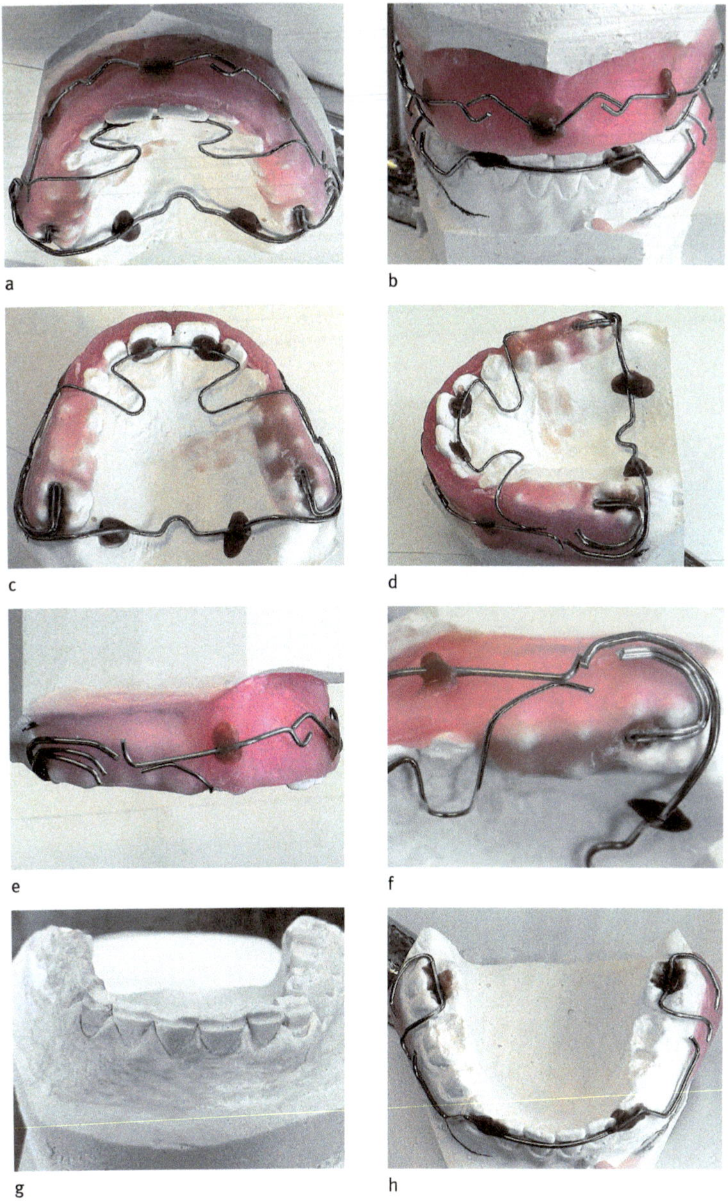

Abb. A55 a–h: Gipsmodelle mit in Wachs fixierten Halteelementen für den FR-3
Im Oberkiefer befinden sich ein Transpalatinalbogen (1,2 mm federhart), okklusale Auflagen für die 1. Molaren, ein Palatinalbogen für die obere Front zur Protrusion (0,7 mm federhart) sowie labiale Führungsdrähte (0,8 mm federhart) für die Kunststoffpelotten in der Front. Im Unterkiefer befindet sich ein Labialbogen (0,9 mm federhart) in einer gefrästen Gipsrille (~ 1 mm tief) sowie spezielle okklusale Auflagen (0.9 mm federhart) für die 1. Molaren. Die gefräste 1 mm tiefe Gipsrille garantiert nach der Fertigstellung des Gerätes ein enges Anliegen des Labialbogens.

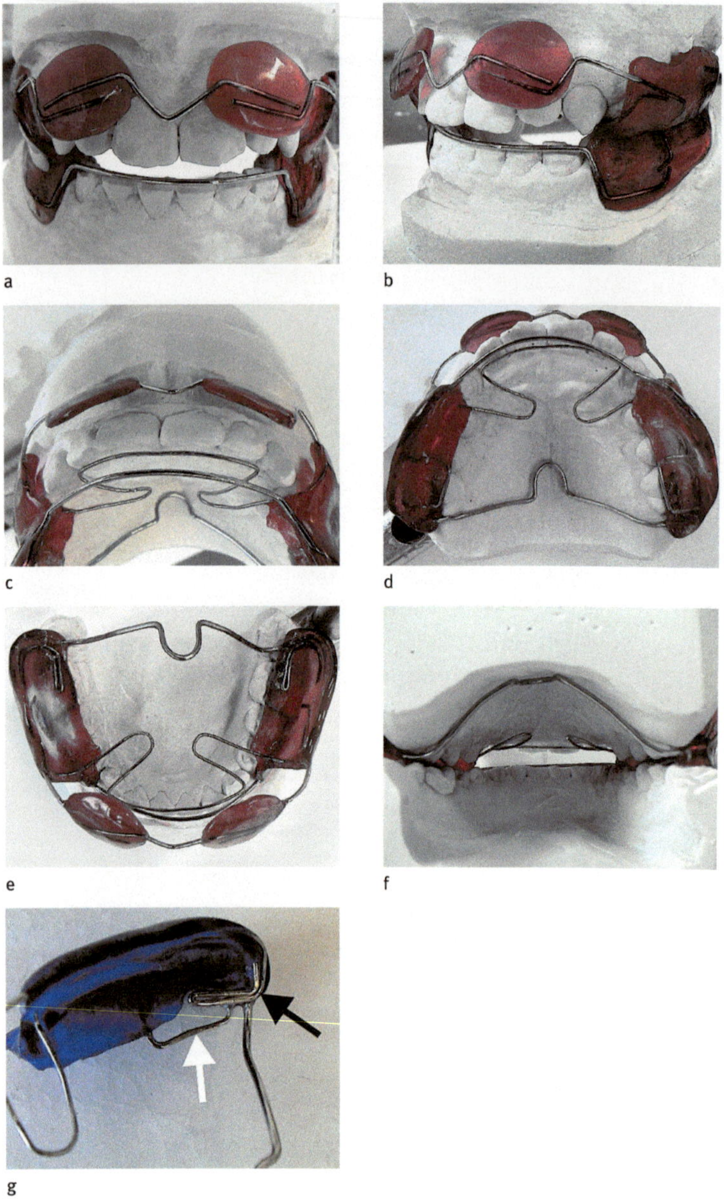

Abb. A56 a–g: Fertiger Funktionsregler nach Fränkel (FR-3) in allen Ansichten
Der Kunststoff befindet sich in Form von zwei Kunststoffpelotten im Vestibulum der oberen Front und im seitlichen Vestibulum in ~ 3 mm Abstand zum Alveolarfortsatz. Der Oberkiefer wird so durch das Abhalten der Weichteile transversal und sagittal im Wachstum gefördert. Der Palatinalbogen protrudiert zusätzlich die obere Front.
Die okklusalen Auflagen der 1. Molaren dienen der vertikalen Abstützung des Gerätes.
Im Unterkiefer liegt der Labialbogen eng der unteren Front an und bremst das progene Wachstum des Unterkiefers

6.2.21 Aktivator in Kombination mit einem Headgear

☞ auch 3.1.7.

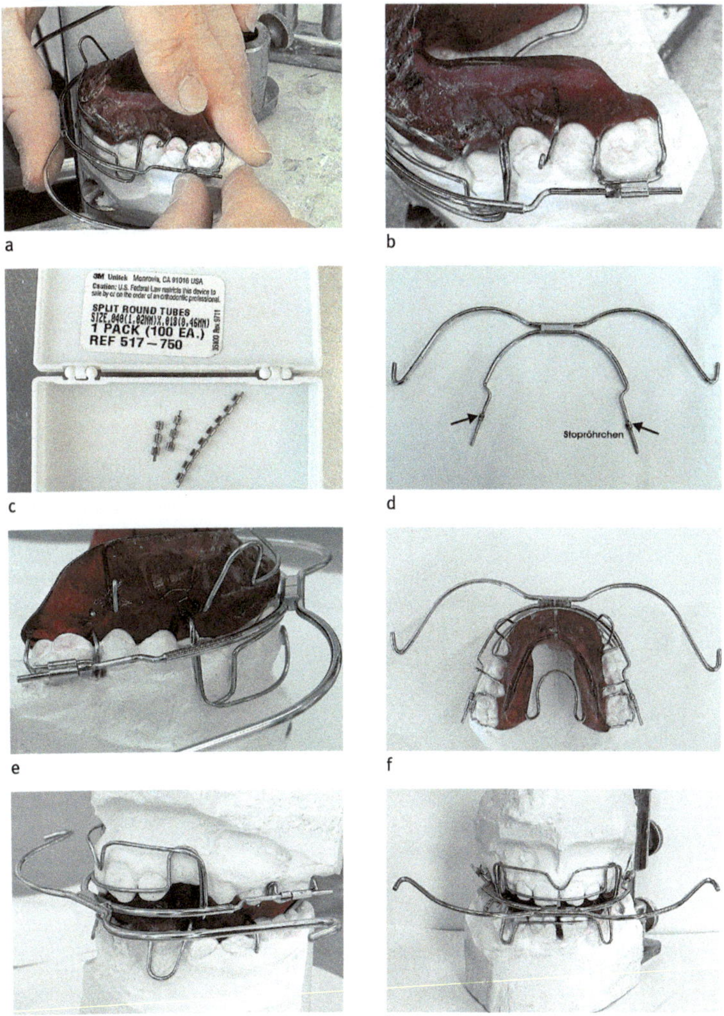

Abb. A57 a–h: Fertiger Aktivator mit einem Hochlabialbogen (☞ 3.1.4)
An den oberen 1. Molaren befinden sich Adamsklammern (0,7 mm federhart), die an die Headgearröhrchen angelötet worden sind. In die Headgearröhrchen wird der Headgear gesteckt. Dieser kombinierte Aktivator wird auch als Teuscher-Aktivator bezeichnet. Die abgebildete Dehnschraube im Unterkiefer ist normalerweise nicht notwendig

6.2.22 Nance-Palatinalbogen

☞ auch 3.2.

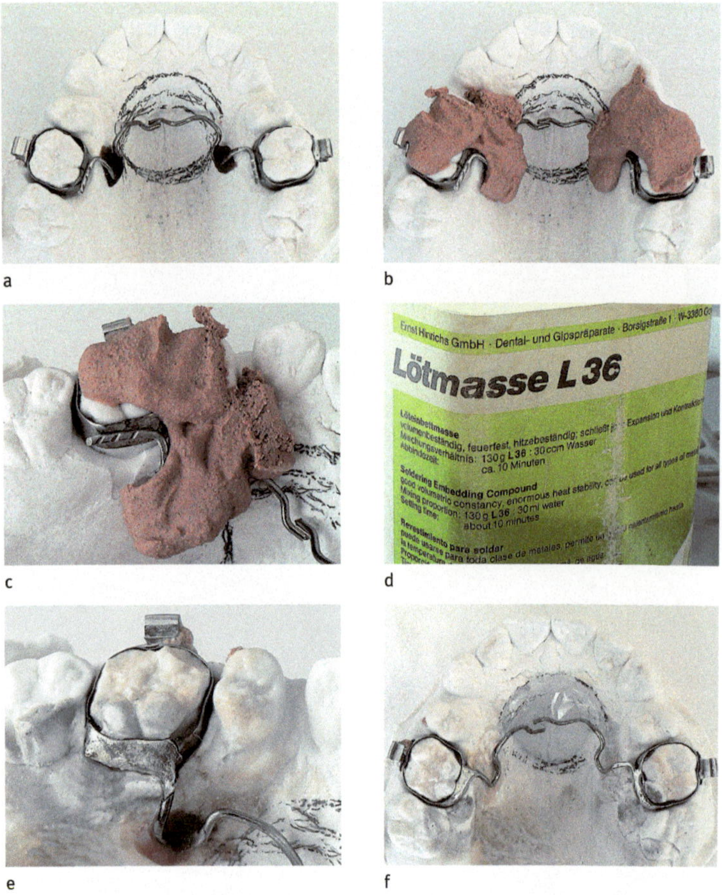

Abb. A58 a–f: Nance-Palatinalbogen
a) Gipsmodell mit den im Mund mit abgeformten Molarenbändern im Oberkiefer
b+c) Es werden hier Führungsdrähte (1,0 mm federhart) von den Molarenbändern zur vorderen Gaumenmitte gebogen und mit Wachs in ~ 1 mm Abstand zum Gaumen fixiert. Um den Lötbereich wird palatinal am Molarenband zirkulär eine hitzebeständige gipsähnliche Lötmasse zum Schutz des Gipsmodells aufgetragen
d) Lötmasse
e) Die Drahtenden werden mit dem Band verlötet
f) Die Kunststoffbasis (~ 3 mm Dicke und ~ 1 cm² Fläche) wird nun am Gaumen gestreut und die Retentionsenden der Führungsdrähte sind in Kunststoff gefasst. Der Kunststoff wird anschießend ausgearbeitet und poliert

6.2.23 Lingualbogen nach Wilson

☞ auch 3.2.

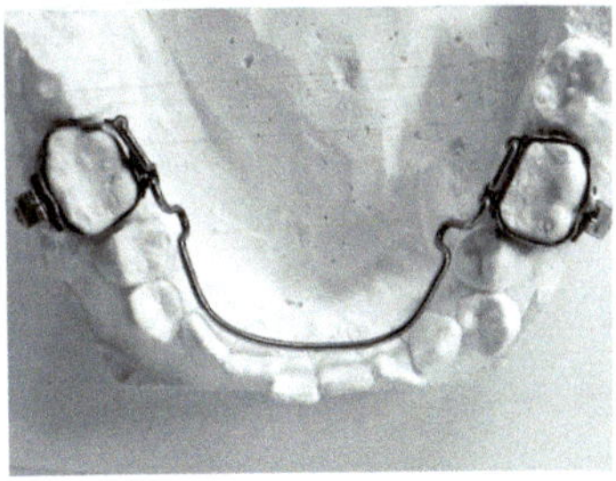

a

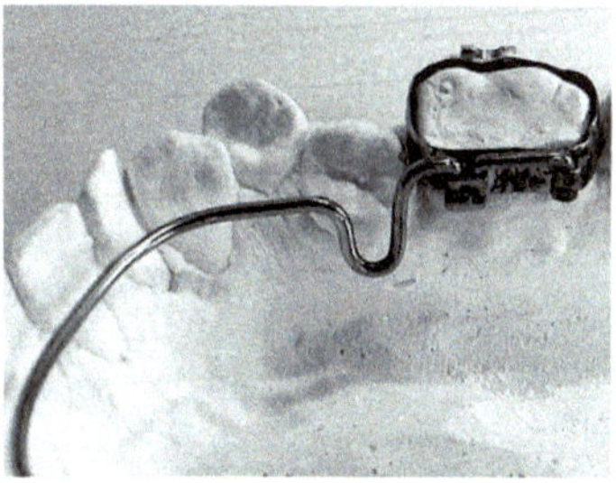

b

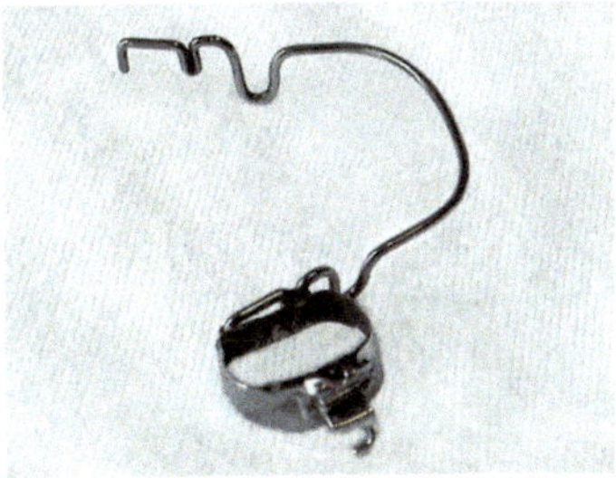

c

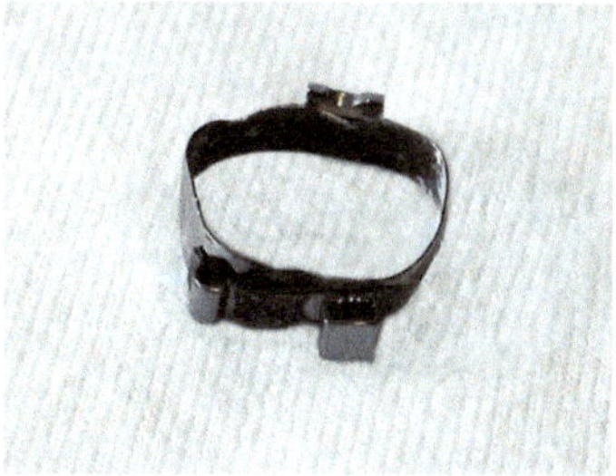

d

Abb. A59 a–d: Lingualbogen nach Wilson
a–c) Gipsmodelle mit dem auf dem Markt in unterschiedlichen Konfektionsgrößen erhältlichem und nun im Labor angepassten Wilsonbogen (1,0 mm federhart) lingual im Unterkiefer
c) Der Lingualbogen wird bis zum „Einrasten" in das Schloss gesteckt und kann jeder Zeit zum Aktivieren des Wilsonbogens aus dem Schloss herausgenommen werden
d) Auf die Molarenbänder sind lingual spezielle vertikale Schlösser für den Wilsonbogen angelötet, die ebenfalls auf dem Markt erhältlich sind

6.2.24 Gaumennahtapparatur

☞ auch 3.2.

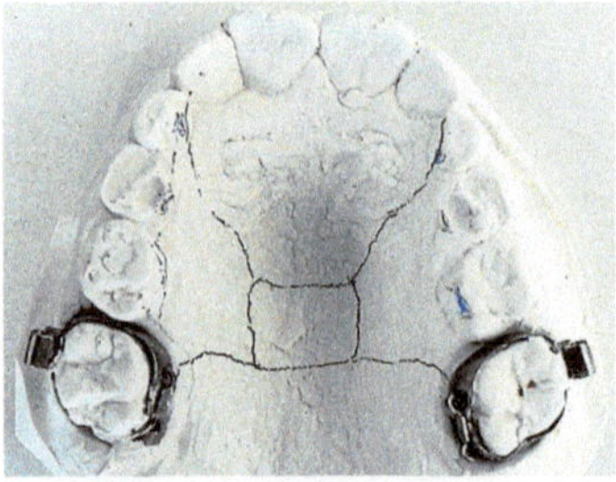

a

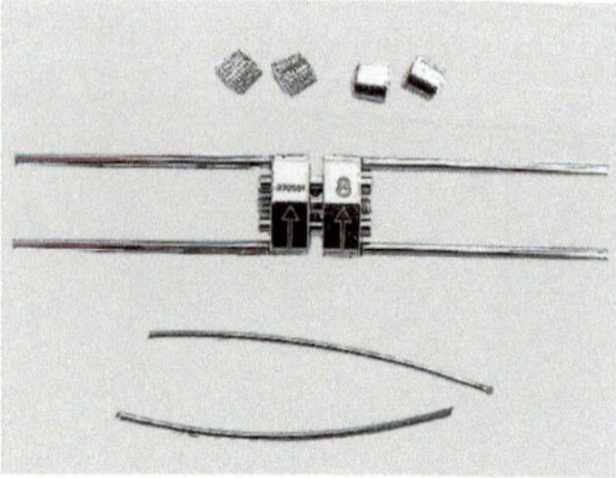

b

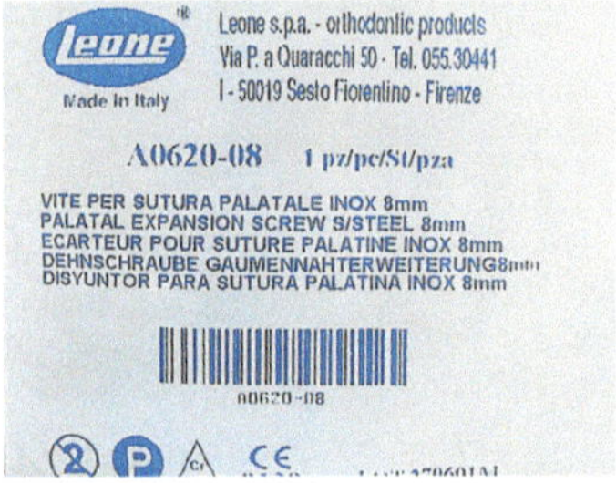

c

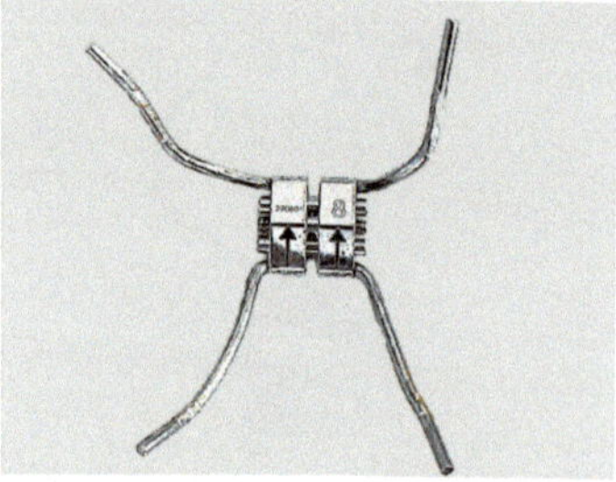

d

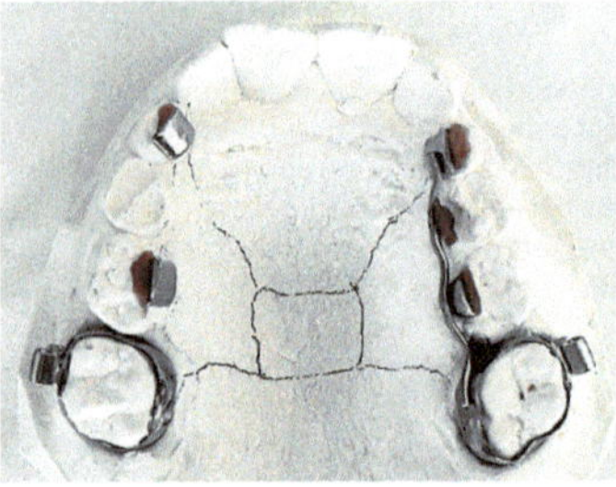

e

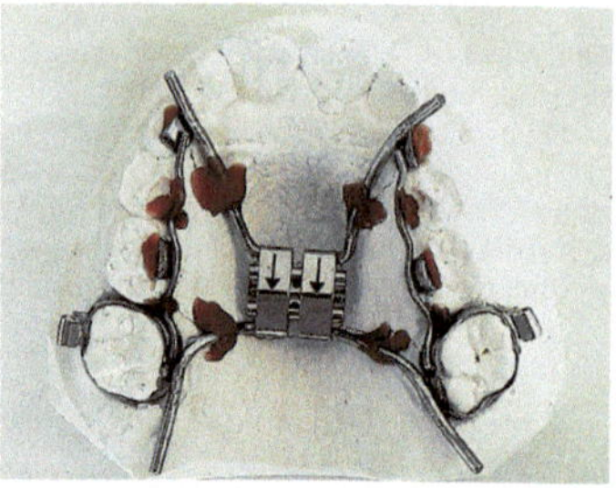

f

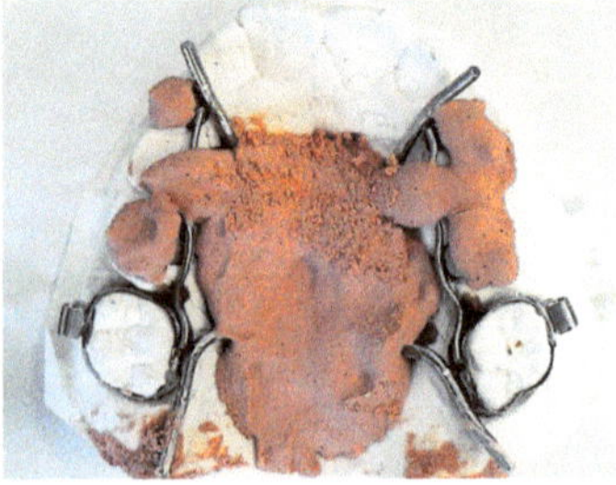

g

Abb. A60 a–g: Herstellung der Gaumennahtapparatur: Brackets, Verbindungsstege, Hydraxschraube
a) Gipsmodell des Oberkiefers mit den abgeformten Molarenbändern
b–f) Bracketbasen werden mit Wachs auf die Milchmolaren fixier. Die manuell gebogenen und dann mit Wachs fixierten Verbindungsstege aus Draht (1,0 mm federhart) verbinden die Molarenbänder mit den Bracketbasen palatinal.
Ebenso wird die Hyraxschraube mit ihren vier manuell gebogenen Drahtenden an der Gaumenmitte mit ~ 2 mm Abstand zum Gaumen und später in Wachs fixiert angepasst

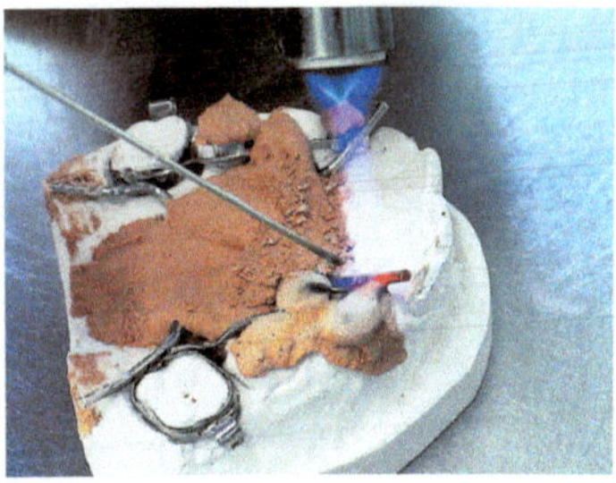

a

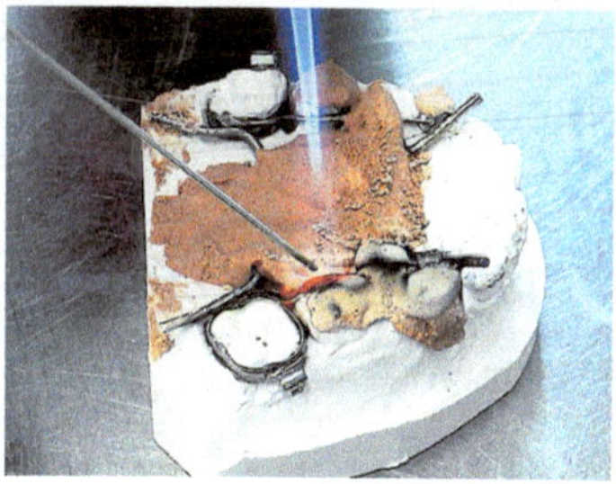

b

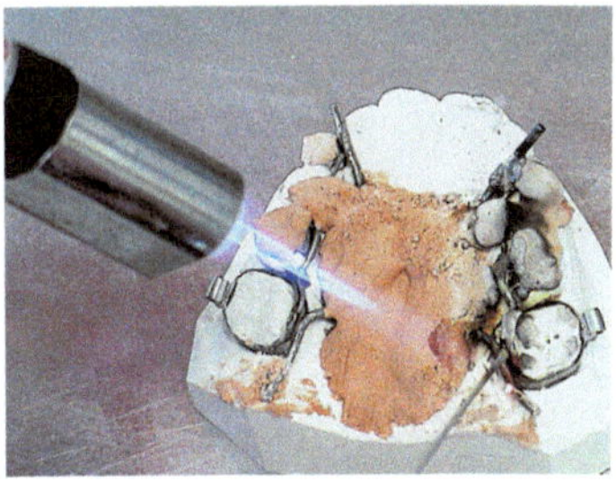

c

Abb. A61 a–c: Herstellung der Gaumennahtapparatur: Löten
Die Verbindungsstege werden mit den Molarenbändern und Bracketbasen sowie mit den vier Drahtenden der Hyraxschraube miteinander verlötet

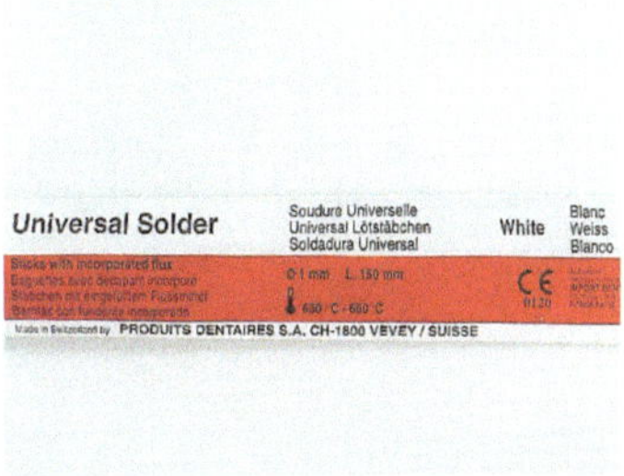

a

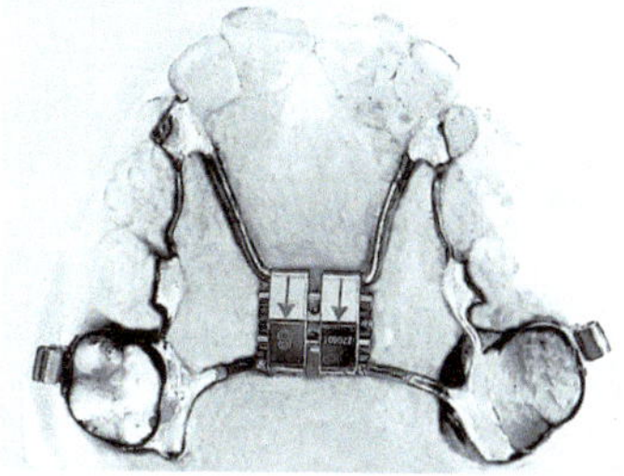

b

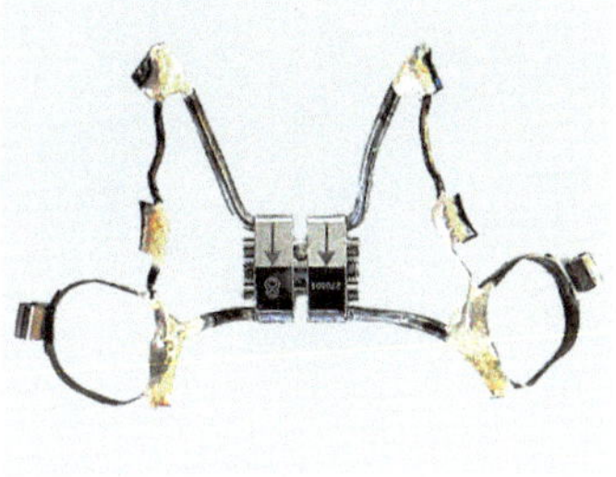

c

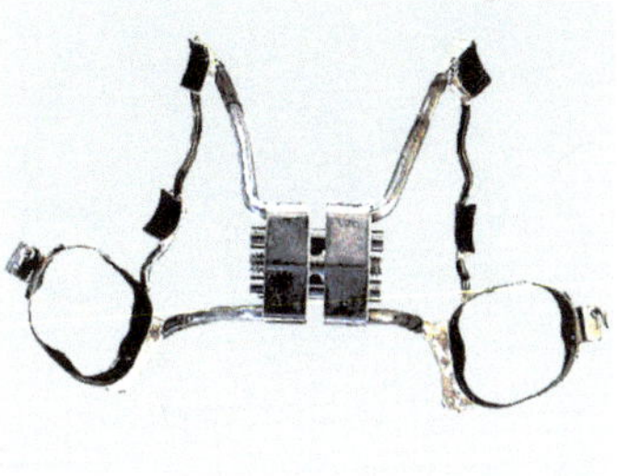

d

Abb. A62 a–d: ertige Gaumennahtapparatur
b) Gaumennahtapparatur vor dem Ausarbeiten und Polieren
c) Ansicht von oben
d) Ansicht von unten

6

6.2.25 Gaumennahtapparatur mit Häkchen zum Einhängen der Gummizüge in Kombination mit einer Delaire-Maske

☞ auch 3.2 + 3.1.7.

Der Unterschied zur normalen Gaumennahtapparatur sind hier die zusätzlich angebrachten Metallhäkchen bukkal der Eckzähne zum Einhängen der Gummizüge der Delaire-Maske und der dazu gehörigen bukkalen Führungsstege.

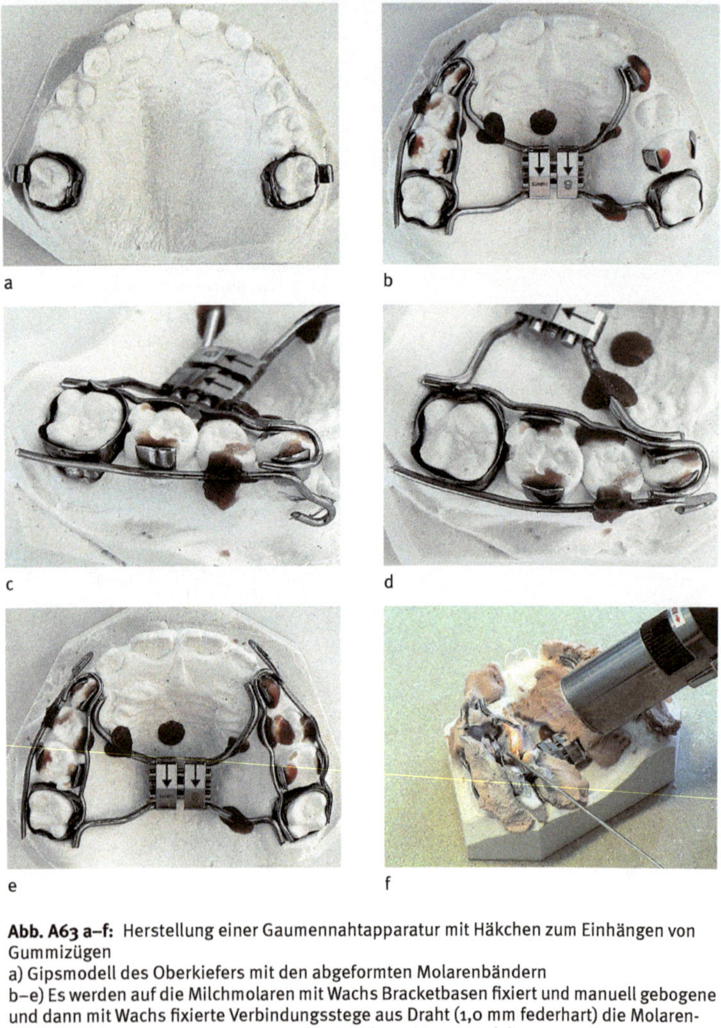

a b c d e f

Abb. A63 a–f: Herstellung einer Gaumennahtapparatur mit Häkchen zum Einhängen von Gummizügen
a) Gipsmodell des Oberkiefers mit den abgeformten Molarenbändern
b–e) Es werden auf die Milchmolaren mit Wachs Bracketbasen fixiert und manuell gebogene und dann mit Wachs fixierte Verbindungsstege aus Draht (1,0 mm federhart) die Molarenbänder mit den Bracketbasen palatinal verbunden. Ebenso wird die Hyraxschraube mit ihren vier Drahtenden manuell gebogen an der Gaumenmitte angepasst und später mit ~ 2 mm Abstand zum Gaumen in Wachs fixiert. Die Lötmasse wird zum Schutz des Gipsmodells vor der Hitzeentwicklung beim Löten mit Lötmasse zirkulär um die Lötbereiche abgedeckt
f) Die Verbindungsstege werden mit den Molarenbändern und Bracketbasen sowie mit den vier Drahtenden der Hyraxschraube verlötet

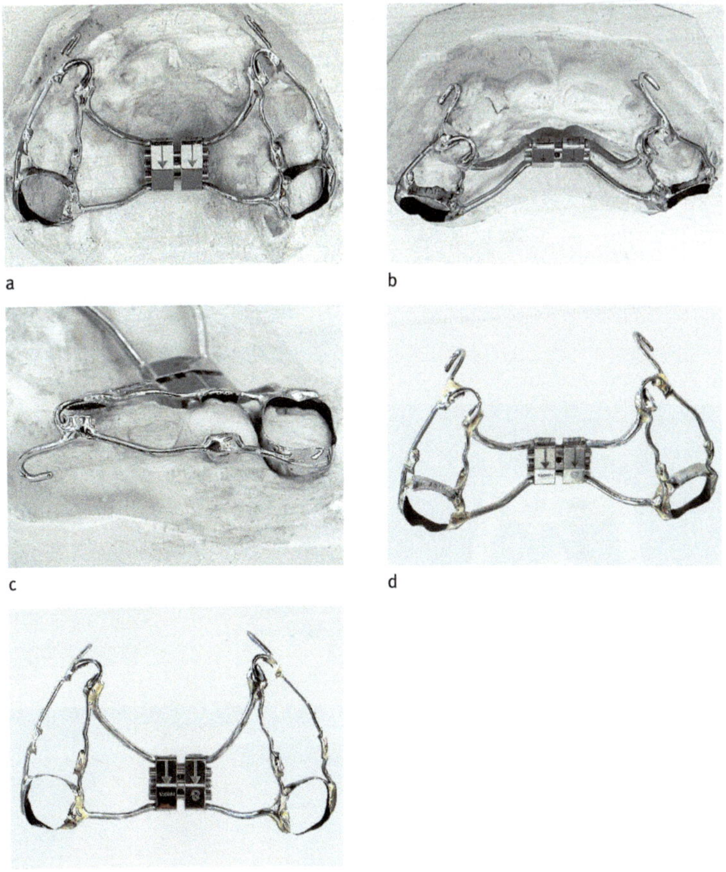

a b c d e

Abb. A64 a–e: Fertige Gaumennahtapparatur mit Häkchen zum Einhängen von Gummizügen

6.2.26 Positioner

☞ auch 4.2.

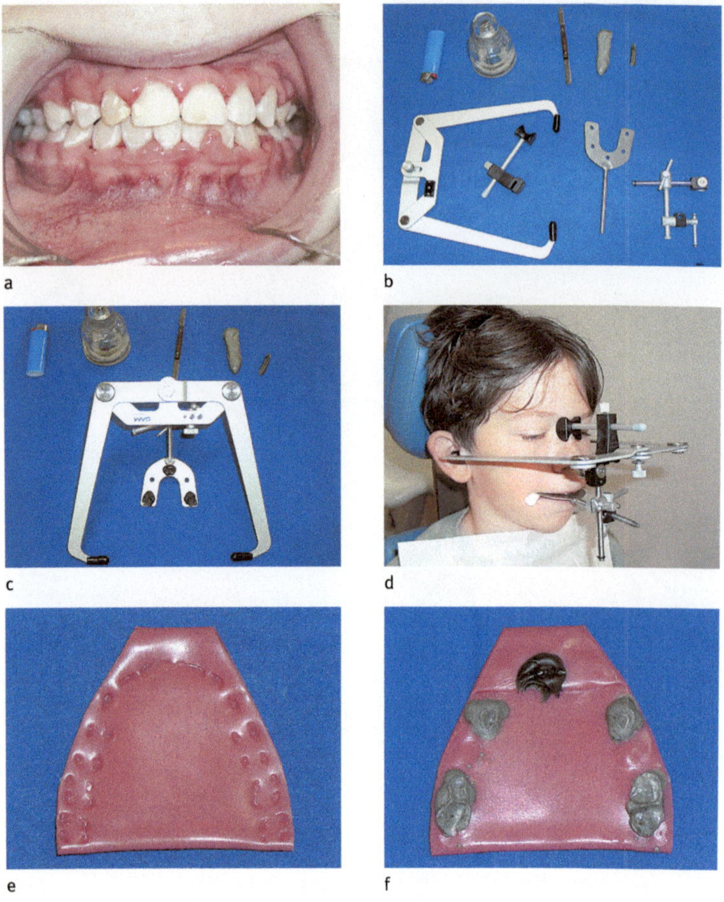

Abb. A65 a–f: Positioner: Wachsplatte anfertigen
a) Gebisszustand direkt nach der Entfernung der festsitzenden Multibandapparatur mit Entkalkungen an den Zahnhälsen und den Randbereichen der ehemals vorhandenen Brackets infolge unzureichender Mundhygiene. Als Retentionsgerät soll nun eine Positioner angefertigt werden. Es werden Alginatabdrücke im Ober- und Unterkiefer genommen
b) Material, das für die Anwendung des Übertragungsbogens zur Registrierung der Lage des Ober- und Unterkiefers zur Schädelbasis verwendet wird
c–d) Anwendung des Übertragungsbogens am Patienten. Der Patient beißt zuerst in die Bissgabel mit dem Klebewachs zur Ermittlung der Einbissposition, dann wird der Übertragungsbogen angepasst, alle Schrauben festgeschraubt und dann der Übertragungsbogen wieder entfernt
e–f) Anfertigung und Einbeißen in die Wachsplatte

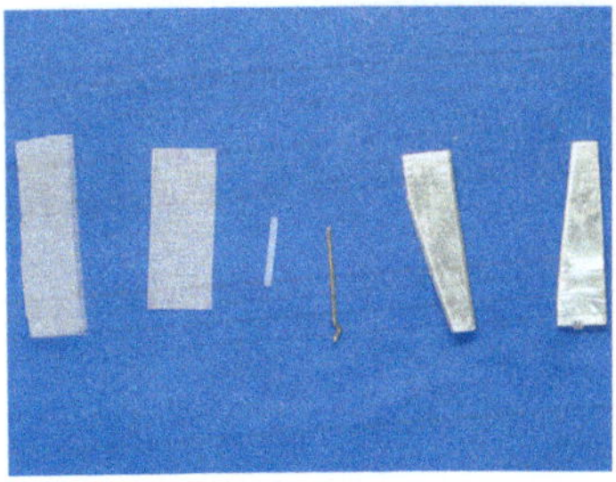

a

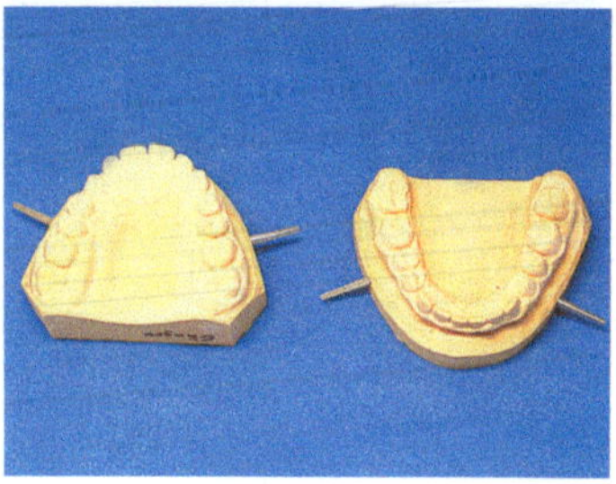

b

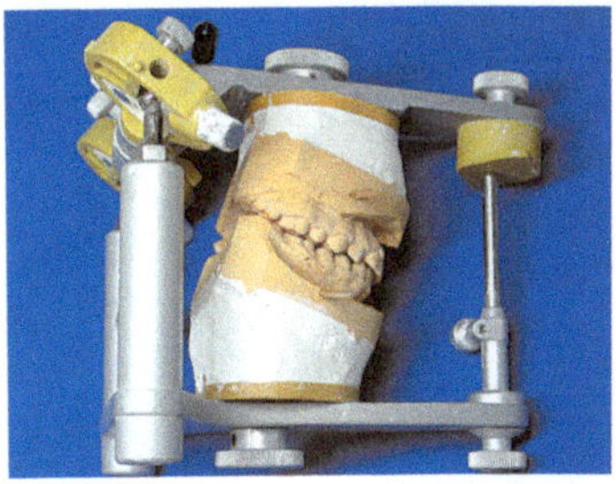

c

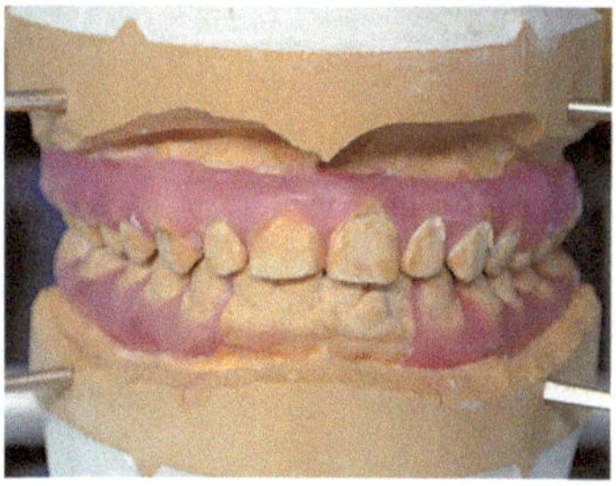

d

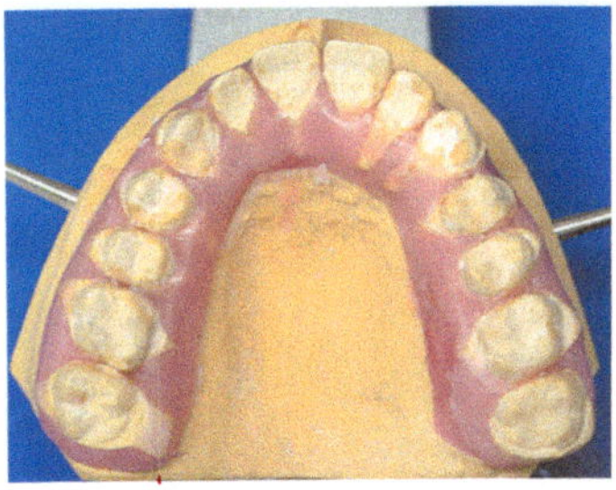

e

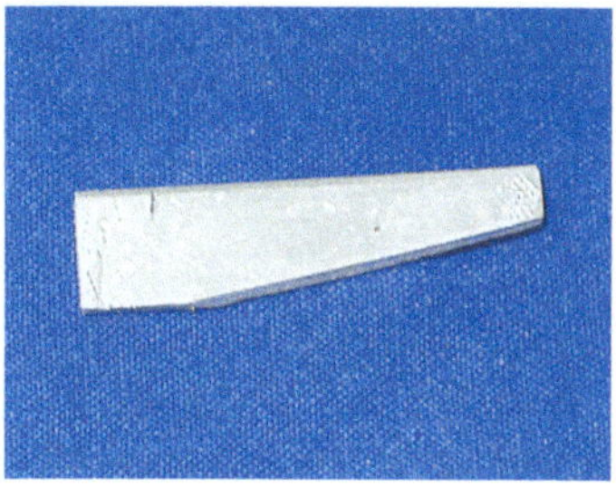

f

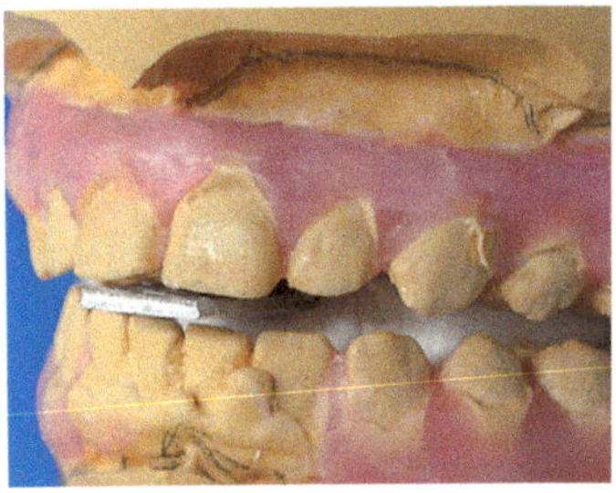

g

Abb. A66 a–g: Positioner: einartikulieren
a) Material für die Anfertigung des Positioners: feine Kunststoffnetze (links im Bild) zur Verstärkung des elastischen Kunststoffs des Positioners und Aluminiumplättchen (rechts im Bild) zum frontalen Einbau in den Interokklusalraum der Frontzähne zur Anfertigung von Luftspalten im frontalen Anteil des Positioners
b+c) Gipsmodelle werden mit Hilfe des Übertragungsbogen einartikuliert
d+e) Anfertigung eines Setup-Modells: Die Zähne werden mit einer Modellsäge einzeln herausgesägt und in Wachs in Ihrer gewünschten Position aufgestellt. Auf diese Weise können noch Feinkorrekturen der Zahnstellung durchgeführt werden. Der Positioner kann sowohl als passives Retentionsgerät als auch als aktiver Positioner verwendet werden
f+g) Einbau des Aluminiumplättchens zwischen die oberen und unteren Frontzähne im Artikulator

6

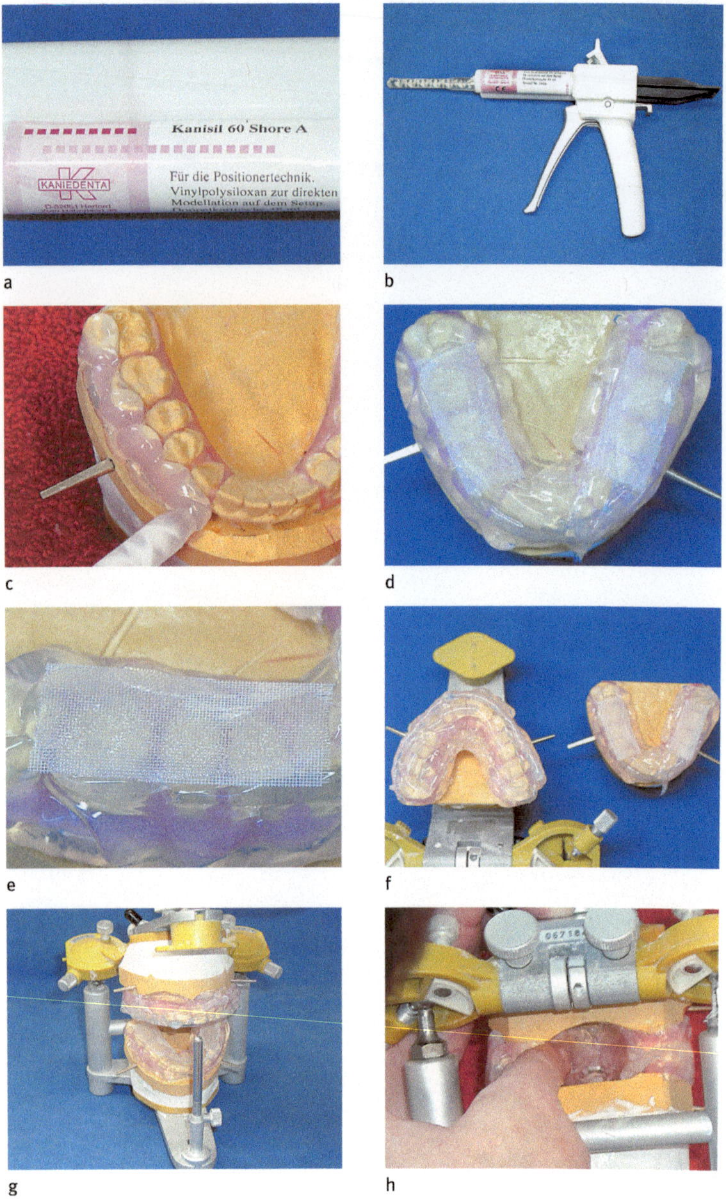

Abb. A67 a–h: Positioner: Kunststoffarbeiten
a–b) Verwendeter Kunststoff für den Positioner: „Kanisil" mit einem Härtegrad von 60 Shore, also ein mittelharter elastisch verformbarer Kunststoff
c) Auftragen des Kunststoffs mit Hilfe einer Spritzpistole
d + e) Zur Stabilisierung des Positioners werden nun im Unterkiefer zwei flexible Kunststoffnetze beidseits auf die Okklusalflächen mit dem aufgetragenen Kunststoff gelegt
f–h) Das Oberkiefermodell wird nun im Artikulator auf das Unterkiefermodell gesetzt, so dass sich der aufgetragene Kunststoff beider Modelle miteinander verbindet. Mit dem Finger wird der Kunststoff überall gleichmäßig glatt gestrichen und verteilt.

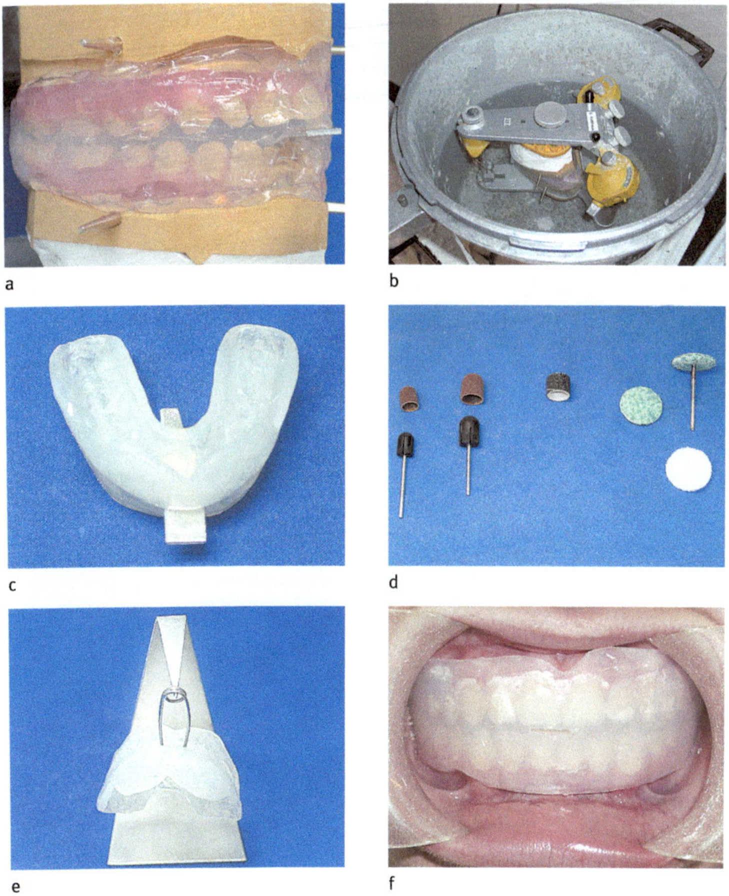

Abb. A68 a–f: Positioner: ausarbeiten
a–b) Der Artikulator wird mit den Modellen und dem aufgetragenen und noch weichen Kunststoff für 30 Minuten in einen Drucktopf mit 30 °C warmen Wasser gestellt und ausgehärtet
c–e) Der ausgehärtete Positioner wird anschließend mit speziellen Silikonpolierern und Schleifpapier (von grob bis fein) ausgearbeitet. Das Aluminiumplättchen in der Front wird entfernt und das entstandene Loch dient der Luftzufuhr beim Tragen des Gerätes
f) fertiger Positioner wird beim Patienten eingesetzt und auf Druckstellen überprüft. Gegebenenfalls müssen hier noch zu lang gestaltete Kunststoffränder im Vestibulum am Positioner gekürzt werden

6.3 Wichtige kieferorthopädische Instrumente und Zangen

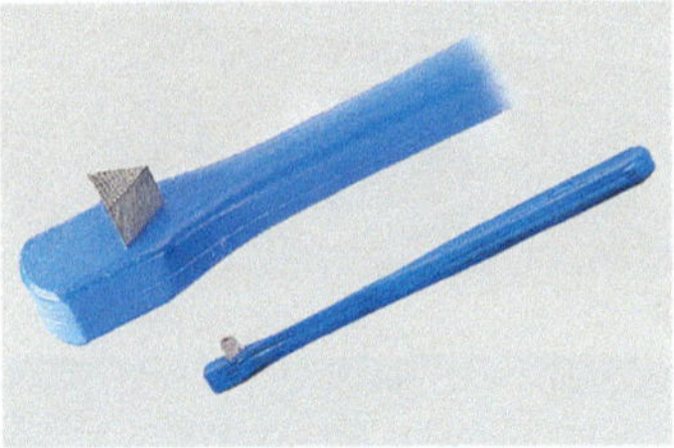
a

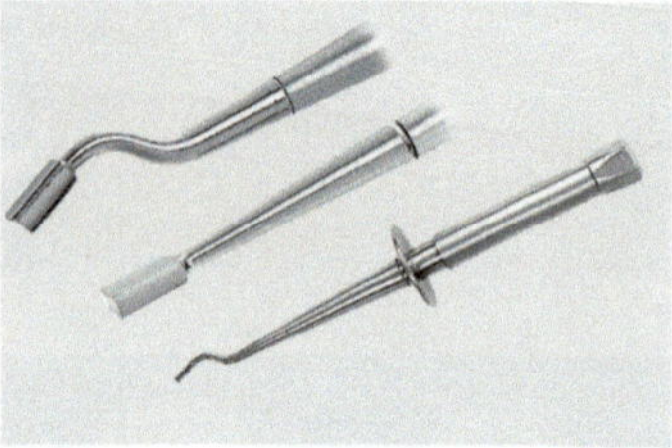
b

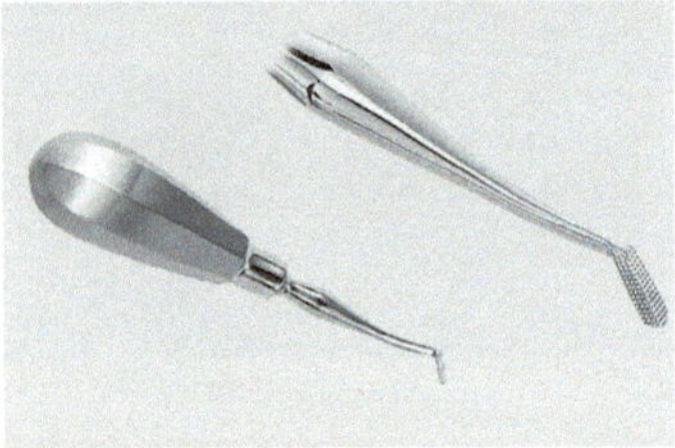
c

Abb. A69 a–c: Bandaufsetzer und -adapter
a) Bandaufsetzer: Der Behandler hält den Metallaufsatz an den Rand des Bandes und der Patient beißt dann mit dem Gegenkiefer auf die gegenüberliegende Kunststofffläche
b+c) Bandadapter: Der Behandler drückt das Instrument auf den Rand des Bandes und adaptiert damit das Band [Fa. Dentaurum J.P. Winkelstroeter KG]

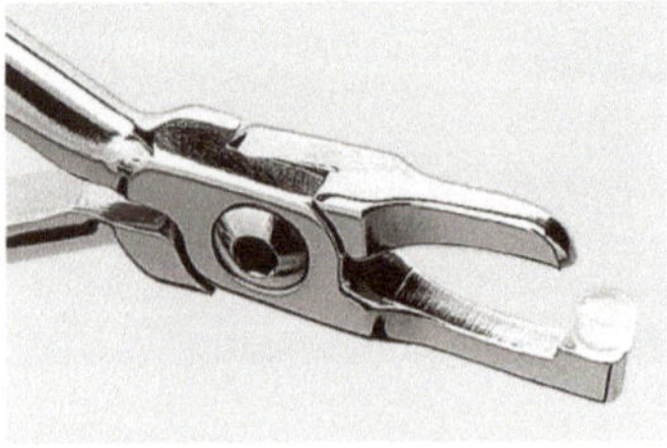
a

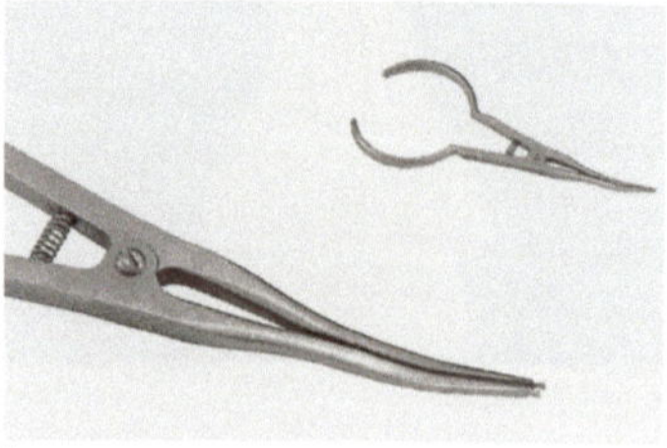
b

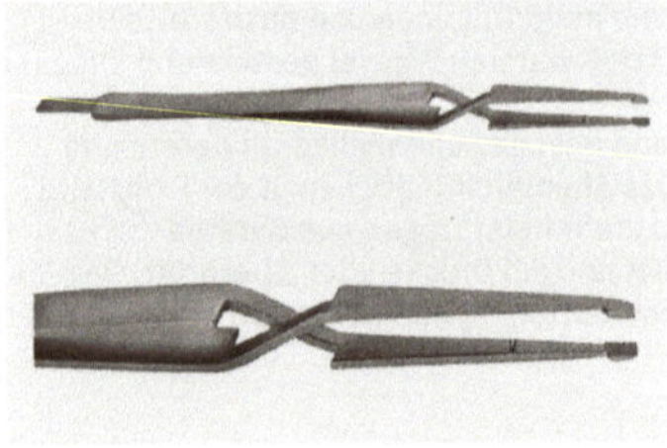
c

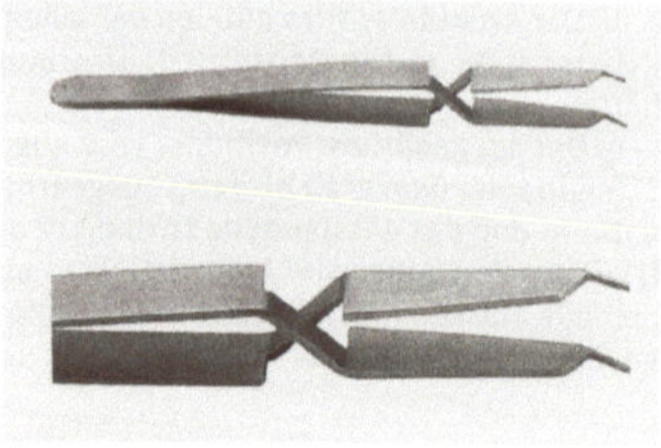
d

Abb. A70 a–d: Bandentfernungs-, Separierzange, Bracketsetzpinzetten
a) Bandentfernungszange
b) Separierzange für Separiergummis (Alastics)
c+d) Bracketsetzpinzetten mit dicker Spitze (c) und mit feiner Spitze (d)
[Fa. American Orthodontics, Katalog 2001]

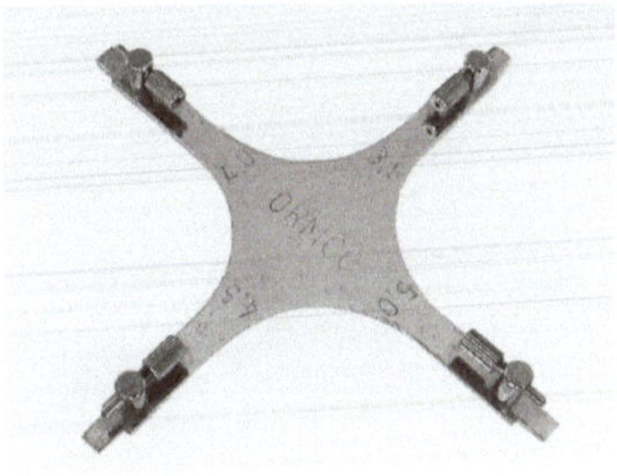
a

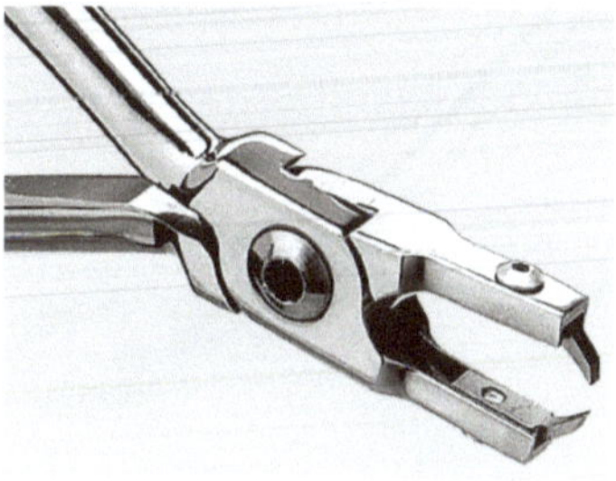
b

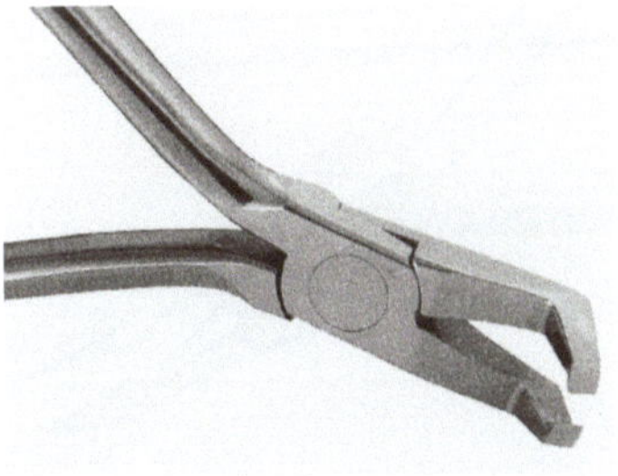
c

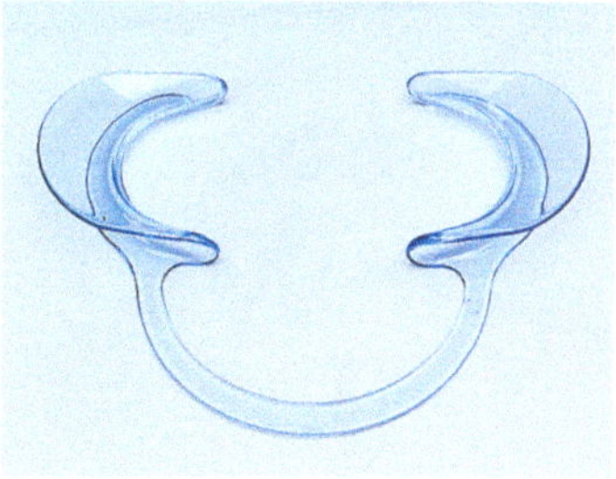
d

Abb. A71 a–d: Bracketsetzschablone, -entfernungszangen, Mundspanner
a) Bracketsetzschablone
b+c) Bracketentfernungszangen gerade (b) und gewinkelt (c) [Fa. American Orthodontics, Katalog 2001]
d) Mundspanner oder Wangen- und Lippenabhalter zum Bracketkleben [Fa. Hager&Werken GmbH & Co KG]

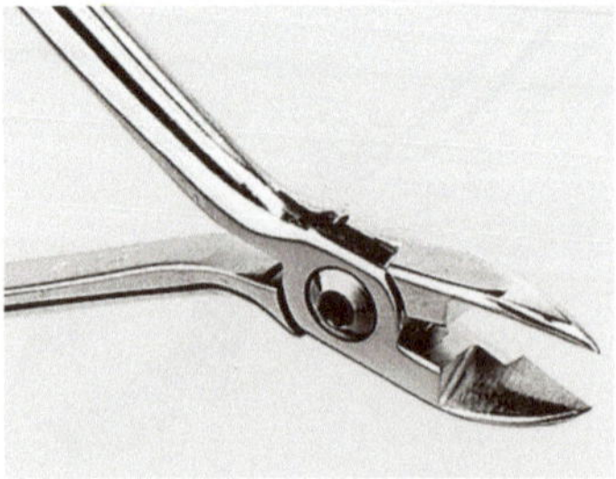

a

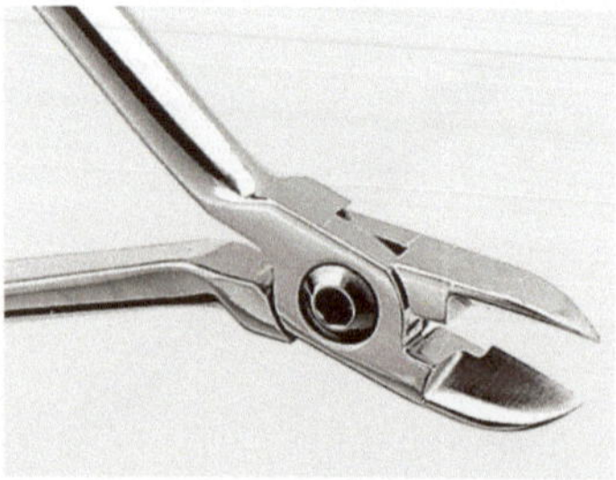

b

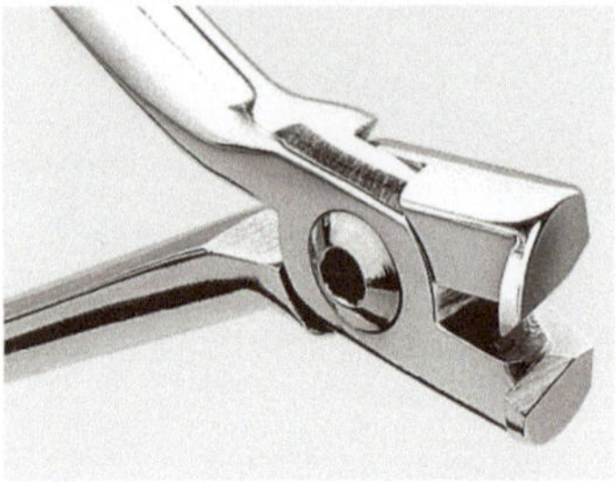

c

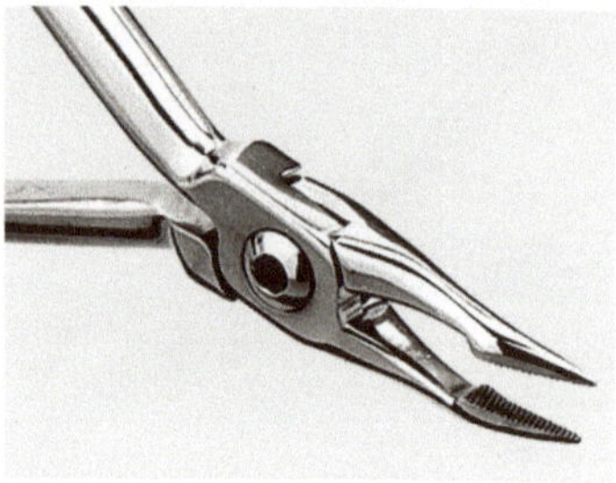

d

Abb. A72 a–d: Seiten-, Ligaturenschneider, Distal End Cutter, Weingart-Zange
a) Seitenschneider zum Durchtrennen von Bögen
b) Ligaturenschneider zum Durchtrennen von Ligaturen (Alastics)
c) Distal End Cutter zum Durchtrennen von Bögen intraoral
d) Weingart-Zange zum Biegen und Einsetzen von Bögen in das Slot der Bänder und Brackets sowie Fixierung eines Paletal Bar (Goshgarian) im Schloss [Fa. American Orthodontics, Katalog 2001]

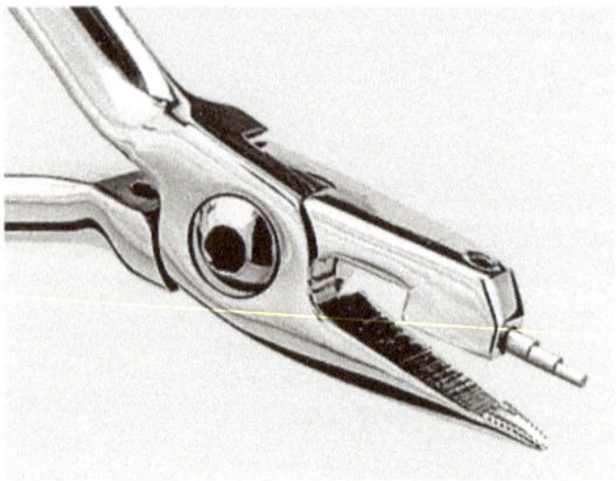

a

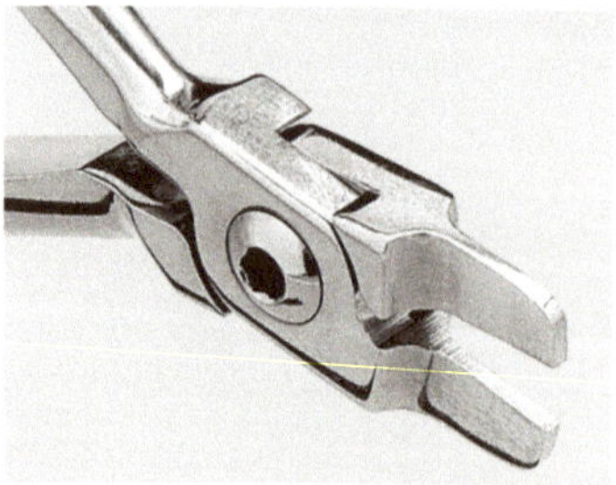

b

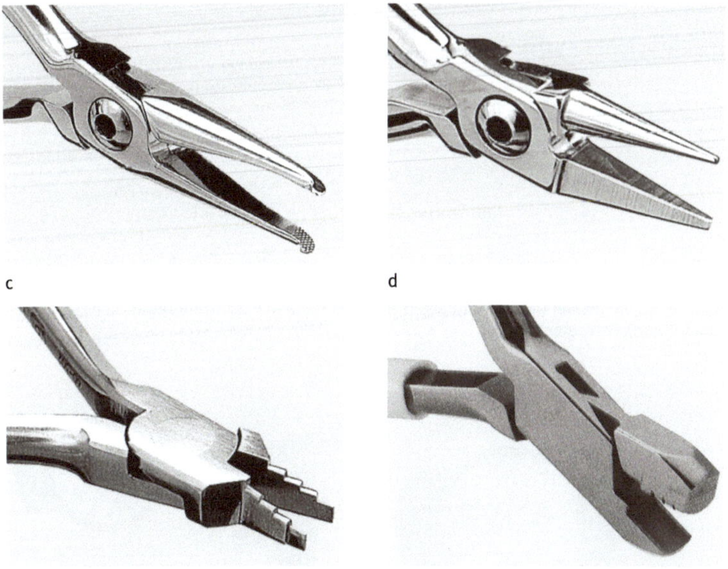

c d e f

Abb. A73 a–f: Zangen
a) Loop-Zange
b) Tweed-Zange
c) Howe-Zange (gerade)
d) Light-Wire-Zange
e) Schlaufen-Biegezange-f) De La-Rosa-Zange oder Konturenzange
[Fa. American Orthodontics, Katalog 2001]

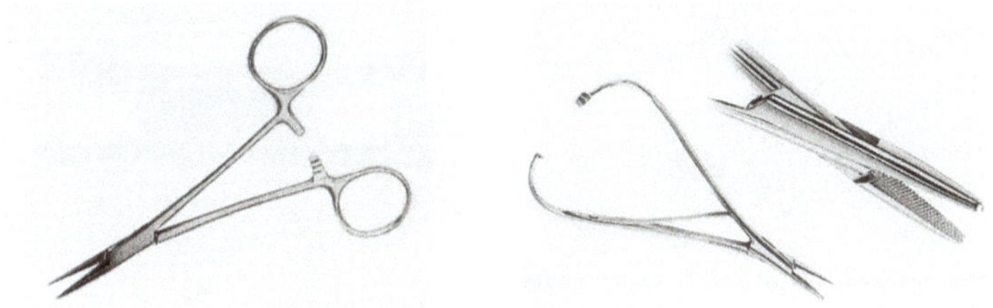

a b

Abb. A74 a+b: Moskitoklemme, Nadelhalter
a) Moskitoklemme zum Einspannen für Gummiligaturen oder Bögen
b) Nadelhalter zum Einspannen von Drahtligaturen oder Kobayashis
[Fa. Dentaurum Katalog J.P. Winkelstroeter KG]

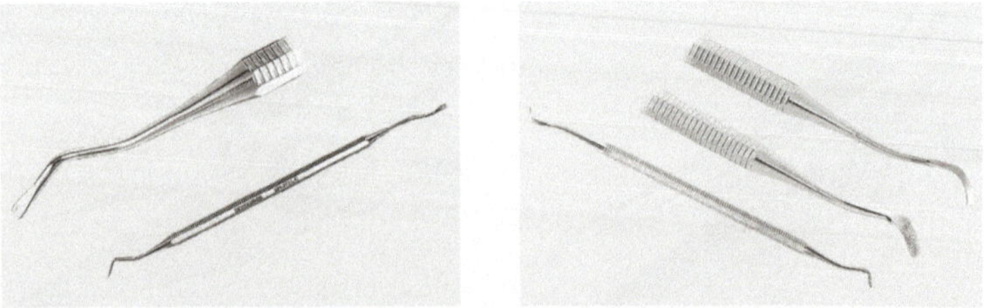

a b

Abb. A75 a+b: Adapter, Scaler
Adapter (a) und Scaler (b) zum Umbiegen von Bogenenden oder Drahtligaturen [Fa. Dentaurum J.P. Winkelstroeter KG]

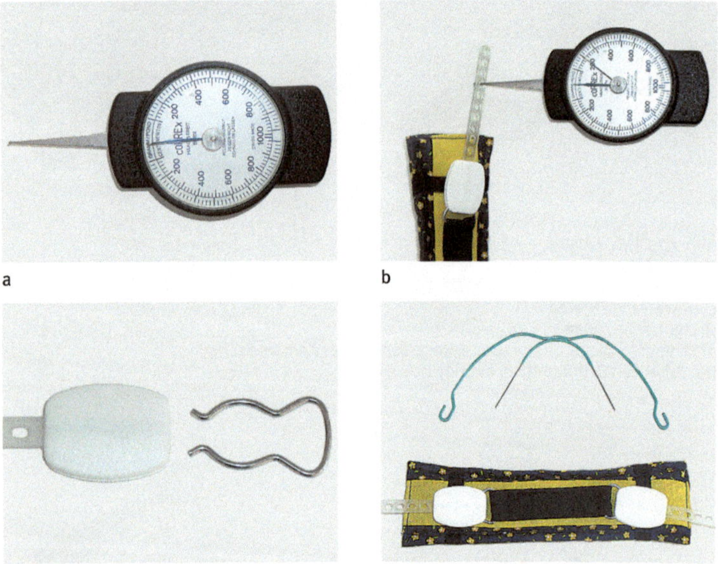

a b c d

6

Abb. A76 a–d: Correx-Federwaage, Headgear
a) Correx-Federwaage zum Messen von Kräften z.B. beim Headgear
b) Demonstration des Einhakens der Spitze der Correx-Federwaage in das Kunststoffband des Sicherheitsmoduls zum Messen der Kraft
c) Sicherheitsmodul für den Headgear
d) Headgear mit Nackenzug und Nackenpolster sowie zwei Sicherheitsmodulen

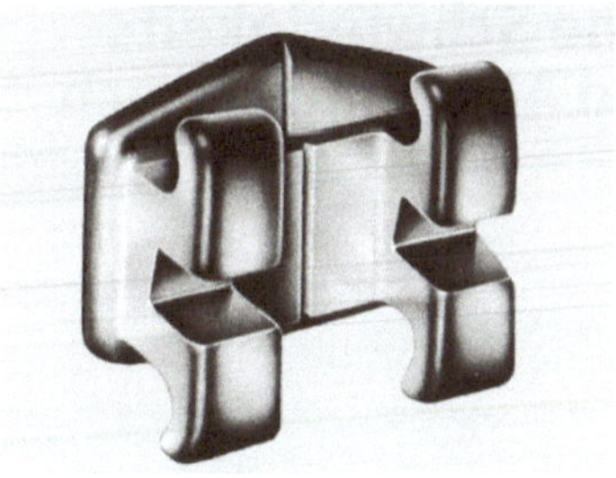

a

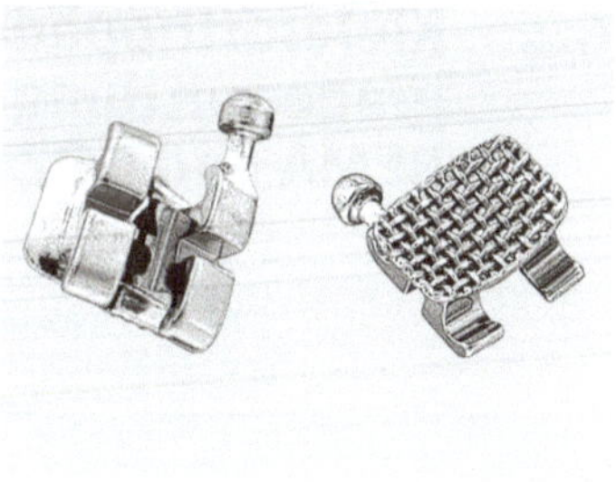

b

Abb. A77 a + b: Brackets
a) Bracket mit Bracketslot [Quelle: Fa. American Orthodontics, Katalog 2001]
b) Bracket mit „Hook" und Bracketbasis mit Netzstruktur für die mechanische Haftung des Bracketklebers [Fa. Dentaurum, J.P. Winkelstroeter KG]

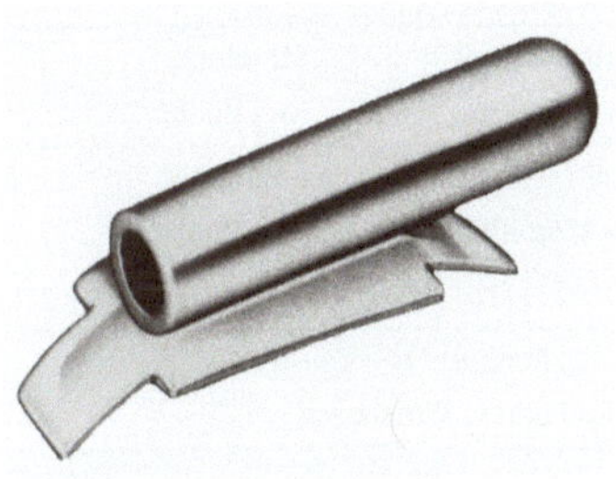

a

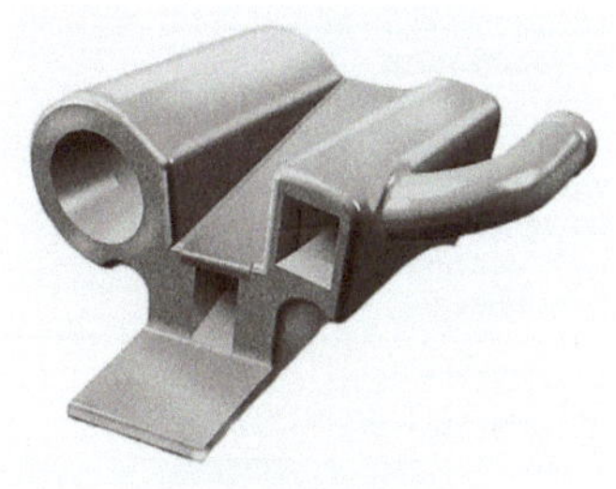

b

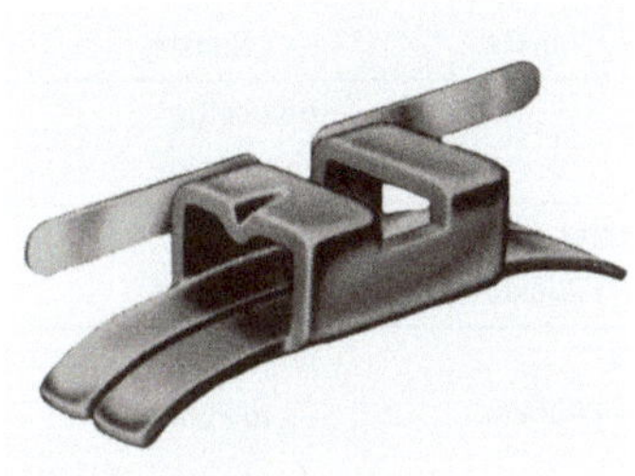

c

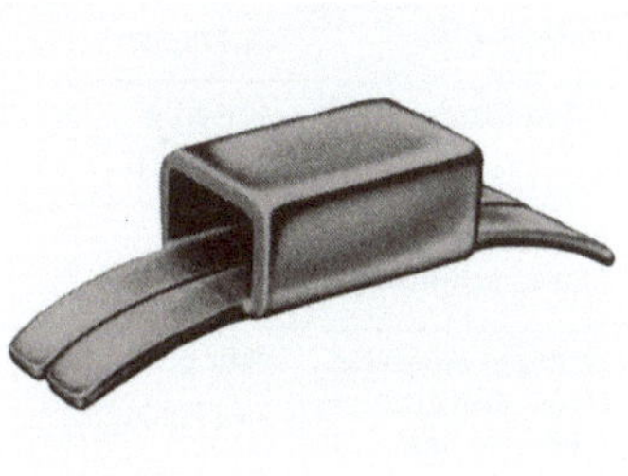

d

Abb. A78 a–d: Lipbumper-Röhrchen, Triple-Schloss, Goshgarian-Schlösser
a) Lipbumper-Röhrchen
b) Triple-Schloss: Bracketslot mit Brackethilfsslot und Headgearröhrchen
c) Gerades Goshgarian-Schloss mit mesialer Kerbe zum Einrasten des Goshgarian [Fa. American Orthodontics, Katalog 2001]
d) Gerades Goshgarian-Schloss ohne Kerbe

6.4 Kieferorthopädische Schwierigkeitsgradermittlung und Abrechnung nach BEMA und GOZ

Tab. A2: Schwierigkeitsgraderrechnung für die Gebühren-Nummern 119 und 120 BEMA

119	Maßnahmen zur Umformung eines Kiefers		
I. Zahl der bewegten Zähne	1–2 → 1 Punkt	1–2 Zahngruppen → 2 Punkte	alle Zahngruppen → 3 Punkte
II. Größe der Bewegung	1–2 mm → 1 Punkt	3–5 mm → 3 Punkte	5 mm → 5 Punkte
III. Art der Richtung	günstig (kippend) → 1 Punkt	ungünstig → 3 Punkte	körperlich → 5 Punkte
IV. Verankerung	einfach → 1 Punkt	mittelschwer → 2 Punkte	schwierig → 5 Punkte
V. Reaktionsweise (Alter, Konstitution, Früh- und Spätbehandlung)	sehr günstig → 1 Punkt	gut → 3 Punkte	ungünstig → 5 Punkte
5–7 Punkte = a 8–10 Punkte = b		11–15 Punkte = c 16 und mehr Punkte = d	
120	**Maßnahmen zur Einstellung des UK in das Regelgebiss**		
I. Größe der Bissverlagerung	1–2 mm → 1 Punkt	½ PB → 3 Punkte	über ½ PB → 5 Punkte
II. Lokalisation	einseitig → 1 Punkt		beidseitig → 3 Punkte
III. Richtung der Bissverschiebung	mesial → 1 Punkt	lateral → 2 Punkte	distal → 3 Punkte
IV. Reaktionsweise (Alter, Konstitution, Früh- und Spätbehandlung)	sehr günstig → 1 Punkt	gut → 3 Punkte	ungünstig → 10 Punkte
4–8 Punkte = a 9+10 Punkte = b		11+12 Punkte = c 13 und mehr Punkte = d	

6

Tab. A3: Schwierigkeitsgraderrechnung GOZ/GOÄ

Maßnahmen zur Umformung eines Kiefers			Kriterien
603	geringer Umfang	< 3 Kriterien	a) Zahl der bewegten Zahngruppen: zwei und mehr Zahngruppen b) Ausmaß der Zahnbewegung: mehr als 2 mm
604	mittlerer Umfang	3 Kriterien	c) Art der Zahnbewegung: körperlich mehr als 2 mm, kontrollierte Wurzelbewegung, direkte Veränderung der Bisshöhe, Zahndrehung > 30°
605	hoher Umfang	≥ 4 Kriterien	d) Richtung der Zahnbewegung: entgegen Wanderungstendenz e) Verankerung: mit zusätzlichen intra- oder extraoralen Maßnahmen
Maßnahmen zur Einstellung des UK in das Regelgebiss			**Kriterien**
606	geringer Umfang	keine Kriterien	a) Ausmaß der Bissverschiebung: mehr als 4 mm
607	mittlerer Umfang	1 Kriterium	b) Richtung der Bissverschiebung, Unterkiefer relativ zum Oberkiefer: dorsal
608	hoher Umfang	≥ 2 Kriterien	c) skelettale Bedingungen: ungünstige Wachstumsvoraussetzungen

6.5 Kieferorthopädische Indikationsgruppen

Gültig seit dem 01.01.2002.

Beispiel
Ein Patient 6,5 mm mit sagittaler Stufe und Vorliegen eines Distalbisses wird mit KIG D4 eingestuft. Diese Einstufung wird es in den Heil- und Kostenplan eingetragen. Der Patient hat deswegen Grad 4, da der Distalbiss > 6 mm beträgt, d.h. die Krankenkasse bezahlt die kieferorthopädische Behandlung. Bei einem Distalbiss mit einer sagittalen Stufe von z.B. nur 5 mm ergibt sich eine KIG-Einstufung D2. Bei einem Grad 2 bezahlt die Krankenkasse nicht, d.h. der Patient muss die Kosten selber übernehmen.
Die KIG-Einstufung im späten Wechselgebiss wird in jedem Fall der Krankenkasse gemeldet. Der Patient kann so nicht zu anderen Behandlern gehen und sich noch mal neu einstufen lassen. Er hat jedoch die Möglichkeit innerhalb von vier Wochen einen Gutachter über die Krankenkasse zu beauftragen, der dann die KIG-Einstufung noch mal auf Richtigkeit überprüft.

6

Tab. A4: Indikationsgruppen nach Befund

Grad			1	2	3	4	5
Kraniofaziale Anomalien		**A**					Lippen-Kiefer-Gaumen-spalte o.Ä.
Zahnunterzahl (Aplasie oder Zahnverlust)		**U**				Unterzahl (nur wenn präprothetische Kieferorthopädie oder kieferorthopädischer Lückenschluss indiziert)	
Durchbruchstörungen		**S**				Retention (außer 8er)	Verlagerung (außer 8er)
sagittale Stufe	**distal**	**D**	< 3 mm	3–6 mm		6–9 mm	> 9 mm
	mesial	**M**				0–3 mm	> 3 mm
vertikale Stufe	**offen (auch seitlich)**	**O**	bis 1 mm	1–2 mm	2–4 mm	> 4 mm habituell offen	> 4 mm skelettal offen
	tief	**T**	1–3 mm	> 3 mm ohne/mit Gingivakontakt	> 3 mm mit traumatischem Gingivakontakt		
transversale Abweichung		**B**				Bukkal-, Lingualokklusion	
		K		Kopfbiss	beidseitiger Kreuzbiss	einseitiger Kreuzbiss	
Kontaktpunktabweichung Engstand		**E**	< 1 mm	1–3 mm	3–5 mm	> 5 mm	
Platzmangel		**P**		< 3 mm	3–4 mm	> 4 mm	
Frühbehandlung		**Früh**	LKG- und Morbus Down- Patienten, skelettale Dysgnathien: Pro- und Retrogenien, skelettal offener Biss, vergrößerte Frontzahnstufe (>10 mm), Kreuzbisse im Milch- und frühen Wechselgebiss.				
Grad 1+2: Gesetzliche Krankenkasse übernimmt die Kosten nicht					Grad 3–5: gesetzliche Krankenkasse übernimmt die Kosten		

A = Aplasie
U = Unterzahl der Zähne (Aplasien, Zahnverlust)
S = Störungen (z. B. Retentionen)
D = Distalbiss

M = Mesialbiss (Progenie)
O = Offener Biss
T = Tiefbiss
B = Bukkalokklusion

K = Kreuzbiss
E = Engstand mit Kontaktpunktabweichung
P = Platzmangel

Die Kürzel dienen der KIG-Einstufung für die Krankenkassen.
Die KIG-Einstufung darf erst im späten Wechselgebiss erfolgen.
Ausnahme: Frühbehandlungen

7 Aufklärungsbögen für Eltern und Patienten

7.1 Aufklärungsbogen Prophylaxe vor und während einer kieferorthopädischen Behandlung

KFO-Behandlung von ______________________________, geb.: ____________________

Sehr geehrte Eltern,
Voraussetzung für eine erfolgreiche kieferorthopädische Behandlung ist eine gute Mundhygiene. Karies und Zahnfleischerkrankungen werden durch Zahnbeläge (Plaque) verursacht. In diesen Belägen siedeln Bakterien, die zu Entzündungen am Zahnfleischsaum führen. Außerdem scheiden einige Bakterienarten nach Zucker und Stärkezufuhr als Endprodukt ihres Stoffwechsels Säure aus, die den Zahnschmelz angreift und dessen Festigkeit vermindert. Nach häufigen Säureangriffen entstehen im Schmelz Entkalkungen (weiße Verfärbungen, die nicht wieder umkehrbar sind) bis hin zur Karies.

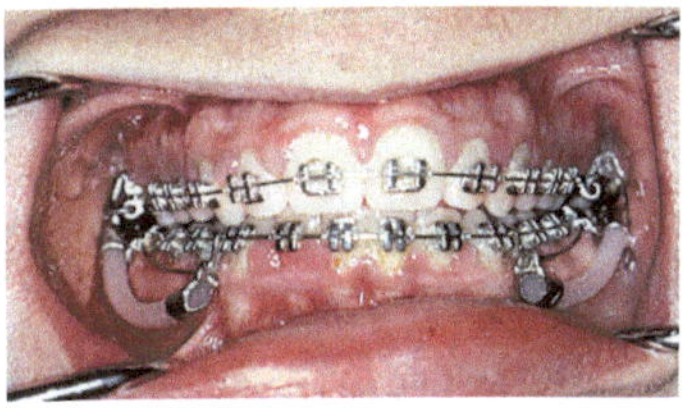

Abb. AA1: Beläge und Zahnfleischentzündung (Parodontitis)

Während der kieferorthopädischen Therapie wird durch das Tragen einer Zahnspange die Zahnreinigung erheblich erschwert. Es ist aber gerade dann eine besonders sorgfältige Zahnpflege erforderlich, denn die natürliche Selbstreinigung durch Speichel, Zunge, Wangen und Lippen ist eingeschränkt. Außerdem führen kieferorthopädische Zahnbewegungen zur Auflockerung der Gewebe und deutlich erhöhter Entzündungsbereitschaft des Zahnfleisches. Der Zeitaufwand für eine perfekte Zahnreinigung beträgt daher z.B. bei Patienten mit festsitzender Zahnspange bis zu 10 Minuten. Ansonsten können die in den Nischen zwischen Gerät und Zahn haftenden Beläge zu Entkalkungen des Zahnschmelzes, Zahnfleischentzündungen und schließlich sogar zu Karies führen.

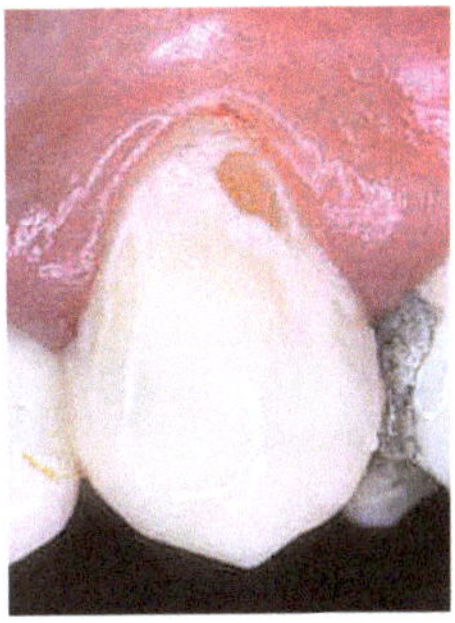

Abb. AA2: Zahnbeläge mit Entkalkungen und Karies

Nach unseren Erfahrungen reicht daher besonders bei Risikopatienten die häusliche Zahnpflege allein nicht aus. Auch die von uns regelmäßig durchgeführten Vorsorgemaßnahmen der gesetzlichen Individualprophylaxe dürfen nach Vorschrift nur in relativ großen Zeitabständen angeboten werden. Sie sind daher nicht dazu eignet, bei kariesgefährdeten Patienten eine ausreichende Vorsorge sicherzustellen.

Deshalb bieten wir unseren Patienten der Risikogruppe, d.h. Patienten, bei denen Mängel in der Zahnpflege festgestellt wurden, zusätzlich eine professionelle Zahnreinigung sowie zusätzliche Fluoridierungen in unserer Praxis an.
Da diese außerordentlich gründliche und effektive Zahnreinigung keine Leistung der gesetzlichen Krankenkassen darstellt, unterliegt sie der privaten Rechnungslegung und kostet € _____ pro Sitzung.

Das Praxisteam

7

7.2 Aufklärungsbogen Herausnehmbare Platte

Sehr geehrte Eltern, lieber Patient,

Sie selbst bzw. Ihr Kind haben heute eine herausnehmbare Platte erhalten. Es sind hierbei folgende Regeln zu beachten und einzuhalten:

1. Das Gerät genau nach Anweisung des Behandlers getragen. Die Tragezeit beträgt bei einer aktiven Platte i. d. R. mindestens einen halben Tag und die ganze Nacht. In Ausnahmefällen wird die Platte auch 24 Stunden pro Tag getragen. Dies teilt der Behandler vorher mit. Bei Vorhandensein einer oder mehrerer Schrauben an der Platte werden diese genau nach Anweisung gestellt, jedoch nur bei ausreichender Tragezeit der Klammer. Es reicht nicht nur an der Schraube zu stellen, sondern sie muss auch intensiv am Tage und in der Nacht getragen werden. Andernfalls „steigt" die Platte aus dem Zahnbogen „aus", d. h. sie passt nicht mehr! Spätestens dann muss unverzüglich der Behandler aufgesucht werden.
2. Das Gerät wird während der Schule, den Mahlzeiten sowie beim Sport unbedingt in einer Klammerdose aufbewahrt, die Sie von unserem Praxisteam anfangs beim Eingliederungstermin erhalten haben. In Papier darf die Klammer auf keinen Fall eingewickelt werden, da sie so, wie z. B. im Restaurant verloren gehen kann. Ebenso ist ohne den Schutz einer stabilen Klammerdose die Bruchgefahr der Klammer erhöht.
3. Bei „Bruch" der Platte oder einem gebrochenen Drahtelement sollte der Patient unverzüglich die Praxis aufsuchen, damit eine zügige Reparatur erfolgen kann. Andernfalls passt später die Klammer nicht mehr, da die Zähne wieder in ihre ursprüngliche Position zurückwandern. Die Behandlung wird unnötig verlängert.
4. Die Klammer sollte unbedingt nach jeder Mahlzeit mit Zahnpasta und einer Zahnbürste mechanisch gereinigt werden. Andernfalls wird die Klammer zu einer „Bakterienschleuder". Die Hygiene ist daher so wichtig, da es sonst zu Entzündungen im Zahnhalteapparat, sprich Parodontitis, kommt. Das Zahnfleisch schwillt rot an, wird dick und es bilden sich Taschen. Die Bakterien „wandern" über die Zahnfleischtaschen zur Zahnwurzel und führen zum Knochenabbau im Zahnhaltapparat. Die Folge ist, dass die Zähne locker werden und im Extremfall herausfallen. Die kieferorthopädische Behandlung wäre dann umsonst gewesen! Die ausschließliche Reinigung mit Brausetabletten, z. B. „Kukkis", reichen nicht aus!
5. Die regelmäßigen Kontrolltermine, die bei einer aktiven Platte i. d. R. alle 4 bis 6 Wochen stattfinden, sollten unbedingt eingehalten werden. Nur so können der Erfolg und die zügige kieferorthopädische Behandlung gesichert werden.

Bei Fragen steht Ihnen unser Praxisteam zur Verfügung.

Das Praxisteam

Die herausnehmbare Platte ist ein kieferorthopädisches Gerät aus Kunststoff und Metalldrähten. Die Platte „rastet“ beim Einsetzen in den Zahnbogen „ein“, d. h. die Platte sitzt fest auf dem Zahnbogen und lässt sich im Oberkiefer mit den Zeigefingern, die unter die Drahtelemente greifen, ganz einfach vom Zahnbogen lösen und herausnehmen. Im Unterkiefer wird die Platte mit den beiden Daumen durch „unterhaken“ an den Drahtelementen vom Zahnbogen gelöst und herausgenommen. Zunächst ist beim Tragen der Platte der Speichelfluss erhöht und das Sprechen etwas schwieriger. Die Zunge gewöhnt sich jedoch nach mehreren Tagen bis Wochen an die Kunststoffplatte. Das Sprechen mit der Platte wird allmählich besser.

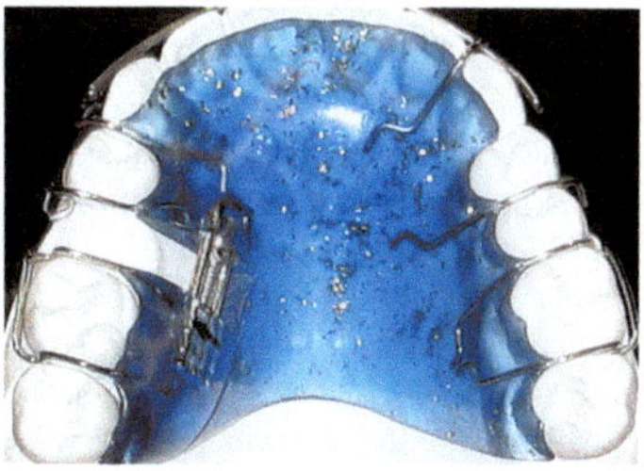

Abb. AB1: Aktive herausnehmbare Platte mit Schraube, die vom Patienten selbst mit einem Stellschlüssel gestellt wird

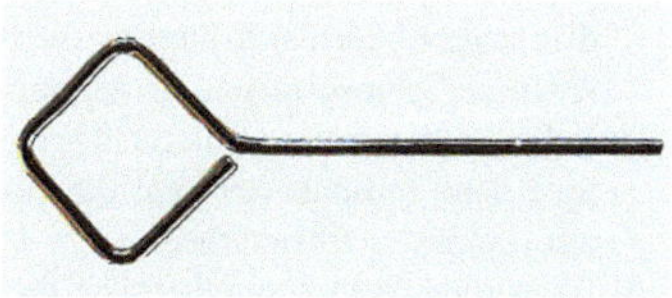

Abb. AB2: Stellschlüssel zum Stellen an der Schraube

7.3 Aufklärungsbogen Aktivator und Bionator („Doppeldecker“)

Sehr geehrte Eltern, lieber Patient,

Sie selbst bzw. Ihr Kind haben heute einen Aktivator bzw. Bionator („Doppeldecker“) erhalten. Es sind hierbei folgende Regeln zu beachten und einzuhalten:

1. Das Gerät wird genau nach Anweisung des Behandlers getragen. Die Tragezeit beträgt bei einem „Doppeldecker“ i. d. R. mindestens einen halben Tag und die ganze Nacht.
2. Das Gerät wird während der Schule, den Mahlzeiten sowie beim Sport unbedingt in einer Klammerdose aufbewahrt, die der Patient vom Praxisteam anfangs beim Eingliederungstermin erhalten hat. In Papier darf die Klammer auf keinen Fall eingewickelt werden, da sie so z. B. im Restaurant verloren gehen kann. Ebenso ist ohne den Schutz einer stabilen Klammerdose die Bruchgefahr der Klammer erhöht.
3. Bei „Bruch“ des „Doppeldeckers oder einem gebrochenen Drahtelement sollten Sie unverzüglich die Praxis aufsuchen, damit eine zügige Reparatur erfolgen kann. Andernfalls passt später die Klammer nicht mehr, da dann der Unterkiefer und die Zähne wieder in ihre ursprüngliche Position zurückwandern. Die Behandlung wird dadurch unnötig verlängert.
4. Die Klammer sollte unbedingt nach jeder Mahlzeit mit Zahnpasta und einer Zahnbürste mechanisch gereinigt werden. Andernfalls wird die Klammer zu einer „Bakterienschleuder“. Die Hygiene ist daher so wichtig, da es sonst zu Entzündungen im Zahnhalteapparat, sprich Parodontitis, kommt. Das Zahnfleisch schwillt rot an, wird dick und es bilden sich Taschen. Die Bakterien „wandern“ über die Zahnfleischtaschen zur Zahnwurzel und führen zum Knochenabbau. Die Folge ist, dass die Zähne locker werden und im Extremfall herausfallen. Die kieferorthopädische Behandlung wäre dann umsonst gewesen! Die ausschließliche Reinigung mit Brausetabletten, z. B. „Kukkis“, reichen nicht aus!
5. Die regelmäßigen Kontrolltermine, die bei einem „Doppeldecker“ i. d. R. alle 4 bis 6 Wochen stattfinden, sollten unbedingt eingehalten werden. Nur so können der Erfolg und die zügige kieferorthopädische Behandlung gesichert werden.

Bei Fragen steht Ihnen unser Praxisteam zur Verfügung.

Das Praxisteam

Der Aktivator oder Bionator sind so genannte „Doppeldecker“, da sie sich sowohl im Ober- als auch im Unterkiefer befinden und wirken. Der „Doppeldecker“ liegt „ locker“ im Mund, d.h. er bleibt nicht an den Zähnen „haften“. Falls das Gerät beim Einsetzen klemmen sollte, muss es entsprechend vom Behandler freigeschliffen werden. Die Aufgabe des „Doppeldeckers“ ist es, den zurückliegenden Unterkiefer nach vorne zu verlagern.

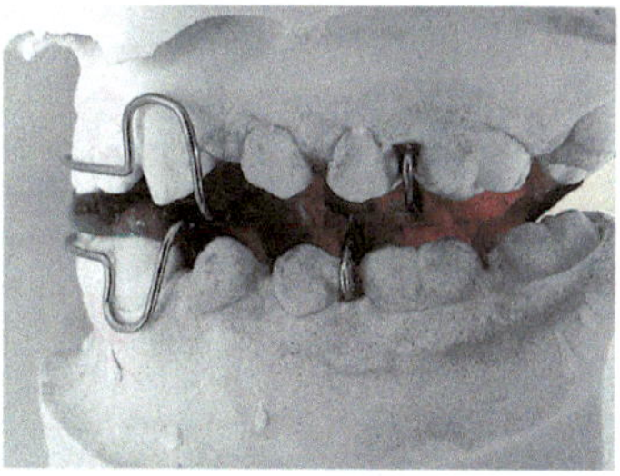

Abb. AC1: Aktivator im Artikulator

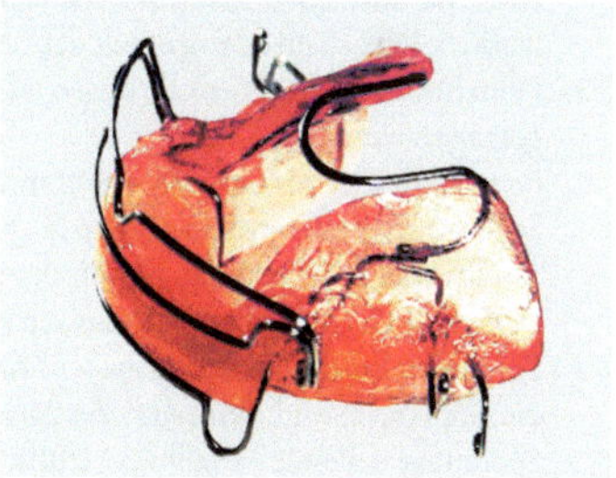

Abb. AC2: Aktivator

7.4 Aufklärungsbogen Headgear (Gesichtsbogen)

Sehr geehrte Eltern, lieber Patient,

Sie selbst bzw. Ihr Kind hat heute einen Gesichtsbogen erhalten. Es sind hierbei folgende Regeln zu beachten und einzuhalten:

1. Der Gesichtsbogen sollte mindestens 14 bis 16 Stunden pro Tag getragen werden. In der Schule muss das Gerät nicht getragen werden. Der Patient sollte hier zur besseren Übersicht einen täglich die Tragezeit am Tage und in der Nacht in einen Kalender oder Stundenplan eintragen. Bei Nichteinhalten der Tragezeit „wandern" die Zähne wieder in Ihre ursprüngliche Position zurück und die kieferorthopädische Behandlung verlängert sich unnötig. Gegebenenfalls müssen dann leider doch aus Platzmangel-Gründen bleibende Zähne entfernt werden. Bei ausreichendem Fleiß kann jedoch der Patient selbst dazu beitragen das Entfernen von bleiben Zähnen zu vermeiden!!
2. Ein gutes und fleißiges Tragen des Gesichtsbogens erkennt der Patient und Behandler daran, dass der Metallbügel irgendwann „auf der Unterlippe liegt" oder die Frontzähne berührt. Die Seitenzähne sind dann erfolgreich bewegt worden. Der Patient sollte dann die Praxis aufsuchen, damit der Gesichtsbogen nachaktiviert werden kann.
3. Beim **Sport** darf der Gesichtsbogen **wegen der Verletzungsgefahr auf keinen Fall getragen werden**!
4. Beim Einsetzen des Gesichtsbogens muss in jedem Fall zuerst der Metallbügel in die Schlösser der oberen Seitenzähne eingesetzt werden. Erst danach wird der Nackenzug bzw. die Kopfkappe eingesetzt. Der Patient muss hier unbedingt den Metallbügel festhalten, da es sonst zu Verletzungen kommen kann.
5. Beim Abnehmen des Gesichtsbogens muss in jedem Fall **zuerst** der Nackenzug oder die Kopfkappe und **dann erst** der Metallbügel entfernt werden, da der sonst unter Spannung stehende Metallbügel „zurückschnellen" und es zu schweren Gesichtsverletzungen kommen kann.
6. Die regelmäßigen Kontrolltermine, die bei einem Gesichtsbogen i. d. R. alle 4 Wochen stattfinden, sollten unbedingt eingehalten werden. Nur so können der Erfolg und die zügige kieferorthopädische Behandlung gesichert werden.
7. Regelmäßige intensive Zahnpflege nach jeder Mahlzeit ist zwingend erforderlich. Es können hier spezielle Zahnbürsten und Zwischenraumbürsten für festsitzende Apparaturen oder die elektrische Zahnbürste verwendet werden. Einmal pro Woche sollten die Zähne mit einem sehr fluoridhaltigen Gel, dem sog. „Elmex Gelee", geputzt werden. Der Patient erhält im Rahmen der festsitzenden Apparatur ein Rezept über eine Packung „Elmex Gelee" und kann das Gel in der Apotheke besorgen.
8. Bei Lockerung eines oder beider Metallbänder, an denen der Gesichtsbogen verankert wird, sollte umgehend der Behandler aufgesucht werden. Das Band muss dann erneut zementiert werden. Andernfalls kann der Gesichtsbogen nicht mehr getragen werden und das bisher erreichte Ergebnis kann nicht gehalten werden.
9. Bei Auftreten von Scheuerstellen kann der Patient „Schutzwachs", welches er zu Anfang beim Einsetzen der Bänder vom Praxisteam erhalten hat, auf die betreffenden Stellen auftragen. Gehen die Scheuerstellen, die insbesondere am Anfang auftreten nach einer gewissen Eingewöhnungsphase von 2 bis 3 Tagen nicht weg, muss umgehend der Behandler aufgesucht werden.
10. Harte und klebrige Speisen sowie Kaugummis dürfen nicht gegessen werden, da es sonst zu einem Bruch der Apparatur kommen kann.

Bei Fragen steht Ihnen unser Praxisteam zur Verfügung. *Ihr Praxisteam*

Der Gesichtsbogen ist ein Gerät, welches die oberen Seitenzähne nach hinten bewegen soll, damit die anderen Zähne genug Platz bekommen. Der Gesichtsbogen wird außerhalb des Mundes am Hals oder Kopf verankert bzw. befestigt. Der Kopf- oder Nackenzug wird unter Spannung montiert. Diese Spannung verursacht eine bestimmte Kraft, die die Zähne im Mund nach hinten bewegen soll.

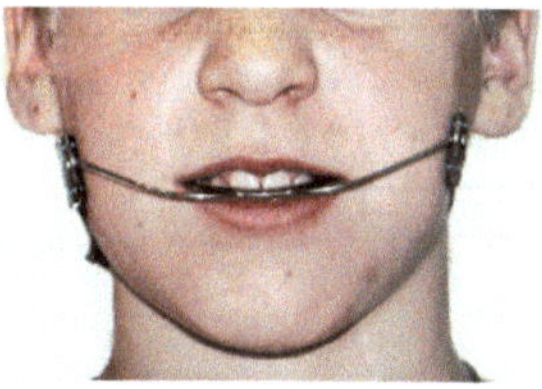

Abb. AD1: Gesichtsbogen (Headgear) am Patienten

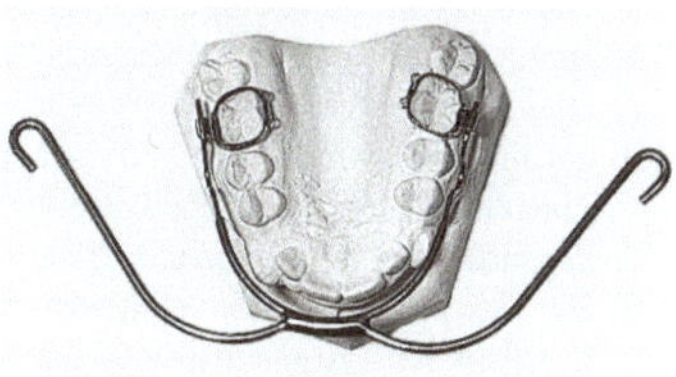

Abb. AD2: Gesichtsbogen (Headgear) am Oberkiefermodell

7.5 Aufklärungsbogen Jasper Jumper und Flex Developer

Sehr geehrte Eltern, lieber Patient,

Sie selbst bzw. Ihr Kind haben heute einen Jasper Jumper bzw. Flex Developer erhalten. Es handelt sich dabei um eine Art „Stoßdämpfer", der zwischen den oberen Seitenzähnen und den unteren Eckzähnen angebracht wird und auf einem Führungsbogen bei Mundöffnungs- und Schließbewegungen gleitet. Der zurückliegende Unterkiefer wird mit dem Jasper Jumper bzw. Flex Developer in relativ kurzer Zeit nach vorne verlagert. Der Jasper Jumper bzw. der Flex Developer haben gegenüber den Gummizügen, die der Patient selbst einhängen muss, den großen Vorteil, dass der Behandler hier auf eine aktive Mitarbeit des Patienten nicht angewiesen ist. Es sind folgende Regeln zu beachten und einzuhalten:

1. Der Mund sollte möglichst nicht maximal geöffnet werden, da es sonst zu einem Verbiegen der Führungsbögen, auf denen die beiden Plastikstäbe „gleiten" kommen kann und der Mund dann nicht mehr oder nur mit Schwierigkeiten geöffnet werden kann. Dies geschieht besonders beim Gähnen, beim Abbeißen von z. B. nicht klein geschnittenen Äpfeln oder beim zu heftigen Küssen! Bei Verbiegen oder Bruch der Apparatur ist umgehend der Behandler aufzusuchen.
2. Regelmäßige Kontrollen maximal alle 4 Wochen sind unbedingt einzuhalten.
3. Der Flex Developer muss mindestens 3 bis 6 Monate konsequent im Mund verbleiben, da es sonst zu einem Rezidiv, d. h. Rückfall des Unterkiefers in die „alte" Position kommt.
4. Bei Auftreten von Scheuerstellen ist ebenfalls der Behandler aufzusuchen.

Da die Verwendung des Jasper Jumpers und des Flex Developers im Sinne der Verträge mit den Krankenkassen nicht „wirtschaftlich" sind (d. h. die billigste und ausreichende Methode) und deshalb auch nicht von den Krankenkassen bezahlt werden darf, stellt sie eine außervertragliche Leistung dar und ist privat zu bezahlen.

Bei Fragen steht Ihnen unser Praxisteam zur Verfügung.

Das Praxisteam

Der Jasper Jumper bzw. Flex Developer sind zwei Plastikstäbe, die im Seitenzahnbereich auf der rechten und linken Seite an der festsitzenden Multibandapparatur angebracht werden. Der zurückliegende Unterkiefer soll auf diese Weise vorverlagert werden. Diese Stäbe können insbesondere bei Patienten verwendet werden, die nur noch wenig wachsen. Der Unterkiefer kann so zügig vor Abschluss des Wachstums des Patienten in die gewünschte Position vorverlagert werden.

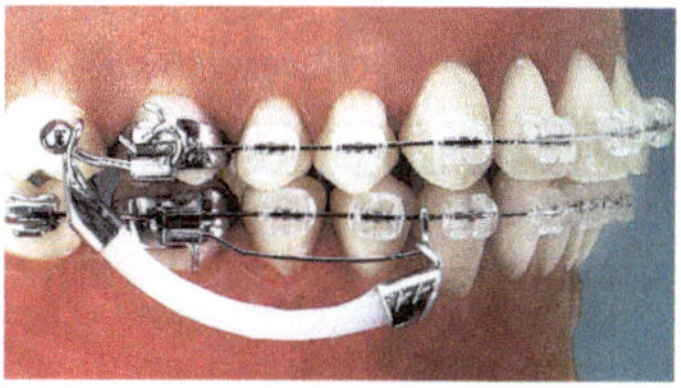

Abb. AE1: Flex Developer

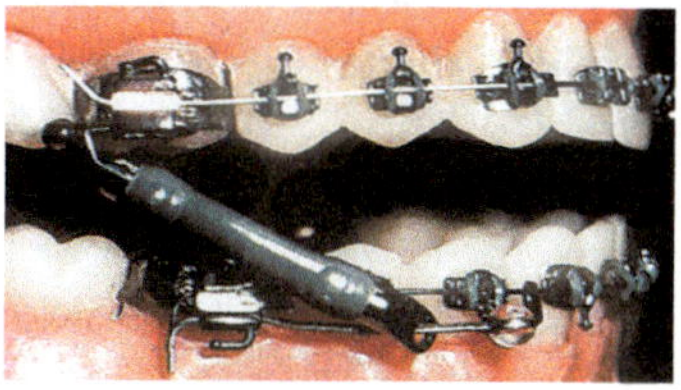

Abb. AE2: Jasper Jumper

7.6 Aufklärungsbogen Festsitzende Multibandapparatur

Sehr geehrte Eltern, lieber Patient,

Sie selbst bzw. Ihr Kind bekommen in Kürze eine festsitzende Multibandapparatur (Abb. 1 a). Es sind hierbei folgende Regeln zu beachten und einzuhalten:

1. Ausreichende Mundhygiene ist zwingende Vorrausetzung für den Erfolg der Behandlung mit einer Multibandapparatur. Es sollte sowohl mit einer Zahnbürste, die unterschiedlich lange Borsten hat und speziell für eine festsitzende Apparatur geeignet ist und zusätzlich mit einer Zwischenraumbürste mindestens 5 bis 10 Minuten nach jeder Mahlzeit geputzt werden. Bei unzureichender Mundhygiene ist der Behandler verpflichtet die Behandlung vorzeitig abzubrechen und dies der Krankenkasse zu melden. Der Behandler trägt die Verantwortung für die Behandlung.
2. Regelmäßige Kontrollen der Apparatur maximal alle vier Wochen müssen durchgeführt werden, da die festsitzende Multibandapparatur ständig weiter wirkt. Bei Krankheit oder anderen privaten oder beruflichen Problemen von Seiten des Patienten sollte der Termin immer telefonisch abgesagt und baldmöglichst ein neuer Termin vereinbart werden. Bei zu langem Ausbleiben des Patienten kann mit einer festsitzenden Apparatur der Erfolg der Behandlung nicht mehr garantiert werden, da die Zähne möglicherweise zu viel bewegt werden. Bei mehrfachem Ausbleiben des Patienten hat der Behandler das Recht die Behandlung abzubrechen, da er die Verantwortung für die festsitzende Apparatur trägt. Der Abbruch wird der Krankenkasse gemeldet.
3. Bei Auftreten von Scheuerstellen durch Scharfe Kanten oder „pieksende" Bogenenden kann der Patient vorübergehend Schutzwachs auf die besagten Stellen auftragen und dann umgehend den Behandler aufsuchen. Die ersten Tage ist es jedoch normal, dass es durch die Brackets und Bänder Scheuerstellen geben kann, da die Schleimhäute noch keine „Hornhaut" gebildet haben. Mit etwas Geduld sollte der Patient die ersten Tage abwarten. Bei „pieksenden" Bogenenden sollte allerdings nicht abgewartet werden.
4. Harte und klebrige Nahrung sollte auf jeden Fall vermieden werden, da es sonst zu einem „Bruch" der Apparatur kommen kann, d.h. die Brackets oder Bänder lösen sich. Harte Nahrung muss der Patient immer klein schneiden. Das Kauen von Kaugummis ist ebenso nicht erlaubt. Bei einem „Bruch" sucht der Patient umgehend den Behandler auf, damit es nicht zu einem Rückfall des bisherigen Behandlungsergebnisses kommen kann. Bei zu häufig aufgetretenem „Bruch" muss die Krankenkasse informiert werden, da zusätzliche Kosten entstehen. Die Krankenkasse kann eine Zahlung in diesem Fall verweigern. Die Behandlung muss dann entweder abgebrochen oder privat weiter bezahlt werden.
5. Zusätzlich zur Zahnpasta sollte der Patient 1mal pro Woche die Zähne mit dem sehr fluoridhaltigen Elmex Gelee putzen als Prophylaxe gegen Karies und Zahnentkalkungen.

Es können folgende Nebenwirkungen auftreten:

- Entkalkungen und Karies
- Parodontitis
- Wurzelresorbtionen
- Zahnlockerungen
- Überempfindlichkeit von Zähnen

- Kiefergelenksbeschwerden
- Lockerung prothetischer Arbeiten
- Beschädigung von Kunststoff-Füllungen und Verblendungen
- Schmelzrisse bei der Entbänderung
- Fraktur von devitalen Zähnen bei der Entbänderung
- ausbleibender Erfolg bei unzureichender Mitarbeit

Ich habe den Aufklärungsbogen über die festsitzende Multibandapparatur gelesen und bin über mögliche Nebenwirkungen aufgeklärt worden. Mit der Durchführung der Behandlung mit einer festsitzenden Apparatur bin ich einverstanden.

Unterschrift
(Patient bzw. Erziehungsberechtigte)

Bei Fragen steht Ihnen unser Praxisteam zur Verfügung.

Das Praxisteam

Eine festsitzende Multibandapparatur besteht i.d.R. aus „Metallplättchen", so genannte Brakkets, für die Frontzähne und „Ringe", so genannte Metallbänder, für die großen „Backenzähne". Die Brackets können aus Metall, Kunststoff oder Keramik sein. Die Metallbrackets sind entweder gold- oder silberfarben. Nur die silbernen Metallbrackets werden vollständig von der gesetzlichen Krankenkasse bezahlt. Die goldenen, zahnfarbenen oder durchsichtigen Brackets sind Privatleistung.

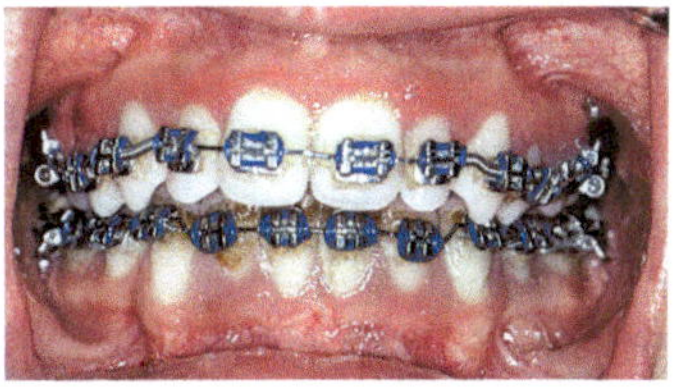

Abb. AF1: Festsitzende Multibandapparatur mit Metallbrackets und bunten Gummiringen

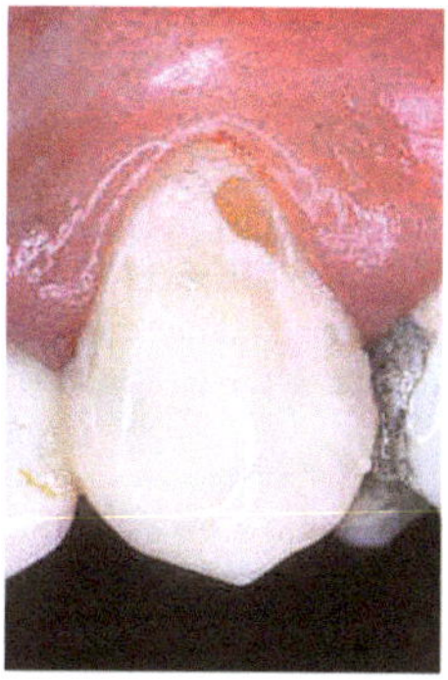

Abb. AF2: Zustand nach Entfernung der festsitzenden Multibandapparatur mit Entkalkungen auf den Zahnflächen

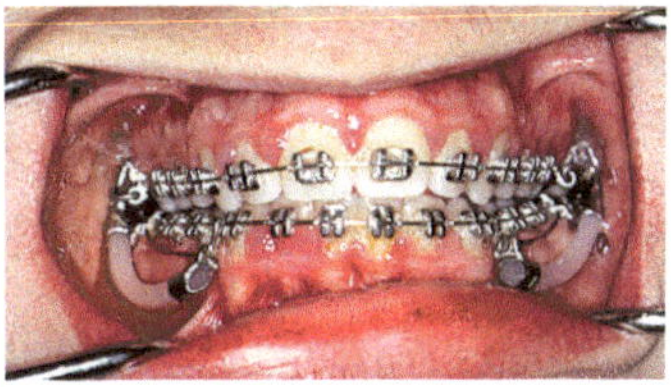

Abb. AF3: Festsitzende Multibandapparatur mit Parodontitis (Zahnfleischentzündung) infolge unzureichender Mundhygiene

7.7 Aufklärungsbogen Haltephase (Retention)

Nach jeder kieferorthopädischen Behandlung muss sich unbedingt eine Haltephase anschließen. Geschieht dieses nicht, so kann es zu einem Rückfall kommen, d.h. die Zähne/Kiefer werden wieder schief. Dabei ist der Rückfall umso wahrscheinlicher, je stärker die Fehlstellung war.
Nach dem heutigen Wissensstand sollte die Haltephase möglichst lange andauern.
Es gibt zwei Möglichkeiten der Retention:

1. Das Halten der Zähne mit einer herausnehmbaren Zahnspange:
   Sie wird anfänglich nachmittags und nachts und später nur noch nachts getragen.
   Nach einigen Monaten wird die Tragezeit auf zweimal wöchentlich nachts herabgesetzt, dies dann allerdings für viele Jahre. Bei dieser Methode ist eine disziplinierte Mitarbeit unabdingbar.
   Bei Nichtbeachtung kommt es oft zu einem Rückfall. Es gibt nicht viele Patienten, die nach einer jahrelangen kieferorthopädischen Behandlung noch die nötige Geduld für das nächtliche Tragen der herausnehmbaren Klammer aufbringen.
2. Das Halten der Zähne mittels eines fest eingeklebten Drahtbügels (Retainer).
   Dieser Retainer ist ein nickelfreier Draht, der durch den Kieferorthopäden an der Innenseite der Schneidezähne festgeklebt wird. Er ist praktisch unsichtbar und wird vom Patienten bald nicht mehr verspürt. Diese Methode entspricht dem höchsten medizinischen Standard. Ein Rückfall ist weitgehend ausgeschlossen und für den Patienten stellt diese Art der Retention die sicherste und bequemste dar.

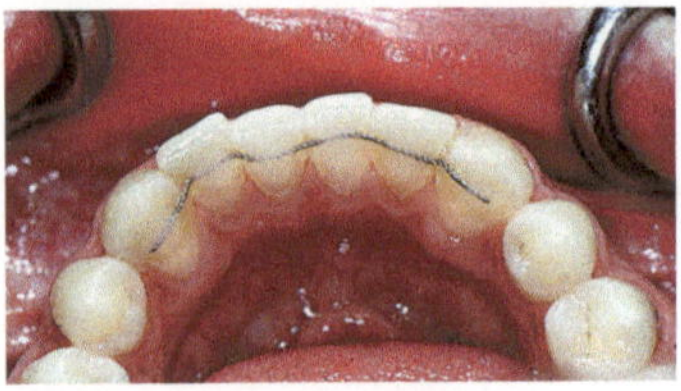

Abb. AG1: Patient mit geklebtem Drahtbügel (Retainer)

Da die Verwendung des geklebten Drahtbügels im Sinne der Verträge mit den Krankenkassen nicht „wirtschaftlich" ist (d.h. die billigste und ausreichende Methode) und deshalb auch nicht von den Krankenkassen bezahlt werden darf, stellt sie eine außervertragliche Leistung dar und ist privat zu bezahlen.

Diese Informationen sind allgemein gültig. Jedoch können im Einzelfall bestimmte Gründe für ein abweichendes Vorgehen sprechen. Wenn Sie weitere Informationen wünschen, stehen wir Ihnen gerne zur Verfügung.

Das Praxisteam

7

8
Index

A

B

C

D

8

E

F

G

8

K

L

M

N

O

T

U

V

W

Y

Z

8